医学实验室认可系列参考用书

医学实验室认可
ISO 15189:2022 管理体系作业指导书范例

张秀明 欧铜 阚丽娟 张丽军 主编

科学出版社
北京

内 容 简 介

医学实验室按照 ISO 15189 即《医学实验室质量和能力的要求》建立管理体系并有效运行,是提升其质量和能力的重要手段。国际标准化组织于 2022 年 12 月正式发布了新版 ISO 15189:2022,中国合格评定国家认可委员会已将该标准等同转化为 CNAS-CL02:2023 即《医学实验室质量和能力认可准则》,并于 2023 年 12 月 1 日正式实施。

编委会依据 ISO 15189:2022 编制了管理体系文件,本书是管理体系文件的重要组成部分,包括各专业作业指导书、质量指标监测作业指导书、标本采集手册、实验室安全手册和实验室信息手册,内容丰富,系统性强,案例翔实,对医学实验室按照 ISO 15189:2022 要求建立管理体系和申请 ISO 15189:2022 认可有较大的指导意义。

本书适合医学实验室管理人员、医学检验专业技术人员、临床医护人员、标本采集和运输人员等学习和参考。

图书在版编目(CIP)数据

医学实验室认可 ISO 15189:2022 管理体系作业指导书范例 / 张秀明等主编. —北京:科学出版社,2024.9
ISBN 978-7-03-078486-5

Ⅰ.①医… Ⅱ.①张… Ⅲ.①医学检验—实验室管理—认证—管理体系—文件—范文 Ⅳ.①R446

中国国家版本馆 CIP 数据核字(2024)第 090745 号

责任编辑:闵 捷 / 责任校对:谭宏宇
责任印制:黄晓鸣 / 封面设计:殷 靓

科学出版社 出版
北京东黄城根北街 16 号
邮政编码:100717
http://www.sciencep.com

南京展望文化发展有限公司排版
广东虎彩云印刷有限公司印刷
科学出版社发行 各地新华书店经销
*
2024 年 9 月第 一 版 开本:787×1092 1/16
2025 年 9 月第五次印刷 印张:33 3/4 插页 1
字数:780 000
定价:180.00 元
(如有印装质量问题,我社负责调换)

《医学实验室认可 ISO 15189:2022 管理体系作业指导书范例》编委会

主　编

张秀明　欧　铜　阚丽娟　张丽军

主　审

周亚莉（中国合格评定国家认可委员会）
邱　玲（中国医学科学院北京协和医院）
胡　敏（中南大学湘雅二医院）
陶志华（浙江大学医学院附属第二医院）

副主编

陈大洋　豆小文　纪　翔　卢文深　刘丽亚
莫红梅　罗燕萍　许晓清　韦洁宏

编　委

（按姓氏笔画排序）

王恩运　韦洁宏　卢文深　田　琦　刘丽亚
池巧珍　许晓清　纪　翔　李文海　李杏婷
李艳婷　豆小文　张丽军　张秀明　张　兵
张国文　张海燕　陈大洋　林　珊　欧　铜
罗利清　罗燕萍　郑剑锋　胡纪文　胡楚靖
莫红梅　覃俊龙　蔡钦泉　阚丽娟　熊　丹

前 言

质量是实验室生存和发展的保证。ISO 15189 即《医学实验室质量和能力的要求》的发布为医学实验室(以下简称"实验室")的质量管理提供了一个科学的方法,实验室按照 ISO 15189 建立管理体系并有效运行,是提升其质量和能力的重要手段,也是证明其质量和能力、获得社会公信力的有效途径。

国际标准化组织(International Organization for Standardization,ISO)于 2003 年发布了第一版的 ISO 15189,并于 2007 年和 2012 年发布了第二版和第三版,对促进我国检验医学的发展起到了巨大的推动作用。深圳市罗湖医院集团医学检验中心(以下简称"中心")于 2018 年按照 ISO 15189:2012 建立了管理体系并有效运行,2019 年获得了中国合格评定国家认可委员会(China National Accreditation Service for Conformity Assessment,CNAS)的认可证书,通过多年的实践和不断优化完善,实验室的质量和能力得到了快速提升。目前中心通过认可项目 203 项,通过认可的专业领域覆盖了临床血液学检验、临床体液学检验、临床化学检验、临床免疫学检验、临床微生物学检验、临床质谱检验、临床分子生物学检验、细胞遗传学检验等,是国内通过认可项目最多、覆盖专业领域最全的实验室之一。

在筹备实验室认可的过程中,中心对 ISO 15189 标准各要素有了深入的理解,在管理体系文件编写、管理体系的建立与运行、实施内部审核和管理评审、临床检验方法学评价、管理体系持续改进等方面积累了一定的经验。针对实验室认可的重点和难点,本书主编还编写了《临床检验方法学评价》《医学实验室 ISO 15189 认可迎检思路与申请路径》等多部实验室认可参考书,为我国的实验室认可工作起到了积极的推动作用。

ISO 15189:2022 已于 2022 年 12 月正式发布,CNAS 已将该标准等同转化为 CNAS-CL02:2023 即《医学实验室质量和能力认可准则》,该准则于 2023 年 12 月 1 日正式实施。CNAS-CL02:2023 对 ISO 15189:2012 的文件结构和内容进行了大幅调整,将 ISO 15189 的技术要求和管理要求整合优化为总体要求、结构和管理要求、资源要求、过程要求和管理体系要求,更加强化检验前过程、检验过程和检验后过程的规范化,以及对患者的要求和风险管理的要求。本书编委会依据 ISO 15189:2022 编制了管理体系文件,本书是管理体系文件的重要组成部分,包括各专业作业指导书(本专业领域重点环节的作业指导书)、质量指标监测作业指导书、标本采集手册、实验室安全手册和实验室信息手册,期望本书的出版对提高医学实验室的质量管理和申请 ISO 15189 认可有所裨益。

最后，特别感谢中心所有员工为本书的编写付出的巨大努力，也感谢香港大学深圳医院、中山市人民医院、广东省中医院部分专家对实验室工作的指导和帮助。鉴于时间仓促，尽管编写人员十分努力和认真，书中如存在一些疏漏、不妥或错误之处，恳请同行在使用本书的过程中提出宝贵意见和建议，惠予指导，以便再版时加以修正和改进。

2023 年 11 月

本书所使用的缩略语

缩略语	英文全称	中文全称
ACA	anticardiolipin antibody	抗心磷脂抗体
AFP	alpha fetoprotein	甲胎蛋白
ALB	albumin	白蛋白
ALP	alkaline phosphatase	碱性磷酸酶
ALT	alanine aminotransferase	丙酸氨基转移酶
AMS	amylase	淀粉酶
ANA	antinuclear antibody	抗核抗体
Apo-A1	apolipoprotein A1	载脂蛋白 A1
Apo-B	apolipoprotein B	载脂蛋白 B
APP	application	应用程序
APTT	activated partial thromboplastin time	活化部分凝血活酶时间
ASA	antisperm antibody	抗精子抗体
ASO	antistreptolysin O test	抗链球菌溶血素 O 试验
AST	aspartate aminotransferase	天冬氨酸氨基转移酶
AT	antithrombin	抗凝血酶
BASO	basophil	嗜碱性粒细胞
BSL	biosafety level	生物安全等级
C3	complement 3	补体 3
C4	complement 4	补体 4
Ca	calcium	钙
CAMP	Christie-Atkins-Munch-Peterson	CAMP 试验
CAST	cast	管型

续　表

缩略语	英文全称	中文全称
CBC	complete blood count	全血细胞计数
Ccr	endogenous creatinine clearance rate	内生肌酐清除率
CD	CBC+DIFF	全血细胞计数+白细胞五分类
CDN	CBC+DIFF+NRBC	全血细胞计数+白细胞五分类+有核红细胞计数
CDR	CBC+DIFF+RET	全血细胞计数+白细胞五分类+网织红细胞
CEA	carcinoembryonic antigen	癌胚抗原
CHE	cholinesterase	胆碱酯酶
CK	creatine kinase	肌酸激酶
CK－MB	creatine kinase MB	肌酸激酶同工酶MB
Cl	chloride	氯
CLSI	Clinical and Laboratory Standards Institute	(美国)临床和实验室标准化协会
CO_2	carbon dioxide	二氧化碳
Cor	cortisol	皮质醇
CR	CBC+RET	全血细胞计数+网织红细胞
Cr	creatinine	肌酐
CRM	certified reference material	有证标准物质
CRP	C-reactive protein	C反应蛋白
cTnT	cardiac Troponin T	心肌肌钙蛋白T
CysC	cystatin C	胱抑素C
DBIL	direct bilirubin	直接胆红素
D－D	d-dimer	D－二聚体
DLC	differential leukocyte count	白细胞分类计数
DNA	deoxyribonucleic acid	脱氧核糖核酸
E_2	Estradiol	雌二醇
EBV-Rta	Epstein-Barr virus replication and transcription activator	EB病毒复制转录激活子
EDTA	ethylene diamine tetraacetic acid	乙二胺四乙酸
EDTA－2K	ethylene diamine tetraacetic acid dipotassium salt	乙二胺四乙酸二钾

续　表

缩　略　语	英　文　全　称	中　文　全　称
ELISA	enzyme linked immunosorbent assay	酶联免疫吸附试验
Eos	eosinophil	嗜酸性粒细胞
ESR	erythrocyte sedimentation rate	红细胞沉降率
FDP	fibrin(gen) degradation products	纤维蛋白(原)降解产物
Fe	iron	铁
FIB	fibrinogen	纤维蛋白原
fPSA	free prostate specific antigen	游离前列腺特异性抗原
FSH	follicle-stimulating hormone	卵泡生成激素
FT_3	free triiodothyronine	游离三碘甲状腺原氨酸
FT_4	free tetraiodothyronine	游离四碘甲状腺原氨酸
GGT	γ-glutamyl transpeptidase	γ-谷氨酰转肽酶
GLB	globulin	球蛋白
Glu	glucose	葡萄糖
HAV	hepatitis A virus	甲型肝炎病毒
HBcAb	hepatitis B core antibody	乙型肝炎病毒核心抗体
HBDH	hydroxybutirate dehydrogenase	α-羟丁酸脱氢酶
HBeAb	hepatitis B e antibody	乙型肝炎病毒e抗体
HBeAg	hepatitis B e antigen	乙型肝炎病毒e抗原
Hb	hemoglobin	血红蛋白
HBsAb	hepatitis B surface antibody	乙型肝炎病毒表面抗体
HBsAg	hepatitis B surface antigen	乙型肝炎病毒表面抗原
HBV	hepatitis B virus	乙型肝炎病毒
Hct	hematocrit	红细胞比容
HCG	human chorionic gonadotropin	人绒毛促性腺激素
HCV	hepatitis C virus	丙型肝炎病毒
HCY	homocysteine	同型半胱氨酸
HDL－C	high-density lipoprotein cholesterol	高密度脂蛋白胆固醇
HEV	hepatitis E virus	戊型肝炎病毒

续　表

缩略语	英文全称	中文全称
HFC	high fluorescent cell	高荧光强度细胞
HGH	human growth hormone	人生长激素
HIV	human immunodeficiency virus	人类免疫缺陷病毒
IBIL	indirect bilirubin	间接胆红素
IgA	immunoglobulin A	免疫球蛋白 A
IgD	immunoglobulin D	免疫球蛋白 D
IgE	immunoglobulin E	免疫球蛋白 E
IgG	immunoglobulin G	免疫球蛋白 G
IG	immature granulocyte	未成熟粒细胞
Ig	immunoglobulin	免疫球蛋白
IgM	immunoglobulin M	免疫球蛋白 M
K	potassium	钾
LC－MS	liquid chromatography-mass spectroscopy	液相色谱质谱
LDH	lactate dehydrogenase	乳酸脱氢酶
LDL－C	low density lipoprotein cholesterol	低密度脂蛋白胆固醇
LEU	leukocyte esterase	白细胞酯酶
LH	luteinizing hormone	黄体生成激素
LPF	low power field	低倍镜视野
Lym	lymphocyte	淋巴细胞
MCHC	mean corpuscular hemoglobin concentration	平均红细胞血红蛋白浓度
MCH	mean corpuscular hemoglobin	平均红细胞血红蛋白量
MCV	mean corpuscular volume	平均红细胞体积
Mg	magnesium	镁
MIC	minimum inhibitory concentration	最低抑菌浓度
Mon	monocyte	单核细胞
Myo	myoglobin	肌红蛋白
Na	sodium	钠
Neu	neutrophil	中性粒细胞

续 表

缩略语	英文全称	中文全称
NGS	next-generation sequencing	第二代测序
NIPT	non-invasive prenatal testing	非侵入性胎儿染色体基因检测
NIT	nitrite	亚硝酸盐
NRBC	nucleated red blood cell counts	有核红细胞计数
OBT	occult blood test	粪便隐血试验
OGTT	oral glucose tolerance test	口服葡萄糖耐量试验
OIF	oil immersion field	油镜视野
PCO_2	partial pressure of carbon dioxide	二氧化碳分压
PCR	polymerase chain reaction	聚合酶链反应
PCT	procalcitonin	降钙素原
PG I / II	pepsinogen I / II	胃蛋白酶原 I / II
PG II	pepsinogen II	胃蛋白酶原 II
PG I	pepsinogen I	胃蛋白酶原 I
Phos	inorganicphosphate	无机磷酸盐
pH	pondus hydrogenii	酸碱值
Plt	platelet count	血小板计数
PO_2	partial pressure of oxygen	氧分压
PRL	prolactin	催乳素
PROG	progesterone	孕酮
PSA	prostate specific antigen	前列腺特异性抗原
PT	prothrombin time	凝血酶原时间
PTH	parathyroid hormone	血清甲状旁腺素
RBC	red blood cell count	红细胞计数
RDW	red cell volume distribution width	红细胞体积分布宽度
RET	reticulocyte	网织红细胞
RF	rheumatoid factor	类风湿因子
RNA	ribonucleic acid	核糖核酸
STK1	serum thymidine kinase 1	血清胸苷激酶1

续 表

缩略语	英文全称	中文全称
STR	short tandem repeats	短串联重复序列
T_3	triiodothyronine	三碘甲状腺原氨酸
T_4	tetraiodothyronine	四碘甲状腺原氨酸
T13	trisomy 13	13-三体
T18	trisomy 18	18-三体
T21	trisomy 21	21-三体
TAT	turnaround time	周转时间
TBA	total bileacids	总胆汁酸
TBIL	total bilirubin	总胆红素
TC	total cholesterol	总胆固醇
TEa	allowable total error	允许总误差
TESTO	testosterone	睾酮
TP	total protein	总蛋白
TRIG	triglyceride	甘油三酯
TSH	thyroid stimulating hormone	促甲状腺素
TT	thrombin time	凝血酶时间
UA	uric acid	尿酸
Urea	urea	尿素
WBC	white blood cell count	白细胞计数
β-HCG	beta-human chorionic gonadotropin	人绒毛膜促性腺激素β
β2-MG	β2 microglubulin	β2微球蛋白

目 录

第1章　临床血液学检验作业指导书 ················· 001
　　第1节　血液学检验岗位能力评估与授权管理程序　001
　　第2节　血细胞分析仪校准程序　015
　　第3节　血细胞分析仪复检规则的建立及验证程序　021
　　第4节　血细胞分析自动审核规则的建立及验证程序　027
　　第5节　血细胞形态学分析人员比对程序　036
　　第6节　凝血分析仪性能验证程序　041
　　第7节　多台血细胞分析仪比对程序　047

第2章　临床体液学检验作业指导书 ················· 053
　　第1节　尿液常规智能审核规则的建立及验证程序　053
　　第2节　全自动粪便分析仪操作程序　060
　　第3节　精液常规检验质控程序　067

第3章　临床化学检验作业指导书 ················· 073
　　第1节　生化定量检验性能验证程序　073
　　第2节　生化检验室内质控程序　084
　　第3节　生化检验项目结果自动审核规则建立及验证程序　090
　　第4节　血清葡萄糖检测操作程序　100
　　第5节　罗氏 cobas c 702 全自动生化分析仪校准操作程序　106

第4章　临床免疫学检验作业指导书 ················· 114
　　第1节　iFlash3000-C 化学发光免疫分析仪校准程序　114
　　第2节　临床免疫学检验定性项目性能验证程序　122
　　第3节　临床免疫学检验室间比对和内部比对程序　129
　　第4节　荧光免疫法检测血清总 IgE 操作程序　132
　　第5节　传染性疾病免疫学检验复检程序　136

第5章　临床微生物学检验作业指导书 ················· 140
　　第1节　微生物学检验岗位能力评估与授权管理程序　140

第 2 节	临床微生物实验室与临床沟通程序	146
第 3 节	呼吸道标本培养检验标准操作程序	149
第 4 节	血培养检验及结果报告程序	154
第 5 节	微生物检验人员比对程序	157

第 6 章 临床细胞遗传学检验作业指导书 … 160

第 1 节	细胞遗传学检验岗位能力评估与授权管理程序	160
第 2 节	细胞遗传学检验人员比对程序	163
第 3 节	细胞遗传学检验标本采集与管理程序	166
第 4 节	染色体核型分析结果报告程序	171
第 5 节	染色体核型分析质控程序	174

第 7 章 临床分子生物学检验作业指导书 … 181

第 1 节	ABI 7500 荧光定量 PCR 仪校准程序	181
第 2 节	乙型肝炎病毒核酸定量检测性能验证程序	185
第 3 节	沙眼衣原体核酸检测性能验证程序	190
第 4 节	外周血胎儿染色体非整倍体(T21、T18、T13)高通量测序质控程序	194
第 5 节	胎儿地中海贫血产前基因检测与结果报告程序	201
第 6 节	产前基因筛查结果随访程序	206

第 8 章 临床质谱检验作业指导书 … 211

第 1 节	临床质谱检验岗位能力评估与授权管理程序	211
第 2 节	临床质谱检验定量项目性能验证程序	217
第 3 节	SCIEX TripleQuad 4500MD 液相色谱质谱联用仪操作程序	229
第 4 节	SCIEX TripleQuad 4500MD 液相色谱质谱联用仪校准程序	239
第 5 节	脂溶性维生素测定操作程序	243

第 9 章 质量指标监测作业指导书 … 249

第 1 节	标本不合格率	249
第 2 节	标本周转时间	258
第 3 节	血培养污染率和阳性率	262
第 4 节	实验室信息系统(LIS)故障数	266
第 5 节	分析设备故障数	270
第 6 节	实验室信息系统(LIS)传输准确性验证符合率	275
第 7 节	室内质控项目开展率	279
第 8 节	室内质控项目变异系数不合格率	284
第 9 节	室间质评项目覆盖率	288
第 10 节	室间质评项目不合格率	293

第 11 节	实验室间比对开展率	297
第 12 节	检验报告不正确率	300
第 13 节	报告召回率	303
第 14 节	危急值通报及时率	305
第 15 节	危急值通报率	309
第 16 节	医生、护士、患者满意度	312
第 17 节	员工满意度	318
第 18 节	实验室投诉数	322
第 19 节	医疗不良事件发生数	326

第 10 章 标本采集手册 ··················· 328

第 1 节	申请单的填写	328
第 2 节	检验项目报告周期	330
第 3 节	检验项目临床应用指引	334
第 4 节	患者的自我准备	338
第 5 节	标本采集原则	340
第 6 节	血液标本采集	342
第 7 节	微生物学标本采集	352
第 8 节	其他类型标本采集	360
第 9 节	检验项目标本采集指引	364
第 10 节	采集标本用具的废弃	370
第 11 节	标本的唯一性标识	371
第 12 节	标本的运送	372
第 13 节	标本的验收	378
第 14 节	检验后标本的保存	381
第 15 节	标本的附加检验	382

第 11 章 实验室安全手册 ················ 383

第 1 节	前言	383
第 2 节	定义和术语	384
第 3 节	生物安全管理	387
第 4 节	实验室安全风险评估	396
第 5 节	实验室建筑、设施和设备要求	411
第 6 节	实验室标识系统	414
第 7 节	有毒有害化学品的储存和使用	416
第 8 节	易燃易爆化学品的储存和使用	420
第 9 节	腐蚀性化学品的安全管理和防护	423
第 10 节	医疗利器的安全使用和防护	426
第 11 节	压缩气体的安全使用原则	428

第 12 节　设备的安全使用　430
第 13 节　实验室用电安全原则　435
第 14 节　激光的安全使用　437
第 15 节　消防安全　439
第 16 节　生物安全操作要求　442
第 17 节　实验室消毒和灭菌管理程序　445
第 18 节　实验室的清洁程序　454
第 19 节　医疗废物的处理程序　455
第 20 节　标本采集、运送和处理的生物安全防护程序　460
第 21 节　个人防护用品使用操作程序　463
第 22 节　安全事故处理程序　470
第 23 节　生物危险物质溢洒事件的处理　473
第 24 节　职业暴露的防护处理措施　480
第 25 节　化学品泄漏事故的处理　486
第 26 节　火灾的预防策略和人员疏散程序　488
第 27 节　其他安全事故处理　490
第 28 节　菌(毒)种管理应急预案　492

第 12 章　实验室信息管理作业指导书　496
第 1 节　前言　496
第 2 节　实验室信息系统(LIS)管理程序　500
第 3 节　标准化智慧实验室管理平台管理程序　508
第 4 节　智慧云检验系统管理程序　515
第 5 节　智慧云服务系统管理程序　520

第1章 临床血液学检验作业指导书

第1节 血液学检验岗位能力评估与授权管理程序	文件编号：LHJY-SOP-1MJ2001
	版本号：E/0
	页码：第1页 共14页

1.1.1 目的

保证检验质量是检验科工作的重点，检验人员技术能力和综合素质是保证质量的前提。ISO 15189:2022 要求实验室应为所有员工提供培训，并进行培训后的能力评估。因此现建立血液学检验岗位能力评估与授权程序，使血液学检验人员的培训和考核有规可依，也使其能力评估和授权管理更加有序规范。

1.1.2 范围

本程序规定了血液学检验岗位能力标准、岗位培训、岗位能力评估与岗位授权等工作要求。适用于血液学检验岗位。

1.1.3 职责

1.1.3.1 专业组组长

1）负责组织新员工血液学检验岗位的岗前培训。
2）负责开展检验人员血液学检验岗位岗位能力评估，并根据评估结果进行授权。

1.1.3.2 中心技术负责人

负责血液学检验岗位培训计划的制定与实施。

1.1.3.3 中心主任

负责中心技术负责人、专业组组长专业技术岗位能力评估与授权。

1.1.4 程序

1.1.4.1 血液学检验岗位能力标准基本要求

血液学检验岗位主要指全血细胞分析岗位、凝血岗位、血细胞形态学分析岗位。
1）具有医学检验专业或相关专业的教育经历。

第 1 节　血液学检验岗位能力评估与授权管理程序	文件编号：LHJY-SOP-1MJ2001
	版本号：E/0
	页码：第 2 页　共 14 页

2）取得国家政府部门授予的相应级别的专业技术资格证书。

3）血液形态学分析岗位（骨髓、体液）检验人员须有专科进修学习经历或者培训。

4）具有标本检测相关工作经验。

5）熟悉血液学领域认可准则及质量管理体系、熟悉实验室生物安全管理相关规定、能对患者信息保密。

（1）全血细胞分析岗位能力标准

全血细胞分析岗位的检测项目有血常规、CRP、淀粉样蛋白 A、ESR、疟原虫，具体岗位能力标准如下：

1）分析前：知晓标本采集要求及注意事项、标本保存及运送、不合格标本的规定及处理流程。

2）仪器操作、日常维护及保养：熟悉迈瑞 CAL 8000 全自动血液分析流水线、全自动血细胞分析仪（BC-7500）、全自动血细胞分析仪（XN-1000）、全自动血细胞分析仪（XPEN65 CRP&SAA）、全自动血沉分析仪（ROLLER20）的性能指标要求，熟悉仪器操作、日常维护及保养，对仪器常见故障及报警可自行处理、少见故障及报警采取的应急措施、了解设备校准程序。

3）常规操作：能较好地执行患者末梢血采集前的无菌操作，熟练掌握末梢血检测采集。熟练掌握血涂片的制备、疟原虫涂片制备、细胞瑞氏染色。熟练掌握全血细胞分析岗位检测项目的检测流程及检测原理。熟练掌握血细胞及疟原虫形态学特点。

4）结果审核及报告发放：知晓血常规复检规则及违反规则的处理，了解血常规复检规则制定原则及验证。对可能影响检验结果样品的质量评估、危急值报告，对与临床不符合结果的识别与处理，知晓修正错误报告流程。能较好解读全血细胞分析岗位检测项目的结果及其临床意义。熟练掌握对患者隐私保护的要求。

5）实验室信息系统（laboratory information system，LIS）的应用和标准化智慧实验室管理平台（本书以下简称"iLab 管理平台"）的使用：能较好地使用 LIS 接收标本及拒收标本等，对于结果的传输、审核及查询较熟悉。能较好地使用"iLab 管理平台"进行电子记录。

6）检测结果质量保证：熟练掌握全血细胞分析岗位相关仪器日常质控程序及质控要求，知晓质控中心线设定、质控品的要求、失控规则、核查方法、失控后的原因分析及纠正措施及纠正效果评价，熟练掌握如何进行室间质评质控品的检测及上报，对回报的结果能够正确分析并填写分析报告。

7）分析后：知晓分析后标本的保存及处理、附加检验项目标本质量的评估。

（2）凝血岗位能力标准

凝血岗位检测项目有凝血四项（TT、PT、APTT、FIB）、DIC 三项（D-D、FDP、AT）、蛋白C、蛋白 S、狼疮抗凝物初筛试验、狼疮抗凝物确认试验、硫酸鱼精蛋白副凝试验（简称 3P 试验，protamine sulfate paracoagulation test），具体岗位能力标准如下：

第1节　血液学检验岗位能力评估与授权管理程序	文件编号：LHJY-SOP-1MJ2001
	版本号：E/0
	页码：第3页　共14页

1）分析前：知晓标本采集要求及注意事项、标本保存及运送、标本离心条件及操作、不合格标本的规定及处理流程。

2）仪器操作、日常维护及保养：熟悉全自动凝血分析仪（CS5100）、西门子Aptio全自动流水线仪器的性能验证指标要求，熟悉仪器操作、日常维护及保养，对仪器常见故障及报警可自行处理，少见故障及报警采取的应急措施，熟悉设备校准程序。

3）常规操作：能正确配制凝血岗位的室内质控品、试剂。

4）结果审核及报告发放：对可能影响检验结果样品的质量评估、危急值报告，对与临床不符合结果的识别与处理，知晓修正错误报告流程。能较好解读凝血岗位检测项目的结果及其临床意义。熟练掌握对患者隐私保护的要求。

5）LIS的应用和"iLab管理平台"的使用：能较好地使用LIS接收标本及拒收标本等，对于结果的传输、审核及查询较熟悉。能较好地使用"iLab管理平台"进行电子记录。

6）检测结果质量保证：熟练掌握凝血岗位相关仪器日常质控程序及质控要求，知晓质控中心线设定、质控品的要求、失控规则、核查方法、失控后的原因分析及纠正措施及纠正效果评价，熟练掌握如何进行室间质评质控品的检测及上报，对回报的结果能够正确分析并填写分析报告。

7）分析后：知晓分析后标本的保存及处理、附加检验项目标本质量的评估。

（3）血细胞形态学分析岗位能力标准

血细胞形态学分析岗位检测项目有骨髓、外周血细胞、体液细胞形态学分析及细胞化学染色。

1）分析前：知晓标本采集要求及注意事项、标本保存及运送、体液标本离心条件及操作、不合格标本的规定及处理流程。

2）仪器操作、日常维护及保养：熟悉显微镜操作、日常维护及保养，对仪器常见故障及报警可自行处理，少见故障及报警采取的应急措施，熟悉图文分析系统的操作使用。

3）常规操作：熟练掌握骨髓、外周血、体液细胞涂片的制备、瑞氏染色、细胞化学染色。

4）结果审核及报告发放：对可能影响检验结果样品的质量评估、危急值报告，对与临床不符合结果的识别与处理，知晓修正错误报告流程。能较好解读血液形态分析岗检测项目的结果及其临床意义。能积极有效地与临床沟通检测报告。熟练掌握对患者隐私保护的要求。

5）LIS的应用和"iLab管理平台"的使用：能较好地使用LIS接收标本及拒收标本等，对于结果的传输、审核及查询较熟悉。能较好地使用"iLab管理平台"软件进行电子记录。

6）检测结果质量保证：能熟练掌握骨髓、外周血细胞、体液细胞形态学理论知识，熟悉常见血液系统疾病的诊断标准及临床表现，熟练掌握常见血液系统疾病的骨髓象、外周血细胞、体液细胞形态学特点，参加国家卫生健康委临床检验中心（本书简称"国家临检中

第 1 节　血液学检验岗位能力评估与授权管理程序	文件编号：LHJY-SOP-1MJ2001
	版本号：E/0
	页码：第 4 页　共 14 页

心")的血细胞形态学检查室间质评,积极参加血液系统疾病的学术会议,积极参加各种血液形态学培训。熟练掌握如何进行室间质评活动,对回报的结果能够正确分析并填写分析报告。

7) 分析后:知晓分析后标本的保存及处理、附加检验项目标本质量的评估。

1.1.4.2　血液学检验岗位培训

(1) 培训内容

培训内容按照 1.1.4.1 血液学检验岗位能力基本标准要求进行,一共 7 个方面,分别包括了分析前、仪器操作、日常维护及保养、常规操作、结果审核及报告发放、LIS 的应用和"iLab 管理平台"的使用、检测结果质量保证、分析后标本处理。具体培训内容如下:

1) 全血细胞分析岗位培训内容:

a) 生物安全手册、风险告知、实验室应急预案。

b) 标本采集手册(标本采集要求及注意事项、标本保存及运送、不合格标本的规定及处理流程)。

c) 迈瑞 CAL 8000 全自动血液分析流水线、全自动血细分析仪(BC-7500)、全自动血细胞分析仪(XN-1000)、全自动血细胞分析仪(XPEN65 CRP&SAA)、全自动血沉分析仪(ROLLER20)仪器的性能验证指标要求、工作原理、操作、日常维护及保养、常见故障及报警的处理、少见故障及报警采取的应急措施、设备校准。

d) 末梢血采集及注意事项。

e) 血涂片的制备、疟原虫涂片制备、细胞瑞氏染色及原理。

f) 血细胞及疟原虫形态学特点。

g) 血常规复检规则及违反规则的处理。

h) 血常规、CRP、淀粉样蛋白 A、ESR、疟原虫检测结果的临床意义。

i) 结果审核及报告发放注意事项:对可能影响检验结果样品的质量评估、危急值报告流程、对与临床不符合结果的识别与处理、修正错误报告流程、对患者隐私保护。

j) LIS 和"iLab 管理平台"的使用。

k) 血常规、CRP、淀粉样蛋白 A、ESR 的质控中心线设定、质控品的要求、失控规则、核查方法,失控后的原因分析、纠正措施及纠正效果评价,室间质评质控品的检测及上报,对回报的结果分析及分析报告填写。

l) 分析后标本的保存及处理、附加检验项目标本质量的评估要求。

2) 凝血岗位培训内容:

a) 生物安全手册、风险告知、实验室应急预案。

b) 标本采集手册(标本采集要求及注意事项、标本保存及运送、标本离心条件及操作、不合格标本的规定及处理流程)。

第1节　血液学检验岗位能力评估与 授权管理程序	文件编号：LHJY-SOP-1MJ2001
	版本号：E/0
	页码：第5页　共14页

c）全自动凝血分析仪（CS5100）、西门子 Aptio 全自动流水线仪器的性能验证指标要求、工作原理、操作、日常维护及保养、性能指标要求、常见故障及报警的处理、少见故障及报警采取的应急措施、设备校准。

d）室内质控品及试剂的配制。

e）凝血四项（TT、PT、APTT、FIB）、DIC 三项（D-D、FDP、AT）、蛋白 C、蛋白 S、狼疮抗凝物初筛试验、狼疮抗凝物确认试验、3P 试验检测结果的临床意义。

f）结果审核及报告发放注意事项：对可能影响检验结果样品的质量评估、危急值报告流程、对与临床不符合结果的识别与处理、修正错误报告流程、对患者隐私保护。

g）LIS 和"iLab 管理平台"的使用。

h）凝血四项（TT、PT、APTT、FIB），DIC 三项（D-D、FDP、AT），蛋白 C，蛋白 S，狼疮抗凝物初筛试验，狼疮抗凝物确认试验的质控中心线设定，质控品的要求，失控规则，核查方法，失控后的原因分析、纠正措施及纠正效果评价；室间质评质控品的检测及上报，对回报的结果分析及分析报告填写。

i）分析后标本的保存及处理、附加检验项目标本质量的评估要求。

3）血细胞形态学分析岗位培训内容：

a）生物安全手册、风险告知、实验室应急预案。

b）标本采集手册（知晓标本采集要求及注意事项、标本保存及运送、体液标本离心条件及操作、不合格标本的规定及处理流程）。

c）显微镜操作、日常维护及保养，常见故障及报警的处理、图文分析系统的操作使用。

d）骨髓、外周血、体液细胞涂片的制备、瑞氏染色、细胞化学染色及原理。

e）骨髓、外周血、体液细胞形态学分析及细胞化学染色检验结果的临床意义。

f）结果审核及报告发放注意事项：对可能影响检验结果样品的质量评估、危急值报告流程、对与临床不符合结果的识别与处理、修正错误报告流程、对患者隐私保护。

g）LIS 和"iLab 管理平台"的使用。

h）骨髓、外周血、体液细胞形态学理论知识。

i）常见血液系统疾病的诊断标准、临床表现及骨髓象、外周血、体液细胞形态学特点。

j）室间质评质控品的检测及上报，对回报的结果分析及报告填写。

k）分析后标本的保存及处理、附加检验项目标本质量的评估要求。

（2）培训人

由专业组组长、资深员工（高年资）、仪器工程师负责培训。

（3）培训方法

通过阅读相关文件、由培训人进行示范或演示、在培训人监督下执行操作、参加外部培训、业务学习、其他方式进行。

第1节　血液学检验岗位能力评估与授权管理程序	文件编号：LHJY-SOP-1MJ2001
	版本号：E/0
	页码：第6页　共14页

（4）培训时机

1）新员工、新轮岗员工上岗前。

2）当职责或政策、程序、技术有变更时。

3）服务用户过程中出现严重不良事件后的再次培训。

4）在岗员工定期培训。

5）离岗超过6个月后重新上岗时。

（5）培训的记录

填写《培训记录表》，记录培训情况。

（6）培训效果评估

培训后可通过闭卷理论考核和技能考核评估培训效果，考核成绩80分为及格，若考核不及格，需再培训。

1.1.4.3　血液学检验岗位能力评估

（1）岗位能力评估的内容

主要是评估检验人员执行所指派的技术工作的能力，评估内容按照1.1.4.1（1）~（3）的岗位能力标准要求进行，一共7个方面，分别包括了分析前、仪器操作、日常维护及保养、常规操作、结果审核及报告发放、LIS的应用和"iLab管理平台"的使用、检测结果质量保证、分析后标本处理的相关要求。

（2）岗位能力评估的标准

1）分别对7个方面能力评估内容进行评分，根据各单项能力的重要程序分配好得分权重，满分为100分，各单项能力评估结果分为优秀、良好、合格、不合格等4个级别，分别占单项满分的90%~100%、80%~89%、60%~79%、0~59%，计算各单项能力得分，能力评估的总得分≥80分为岗位能力评估符合要求。

2）岗位能力评估的结果作为技术岗位授权的重要依据，对能力评估不达标者，须重新接受相关培训后再进行能力评估。

3）全血细胞分析岗位、凝血岗位、血细胞形态学分析岗位能力评估表见附表1.1.3~附表1.1.5。

（3）岗位能力评估方法

采用以下全部或任意方法组合，在与日常工作环境相同的条件下，对检验人员的能力进行评估。

1）直接观察常规工作过程和程序，包括所有适用的安全操作。

2）直接观察设备维护和功能检查。

3）监控检验结果的记录和报告过程。

4）核查工作记录。

第1节 血液学检验岗位能力评估与授权管理程序

文件编号：LHJY-SOP-1MJ2001
版本号：E/0
页码：第7页 共14页

5）评估解决问题的技能。
6）检验特定样品，如先前已检验的样品、实验室间比对的物质或分割样品。
7）必要的理论知识考核。
（4）岗位能力评估的时机
1）新岗位上岗培训后，新员工在最初6个月内，最少进行2次能力评估。
2）离开某岗位超过6个月及以上重新上岗培训后。
3）岗位能力评估不达标时。
4）每年的定期评估。
（5）岗位能力评估的实施
1）专业组组长实施能力评估且须符合"1.1.3 职责"中的要求。
2）评估人在实施能力评估时必须做到客观公正、实事求是。
（6）岗位能力评估结果的记录
通过填写《岗位培训-能力评估-授权记录表》进行记录。

1.1.4.4 血液学检验岗位授权

（1）岗位授权
对达到任职能力要求且能力评估的总得分≥80分者进行血液学检验岗位授权。
1）能力评估达标者，已授权的维持原岗位资格，未授权的进行授权。
2）能力评估不达标者，须重新培训后进行能力评估。
3）专业组组长负责本专业技术岗位的授权其他需符合"1.1.3 职责"中的要求。
4）岗位授权内容：① 方法的选择、开发、修改、确认和验证；② 结果的审核、发布和报告；③ LIS 的使用，患者数据和信息的获取、患者数据和检验结果的录入、患者数据或检验结果的修改。

（2）岗位授权的记录
通过填写《岗位培训-能力评估-授权记录表》进行记录。

1.1.4.5 岗位能力评估与授权流程图

见图1.1.1。

1.1.5 支持文件

[1] 中国合格评定国家认可委员会.医学实验室质量和能力认可准则：CNAS-CL02：2023[S].北京：中国合格评定国家认可委员会,2023.
[2] 中国标准化协会.检验检测实验室人员聘用、能力培养与监督考核指南：T/CAS 651-2022[S].北京：中国标准化协会,2022.

第1节 血液学检验岗位能力评估与授权管理程序

文件编号：LHJY-SOP-1MJ2001
版本号：E/0
页码：第8页 共14页

［3］张敏,蔡惠萍,王璐,等.基于 ISO 15189:2012 的检验科人员培训及能力评估实践［J］.检验医学,2020,35(6):4.

［4］郑静.检验人员能力评估与授权管理的思考［J］.医院管理论坛,2019,36(11):3.

［5］LHJY-PF6.2-01《人力资源管理程序》.

1.1.6 记录表格

［1］PF 6.2-TAB-05《培训记录表》,见附表 1.1.1。

［2］PF 6.2-TAB-03《岗位培训-能力评估-授权记录表》,见附表 1.1.2。

［3］LHJY-1MJ-TAB-1001《全血细胞分析岗位能力评估表》,见附表 1.1.3。

［4］LHJY-1MJ-TAB-1002《凝血岗位能力评估表》,见附表 1.1.4。

［5］LHJY-1MJ-TAB-1003《血液形态学分析岗位能力评估表》,见附表 1.1.5。

编写：刘丽亚　　　审核：胡纪文　　　批准：张秀明
批准日期：2023 年 9 月 1 日

第1节 血液学检验岗位能力评估与授权管理程序	文件编号：LHJY-SOP-1MJ2001
	版本号：E/0
	页码：第9页 共14页

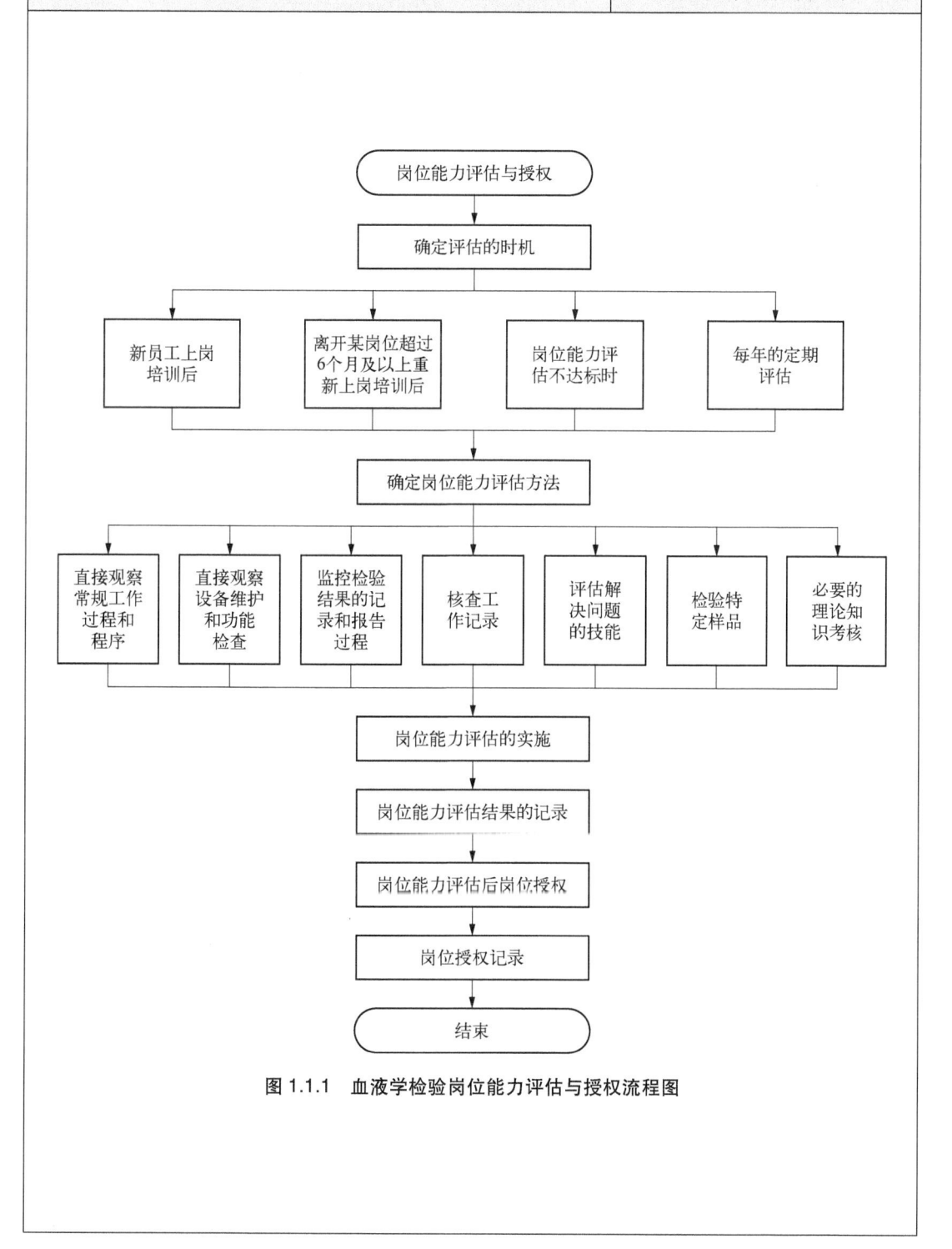

```
                    岗位能力评估与授权
                            │
                      确定评估的时机
         ┌──────────┬──────┴──────┬──────────┐
    新员工上岗    离开某岗位超过    岗位能力评    每年的定期
    培训后       6个月及以上重     估不达标时      评估
                 新上岗培训后
         └──────────┴──────┬──────┴──────────┘
                    确定岗位能力评估方法
   ┌────┬────┬────┬────┼────┬────┬────┐
  直接观察  直接观察  监控检验   核查工   评估解   检验特  必要的
  常规工作  设备维护  结果的记   作记录   决问题   定样品  理论知
  过程和    和功能    录和报告            的技能           识考核
  程序      检查      过程
                            │
                    岗位能力评估的实施
                            │
                    岗位能力评估结果的记录
                            │
                   岗位能力评估后岗位授权
                            │
                       岗位授权记录
                            │
                          结束
```

图 1.1.1 血液学检验岗位能力评估与授权流程图

第 1 节 血液学检验岗位能力评估与授权管理程序	文件编号：LHJY－SOP－1MJ2001
	版本号：E/0
	页码：第 10 页 共 14 页

附表 1.1.1 培训记录表

编号：PF 6.2－TAB－05

开始时间		结束时间		培训内容	
类　型		地　点			
课　时		学　分		学分类型	
主办单位				级　别	
考核类型		参与方式		考核结果	

第1节 血液学检验岗位能力评估与授权管理程序

文件编号：LHJY-SOP-1MJ2001
版本号：E/0
页码：第11页 共14页

附表1.1.2 岗位培训-能力评估-授权记录表

编号：PF 6.2-TAB-03

<td colspan="6" align="center">培训登记</td>
姓　名		专业组		岗　位	
培训开始时间		培训结束时间		培训类型	
培训方法	<td colspan="5">□阅读相关文件　□由培训人进行示范或演示 □在培训人监督下执行操作　□参加外部培训　□业务学习　□其他</td>
岗位能力评估方法	<td colspan="5">□观察工作过程和程序　□查看设备维护情况及功能 □查看检验结果的记录和报告　□核查工作记录　□评估解决问题的技能 □检验特定样品　□理论和操作知识考核</td>
<td colspan="6" align="center">培训记录</td>
培训题目	<td colspan="5"></td>
主讲人		主　持		课　时	
时　间		培训对象		地　点	
参加人	<td colspan="5"></td>
培训内容	<td colspan="5"></td>
考核情况	<td colspan="5"></td>
效果评价	<td colspan="5"></td>
<td colspan="6" align="center">能力评估</td>
评估内容	<td colspan="5"></td>
评估方法	<td colspan="5"></td>
标准分	<td colspan="5"></td>
评估过程描述	<td colspan="5"></td>
评估得分	<td colspan="5"></td>
总得分		能力评估判断		评估结果	
评估人		授权人		日　期	

第 1 节 血液学检验岗位能力评估与授权管理程序	文件编号：LHJY-SOP-1MJ2001
	版本号：E/0
	页码：第 12 页 共 14 页

附表 1.1.3 全血细胞分析岗位能力评估表

编号：LHJY-1MJ-TAB-1001

序号	评估内容(分值)	评估方法	评估过程	评估得分(分)
1	分析前：标本采集要求及注意事项、标本保存及运送、不合格标本的规定及处理流程(5)			
2	全血细胞分析岗仪器操作及日常标本检测(10)			
3	全血细胞分析岗仪器日常维护及保养，常见故障及报警处理(5)			
4	全血细胞分析岗仪器性能验证指标要求、校准程序(5)			
5	末梢血采集是否规范(5)			
6	血涂片的制备、疟原虫涂片制备、细胞瑞氏染色(10)			
7	血细胞及疟原虫形态学特点(5)			
8	全血细胞分析岗检测项目的检测原理及临床意义(10)			
9	结果审核及报告发放：血常规复检规则及违反规则的处理、危急值报告、与临床不符合结果的识别与处理等(20)			
10	LIS 的应用和"iLab 管理平台"的使用：LIS 标本的接收及拒收登记，结果传输、审核及查询，"iLab 管理平台"软件电子记录(5)			
11	室内质控的操作、数据分析及失控后处理，室间质评质检品的检测及上报，对回报的结果能够正确分析并填写分析报告(15)			
12	分析后：知晓分析后标本的保存及处理、附加检验项目标本质量的评估(5)			

结论：
总得分：＿＿分
能力评估判断：□合格；□不合格，需重新进行培训和能力评估。
评估人： 日期：

备注：
(1) 全血细胞分析岗位的检测项目有血常规、CRP、淀粉样蛋白 A、ESR、疟原虫。
(2) 检测仪器有迈瑞 CAL 8000 全自动血液分析流水线、全自动血细胞分析仪(BC-7500)、全自动血细胞分析仪(XN-1000)、全自动血细胞分析仪(XPEN65 CRP&SAA)、全自动血沉分析仪(ROLLER20)。
(3) 评估方法：A. 观察工作过程和程序；B. 查看设备维护情况及功能；C. 核查工作记录；D. 评估解决问题的技能；E. 检验特定样品；F. 理论和操作知识考核查看检验结果记录和报告。可采用以上全部或任意方法的组合，填表时用评估方法的代码表示。
(4) 评估结果：合格(80 分以上)；不合格(低于 80 分)；不适用。评估结果为合格方可授权上岗，评估结果为不合格需重新培训。

第1节 血液学检验岗位能力评估与授权管理程序

文件编号：LHJY-SOP-1MJ2001
版本号：E/0
页码：第13页 共14页

附表1.1.4 凝血岗位能力评估表

编号：LHJY-1MJ-TAB-1002

序号	评估内容（分值）	评估方法	评估过程	评估得分（分）
1	分析前：标本采集要求及注意事项、标本保存及运送、标本离心条件及操作、不合格标本的规定及处理流程(5)			
2	凝血岗仪器操作及日常标本检测(10)			
3	凝血岗仪器日常维护及保养,常见故障及报警处理(10)			
4	凝血岗仪器性能验证指标要求、校准程序(5)			
5	室内质控品、试剂正确配制(5)			
6	凝血岗检测项目的检测原理及临床意义(20)			
7	结果审核及报告发放：影响检验结果样品的质量评估、危急值报告、与临床不符合结果的识别与处理等(20)			
8	LIS的应用和"iLab管理平台"的使用：LIS标本的接收及拒收登记,结果传输、审核及查询,"iLab管理平台"软件电子记录(5)			
9	室内质控的操作、数据分析及失控后处理,室间质评质检品的检测及上报,对回报的结果能够正确分析并填写分析报告(15)			
10	分析后：知晓分析后标本的保存及处理、附加检验项目标本质量的评估(5)			

结论：
总得分：＿＿＿分
能力评估判断：□合格；□不合格,需重新进行培训和能力评估。
评估人： 日期：

备注：
(1) 凝血岗位的检测项目有凝血四项(TT、PT、APTT、FIB)、DIC三项(D-D、FDP、AT)、蛋白C、蛋白S、狼疮抗凝物初筛试验、狼疮抗凝物确认试验、3P试验。
(2) 检测仪器有全自动凝血分析仪(CS5100)、西门子Aptio全自动流水线。
(3) 评估方法：A. 视察工作过程和程序；B. 查看设备维护情况及功能；C. 核查工作记录；D. 评估解决问题的技能；E. 检验特定样品；F. 理论和操作知识考核查看检验结果记录和报告。可采用以上全部或任意方法的组合,填表时用评估方法的代码表示。
(4) 评估结果：合格(80分以上)；不合格(低于80分)；不适用。评估结果为合格方可授权上岗,评估结果为不合格的须重新培训。

第 1 节 血液学检验岗位能力评估与授权管理程序

文件编号：LHJY-SOP-1MJ2001
版本号：E/0
页码：第 14 页 共 14 页

附表 1.1.5 血细胞形态学分析岗位能力评估表

编号：LHJY-1MJ-TAB-1003

序号	评估内容（分值）	评估方法	评估过程	评估得分（分）
1	分析前：骨髓、外周血、体液标本采集要求及注意事项、标本保存及运送、体液标本离心条件及操作、不合格标本的规定及处理流程(5)			
2	仪器操作、日常维护及保养，常见故障及报警处理(5)			
3	骨髓、外周血、体液细胞涂片的制备、瑞氏染色、细胞化学染色(15)			
4	骨髓、外周血细胞、体液细胞形态学理论知识(15)			
5	常见血液系统疾病的诊断标准及临床表现、熟练掌握常见血液系统疾病的骨髓象、外周血细胞、体液细胞形态特点(15)			
6	血液形态分析岗检测结果临床意义(10)			
7	结果审核及报告发放：危急值报告、与临床不符合结果的识别与处理等(20)			
8	LIS 的应用和"iLab 管理平台"的使用：LIS 标本的接收及拒收登记，结果传输、审核及查询，"iLab 管理平台"软件电子记录(5)			
9	室间质评质控品的检测及上报，对回报的结果能够正确分析并填写分析报告(5)			
10	分析后：知晓分析后标本的保存及处理、附加检验项目标本质量的评估(5)			

结论：
总得分：＿＿＿分
能力评估判断：□合格；□不合格，需重新进行培训和能力评估。
评估人： 日期：

备注：
(1) 血细胞形态学分析岗的检测项目有骨髓、外周血细胞、体液细胞形态学分析及细胞化学染色。
(2) 检测仪器有显微镜、图文分析系统。
(3) 评估方法：A. 观察工作过程和程序；B. 查看设备维护情况及功能；C. 核查工作记录；D. 评估解决问题的技能；E. 检验特定样品；F. 理论和操作知识考核查看检验结果记录和报告。可采用以上全部或任意方法的组合，填表时用评估方法的代码表示。
(4) 评估结果：合格(80 分以上)；不合格(低于 80 分)；不适用。评估结果为合格方可授权上岗，评估结果为不合格的需重新培训。

	文件编号：LHJY-SOP-1MJ3001
第2节 血细胞分析仪校准程序	版本号：E/0
	页码：第1页 共6页

1.2.1 目的

校准是指在规定的条件下，为确定测量仪器或测量系统所指示的量值，或实物量具或参考物质所代表的量值，与对应的由标准所复现的量值之间关系的一组操作。建立适合检验一部（罗湖区人民医院检验科）的血细胞分析仪校准操作程序，规范血细胞分析仪的校准，保证血细胞分析结果的准确可靠。

1.2.2 范围

本程序适用于本中心所使用的全自动血细胞分析仪（XN-1000、BC-6900、BC-6800、BC-7500）。

1.2.3 职责

1.2.3.1 专业组组长

负责制定血细胞分析仪校准程序，并对校准报告进行审核及验收。

1.2.3.2 血细胞分析仪设备管理员

负责仪器管理工作，制定仪器校准计划，监督仪器校准过程并将校准报告存档。

1.2.3.3 仪器工程师

仪器工程师负责血细胞分析仪的校准工作。

1.2.3.4 血液学检验岗位人员

血液学检验岗位员工负责配合仪器工程师校准仪器，完成校准后验证工作。

1.2.4 程序

1.2.4.1 校准品

1) 使用制造商推荐的校准品：XN CAL、SC-CAL PLUS。

2) 校准项目：WBC、RBC、HGB、Hct(MCV)及Plt。

3) 溯源性：可溯源到国际血液学标准委员会（International Council for Standardization in Haematology, ICSH）的国际参考方法。

4) 试剂成分：校准品XN CAL由人类红细胞、人类白细胞、血小板成分和抗菌剂及类血浆水基缓冲液组成；SC-CAL PLUS由类白细胞、类血小板、红细胞、保存试剂和防腐剂组成。

	文件编号：LHJY-SOP-1MJ3001
# 第2节　血细胞分析仪校准程序	版本号：E/0
	页码：第2页　共6页

5）保存条件：校准品应避光垂直保存于 2~8℃，避免冰冻及剧烈振动，开封后必须 4 小时内使用；如未用完，应废弃剩余部分。产品变质迹象：上清液内有轻微溶血是正常现象。温度超出范围可导致严重溶血，校准品平均值超出测试极限，并且实验室内质控（IQC）历史数据和室间质控数据显示良好的结果时，可视为产品损坏迹象，应更换校准品，重新校准。

1.2.4.2　校准条件

对于开展常规检测的仪器，每半年校准 1 次；以下情况应进行血液分析仪的校准。
1）血液分析仪投入使用前（新安装或旧仪器重新启用）。
2）更换部件进行维修后，可能对检测结果的准确性有影响时。
3）仪器搬动后，需要确认检测结果的可靠性时。
4）室内质控显示系统的检测结果有漂移时（排除仪器故障和试剂的影响因素后）。
5）比对结果超出允许范围。
6）实验室认为需进行校准的其他情况。

1.2.4.3　校准前准备

（1）校准环境要求

室温 20~25℃；湿度<80%；在校准前至少提前 30 分钟打开仪器电源。

（2）仪器及试剂状态

确认仪器及试剂状态正常，并进行记录；检查仪器的剩余试剂量，如试剂快用完，先补充试剂。

（3）校准品准备

从冰箱（2~8℃）取出 1 支校准品，检查校准品有效期、外观，室温（15~30℃）条件下放置 15 分钟，恢复至室温。保持试管直立的状态将其放在双手掌中轻轻滚动 20~30 秒，穿插几次上下翻转，重复此步骤，确保所有细胞都已经悬浮起来。进行分析前在平面上静置 15 秒，使泡沫散去。

（4）性能验证

1）本底计数检查：用稀释液作为样品在分析仪上连续检测 3 次，3 次检测结果的最大值应符合检测要求（表 1.2.1）。

表 1.2.1　血细胞分析仪本底计数的检测要求

检测项目	WBC	RBC	Hb	Plt
检测要求	$\leqslant 0.2\times 10^9$/L	$\leqslant 0.02\times 10^{12}$/L	$\leqslant 1.0$ g/L	$\leqslant 5\times 10^9$/L

文件编号：LHJY-SOP-1MJ3001
第2节 血细胞分析仪校准程序
版本号：E/0
页码：第3页 共6页

2）精密度检查：取1份浓度水平在检测范围内的新鲜血或质控物，按常规方法重复检测11次，计算后10次检测结果的平均值($\bar{x}$)和标准差(S)，计算变异系数(coefficient of variation，CV)。批内精密度检测要求见表1.2.2。计算公式：

$$CV = \frac{S}{\bar{x}} \times 100\%$$

表1.2.2 批内精密度检测要求

检测项目	检测要求	变异系数
WBC	$3.5 \times 10^9/L \sim 9.5 \times 10^9/L$	≤4.0%
RBC	$3.8 \times 10^{12}/L \sim 5.8 \times 10^{12}/L$	≤2.0%
Hb	115 g/L ~ 170 g/L	≤1.5%
Hct	35% ~ 50%	≤3.0%
Plt	$125 \times 10^9/L \sim 350 \times 10^9/L$	≤6.0%
MCV	80 ~ 100 fL	≤2.0%
MCH	26 ~ 34 pg	≤2.0%
MCHC	320 ~ 360 g/L	≤2.5%

3）携带污染率检查：取1份高浓度临床样本或配制样品（EDTA-K2或EDTA-K3抗凝静脉血），混合均匀后连续测定三次，测定值分别为H_1、H_2、H_3；再取1份低浓度临床样本或配制样品，连续测定3次，测定值分别为L_1、L_2、L_3。按以下公式计算携带污染率(carryover，CR)。携带污染率验证样品的浓度要求见表1.2.3。

$$CR = \frac{|L_1 - L_3|}{H_3 - L_3} \times 100\%$$

表1.2.3 携带污染率验证样品的浓度要求

项目检测	WBC	RBC	Hb	Plt
高浓度值	$>90 \times 10^9/L$	$>6.20 \times 10^{12}/L$	>220 g/L	$>900 \times 10^9/L$
低浓度值	$>0 \sim <3 \times 10^9/L$	$>0 \sim <1.5 \times 10^{12}/L$	>0 ~ <50 g/L	$>0 \sim <30 \times 10^9/L$

第 2 节　血细胞分析仪校准程序

文件编号：LHJY-SOP-1MJ3001
版本号：E/0
页码：第 4 页　共 6 页

1.2.4.4　校准操作

（1）校准品检测

取 1 瓶校准品，连续检测 11 次，取第 2 次至第 11 次结果，计算出 WBC、RBC、Hb、MCV 及 Plt 参数的平均值、标准差及变异系数。

（2）校准后判断

用均值与校准品的定值比较，以判断是否需要调整仪器。

1）计算公式：（|均值-定值|/定值）×100%，用偏差与表 1.2.4 的数值比较。

表 1.2.4　血细胞分析校准的判定标准

参　数	偏　倚	
	第 一 列	第 二 列
WBC	1.50%	10%
RBC	1.00%	10%
Hb	1.00%	10%
MCV	1.00%	10%
Plt	3.00%	15%

2）判定：WBC、RBC、Hb、MCV 及 Plt 参数均值与定值的偏差全部等于或小于表 1.2.4 中的第一列数值时，仪器不需要进行校准，直接记录检测数据，完成校准。若各参数均值与定值的偏差大于表 1.2.4 中的第二列数值时，需请工程师检查原因，并进行处理，完成校准。若各参数均值与定值的偏差在表 1.2.4 中第一列与第二列数值之间时，需对仪器进行调整，调整方法可按说明书的要求进行。血细胞分析仪均有自动校准功能，将仪器原来的系数乘以校准系数，即为校准后的系数，将校准后的系数输入仪器更换原来的系数。

3）校准结果的验证：将用于校准验证的校准品充分混匀，在仪器上重复检测 11 次，去除第 1 次结果，计算第 2 次至 11 次检测结果的均值，再次与表 1.2.4 中的数值比较。如各参数的偏差全部等于或小于第一列数值，证明校准通过。如达不到要求，须请维修人员进行检修。

4）校准后仪器性能的验证：校准完成后，用配套质控品进行检测，确保质控品检测结果在说明书范围内，并重新累计靶值。

5）校准后报告的确认：校准完成后，专业组组长需对工程师提供的校准报告进行确

第 2 节　血细胞分析仪校准程序	文件编号：LHJY-SOP-1MJ3001
	版本号：E/0
	页码：第 5 页　共 6 页

认,内容包括但不限于：校准检测原始记录、校准工程师资质等；专业组组长审核后进行签字存档。

6）血细胞分析仪校准流程图见图 1.2.1。

1.2.5　支持文件

国家卫生健康委员会.血细胞分析校准指南：WS/T347-2024[S].北京：国家卫生健康委员会,2024.

编写：罗燕萍　　　　审核：胡纪文　　　　批准：张秀明

批准日期：2023 年 9 月 1 日

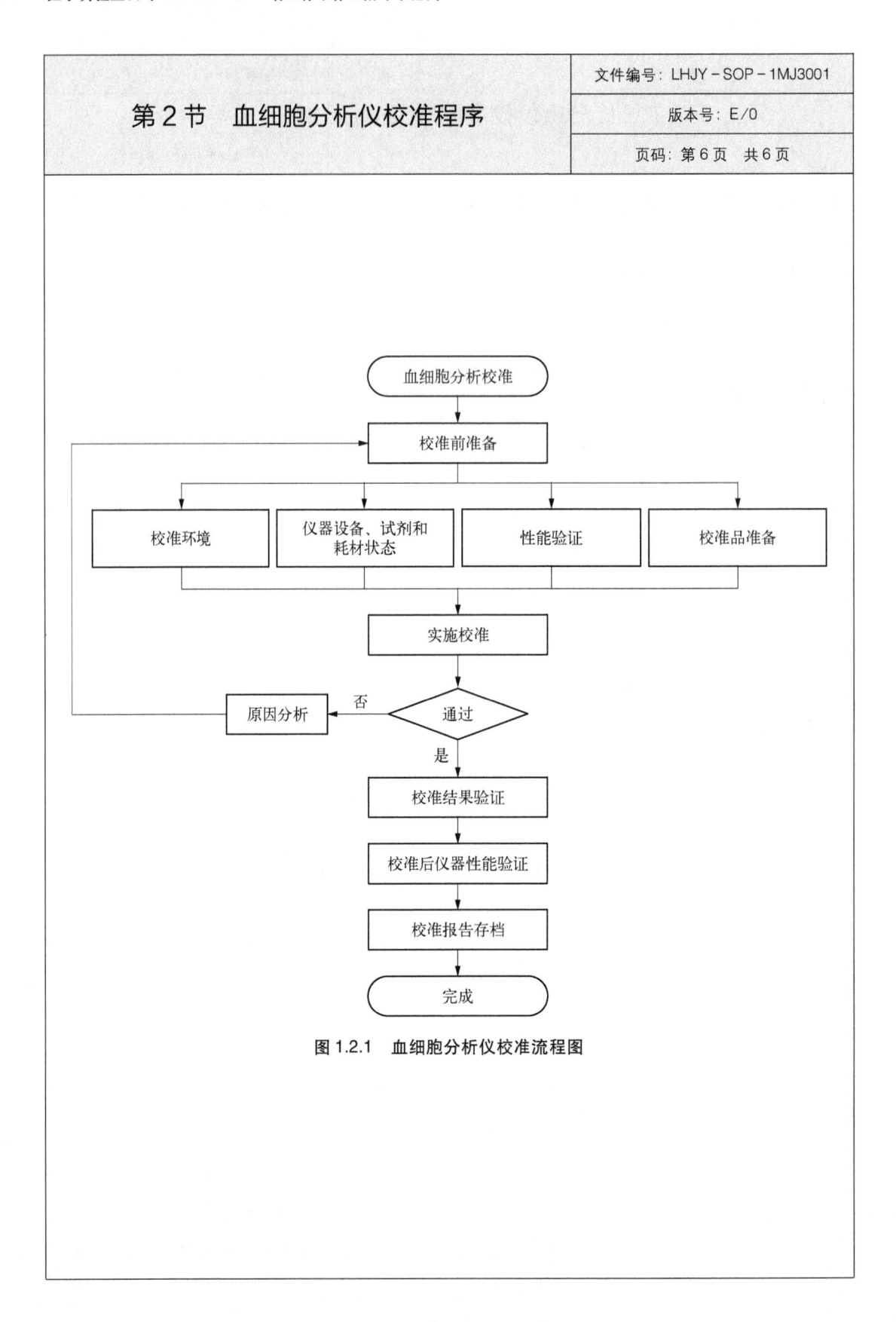

第 2 节　血细胞分析仪校准程序	文件编号：LHJY-SOP-1MJ3001
	版本号：E/0
	页码：第 6 页　共 6 页

图 1.2.1　血细胞分析仪校准流程图

| 文件编号：LHJY-SOP-1MJ2002 |
| 版本号：E/0 |
| 页码：第1页 共6页 |

第3节 血细胞分析仪复检规则的建立及验证程序

1.3.1 目的

建立适合检验一部的血细胞分析仪复检规则，规范复检规则的验证，保证血细胞分析结果的准确可靠，确保病理细胞不漏检。

1.3.2 范围

本程序适用于检验一部所使用的迈瑞 CAL 8000 全自动血液分析流水线。

1.3.3 职责

1.3.3.1 专业组组长

专业组组长负责制定血细胞分析仪复检规则，编写复检规则操作程序，统计分析验证结果并形成复检规则验证报告。

1.3.3.2 全血细胞分析岗位检验人员

全血细胞分析岗位检验人员负责验证标本的收集及涂片染色。

1.3.3.3 血细胞形态学分析岗位员工

血细胞形态学分析岗位检验人员负责血涂片的镜检验证。

1.3.4 程序

1.3.4.1 复检规则的建立

参照 2005 年国际血液学复检专家组推荐的"41 条自动血细胞分析和分类复检规则"（本书简称"国际 41 条"）和 2008 年国内的 XE-2100 复检协作组制订并推荐的"23 条复检规则"（简称"国内 23 条"），针对深圳市罗湖医院集团（本书以下简称"集团"）各医疗机构患者病种特点，结合迈瑞 CAL 8000 全自动血液分析流水线性能特点，建立复检规则 27 条（表 1.3.1）。

表 1.3.1 迈瑞 CAL 8000 全自动血液分析流水线复检规则

序号	参数	复检条件	首次/复诊	复检要求
1	新生儿	首次检测标本	全部	推片镜检
2	WBC、RBC、Hb、Plt、RET 超线性	WBC>500×10^9/L、RBC>8.0×10^{12}/L、Hb>250 g/L、Plt>5 000×10^9/L、RET 绝对值>800×10^9/L	全部	稀释标本重新检测

第3节	血细胞分析仪复检规则的建立及验证程序		文件编号：LHJY-SOP-1MJ2002
			版本号：E/0
			页码：第2页 共6页

续 表

序号	参数	复检条件	首次/复诊	复检要求
3	WBC、RBC、Hb、Plt、RET	无结果	全部	医生检查标本
4	WBC	WBC<3×10^9/L 或者 WBC>30×10^9/L	首次	推片镜检
5	WBC	差值超限	全部	推片镜检
6	Plt	Plt<80×10^9/L 或 Plt>600×10^9/L	首次	推片镜检
7	Plt	差值超限	全部	推片镜检
8	RBC	RBC<2.0×10^{12}/L	全部	①原模式换机重测；②推片镜检
9	RBC	RBC>7.0×10^{12}/L	全部	原模式换机重测
10	Hb	Hb<50 g/L	全部	①确认标本是否符合要求；②换机原模式重测；③推片镜检
11	Hb	Hb>50 g/L 且<70 g/L；或 Hb>190 g/L	全部	换机原模式重测
12	Hb	差值超限	全部	①确认标本是否符合要求；②换机原模式重测
13	MCV	MCV<70 fL	全部	CBC+DIFF+RET 模式重测
14	MCV	MCV>110 fL	首次	推片镜检
15	MCHC	MCHC<290 g/L	全部	①原模式换机重测；②关注是否静脉输液污染
16	MCHC	MCHC>380 g/L	全部	检查标本是否有脂血、溶血、红细胞凝集及球形红细胞
17	白细胞分类	无结果	全部	推片镜检及人工分类

				文件编号：LHJY-SOP-1MJ2002
第3节		**血细胞分析仪复检规则的建立及验证程序**		版本号：E/0
				页码：第3页 共6页

续 表

序号	参 数	复 检 条 件	首次/复诊	复 检 要 求
18	淋巴细胞绝对计数	成人>5.0×10^9/L 或儿童>7.0×10^9/L	全部	推片镜检
19	Eos	Eos 比例≥20% 或 Eos 绝对计数≥1.5×10^9/L	全部	推片镜检
20	原始细胞报警	原始细胞(可疑)异常淋巴细胞/原始细胞(可疑)	全部	推片镜检
21	IG	IG%>3 或 IG 绝对计数>0.2×10^9/L	首次	推片镜检
22	IG	差值超限	全部	推片镜检
23	异型淋巴细胞	HFC%≥3 或 HFC%≥2 且 Lym%>60	全部	推片镜检
24	NRBC	阳性报警	全部	CBC+DIFF+NRBC 模式重测
25	Plt 报警	Plt 直方图异常或血小板聚集	全部	CBC+DIFF+RET 模式重测
26	Plt 报警	Plt 聚集且 Plt>80×10^9/L 或 Plt<125×10^9/L	全部	推片镜检
27	感染 RBC	阳性报警	全部	推片镜检

1.3.4.2　显微镜检血涂片阳性的判断标准

1) 红细胞明显大小不一(相差1倍以上)；中空淡染(指>1/2 淡染区的红细胞多于30%)。

2) 巨大血小板多于15%。

3) 见到血小板聚集。

4) 杜勒小体(Döble body)的粒细胞>10%。

5) 中毒颗粒中性粒细胞>10%。

6) 空泡变性粒细胞>10%。

7) 原始和幼稚细胞≥1%。

8) 早幼粒细胞和中幼粒细胞≥1%。

第3节　血细胞分析仪复检规则的建立及验证程序	文件编号：LHJY-SOP-1MJ2002
	版本号：E/0
	页码：第4页　共6页

9）晚幼粒细胞≥2%。

10）异型淋巴细胞>5%。

11）有核红细胞≥1%。

12）浆细胞≥1%。

1.3.4.3　验证程序

将实验室验证的复检规则设置在血细胞分析仪 LabXpert 软件中。随机挑选包括住院、门诊、体检的至少 300 份标本，全部上机检测。仪器检测结果中只要触及复检规则上任何 1 条或同时触及多条的标本为仪器检测阳性；仪器检测结果未触及复检规则中任何 1 条为仪器检测阴性。每份标本于仪器检测完成后 2 小时内，分别完成推片染色 2 张，标注为 A 片和 B 片；所有涂片由两位具有血细胞形态学分析资质的血细胞形态学分析岗位检验人员进行显微镜检，其中一位检验人员使用 A 片，另外一位检验人员使用 B 片，按照涂片显微镜检阳性判断标准判断假阴性标本，只要有一位检验人员发现阳性结果，即为显微镜检阳性。

显微镜检步骤：首先在低倍镜（10~40 倍）下进行浏览，观察有无异常细胞和细胞分布情况，然后在油镜下观察细胞质的颗粒和核分叶情况，检查从约 50% 的红细胞互相重叠区域开始，向红细胞完整散开的区域推移，采用"城垛式"方法检查血涂片。显微镜检包括以下内容。

1）DLC：每份标本各计数 200 个细胞，取两人均值为人工白细胞分类值，并进行形态学观察。

2）白细胞和血小板数量评估。

3）红细胞和血小板大小、染色及形态。

4）有无巨大血小板及血小板聚集。

5）其他异常：原始细胞、有核红细胞、红细胞冷凝集及寄生虫等。

1.3.4.4　比对仪器和人工显微镜检两者结果

以显微镜检结果为"金标准"：若仪器检验时触及复检规则为阳性，血涂片显微镜检结果也为阳性为真阳性，显微镜检未发现异常则为假阳性；若仪器检验时未触及复检规则为阴性，显微血涂片镜检结果也为阴性为真阴性，显微镜检发现异常则为假阴性。

根据复检规则验证公式计算复检率、假阳性率、假阴性率、真阳性率、真阴性率。

分析复检规则的验证结果：要求复检率≤30%、假阳性率<20%、假阴性率≤5%；对假阴性标本进行逐条分析，同时分析假阴性病例的临床信息以确认漏诊的疾病种类，如假阴性标本中出现原始细胞的漏检或验证结果假阴性率>5%，应查找原因并分析，进行复检规则调整，对调整后的复检规则重新进行统计分析，满足各项质量指标，最终确定复检规则。

第3节 血细胞分析仪复检规则的建立及验证程序	文件编号：LHJY-SOP-1MJ2002
	版本号：E/0
	页码：第5页 共6页

1.3.5 注意事项

以上复检规则验证标本的筛选不适用于标本信息有误或者实验室定义为不合格的标本，此类标本应重新采集、送检或换其他方法检测。

规则建立后，应定期对阴性标本作抽查验证（2年），如假阴性率不符要求，应及时调整。

血细胞分析仪复检规则的建立及验证程序流程见图1.3.1。

1.3.6 支持文件

［1］尚红,王毓三,申子瑜.全国临床检验操作规程［M］.4版.北京：人民卫生出版社,2015：18-20.

［2］中华医学会检验分会全国血液学复检专家小组,中华检验医学杂志编辑委员会.全国血液学复检专家小组工作会议纪要暨血细胞自动计数复检标准释义［J］.中华检验医学杂志,2007,30(4)：380-382.

［3］BARNES P W, MCFADDEN S L, MACHIN S J, et al. The international consensus group for hematolog review: suggested criteria for action following auto mated CBC and WBC differential analysis［J］. Lab Hematol, 2005, 11(2): 83-90.

［4］国家卫生健康委员会.白细胞分类计数参考方法：WS/T246-2005［S］.北京：国家卫生健康委员会,2005.

1.3.7 记录表格

LHJY-1LJ-TAB-4004《全血细胞计数复检规则验证记录表》。

编写：罗燕萍　　　　审核：胡纪文　　　　批准：张秀明

批准日期：2023年9月1日

第3节 血细胞分析仪复检规则的建立及验证程序

文件编号：LHJY-SOP-1MJ2002
版本号：E/0
页码：第6页 共6页

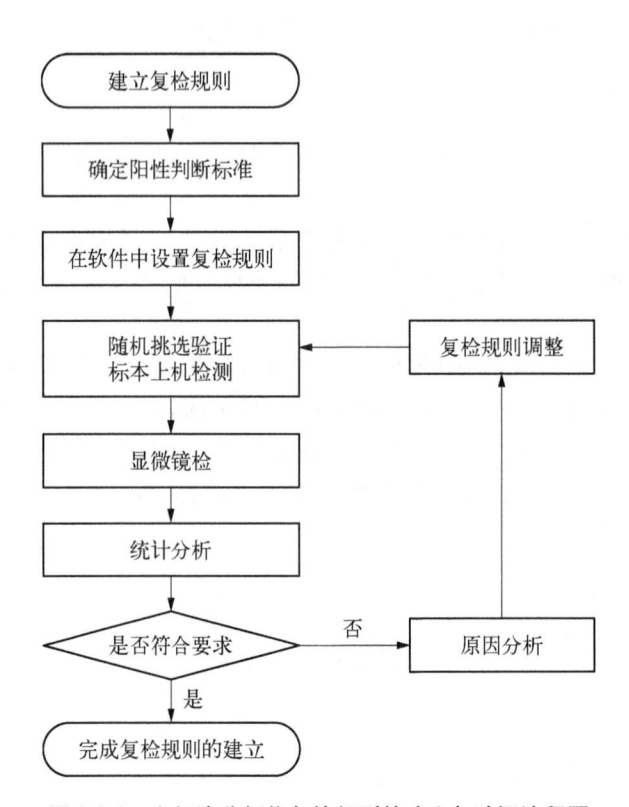

图1.3.1 血细胞分析仪复检规则的建立与验证流程图

第4节 血细胞分析自动审核规则的建立及验证程序

文件编号：LHJY-SOP-1MJ2003
版本号：E/0
页码：第1页 共9页

1.4.1 目的

自动审核是指在遵循操作规程的前提下，计算机系统按照临床实验室设置的已通过验证的规则、标准和逻辑，自动对检测结果进行审核并发布检验报告为医疗记录的行为。建立能够满足临床需求的血液分析检验结果的自动审核规则和验证程序，在保证检验结果准确可靠的前提下提高效率，缩短实验室内周转时间（TAT），为检验结果的智能审核自动发送提供依据。

1.4.2 范围

适用于检验一部（罗湖区人民医院检验科）所使用的迈瑞 CAL 8000 全自动血液分析流水线（BC-6800/BC-6900+M-100 CRP+SC-120 推染片仪+MC-80 阅片仪）。

1.4.3 职责

1.4.3.1 专业组组长

负责制定血细胞分析自动审核规则、编写复检规则操作程序、统计分析验证结果并形成验证报告。

1.4.3.2 全血细胞分析岗位检验人员

负责未通过自动审核标本的人工审核。

1.4.3.3 血细胞形态学分析岗位检验人员

负责血涂片显微镜检验证。

1.4.4 程序

1.4.4.1 血细胞分析自动审核规则和流程的设计

采用血细胞分析仪 LabXpert 软件专家审核系统进行自动审核规则的设定，从标本性状、危急值、参数与报警结果、与历史结果的比对情况、临床相关条件等多重因素进行设置，把自动审核规则与复检规则融合，将全血细胞分析标本区分为自动审核通过标本（保证结果无临床风险，可直接发送报告）、待显微镜检标本（高度怀疑存在异常标本）及待人工审核确认标本（无法完成用规则判断，需检验人员结合更多的临床信息判断是否可直接发送报告）。

（1）LabXpert 软件审核节点介绍

1）标本异常检查：检查是否有标本相关的异常报警，确认标本有无异常，标本存在异常自动审核不能通过。

第 4 节　血细胞分析自动审核规则的建立及验证程序

文件编号：LHJY-SOP-1MJ2003
版本号：E/0
页码：第 2 页　共 9 页

2）危急值检查：检查标本参数结果是否包含有危急值结果。

3）参数与报警检查：检查标本参数结果是否在审核范围内；检查标本结果是否包含特定的报警信息。

4）正常差值检查（delta check）：检查在审核范围内的参数结果及报警相比较于历史结果是否超出了允许的变化范围。

5）人工复核条件：检查标本是否需要人工进一步复核、确认。

6）异常 delta check：检查超过审核范围的参数结果及报警相比较于历史结果是否超出了允许的变化范围。

7）临床例外条件：检查标本参数结果、报警是否与临床诊断、表现一致。

8）复检条件：检查标本是否需要复检确认，即复检规则。

（2）LabXpert 软件审核终节点介绍

1）自动审核通过：进入此节点的标本经过自动审核规则检查，全部通过。

2）待审核：进入此节点的标本需要人工进一步复核、确认，如审核时发现某一标本需要进一步复检确认，可在此重新对该标本进行下单，含重新进行血常规分析，追加 RET 模式或进行推片染色等。

3）重测：执行了重测的标本进入此节点，进入该节点的标本需要检验医生进一步进行审核确认。

4）待镜检：违反复检规则中的推片规则，进行此节点，进入此节点的标本需要显微镜检审核。

（3）LabXpert 软件复检方式介绍

复检规则是根据实验室自定的复检规则进行设置，标本未达到在复检规则中制定的标准时，视为标本结果能客观反映血象情况，无须复检；如果符合特定复检规则需要对标本结果进行复查，可能的方式包括重新在仪器上分析、镜检等；如果标本符合设定的复检条件，将按指定的复检方式对标本进行复检，如换机重测、RET 模式重测、NRBC 模式重测、推片镜检等。复检方式如下：

1）检验人员检查标本：提示检验人员检查标本是否有异常。

2）仪器状态确认：提示用户查看仪器是否有错误，确认仪器状态。

3）原模式重测（本机）：在同一台仪器上按标本原检测模式对标本进行重测。

4）原模式重测（换机）：换一台仪器，按标本原检测模式对标本进行重测。

5）多倍量重测：适用于 WBC 测量值明显偏低的情况。仪器再次吸样，并延长吸样时间以保证充足标本量。

6）+R/+CDR/+CD/+D/+C：复检时在原测量项目基础上，增加指定测量项目。如初始样本测量项目为 CD，根据复检规则需要增加 RET 项目测试（+R），则标本复检时，测试 CDR 项目。

第4节 血细胞分析自动审核规则的建立及验证程序

文件编号：LHJY-SOP-1MJ2003
版本号：E/0

7) CDR/RET/CR/CD/CBC：复检时按指定测量模式对标本进行分析。如初始标本测量项目为CDR，根据复检规则，需要测试CD项目，则标本复检时测试CD项目。

8) CBC+RET/Plt-8X 或 CDR/Plt-8X：流水线上连接了 BC-6800 Plus 或 BC-6000 Plus 系列的分析仪时，可以选择在特定条件下（Plt值低于设定值时），使用 Plt-8X 模式进行分析。

9) 推片：将血液分析标本送至推片机制作血涂片，以供显微镜检阅片。

(4) LabXpert 软件自动审核的其他设置

1) "首次检测"(first time)设置：复检规则"first time"天数用于判断是否将患者二次测试的标本作为初诊标本应用复检规则。在"复检规则"界面启用了"first time"复检规则后，如果患者某次的测试结果触发某条复检规则，其后在设定的"first time"天数范围内进行了第二次测试，并且测试结果触发同一条复检规则，分析仪判定该患者非初诊，并非首次触发该复检规则，仪器不再对本次标本进行复检；如果该患者是在超过设定的"first time"天数后再次进行测试，并且测试结果触发同一条复检规则，分析仪判定该患者为初诊，分析仪按对应复检规则对标本进行复检。

2) 规则重算功能：当对自动审核规则或复检规则中某些规则条目进行调整后，可以选择仪器中一段时间内的历史数据进行重新运用新规则，得出新规则的自动审核通过率、复检率、重测率及人工审核率等数据，用以判断新规则是否满足实际工作需求。

1.4.4.2 血细胞分析仪自动审核规则建立

(1) 自动审核规则初版方案制定

参考 WS/T 616-2018《临床实验室定量检验结果的自动审核》、2019年 CLSI AUTO15 中血液分析自动审核指南、参考"国际41条"复检规则，所用仪器的参数、报警规则及科室对血常规的审核要求，制定一套自动审核规则（含复检规则）初版方案。

(2) 阳性标准确定

参照国际血液学复检专家组制定的显微镜检阳性标准作为本次评估的显微镜检阳性标准：红细胞明显大小不一（相差1倍以上）；中空淡染（指>1/2淡染区的红细胞多于30%）；巨大血小板多于15%；见到血小板聚集；杜勒小体的粒细胞>10%；中毒颗粒中性粒细胞>10%；空泡变性粒细胞>10%；原始和幼稚细胞≥1%；早幼粒细胞和中幼粒细胞≥1%；晚幼粒细胞≥2%；异型淋巴细胞>5%；有核红细胞≥1%；浆细胞≥1%。仪器阳性标准：标本结果没有通过自动审核的均为阳性。

(3) 仪器状态确认

进行自动审核规则建立前需要对仪器进行校准，并按照国家卫生健康委员会《临床血液学检验常规项目分析质量要求》(WS/T406-2012)的要求对仪器进行性能验证，验证合格后按下述标本选择的要求，进行标本选择。

第4节 血细胞分析自动审核规则的建立及验证程序

文件编号：LHJY-SOP-1MJ2003
版本号：E/0
页码：第4页 共9页

（4）标本选择及分析

标本选择及分析推荐按下列要求选取标本：首诊患者标本80%，复诊标本20%；包含内、外、妇、儿、血液等科室的标本，连续收集标本检测数据，在仪器上用CDNR模式进行检测（包括CBC、DIFF、NRBC和RET），标本量要求不少于1 200例。按上述要求，每天选取约40例新鲜血标本，在待测仪器上进行全模式的分析，分析完后每例标本制作2张血涂片，由两位具有血细胞形态学分析资质的检验人员进行镜检，每位检验人员分类计数200个白细胞，当两位检验人员镜检结果偏差超过允许范围时，再由第三位检验人员镜检复核，最后取两位相近结果的均值作为最终的镜检结果。

（5）数据统计

实验数据用Microsoft Excel及LabXpert软件内部统计功能进行统计学处理，统计自动审核规则评估标本的假阳性率、假阴性率及自动审核通过率等指标。

1）假阳性：仪器提示人工审核或镜检审核，但是显微镜检为阴性的标本。
2）假阴性：仪器提示自动审核，但是显微镜检为阳性的标本。
3）真阳性：仪器提示需要人工审核或显微镜检审核，且显微镜检为阳性的标本。
4）真阴性：仪器提示自动审核，且显微镜检为阴性的标本。
5）一致性：真阳性和真阴性标本的标本数之和。
6）自动审核通过率：（自动审核通过的标本数/所分析的标本数）×100%。

（6）规则分析及调整

对假阳性及假阴性规则进行分析，并有针对性地对规则进行调整，按调整后的规则重新统计上述的假阳性率、假阴性率及自动审核通过率。要求自动审核通过的标本中假阴性率不超过5%，且假阴性标本中，没有原始细胞、幼稚单核细胞、幼稚淋巴细胞及早幼粒细胞阳性的标本自动审核通过。

（7）自动审核规则的验证

由在血液学检验岗位工作不少于5年，具有丰富的临床实验室工作经验的中级及以上职称员工完成验证，每天随机选取40例新鲜血标本进行自动审核验证，总计选取的标本不少于300例，所有的标本报警自动审核建立的要求进行仪器分析及显微镜检，统计假阳性率、假阴性率及自动审核通过率等指标，同样求假阴性率不超过5%，原始细胞、幼稚淋巴细胞及早幼粒细胞阳性的标本自动审核通过。

（8）自动审核初期上线初期验证

将所制定的自动审核规则录入LabXpert中间件中，开启自动审核判断功能后软件实时将判断结果传至LIS，LIS显示自动审核（自动审核通过/人工审核）状态、拦截原因、触发规则名称及仪器相关报警息。自动审核通过的标本LIS并不进行实际审核和发送报告，全部结果都必须进行人工确认审核。检验人员对于漏检标本在LIS中进行标记，一段时间后统计自动审核通过率、漏检率和TAT。建议验证时间不少于3个月和/或报告数量

| 文件编号：LHJY-SOP-1MJ2003 |
| 版本号：E/0 |
| 页码：第5页 共9页 |

第4节 血细胞分析自动审核规则的建立及验证程序

不少于50 000份，根据审核过程中遇到的异常情况，适当调整自动审核规则，3个月试用没有发现原幼细胞漏检等异常情况，方可将自动审核规则正式上线发报告。

（9）必要时验证

在使用自动审核程序过程中，若发生仪器设备更新、自动审核参数变更、信息系统升级等可能影响自动审核功能改变的情况时，都应对其进行验证，确保符合要求后方可继续使用。验证的内容、报告数量和时限可由实验室根据变更内容确定。

（10）定期验证

由指定检验人员对已通过自动审核的报告进行复核，复核结果应与自动审核结果一致。定期验证周期为1年，验证时间不少于10个工作日和/或报告数量不少于5 000份。

1.4.4.3 报告签发

（1）自动签发

自动审核规则判断的结果符合所有预设规则时，表示通过自动审核程序，由LIS直接签发该报告，不再实施人工干预。由自动审核规则签发的报告在报告中有"自动审核"标志，且实验室应有相关规定说明如何确定自动签发检验报告单的审核者，建议由规则的设置者和验证者作为报告单的审核者。

（2）人工签发

当自动审核程序判断结果不符合预设规则时，表示未通过自动审核程序，此时程序对该标本进行标记，报告将被保留，由人工进行必要的信息核对、标本性状核对、人工镜检等处理后签发，必要时联系临床医护人员（如患者病情沟通、不合格标本回退、让步检验等）。自动签发和人工签发报告的内容、格式等均应符合实验室对检验报告的要求。

1.4.4.4 迈瑞CAL 8000血细胞分析流水线自动审核初稿

CAL 8000血细胞分析流水线自动审核初稿见表1.4.1。

表1.4.1 迈瑞CAL 8000血细胞分析流水线自动审核初稿

规则类型	名称	审核条件
标本异常检查	吸样不足	怀疑吸样不足
	标本异常	怀疑标本异常
	RBC凝集	怀疑RBC凝集
	CRP吸样异常	CRP吸样异常

| 文件编号：LHJY-SOP-1MJ2003 |
| 版本号：E/0 |
| 页码：第6页 共9页 |

第4节 血细胞分析自动审核规则的建立及验证程序

续表

规则类型	名称	审核条件
危急值检查	WBC 危急值	$<2.0\times10^9/L$ 或 $>30.0\times10^9/L$
	Hb 危急值	$<50.0\ g/L$ 或 $>200.0\ g/L$
	Plt 危急值	$<31.0\times10^9/L$ 或 $>999.0\times10^9/L$
参数范围检查	WBC	$(3.0\sim30.0)\times10^9/L$
	Neu	$(1.0\sim20.0)\times10^9/L$
	Lym#（成人）	$\leq5.0\times10^9/L$
	Lym#（儿童）	$\leq7.0\times10^9/L$
	Mon#	$\leq1.5\times10^9/L$
	Eos#	$\leq1.0\times10^9/L$
	Bas#	$\leq0.5\times10^9/L$
	Mon%	≤15.0
	Eos%	≤15.0
	RBC	$(2.5\sim6.0)\times10^{12}/L$
	Hb	$(70.0\sim180.0)\ g/L$
	MCV	$(70.0\sim110.0)\ fl$
	MCHC	$(300.0\sim365.0)\ g/L$
	RDW	$RDW-CV\leq22\%$
	Plt	$(125.0\sim450.0)\times10^9/L$
	NRBC#	$\leq0.01\times10^9/L$
	RET#	$\leq0.1\times10^9/L$
	IG 绝对计数	$\leq0.1\times10^9/L$
	IG%	$<3.0\%$
	CRP	$(0.2\sim320)\ mg/L$

| 文件编号：LHJY-SOP-1MJ2003 |
| 版本号：E/0 |
| 页码：第7页 共9页 |

第4节 血细胞分析自动审核规则的建立及验证程序

续表

规则类型	名 称	审 核 条 件
报警检查	DIFF 分析异常	DIFF 分析异常
	BASO 分析异常	BASO 分析异常
	NRBC 分析异常	NRBC 分析异常
	抗溶红细胞	抗溶红细胞（可疑）
	白细胞散点图异常	白细胞散点图异常
	有核红细胞散点图异常	有核红细胞散点图异常
	原始细胞	原始细胞（可疑）
	异常淋巴细胞/原始细胞	异常淋巴细胞/原始细胞（可疑）
	未成熟粒细胞	未成熟粒细胞（可疑）
	异型淋巴细胞	异型淋巴细胞（可疑）
	核左移	核左移（可疑）
	脂质颗粒	脂质颗粒（可疑）
	有核红细胞	出现有核红细胞（可疑）
	RBC 分析异常	RBC 分析异常
	Hb 分析异常	Hb 分析异常
	RET 分析异常	RET 分析异常
	堵孔	堵孔（可疑）
	混浊/Hb 干扰	混浊/Hb 干扰（可疑）
	红细胞凝集	红细胞凝集（可疑）
	碎片	碎片（可疑）
	感染红细胞	感染红细胞（可疑）
	红细胞双峰	红细胞双峰
	红细胞直方图异常	红细胞直方图异常

第4节 血细胞分析自动审核规则的建立及验证程序

文件编号：LHJY－SOP－1MJ2003
版本号：E/0
页码：第8页 共9页

续 表

规则类型	名 称	审 核 条 件
报警检查	网织红细胞散点图异常	网织红细胞散点图异常
	血小板聚集	血小板聚集
	血小板散点图异常	血小板散点图异常
	血小板直方图异常	血小板直方图异常
	Plt 分析异常	Plt 分析异常
	Plt－O 分析异常	Plt－O 分析异常
	CRP 分析异常	CRP 分析异常
正常差值检查（delta check）	Hb delta check	复诊患者,7 天内偏差超过 20 g/L
	MCV delta check	复诊患者,3 天内相对偏差变化 5%或者绝对偏差变化 5 fL
	MCHC delta check	复诊患者,7 天内相对偏差变化 5%
	Plt delta check	复诊患者,3 天绝对偏差变化 20.0×10^9/L 或者相对偏差变化 30%
人工复核条件	新生儿科	新生儿科标本
	血液内科	血液内科或血液内科门诊标本
	CRP 结果异常	([FR－CRP] = *)OR([CRP 吸样异常]OR[CRP 分析异常])

1.4.5 支持文件

[1] 国家卫生健康委员会.临床实验室定量检验结果的自动审核：WS/T616－2018[S].北京：国家卫生健康委员会,2018.

[2] 续薇,郝晓柯,崔巍,等.血液分析自动审核规则建立与验证的多中心研究[J].中华检验医学杂志,2018,41(8)：601－607.

[3] 李映潼,王学军,续薇,等.血液分析自动审核的周期性验证及其应用适宜性评价[J].中华检验医学杂志,2020,43(10)：1021－1031.

[4] 王旭,王晓燕,胡书生,等.肿瘤患者血液分析自动审核方案的制定与评价[J].中华检验医学杂志,2022,45(12)：1245－1254.

第4节 血细胞分析自动审核规则的建立及验证程序	文件编号：LHJY-SOP-1MJ2003
	版本号：E/0
	页码：第9页 共9页

[5] 魏坚,王剑飚,宋卫星,等.迈瑞CAL8000血液分析流水线自动审核规则的制定与评价[J].检验医学,2015,30(03)：243-246.

[6] CLSI. Autoverification of Medical Laboratory Results for Specific Disciplines：CLSI Guideline AUTO15[S]. Wayne, PA：Clinical and Laboratory Standards Institute, 2019.

[7] 高海燕,刘亚波,吕成芳,等.血液病临床检验诊断[M].北京：中国医药科技出版社,2021.

编写：罗燕萍　　　　审核：胡纪文　　　　批准：张秀明

批准日期：2023年9月1日

第 5 节　血细胞形态学分析人员比对程序	文件编号：LHJY-SOP-1MJ2005
	版本号：E/0
	页码：第 1 页　共 5 页

1.5.1　目的

为血细胞形态学分析人员比对提供标准化操作程序，以保证不同检验人员间血细胞形态学检查结果的可比性和一致性。

1.5.2　范围

1.5.2.1　适用人

本程序适用于出具血液常规报告及外周血细胞形态学分析检验人员，也适用于参加夜班、周末值班检验人员、轮岗员工、实习生及进修生的考核。

1.5.2.2　适用项目

1）红细胞：正常红细胞、异常红细胞（如大小异常、形态异常、Hb 含量异常、结构及排列异常等）。

2）白细胞：正常白细胞（中性杆状核粒细胞、中性分叶核粒细胞、Eos、BASO、Lym 和 Mon）、异常白细胞[如幼稚细胞、Neu 毒性变化、奥氏小体（Auer body）、Neu 核象变化、Neu 形态的异常、与遗传因素有关的 Neu 畸形及淋巴细胞形态异常等]。

3）血小板：正常血小板、异常血小板（如血小板大小异常、形态异常及聚集性和分布异常等）。

4）寄生虫：如疟原虫、微丝蚴、弓形虫及锥虫等。

1.5.3　职责

1.5.3.1　专业组组长

负责编写血细胞形态学分析检验人员比对程序、制定比对计划、对比对结果进行分析和总结、提出改进计划。

1.5.3.2　血液分析标本前处理岗位员工

负责标本的选择、血涂片的制备及染色。

1.5.3.3　血液学检验岗位员工

负责细胞分类计数及结果的填报。

1.5.4　程序

血细胞形态学分析检验人员比对的频率为一年至少 2 次。

第5节 血细胞形态学分析人员比对程序

文件编号：LHJY-SOP-1MJ2005
版本号：E/0
页码：第2页 共5页

1.5.4.1 比对方案一

1）选择5份标本，其中包含11种类型白细胞[中性分叶核粒细胞、中性杆状核粒细胞、中性中幼粒细胞、早幼粒细胞、Lym、异型淋巴细胞、Mon、Eos和BASO，其他白细胞（原始、浆细胞、异常淋巴细胞）]，以及寄生虫和有核红细胞。

2）血涂片制备：外周EDTA-K_2抗凝血，标本采集后4小时内制备血涂片，在每张血涂片上做好标记，注明日期和标本编号，每份标本制作2张血涂片。玻片分成2套，每套包含2份标本的玻片各1张，保留一套考核血涂片作为标准片，用于检验人员的培训和考核。

3）血涂片染色：采用瑞氏染液进行染色，良好的染色能准确鉴别成熟和未成熟白细胞或异常细胞。

4）检验人员的准备：参加血细胞形态学比对的检验人员均进行了专业培训。

5）计数方法：分发给参加比对检验人员一套考核血涂片，每张血涂片计数200个白细胞，记录百分率；NRBC结果以每100个WBC中见到几个表示。

6）判断标准：由2位资深检验人员按照参考方法和步骤，对每张血涂片分析200个细胞，以两位检验人员结果的均值作为靶值。按95%可信区间得到参照结果可信范围，结果如都在95%可信区间内则为符合，如任意类型细胞分类的百分率在95%可信区间外，则计为不符合（表1.5.1）。每份标本每项分值1.54分（共13项），最后统计各检验人员的质量得分，质量得分以≥80分为合格，<80分为不合格。不合格者应进行再培训，直至比对合格。

表1.5.1 白细胞分类计数95%可信区间表

细胞%	p	q	SEp	95%SEp	95%下限	95%上限
0	0	0	0.00	0.00	0	0
1	1	99	0.70	1.38	0	2
2	2	98	0.99	1.94	0	4
4	4	96	1.39	2.72	1	7
5	5	95	1.54	3.02	2	8
10	10	90	2.12	4.16	6	14
15	15	85	2.52	4.95	10	20
20	20	80	2.83	5.54	14	26

文件编号：LHJY-SOP-1MJ2005
第 5 节　血细胞形态学分析人员比对程序 版本号：E/0 页码：第 3 页　共 5 页

续　表

细胞%	p	q	SEp	95%SEp	95%下限	95%上限
25	25	75	3.06	6.00	19	31
30	30	70	3.24	6.35	24	36
35	35	65	3.37	6.61	28	42
40	40	60	3.46	6.79	33	47
45	45	55	3.52	6.89	38	52
50	50	50	3.54	6.93	43	57
55	55	45	3.52	6.89	48	62
60	60	40	3.46	6.79	53	67
65	65	35	3.37	6.61	58	72
70	70	30	3.24	6.35	64	76
75	75	25	3.06	6.00	69	81
80	80	20	2.83	5.54	74	86
85	85	15	2.52	4.95	80	90
90	90	10	2.12	4.16	86	94
95	95	5	1.54	3.02	92	98
100	100	0	0.00	0.00	100	100

1.5.4.2　比对方案二

1）比对标本：准备 50 张经典的外周血细胞显微摄影照片。

2）比对方案：组织检验人员，以幻灯片的形式，每 30 秒放一张外周血细胞显微摄影照片，经检验人员识别后，记录识别结果。

3）结果统计：由专业组组长统计每个检验人员的识别结果，每幅记 2 分，共 100 分。

4）结果判断：得分以≥80 分为合格，<80 分为不合格。若存在不合格，则须进行培训，直至合格。

第 5 节　血细胞形态学分析人员比对程序	文件编号：LHJY-SOP-1MJ2005
	版本号：E/0
	页码：第 4 页　共 5 页

1.5.4.3　血细胞形态学分析检验人员比对流程图

见附图 1.5.1。

1.5.5　支持文件

［1］卫生部.白细胞分类技术参考方法：WS/T246-2005［S］.北京：中国标准出版社,2005.

［2］尚红,王毓三,申子瑜.全国临床检验操作规程［M］.4 版.北京：人民卫生出版社,2015.

1.5.6　记录表格

LHJY-1LJ-TAB-4002《白细胞分类计数记录表》。

编写：刘丽亚　　　　审核：胡纪文　　　　批准：张秀明

批准日期：2023 年 9 月 1 日

第 5 节　血细胞形态学分析人员比对程序	文件编号：LHJY-SOP-1MJ2005
	版本号：E/0
	页码：第 5 页　共 5 页

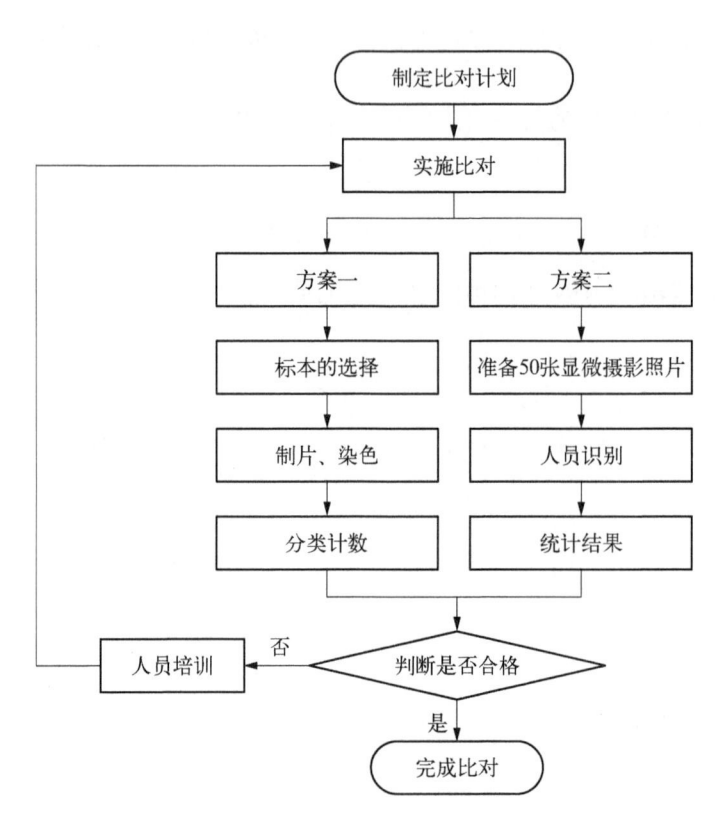

```
                    制定比对计划
                         │
         ┌──────────→ 实施比对
         │               │
         │        ┌──────┴──────┐
         │      方案一         方案二
         │        │              │
         │    标本的选择    准备50张显微摄影照片
         │        │              │
         │    制片、染色      人员识别
         │        │              │
         │     分类计数       统计结果
         │        │              │
         │        └──────┬───────┘
         │               ↓
         │    否   ┌──────────┐
         └── 人员培训 ←─ 判断是否合格
                         │是
                         ↓
                      完成比对
```

附图 1.5.1　血细胞形态学分析检验人员比对流程图

文件编号：LHJY-SOP-1MJ2006
版本号：E/0
页码：第1页 共6页

第6节 凝血分析仪性能验证程序

1.6.1 目的

规范凝血分析仪的性能验证操作过程,保证仪器性能符合分析质量要求。

1.6.2 范围

适用于本中心所使用的全自动凝血分析仪。

1.6.3 职责

1.6.3.1 凝血岗位检验人员

负责凝血分析仪项目性能验证的实施。

1.6.3.2 专业组组长

负责编写凝血分析仪性能验证程序,负责组织、监督凝血岗位检验人员对仪器进行性能评估。

1.6.3.3 中心技术负责人

参与检验程序有效性的评价与指导。

1.6.3.4 中心主任

负责凝血分析仪性能验证报告的批准。

1.6.4 程序

1.6.4.1 验证前准备

先制定凝血分析仪性能验证程序,进行验证试验的检验人员应该熟悉待验证的检测系统并接受过相关培训,验证前要确认仪器运转正常、室内质控在控。

1.6.4.2 批内精密度

1) 批内精密度检测要求:批内精密度以连续检测结果的变异系数为评价指标,批内精密度应符合表1.6.1要求。

2) 验证方法:取3个浓度水平(包含位于正常、中度异常和高度异常)的临床标本(枸橼酸钠抗凝血浆)或质控品各1份,每份标本按照常规方法重复检测11次,计算后10次检测结果的算术平均值和标准差,计算变异系数。

第6节 凝血分析仪性能验证程序

文件编号：LHJY-SOP-1MJ2006
版本号：E/0
页码：第2页 共6页

表 1.6.1 凝血试验批内精密度检测要求

检测项目		PT	APTT	Fib	D-D	TT	FDP	AT
变异系数	正常标本	≤3.0%	≤4.0%	≤6.0%	≤15.0%	≤5.0%	≤10.0%	≤10.0%
	异常标本	≤8.0%	≤8.0%	≤12.0%	≤10.0%	≤5.0%	≤10.0%	低值≤15.0% 高值≤10.0%

注：PT、APTT 高度异常标本的浓度水平要求大于仪器检测结果参考区间中位值的2倍；Fib 异常标本的浓度要求大于6 g/L 或小于1.5 g/L；PT、APTT、Fib、D-D、AT 检测要求来自行业标准；TT、FDP 检测要求依据厂家要求。

1.6.4.3 日间精密度

1）日间精密度检测要求：日间精密度以室内质控在控结果的变异系数为评价指标，日间精密度应符合表1.6.2要求。

表 1.6.2 凝血试验日间精密度检测要求

检测项目		PT	APTT	Fib	D-D	TT	FDP	AT
变异系数	正常标本	≤6.5%	≤6.5%	≤9.0%	≤7.5%	≤10.0%	≤10.0%	≤15.0%
	异常标本	≤10.0%	≤10.0%	≤15.0%	≤15.0%	≤10.0%	≤10.0%	≤15.0%

注：PT、APTT 高度异常标本的浓度水平要求大于仪器检测结果参考区间中位值的2倍；Fib 异常标本的浓度要求大于6 g/L 或小于1.5 g/L；PT、APTT、Fib、D-D、AT 检测要求来自行业标准；TT、FDP 检测要求依据厂家要求。

2）验证方法：至少使用两个浓度水平（包含正常和异常水平）的质控品，在检测当天至少进行一次室内质控，剔除失控数据后（失控结果已得到纠正）按批号或者月份计算在控数据的变异系数。

1.6.4.4 线性

1）线性验证要求：线性回归方程的斜率在 1 ± 0.05 范围内，相关系数 $r \geq 0.975$ 或 $r^2 \geq 0.95$，Fib 满足要求的线性范围在厂家说明书规定的范围内。

2）验证方法：验证方法按照 WS/T408-2012《临床化学设备线性评价指南》的要求进行。只验证以浓度为结果的项目，选取一份接近预期上限的高值标本（H），分别按 100%、80%、60%、40%、20%、10%、0 的比例进行稀释，每个稀释度重复测定3次，计算均值。将实测值与理论值作比较（偏差应小于10%），计算 $y=ax+b$，验证线性范围。

第6节 凝血分析仪性能验证程序

文件编号：LHJY-SOP-1MJ2006
版本号：E/0
页码：第3页 共6页

1.6.4.5 正确度

1）正确度验证结果以偏倚为评价指标，Fib 偏倚应<10%。

2）验证方法：至少使用 10 份检测结果在参考区间范围内的临床标本，每份标本检测两次，计算 20 次以上检测结果的均值，以校准实验室的定值或临床实验室内部规范操作检测系统（Clauss 法）的测定均值为标准，计算偏倚。

1.6.4.6 准确度

1）准确度要求：准确度验证以总误差为评价指标，用相对偏差表示，相对偏差应符合表 1.6.3 要求。

表 1.6.3 凝血试验准确度检测要求

检测项目	PT	INR	APTT	Fib	D-D	TT	FDP	AT	INR
相对偏差	≤15.0%	≤20.0%	≤15.0%	≤20.0%	≤20.0%	≤20.0%	≤20.0%	≤20.0%	≤20.0%

2）验证方法：至少使用 5 份质评物或定值临床标本分别进行单次检测，计算每份标本检测结果与靶值（公议值或参考值）的相对偏差，每个检测项目的相对偏差符合上表要求的比例应≥80%。

1.6.4.7 携带污染率

1）携带污染率：测试仪器检测结果的携带污染率，评价仪器的自动清洗效率。携带污染率（K 值）须在表 1.6.4 要求的范围内。

表 1.6.4 凝血试验携带污染率检测要求

参 数	PT	APTT	Fib	D-D	TT	FDP	AT
携带污染率要求	≤10.0%	≤10.0%	≤10.0%	≤10.0%	≤10.0%	≤10%	≤10.0%

2）验证方法

a）高值标本（A）对低值标本（N）的污染：将低值标本置试管架 1~3 位和 7~9 位置，高值标本置于 4~6 位置（每份标本重复测定 3 次），记录结果：N1、N2、N3、A1、A2、A3、N4、N5、N6。用以下公式计算携带污染率：

$$k1 = [N4 - Mean(N1, N2, N3)] / Mean(N1, N2, N3)$$

b）低值标本（N）对高值标本（A）的污染：将高值标本置试管架 1~3 位和 7~9 位置，

| 文件编号：LHJY-SOP-1MJ2006 |
| 版本号：E/0 |
| 页码：第4页 共6页 |

第6节 凝血分析仪性能验证程序

低值标本置于4~6位置（每份标本重复测定3次），记录结果：A1、A2、A3、N1、N2、N3、A4、A5、A6。用以下公式计算携带污染率：

$$k1 = [A4-Mean(A1,A2,A3)]/Mean(A1,A2,A3)$$

1.6.4.8 检出限

将待测标本用生理盐水或厂商声明的稀释液混合进行稀释，制作低值标本，要求浓度等于厂商声明最低检测限。重复测定10次，计算精密度CV，如$CV \leq 20\%$为验证通过。

1.6.4.9 临床可报告范围

临床可报告范围为患者标本经稀释、浓缩或其他处理后，向临床所能报告的结果范围。至少选用3个高值标本（浓度接近线性范围的上限或上下1/3区域），使用混合血清或生理盐水溶液或测定方法要求的稀释液对其进行稀释，稀释倍数应为方法性能标明的最大稀释倍数。在一次运行中将高值未稀释标本和根据要求倍数稀释的标本分别重复测定3次，计算原浓度测定结果均值和稀释后还原浓度均值的相对偏差。以方法性能标示的总误差为可接受界限，偏差小于或等于总误差的最大稀释倍数为方法推荐的最大稀释倍数，线性的高限与最大稀释倍数的乘积为该方法可报告范围的高限。选择3个接近线性低限浓度水平的标本，在一次运行中将每份低值标本重复测定5~10次，分别计算每个低值标本的均值、SD、CV值，以方法性能标示的总误差为可接受界限，从低值标本结果数据中选取总误差小于或等于总误差的最低浓度水平作为可报告范围低限。

1.6.4.10 实验室内部结果比对

1）比对要求：见表1.6.5。

表1.6.5 凝血试验实验室内部结果比对要求

参数	PT	APTT	TT	Fib	D-D	INR	FDP	AT
要求	≤7.5%	≤7.5%	≤10.0%	≤10.0%	≤10.0%	≤10.0%	≤10%	≤10.0%

2）验证方法：使用至少20份临床标本（包含正常、异常的标本），每份标本分别使用实验室内部规范操作系统和被比对仪器进行检测，以内部规范操作检测系统测定结果为标准，计算相对偏差，每个检测项目的相对偏差符合上表要求的比例应≥80%。

1.6.4.11 参考区间验证

凝血分析项目参考区间引用厂家提供的参考区间，由于检验服务的对象来自具有相同人

文件编号：LHJY-SOP-1MJ2006
版本号：E/0
页码：第5页 共6页

第6节 凝血分析仪性能验证程序

口统计学意义的群体，因而采用厂家提供的参考区间转移至检验一部(罗湖区人民医院检验科)方法可行，对转移参考区间能否适用检验一部(罗湖区人民医院检验科)对其进行验证。

采用回顾法收集不低于20个参考值数据进行验证，方法如下。

1) 参考个体选择：由于体检者不做凝血分析项目，因而不能从健康体检者中获得参考个体，只能从住院和门诊患者中选择参考个体。对于正常范围的参考区间，从患者中选择疾病或用药不会影响到凝血项目检查结果的个体，排除标准：冠心病、骨科、心脏病、血液病、肾病、肝病、重度炎症患者等。

2) 采集数据：从LIS中选择符合条件的参考个体，然后按排除标准进行筛选，收集符合条件的数据。

3) 判断标准：在收集的参考个体中，参考区间之外的结果不超过10%，这时引用的参考区间可以接受，否则应检查所用的分析程序，并重新选择参考个体进行验证。

1.6.4.12 验证结论

填写性能验证记录，并对仪器性能进行总结与评价，判断是否符合要求，若不符合要求则需进行详细的原因分析，对仪器进行维护保养后再重新评价其性能，性能验证合格后，最后生成性能验证报告。

1.6.4.13 凝血分析仪性能验证流程图

见附图1.6.1。

1.6.5 支持文件

[1] 卫生部.临床血液学检验常规项目分析质量要求：WS/T406-2012[S].北京：中国标准出版社,2012.

[2] 卫生部.临床化学设备线性评价指南：WS/T408-2012[S].北京：中国标准出版社,2012.

[3] 国家卫生健康委员会.临床血液与体液检验基本技术标准：WS/T806-2022[S].北京：中国标准出版社,2022.

[4] LHJY-PF-7.3-01《检验方法的选择与评审程序》.

[5] LHJY-PF-7.3-02《检验方法验证和确认管理程序》.

[6] 周庭银,王华梁,崔巍,等.临床血液和体液检验标准化操作程序[M].上海：上海科学技术出版社,2020.

编写：刘丽亚　　　　审核：胡纪文　　　　批准：张秀明

批准日期：2023年9月1日

第 6 节　凝血分析仪性能验证程序	文件编号：LHJY-SOP-1MJ2006
	版本号：E/0
	页码：第 6 页　共 6 页

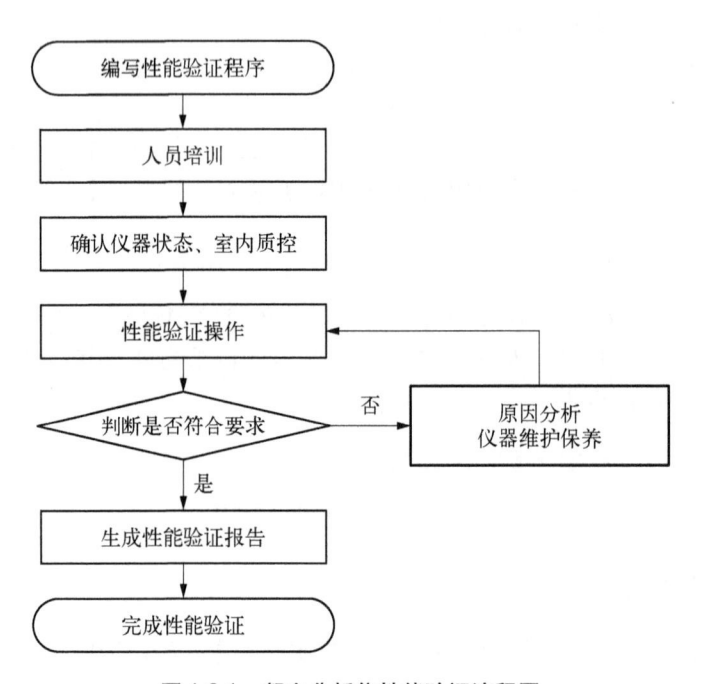

图 1.6.1　凝血分析仪性能验证流程图

	文件编号：LHJY-SOP-1MJ3008
第7节 多台血细胞分析仪比对程序	版本号：E/0
	页码：第1页 共6页

1.7.1 目的

规范实验室内血细胞分析仪的比对工作，以确保实验室内不同型号血液分析仪检测结果的一致性，为临床提供准确、可靠的检验结果。

1.7.2 范围

适用于全自动血细胞分析仪（XN-1000）、全自动血细胞分析仪（BC-7500）、全自动血细胞分析仪（BC-6800）、全自动血细胞分析仪（BC-6900）间结果比对。

1.7.3 职责

1.7.3.1 全血细胞分析岗位检验人员

负责多台血细胞分析仪之间的比对实施。

1.7.3.2 专业组组长

负责编写多台血细胞分析仪比对程序、制定比对计划、审核比对数据。

1.7.3.3 中心技术负责人

负责比对工作的监督，统计、汇总并形成比对报告。

1.7.3.4 中心主任

负责多台血细胞分析仪比对报告的审核。

1.7.4 程序

1.7.4.1 比对计划的制定

专业组组长每年12月底前制定多台血细胞分析仪的比对计划，填写《实验室内部比对计划表》，交由主任审核通过后按计划进行。

1.7.4.2 比对频率

新仪器使用前及在仪器使用过程中至少每6个月比对1次。

1.7.4.3 实验前准备

1）检验人员：应熟悉检测系统的方法原理与日常操作，包括标本处理、校准、维护程序、质控等，确保检测系统工作状态正常；熟悉比对方案。

	文件编号：LHJY-SOP-1MJ3008
第7节 多台血细胞分析仪比对程序	版本号：E/0
	页码：第2页 共6页

2）仪器设备：所用血细胞分析仪的关键性能指标应经过验证满足性能要求。

3）试剂、校准品和质控品：血细胞分析仪使用配套的试剂、质控品及校准品，比对过程中要做好室内质控，试剂或校准品不宜更换批号。

1.7.4.4 比对的判断标准及标本浓度的选择

多台血细胞分析仪结果的可比性以偏差为评价指标，偏差及标本浓度的选择见附表1.7.1。

1.7.4.5 比对方案

（1）新仪器使用前

至少使用20份临床标本（浓度要求见表1.7.1），每份标本分别使用临床实验室内部规范操作检测系统和被比对仪器进行检测，以内部规范操作检测系统的测定结果为标准，计算相对偏差，每个检测项目的相对偏差符合表1.7.1要求的比例应≥80%。

（2）常规仪器使用过程中

1）血细胞分析仪数量≤4时：使用与参比系统比对方法进行比对。实验室应根据检测系统分析性能的确认或验证结果、室内质控和室间质评的表现、不确定度评估等情况，综合评估后，确定实验室内的参比系统。至少使用20份临床标本（CBC项目所选标本的浓度水平要求见附表1.7.1），不应选择对任何一方法有干扰的标本，比对的标本要有足够的量以满足比对试验的要求，每份标本分别使用实验室内部规范操作系统和比对仪器进行检测，并尽可能在2小时内检测完毕，每个检测项目的相对偏差符合附表1.7.1要求的比例≥80%为该项目仪器间比对合格，反之该检验项目比对不合格。

2）血细胞分析仪数量>4时：使用均值法进行比对。

a）至少使用20份临床标本（CBC项目所选标本的浓度水平要求见附表1.7.1）。

b）计算所有检测系统结果的均值（$\bar{X}$）：$\bar{X}=(X_1+X_2+X_3+X_n)/n$，式中，$X_1$、$X_2$…$X_n$表示不同检测系统的结果。

c）计算所有检测系统结果的相对极差（R）：$R=[(X_{max}-X_{min})/\bar{X}]\times 100\%$，式中，$X_{max}$表示检测系统结果中的最大值；$X_{min}$表示检测系统结果中的最小值。

d）将相对极差（R）与附表1.7.1的判断标准进行比较。

e）若R值符合实验室制定的判断标准，即比对合格。

（3）非定期的简易比对

使用5份临床标本，其浓度应包括正常和异常水平，尽量包含医学决定水平，使用与参比系统比对的方法进行比对。非定期的简易比对方案适用于以下情况。

1）室内质控结果有漂移趋势时：可选择与在控检测系统检测同一项目进行比对。

第7节 多台血细胞分析仪比对程序

文件编号：LHJY-SOP-1MJ3008
版本号：E/0
页码：第3页 共6页

2）室内质控结果失控纠正后：可选择同一检测系统检测，失控项目失控前后进行比对。

3）室间质评结果不合格，采取纠正措施后：可选择同一检测系统检测，对不合格项目使用留样进行比对。

4）更换试剂批号（必要时）：可选择同一检测系统检测，新旧批号试剂检测同一项目进行比对。

5）更换重要部件或重大维修后：可选择可能影响较大的项目，利用同一系统或比较系统进行比对。

6）软件程序变更后，可选择可能影响较大的项目，利用同一系统或比较系统进行比对。

7）临床医生对结果的可比性有疑问时：可选择该结果检测的系统与比较系统对疑问项目进行比对。

8）患者投诉对结果可比性有疑问（需要确认时）：可选择该结果检测的系统与比较系统对疑问项目进行比对。

（4）WBC 分类结果比对

使用参比系统比对的方法，选用 20 份计数与分类均正常的临床标本，每份标本分别使用临床实验室内部规范操作检测系统和被比对仪器进行检测，以内部规范操作检测系统的测定结果为标准，参照 WS/T24-2005《白细胞分类计数参考方法》计算标准误（SEp），以 95% 可信区间为参考（p±1.96×SEp），若比对仪器分类检测结果在 95% 可信区间内为比对通过，每个检测项目的比对通过率≥80% 为该项目仪器间比对合格。

1.7.4.6 比对不符合要求的处理措施

对于不符合可比性要求的血细胞分析仪，应分析原因，必要时采取相应的纠正措施如仪器维护保养、校准、规范操作等；结果不可比且难以纠正时，应与临床进行沟通，采用不同的参与区间或医学决定水平并应在检验报告单上明确标示。

1.7.4.7 比对数据的审核及存档

专业组组长审核比对记录，原始数据至少保存 2 年。

1.7.4.8 多台血细胞分析仪比对流程图

见附图 1.7.1。

1.7.5 支持文件

[1] 国家卫生健康委员会.临床血液学检验常规项目分析质量标准：WS/T406-2012[S].北京：国家卫生健康委员会，2012.

第 7 节　多台血细胞分析仪比对程序	文件编号：LHJY-SOP-1MJ3008
	版本号：E/0
	页码：第 4 页　共 6 页

［2］国家卫生健康委员会.医疗机构内定量检验结果的可比性验证指南：WS/T407-2012［S］.北京：国家卫生健康委员会,2012.

［3］国家卫生健康委员会.临床血液与体液检验基本技术标准：WS/T806-2022［S］.北京：国家卫生健康委员会,2022.

［4］LHJY-PF7.3-09《实验室内部比对管理与操作程序》.

［5］中国合格评定国家认可委员会.医学实验室定量检验程序结果可比性验证指南：CNAS-GL047［S］.北京：中国合格评定国家认可委员会,2019.

编写：罗燕萍　　　　　审核：胡纪文　　　　　批准：张秀明

批准日期：2023 年 9 月 1 日

第7节 多台血细胞分析仪比对程序

文件编号：LHJY-SOP-1MJ3008
版本号：E/0
页码：第5页 共6页

附表1.7.1 可比性验证的允许偏差及比对标本的浓度要求

检验项目	浓度范围	标本数量所占比例	相对偏差
WBC($\times 10^9$/L)	<2.0	10%	±10%
	2.0~5.0	10%	±7.5%
	5.1~11.0	45%	
	11.1~50.0	25%	
	>50.0	10%	
RBC($\times 10^{12}$/L)	<3.00	5%	±3.0%
	3.00~4.00	15%	
	4.01~5.00	55%	
	5.01~6.00	20%	
	>6.01	5%	
Hb(g/L)	<100.0	10%	±3.5%
	100~120	15%	
	121~160	60%	
	161~180	10%	
	>181	5%	
Plt($\times 10^9$/L)	<40	10%	±15.0%
	40~125	20%	±12.5%
	126~300	40%	
	301~500	20%	
	500~600	5%	
	>601	5%	
Hct	—	—	±3.5%
MCV	—	—	±3.5%
MCH	—	—	±3.5%
MCHC	—	—	±3.5%

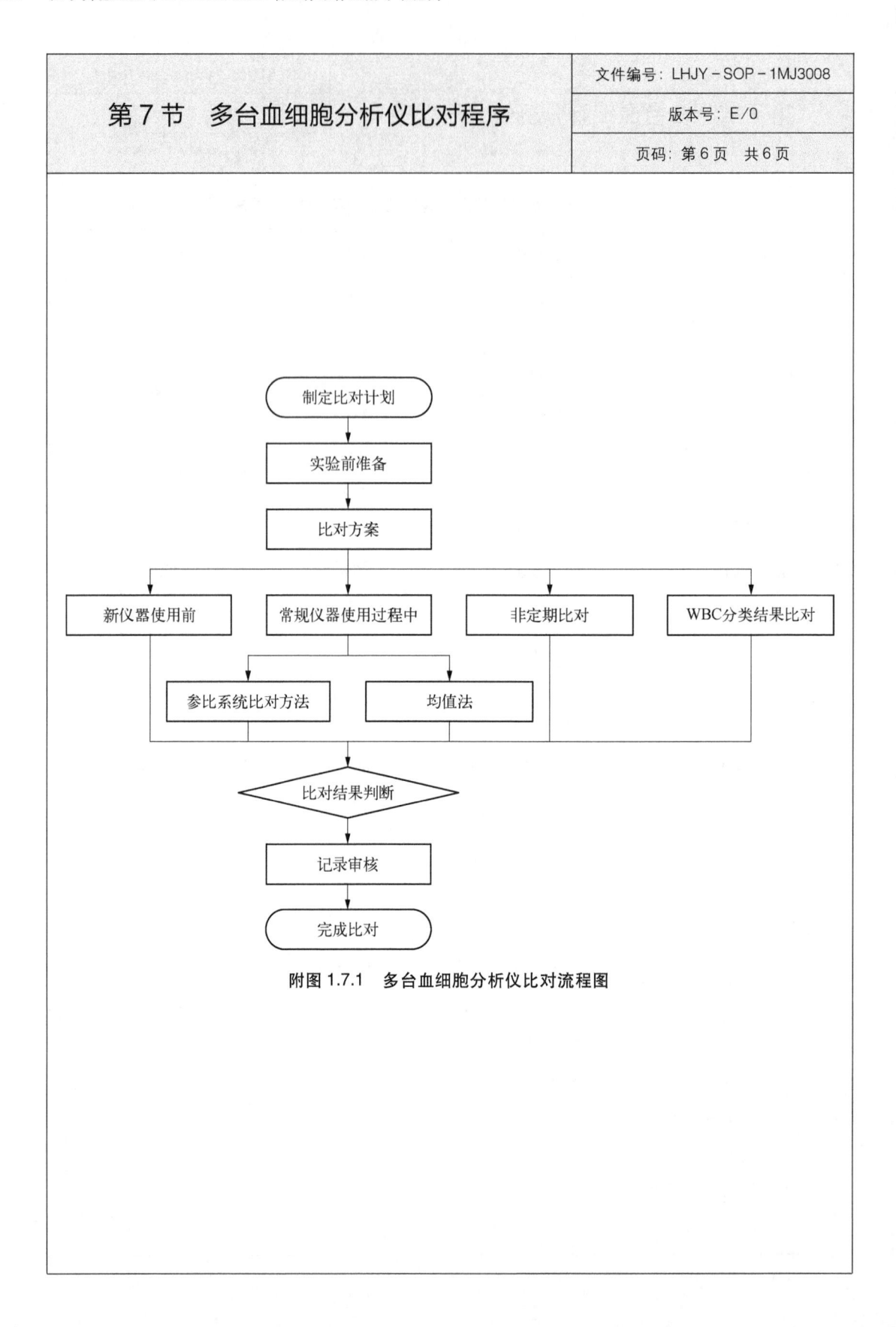

第7节 多台血细胞分析仪比对程序	文件编号：LHJY-SOP-1MJ3008
	版本号：E/0
	页码：第6页 共6页

```
                    ┌─────────────┐
                    │ 制定比对计划 │
                    └──────┬──────┘
                           │
                    ┌──────┴──────┐
                    │  实验前准备  │
                    └──────┬──────┘
                           │
                    ┌──────┴──────┐
                    │   比对方案   │
                    └──────┬──────┘
        ┌──────────┬───────┴───────┬──────────────┐
┌───────┴──────┐┌──┴────────────┐┌─┴──────┐┌──────┴────────┐
│ 新仪器使用前 ││常规仪器使用过程中││非定期比对││WBC分类结果比对│
└──────────────┘└──┬─────────┬──┘└────────┘└───────────────┘
                   │         │
          ┌────────┴──┐ ┌────┴────┐
          │参比系统比对方法│ │ 均值法 │
          └────────┬──┘ └────┬────┘
                   └────┬────┘
                 ┌──────┴──────┐
                 │  比对结果判断 │
                 └──────┬──────┘
                 ┌──────┴──────┐
                 │   记录审核   │
                 └──────┬──────┘
                 ┌──────┴──────┐
                 │   完成比对   │
                 └─────────────┘
```

附图 1.7.1　多台血细胞分析仪比对流程图

第2章 临床体液学检验作业指导书

第1节 尿液常规智能审核规则的 建立及验证程序	文件编号：LHJY-SOP-1MJ2009
	版本号：E/0
	页码：第1页 共7页

2.1.1 目的

建立适合尿液常规智能审核规则，统一尿液常规结果的审核标准，规范审核规则的验证，保证尿液常规结果的准确可靠，确保病理有形成分不漏检，同时提高实验室内检验TAT。

2.1.2 范围

本程序适用于中心 SysmexUN-9000 全自动尿液分析流水线（UC-3500 尿液干化学分仪+UF-5000 尿有形成分分析仪）。

2.1.3 职责

2.1.3.1 专业组组长

负责制定尿液常规智能审核规则、编写智能审核规则操作程序、统计分析验证结果并形成报告。

2.1.3.2 尿液检验岗位检验人员

负责验证标本的收集及有形成分显微镜检。

2.1.4 程序

2.1.4.1 智能审核规则的建立

依据 SysmexUN-9000 全自动尿液分析流水线说明书，参照《全国临床检验操作规程》、尿液分析有关行业标准、专家共识、文献，结合患者特点，制定尿液常规智能审核规则，见表2.1.1。

2.1.4.2 规则分析

引用文献建立智能审核规则时报道的 UF-5000 尿有形成分分析仪的参考区间、WBC、RBC的等级，主要根据 WBC/LEU、RBC/BLD、CAST/PRO、WBC/EC 结果极差关系是否相符，以及单纯干化学检测的 BLD、PRO、LEU、NIT 任一结果阳性将规则划分"建议镜检"和"人工审核"。

			文件编号：LHJY－SOP－1MJ2009
第 1 节	**尿液常规智能审核规则的建立及验证程序**		版本号：E/0
			页码：第 2 页 共 7 页

表 2.1.1 尿液常规智能审核规则

复检类型	序号	规 则 名 称	规 则 内 容
人工审核	1	RBC≥1+&BLD≥1+(极差≥2)	［尿流式，RBC］≥"1+" AND［干化学，BLD］≥"1+"，同时极差≥2
	2	RBC≤+-&BLD≥1+& 级差<2	［尿流式，RBC］≤"+-" AND［干化学，BLD］≥"1+"，同时 RBC 级差<2
	3	RBC≥1+&BLD≤+-& 级差<2	［尿流式，RBC］≥"1+" AND［干化学，BLD］≤"+-"，同时 RBC 级差<2
	4	WBC≥1+&LEU≥1+(极差≥2)	［尿流式，WBC］≥"1+" AND［干化学，LEU］≥"1+"同时(极差≥2)
	5	WBC≥1+&LEU=-(极差<2)	［尿流式，WBC］≥"1+" AND［干化学，LEU］="-"，同时极差<2
	6	WBC=-&LEU=1+	［尿流式，WBC］≤"+-" AND［干化学，LEU］="1+"
	7	（女）CAST≤1.62&PRO=1+	女性：［CAST］≤1.62，同时［干化学，PRO］="1+"
	8	（男）CAST≤1.96&PRO=1+	男性：［CAST］≤1.96，同时［干化学，PRO］="1+"
	9	（女）CAST>1.62&PRO≤+-	女性：［CAST］>1.62，同时［干化学，PRO］≤"+-"
	10	（男）CAST>1.96&PRO≤+-	男性：［CAST］>1.96，同时［干化学，PRO］≤"+-"
	11	新生儿科	新生儿科标本
	12	泌尿外科	泌尿外科标本
	13	肾内科	肾内科标本
建议镜检	14	RBC≥1+&BLD≤+-& 级差≥2	［尿流式，RBC］≥"1+" AND［干化学，BLD］≤"+-"，同时 RBC 级差≥2
	15	RBC≤+-&BLD≥1+& 级差≥2	［尿流式，RBC］≤"+-" AND［干化学，BLD］≥"1+"，同时 RBC 级差≥2

	文件编号: LHJY-SOP-1MJ2009
第 1 节 尿液常规智能审核规则的建立及验证程序	版本号: E/0
	页码: 第3页 共7页

续 表

复检类型	序号	规 则 名 称	规 则 内 容
建议镜检	16	RBC=+-&BLD=+-& 红细胞非均一或混合	[干化学,BLD]="+-" AND [尿流式,RBC]="+-",同时 [RBC-Info.]="非均一性红细胞?" OR [RBC-Info.]="混合性红细胞?"
	17	(男)WBC=-&SEC≥4	男性:[尿流式,SEC]≥4,同时[尿流式,WBC]="-"
	18	(女)WBC=-&SEC≥49	女性:[尿流式≥49,同时[尿流式,WBC]="-"
	19	WBC=-&LEU≥2+	[尿流式,WBC]="-" AND [干化学,LEU]≥"2+"
	20	WBC≥1+&LEU≥-& 极差≥2	[尿流式,WBC]≥"1+" AND [干化学,LEU]="-",同时 WBC 级差≥2
	21	(男)CAST>1.96&PRO=1+	男性:[CAST]>1.96,同时[干化学,BLD]="1+"
	22	(女)CAST>1.62&PRO=1+	女性:[CAST]>1.62,同时[干化学,BLD]="1+"
	23	PRO≥1+	[干化学,PRO]≥"1+"
	24	BLD≥1+	[干化学,BLD]≥"1+"
	25	LEU≥1+	[干化学,LEU]≥"1+"
	26	红细胞提示信息	[红细胞形态信息]="非均一性红细胞?" OR [红细胞形态信息]="混合性红细胞?" OR [红细胞形态信息]="均一性红细胞?"
	27	NIT=+	[干化学,NIT]="+"

2.1.4.3 显微镜检阳性判断标准

人工镜检阳性判断标准:WBC>3 个/高倍镜视野(男),WBC>5 个/高倍镜视野(女);

	文件编号：LHJY-SOP-1MJ2009
第1节 尿液常规智能审核规则的建立及验证程序	版本号：E/0
	页码：第4页 共7页

RBC>3个/高倍镜视野；CAST：透明>1个/LP 或病理管型=1个/LP；EC>4个/高倍镜视野(男)，EC>9个/高倍镜视野(女)。

2.1.4.4 验证方案

1) 审核规则的录入：在 LabomanUriAcoess 3.0 软件输入自动审核条件(项目参数和截断值)。

2) 尿液常规自动化分析：每天随机抽取 40~60 份新鲜中段尿液标本，每份标本不少于 12 mL，于留取后 2 小时内用 SysmexUN-9000 全自动尿液分析流水线(UC-3500 尿液干化学分仪+UF-5000 尿有形成分分析仪)进行检测，并将检测原始报告备份。

3) 人工镜检：尿液流水线检测完毕后，取 10 mL 标本，相对离心力 $400g$ 离心 5 分钟后弃去上清液，留取 200 μL 尿沉渣，混匀后取 1 滴于洁净载玻片上用 18 mm×18 mm 盖玻片覆盖，由 2 名具有尿液形态学分析资质的检验人员采用双盲法进行人工镜检。先用低倍镜(10×10)观察全片，再用高倍镜(10×40)仔细观察。观察至少 20 个/低倍镜视野，以及 10 个/高倍镜视野，并记录低倍镜下 CAST，高倍镜下红细胞、白细胞等有形成分的每视野平均数量。以 2 名检验人员的均值作为最终结果，按照显微镜检阳性判断标准判断。

4) 复检规则数据统计：以人工镜检结果作为金标准，对复检规则进行评估，统计分析复检规则的真阳性、假阳性率、真阴性率、假阴性率及复检率，要求假阴性率≤5%。

真阳性率=根据复检规则判定为阳性且镜检结果阳性的标本数/总标本数×100%。
假阳性率=根据复检规则判定为阳性而镜检结果阴性的标本数/总标本数×100%。
真阴性率=根据复检规则判定为阴性且镜检结果阴性的标本数/总标本数×100%。
假阴性率=根据复检规则判定为阴性而镜检结果阳性的标本数/总标本数×100%。
复检率=触发复检规则需镜检的标本数/总标本数×100%。

5) 人工审核动作的规范化：对未触发复检规则而触发了人工审核规则的标本需进行人工审核，结合两个检测系统方法学的优缺点及干扰因素，并考虑实际工作中的可实施性，汇总人工审核规则拦截后审核人应采取的进一步审核动作，以指导相关检验人员进行标准化的标本处理、复检及报告注释等。

6) 智能审核规则的大样本验证：鉴于尿液常规分析部分标本需要进一步镜检的特点，对于未触发复检规则的标本，以 100% 人工审核结果为参考标准，采用 LabomanUriAcoess3.0 软件进行分析，统计人工审核规则的有效审核率、无效审核率有效拦截率、无效拦截率，统计智能规则的人工审核率及自动审核通过率，对智能审核规则的临床适用性进行大样本验证。

有效拦截率=人工审核规则拦截且人工审核也拦截的标本数/无须复检的标本数×100%。

第1节 尿液常规智能审核规则的建立及验证程序	文件编号：LHJY-SOP-1MJ2009
	版本号：E/0
	页码：第5页 共7页

无效拦截率＝人工审核规则拦截而人工审核通过的标本数/无须复检的标本数×100％。

有效审核率＝人工审核规则通过且人工审核也通过的标本数/无须复检的标本数×100％。

无效审核率＝人工审核规则通过而人工审核拦截的标本数/无须复检的标本数×100％。

拦截率＝触发人工审核规则的标本数/总标本数×100％。

人工审核率＝（触发复检规则需镜检的标本数+触发人工审核规则的标本数）/总标本数×100％。

自动审核通过率＝未触发智能规则的标本数/总标本数×100％。

7）规则分析及调整：对假阴性、假阳性、无效审核、无效拦截标本进行分析，并有针对性地对规则进行调整，按调整后的规则重新统计上述的假阴性率、假阳性率及自动审核通过率。

2.1.4.5 报告签发

1）自动签发：智能审核规则判断为"无须镜检"的结果表示通过自动审核程序，由LIS直接签发该报告，不再实施人工干预。由自动审核程序签发的报告在报告中有"自动审核"标志，且实验室应有相关规定说明如何确定自动签发检验报告单的审核者，建议由规则的设置者和验证者作为报告单的审核者。

2）人工签发：当自动审核程序判断结果不符合预设规则时，表示未通过自动审核程序，此时程序对该标本进行标记，报告将被保留，由人工进行必要的信息核对、标本性状核对、人工镜检等处理后签发，必要时联系临床医护人员（如患者病情沟通、不合格标本回退、让步检验等）。自动签发和人工签发的检验报告内容、格式等均应符合实验室对检验报告的要求。

2.1.4.6 尿液常规智能审核流程图

见附图2.1.1。

2.1.5 支持文件

[1] 尚红,王毓三,申子瑜.全国临床检验操作规程[M].第4版.北京：人民卫生出版社,2014.

[2] 中华医学会检验医学分会.血液体液学组尿液沉渣检查标准化的建议[J].中华检验医学杂志,2002,25：249-250.

[3] 丛玉隆,顾可梁,金大鸣,等.关于常规尿液分析的几点共识[J].中华检验医学杂志,2012,35：790-792.

第 1 节 尿液常规智能审核规则的 建立及验证程序	文件编号：LHJY-SOP-1MJ2009
	版本号：E/0
	页码：第 6 页 共 7 页

［4］丛玉隆.尿液有形成分检查及镜检筛选标准的制订［J］.中华检验医学杂志,2011：34481-34484.

［5］王力,郝晓柯,杨大干,等.尿液常规智能审核规则验证与改进的多中心研究［J］,中华检验医学杂志,2020,43(8)：794-801.

［6］WANG L, GUO Y, HAN J, et al. Establishment of the intelligent verification criteria for arout in eurinalysis analyzer in amulticenter study［J］. Clin Chem Lab Med, 2019, 57(12)：1923-1932.

［7］张慧,王学军,樊爱琳,等.尿液分析自动审核规则的建立与多中心实践［J］.中华检验医学杂志,2020,43(12)：1217-1224.

2.1.6 记录表格

LHJY-1LJ-TAB-4006《尿沉渣镜检记录表》。

编写：罗燕萍　　　　审核：胡纪文　　　　批准：张秀明

批准日期：2023 年 9 月 1 日

	文件编号：LHJY-SOP-1MJ2009
第1节 尿液常规智能审核规则的建立及验证程序	版本号：E/0
	页码：第7页 共7页

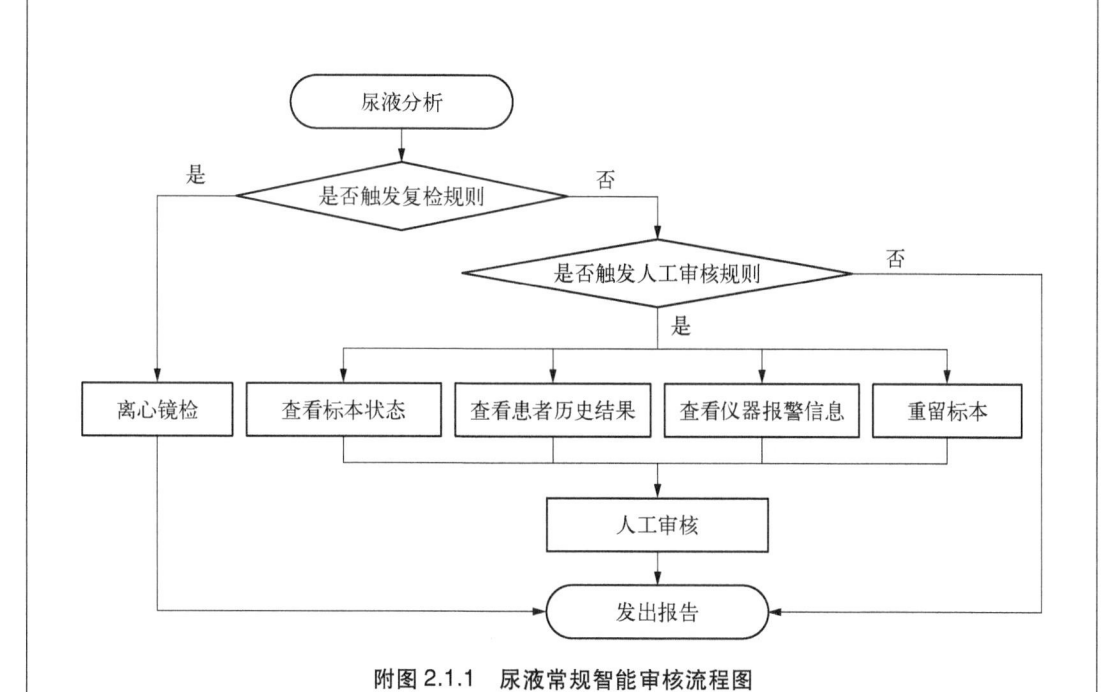

附图 2.1.1　尿液常规智能审核流程图

	文件编号：LHJY-SOP-1MJ4010
第 2 节　全自动粪便分析仪操作程序	版本号：E/0
	页码：第 1 页　共 7 页

2.2.1　目的

建立全自动粪便分析仪的标准化操作程序，规范仪器的开关机、日常使用、维护保养、质控和校准操作，规范性能评价操作过程，以保证粪便分析结果的准确可靠。

2.2.2　范围

适用于本中心沃文特 FA280 全自动粪便分析仪。

2.2.3　职责

2.2.3.1　检验人员

负责沃文特 FA280 全自动粪便分析仪的标准操作及性能验证实施。

2.2.3.2　专业组组长

负责编写沃文特 FA280 全自动粪便分析仪的标准操作程序，负责性能评价数据收集及汇总。

2.2.3.3　中心技术负责人

负责沃文特 FA280 全自动粪便分析仪性能评价报告的撰写。

2.2.3.4　中心主任

负责沃文特 FA280 全自动粪便分析仪的校准及性能验证报告的审核。

2.2.4　程序

2.2.4.1　仪器工作原理

1）系统获取到标本后，首先对标本的颜色性状进行拍照。
2）拍照完成后，系统将对标本进行前处理。
3）标本前处理完成后，系统同时对标本进行显微镜有形成分检测和试剂卡项目检测。
显微镜有形成分检测原理：系统通过显微镜对标本进行多层拍照。
试剂卡项目检测原理：
a）通过吸样针吸取标本，同时试剂卡被推送到标本滴加位置，由滴样针对试剂卡进行标本滴加。
b）当试剂卡滴加完标本后，由专门的推卡机构把试剂卡推送到试剂卡孵育区进行试剂卡孵育（FA280 试剂卡孵育装置为恒温孵育，其中恒温孵育时间 1~4 分钟）。

第2节　全自动粪便分析仪操作程序

文件编号：LHJY-SOP-1MJ4010
版本号：E/0
页码：第2页　共7页

c) 当试剂卡在试剂卡孵育区经过一段时间孵育完成后,再由专门的推卡机构把试剂卡推送到仪器拍照位置,对试剂卡结果进行自动拍照和保存。

d) 针对所拍摄到的试剂卡图片,由系统专门的识别模块对试剂卡进行自动识别,并把识别的结果呈现出来。

4) 标本通过前处理后,标本浓度已经控制在了一定范围内。仪器将标本滴加到试剂卡。当试剂卡反应完成后,如果检测有效时,则质控线将显色,如果无效,质控线将不显色。在检测有效的情况下,如果检测项目的待测成分越多,测试线将显色越深。仪器试剂卡也依照此规则进行试剂卡检测结果判定。

2.2.4.2　工作环境要求

温度 10~30℃,湿度≤70%。

2.2.4.3　质控操作

(1) 质控频率
每天开机后患者标本检测前至少应做一次质控。

(2) 粪便形态学质控

1) 质控品储存条件及有效期:未开瓶质控品于 2~8℃ 正立避光保存,有效期 12 个月;开瓶后的质控品,2~8℃ 正立放置避光保存,有效期 30 天,未开瓶的质控品和开瓶后的质控品均禁止冷冻。

2) 质控操作:

a) 将质控品从冰箱里取出,在室温(15~30℃)条件下放置 15 分钟,平衡至室温。

b) 将质控品置于标本混匀器上或手动水平转动混匀。红细胞质控品、白细胞质控品、霉菌质控品前后转动 30 秒,穿插几次上下翻转,请勿剧烈振荡。重复直至红细胞质控品、白细胞质控品、霉菌质控品完全悬浮。长时间放置后均需要重新混匀后才能再次使用,检测前可上下翻转 10 次后使用,脂肪球质控品检测前需用力上下振荡混匀 15 秒后使用,长时间放置后需要重新振荡混匀后才能再次使用。

c) 将混匀后的质控品用吸管或移液器快速吸取至洁净的粪便采集管中,然后每个粪便采集管加入 2 mL 生理盐水轻轻混匀,按照自动粪便处理分析系统的标本检测程序进行检测使用。质控品从冰箱中取出使用后,应在 30 分钟内放回冰箱保存。

d) 判断标准:红细胞质控品单个高倍镜视野数量不低于 10 个;白细胞质控品单个高倍镜视野数量不低于 10 个;脂肪球质控品单个高倍镜视野数量不低于 10 个;霉菌质控品单个高倍镜视野数量不低于 10 个。

(3) 粪便隐血(fecal occult blood, FOB)质控

1) 血红蛋白非定值质控品储存条件及有效期:2~8℃ 密闭避光贮存稳定 24 个月;复

第 2 节　全自动粪便分析仪操作程序	文件编号：LHJY-SOP-1MJ4010
	版本号：E/0
	页码：第 3 页　共 7 页

溶后 2~8℃避光保存可稳定 24 小时。

2）从冰箱中取出血红蛋白非定值质控品放置室温平衡，使其温度恢复至室温。

3）小心打开瓶盖，避免内容物的损失，采用移液器或刻度吸管准确吸取 6 mL 蒸馏水或纯化水复溶。盖上橡胶塞，拧紧瓶盖，轻轻旋转并颠倒小瓶，确保内容物完全溶解。注意避免剧烈摇晃。

4）将混匀后的质控品分别转移至洁净的标本采样管中，按照自动粪便处理分析系统的标本检测程序进行检测使用。

5）判断标准：同批次的质控品复溶后进行测试，阴性质控品检测结果均为阴性，低值质控品检测果均为弱阳性，中值质控品检测结果均为阳性，高值质控品检测结果均为阳性。

2.2.4.4　仪器操作程序

（1）开机流程

打开仪器电源开关→启动控制电脑→启动软件，输入用户名及密码并登记→等待系统自检完成。

（2）仪器自检

每天开机软件后仪器会自动进行执行自检。软件开启后依次执行机械部件初始化，检测摄像单元模块连接正常，检测冲洗液、稀释液中转杯试剂准备，冲洗液完成管道公共通道冲洗，检查仪器参数设置是否在参考范围内。

（3）标本准备

1）用专用标本采集器，采集一平勺标本入粪便标本采集器中，并将盖子拧紧。

2）将条码贴在粪便标本采集器上，1 小时内送检。

（4）标本检测

将标本放入待测试管架中，启动测试，等待测试完成后，切换到报告编辑界面查看测试图像，提交审核。

（5）关机程序

关机前必须先停止系统工作，系统停止工作后方可对系统软件进行关机，根据软件提示进行相关操作，完成后系统软件会自动退出并关闭操作系统，最后关闭仪器电源即可。

（6）维护保养

1）日保养：每天关机时必须使用配套专用浓缩清洗液浸泡。

2）周保养：将 5 个试管架用脱脂棉签蘸取 75%酒精清洗残留条码纸屑等杂物；在关机状态下用脱脂棉签蘸取 75%酒精清洗进出样托盘及仪器外壳及废卡仓；用脱脂棉签蘸取 75%酒精擦拭计数池 3 个检测通道中央区域及 2 个镜头，清理表面灰尘。

| 文件编号：LHJY-SOP-1MJ4010 |
| 版本号：E/0 |
| 页码：第4页 共7页 |

第2节 全自动粪便分析仪操作程序

3）半年保养：如果仪器长时间不用，则蒸发作用可能会导致仪器管路内的试剂成分黏附在管路内壁或生成结晶堵塞管路，使其无法使用。请定期开启仪器电源，检查其是否可以正常启动并进入就绪状态。如果预期仪器将长时间闲置不用，联系仪器售后工程师。

（7）结果报告

粪便镜检细胞成分报告方式：细胞按10个/高倍镜视野最低到最高报告细胞数，分四个量级，红细胞及白细胞1~8个/高倍镜视野报具体数值，8~12个/高倍镜视野报"+"，13~20个/高倍镜视野报"++"，21~40个/高倍镜视野报"+++"，40个以上报"+++"，真菌、寄生虫只要出现即报"阳性"。

2.2.4.5 校准程序

（1）校准频率

每年校准1次。

（2）仪器校准步骤

1）工作环境确认：温湿度、电源电压、电磁干扰、场地放置情况。

2）仪器运行部件校准及调试参数校准。

a）加样针精密度验证：设定稀释量为10 mL，测定10个采集盒的重量，放置该10个采集盒在试管架上，进行无采样测试。完成后分别测试10个采集盒的重量，计算10个采集盒内稀释液加样的重量，以判定是否在允许误差内，重复性是否可靠。评价标准：稀释液加样量的变异系数不超过±10%。

$$CV(\%) = \frac{SD}{Mean} \times 100\%$$

b）试剂卡测试项目检测：通过对血红蛋白液进行稀释后分别制备以下浓度的血红蛋白参考品：2 000 μg/mL、100 μg/mL、10 μg/mL、0.4 μg/m、0.2 μg/mL、0 μg/mL，配置好后分别取100 μL标本滴加至沃文特FOB试剂卡上，4分钟后观察结果。

c）本底试验：使用3根空白采集管上机测试，观察最终测试结果。

d）有形成分检测：采集含有红细胞、白细胞、脂肪球、真菌的粪便标本，分别加入5个采集管中，上机测试，观察最终结果是否符合要求。

2.2.4.6 性能验证

（1）模拟标本配制

各浓度模拟标本的配制按以下步骤进行。

1）如采用新鲜血常规（EDTA抗凝）标本，为降低后续稀释比例，可先预稀释10倍后

第2节 全自动粪便分析仪操作程序

文件编号：LHJY-SOP-1MJ4010
版本号：E/0
页码：第5页 共7页

作为待用标本，在经过校准的血球分析仪上检测5次，均值作为理论值（若采用参考物质作为标本，可直接进入下一步）。

2）将上述已知浓度的标本按适当比例稀释至各目标浓度的模拟标本。如模拟标本浓度太低时，可考虑先稀释至合适浓度再稀释至目标浓度，以减少误差。

【示例】假定经过预稀释的血常规标本在血球分析仪上测得红细胞浓度（测试5次取值为 $4.0 \times 10^5/\mu L$ 原液），则配制各理论浓度模拟标本的方法见表2.2.1。

表2.2.1 模拟标本配制方法

序号	模拟标本浓度(个/μL)	配置方法	稀释倍数(倍)	浓度代码
11	5 000	原液 500 μL+生理盐水 39 500 μL	80	A
12	200	A液 1 000 μL+生理盐水 24 000 μL	25	B
13	50	A液 200 μL+生理盐水 19 800 μL	100	C
14	10	B液 1 000 μL+生理盐水 19 000 μL	20	D

3）配制好的模拟标本测试时需注意以下事项：模拟标本上机测试前应充分混匀，但细胞类模拟标本混匀不宜太剧烈，以免造成细胞破碎。如采用新鲜血常规（EDTA抗凝）标本配制，则测试尽量在4小时内完成（如想放置更长时间，则需将红细胞进行醛化以固定其形态）。

（2）本底验证

取3个空采集管依次放于试管架，上机加仪器自带稀释液后进行测试，对结果进行分析，结果要求镜检图片无任何杂质、底色干净。试剂卡反应结果为阴性，形态外观为空白，无任何标本痕迹。

（3）携带污染率验证

准备浓度约为 5 000个/L 的模拟标本和生理盐水，先对模拟标本连续检测3次，结果分别为 i_1、i_2、i_3；紧接着对对生理盐水连续检测3次，结果分别为 j_1、j_2、j_3。

按照以下公式计算携带污染率，应符合分析仪对有形成分检测成分的携带污染率≤0.05%。

$$携带污染率 = \frac{j_1 - j_3}{i_3 - j_3} \times 100\%$$

（4）重复性

准备浓度分别约为 50个/μL 和 200个/μL 的模拟标本按分析正常测试方法分别测试每种浓度的标本各20次，计算变异系数，应符合表2.2.2要求。

第2节　全自动粪便分析仪操作程序

文件编号：LHJY-SOP-1MJ4010
版本号：E/0
页码：第6页　共7页

表 2.2.2　重复性变异系数要求

浓度(个/μL)	变异系数(%)
50~200	≤20
>200	≤15

（5）检出符合率

采集临床粪便标本不少于200例（其中阳性标本比例不少于30%），分别用分析仪和人工标准显微镜镜检方法对其进行分析，检出阳性标本的例数为 N_p。按照公式1计算仪器和人工镜检的阳性检出率（%），再将两种方法的阳性检出率进行比较，按照公式2计算检出符合率（%），应符合≥80%的要求。

公式1：阳性检出率 = $N_p/N×100\%$。式中，N_p 表示检出阳性例数（例）；N 表示标本总例数（例）。

公式2：检出符合率 = $Pr_1/Pr_2×100\%$。式中，Pr_1 表示仪器阳性检出率（%）；Pr_2 表示人工镜检阳性检出率（%）。

当临床标本的阳性比例低于30%时可以增加标本收集并剔除部分阴性标本，以保证阳性标本比例。

（6）检出率

采用灵敏度质控品或者准备浓度约为10个/μL的模拟标本，按照仪器正常测试方法测试20次，采用人工或计算机自动识别与分类，审核后得出仪器测试结果，统计结果大于0的次数N，按照以下公式计算检出率，应符合≥90%的要求。

公式：$Dr = N/20×100\%$。式中，Dr 表示检出率（%）；N 表示统计结果>0的次数。

（7）粪便隐血试剂卡检测范围试验

试验方案：

1）20 mg/mL 高浓度血红蛋白溶液制备：取 A mL 新鲜全血（除外HIV、HCV、HBsAg、TP阳性患者），参考血常规中血红蛋白量 B mg/mL，加入 C mL 蒸馏水后混匀得到 20 mg/mL 高浓度血红蛋白液，上下颠倒1分钟。其中，C = (A×B/20) - A。

2）梯度浓度血红蛋白溶液配制：配制方法见表 2.2.3。

3）分别取 2 000 μg/mL、1 000 μg/mL、100 μg/mL、10 μg/mL、1 μg/mL、0.4 μg/mL、0.2 μg/mL、0.1 μg/mL 和 0 μg/mL 血红蛋白液对试剂卡进行测试，同一浓度重复测试3次。采用与仪器加样对等的手工加样法进行测试，每个试剂卡加入 100 μL 血红蛋白液，计时4分钟判读结果。

第 2 节　全自动粪便分析仪操作程序

文件编号：LHJY-SOP-1MJ4010
版本号：E/0
页码：第 7 页　共 7 页

表 2.2.3　梯度浓度血红蛋白溶液配制方法

目 标 浓 度	配 制 方 法
4 mg/mL	取 20 mg/mL 血红蛋白浓度溶液 1 mL，加入 4 mL 稀释液稀释
2 mg/mL	取 4 mg/mL 血红蛋白浓度溶液 2 mL，加入 2 mL 稀释液稀释
1 mg/mL	取 2 mg/mL 血红蛋白浓度溶液 2 mL，加入 2 mL 稀释液稀释
100 μg/mL	取 1 mg/mL 血红蛋白浓度溶液 0.5 mL，加入 4.5 mL 稀释液稀释
10 μg/mL	取 100 μg/mL 血红蛋白浓度溶液 0.5 mL，加入 4.5 mL 稀释液稀释
1 μg/mL	取 10 μg/mL 血红蛋白浓度溶液 0.5 mL，加入 4.5 mL 稀释液稀释
0.4 μg/mL	取 1 μg/mL 血红蛋白浓度溶液 1 mL，加入 1.5 mL 稀释液稀释
0.2 μg/mL	取 0.4 μg/mL 血红蛋白浓度溶液 2 mL，加入 2 mL 稀释液稀释
0.1 μg/mL	取 0.2 μg/mL 血红蛋白浓度溶液 2 mL，加入 2 mL 稀释液稀释
0 μg/mL	取 4 mL 稀释液

4）判定标准：对结果进行判读，最低检测限应不高于 0.2 μg/mL，出现钩状效应（hook effect）时血红蛋白最低浓度应不低于 2000 μg/mL。检测限为 0.2~2 000 μg/mL。

（8）阴阳性参考品符合率

1）实验方案：用猪血红蛋白粉、牛血红蛋白粉和人血红蛋白粉分别配制浓度为 500 μg/mL 的猪血红蛋白样品、500 μg/mL 牛血红蛋白样品和 500 μg/mL 的人血红蛋白粉样品，分别检测 5 次。

2）判断标准：隐血检测卡对人血红蛋白的结果阳性符合率应为 100%，对猪、牛血红蛋白的结果阴性符合率应为 100%。

2.2.5　支持文件

[1] 国家卫生健康委员会.临床体液检验技术要求：WS/T662-2020[S].北京：中国标准出版社,2020.

[2] 国家药品监督管理局.自动类便分析仪：YY/T1745-2021[S].北京：中国标准出版社,2021.

[3] 四川沃文特生物技术有限公司.自动粪便处理分析系统说明书[Z].2019：26-39.

编写：刘丽亚　　　审核：胡纪文　　　批准：张秀明
批准日期：2023 年 9 月 1 日

第3节 精液常规检验质控程序	文件编号：LHJY-SOP-1MJ2011
	版本号：E/0
	页码：第1页 共6页

2.3.1 目的

建立精液常规检验质控标准化程序，保证检测结果的准确性，为临床提供可靠的男性生育功能评估。

2.3.2 范围

本程序规定了精液常规检验质控的要求。适用于自动化精液分析系统。

2.3.3 职责

2.3.3.1 检验人员

负责精液常规检验质控实施。

2.3.3.2 专业组组长

负责制定精液常规检验质控程序并监督落实。

2.3.3.3 中心技术负责人

负责精液常规质控月度报告的审核。

2.3.4 程序

2.3.4.1 精液常规检验质控前要求

（1）标本采集与处理

标本的采集是精液检查的主要步骤，采集标本的方法正确与否直接影响检查结果的准确度。因此必须向受检者交代如何收集和转运标本。常规精液检验分析前，实验室检验人员应询问患者禁欲时间，告知患者到指定的取精室留取精液，并给患者提供贴有唯一标识的取精杯，告知患者留取精液前洗手、通过手淫法留取全部精液于取精杯中，留取精液后尽快将精液标本交至实验室检验人员手中，接收标本时要标注接收时间，并询问患者是否留取全部精液，若有丢失，则在报告中备注精液丢失详细情况，精液标本接收后立即置于37℃恒温箱中待精液液化。

（2）标本采集方法

最为理想的是手淫法，受检者在集团各医疗机构取精室，由本人手淫将一次射出的全部精液收入洁净、干燥的容器内，精液采集时尤其应该注意射精过程应彻底，即尽量使体内精液完全射出。不完整的精液标本，不宜进行精液分析，因射精时射出的初始部分精液主要是富含精子的前列腺液，而后面部分的精液则主要是精囊液。不得用普通乳胶安全

第3节 精液常规检验质控程序

文件编号：LHJY-SOP-1MJ2011
版本号：E/0
页码：第2页 共6页

套采集精液，因为它含有损害精子活力的物质。中断性交方式不是精液采集的可靠方法，因为含有最多精子的初始部分精液或许会丢失。若射精不够畅快（性兴奋性不够高），将导致精液留取量较实际精液量少。

（3）标本采集时间

精液常规检查前，必须禁欲2~7天，禁欲时间最短不少于2天，最多不过7天。禁欲时间太长，精液量增加，而精子活力下降。若禁欲时间已超过7天，则需将精液排出后2~7天内再来检查精液，两次检查的间隔应大于7天，但不能超过3周。如需多次采集标本，每次禁欲天数尽可能一致。

因精子生成数目日间变化较大，不能依据1次化验结果做出诊断，一般应间隔1~2周检查1次，连续检查2~3次，每次禁欲天数应尽可能一致，因前次禁欲时间可能影响本次精子质量。

（4）标本运送

精液采集后30分钟内保温送检。精液射出后立即送检，若在院外留取精液，则注意不得污染精液，精液取出后立即在容器外壁记录精液射出的准确时间。精液标本最好在30分钟内送到，最长不得超过1小时，记录送达时间。天冷时精液标本在运送过程中应注意保温（20~37℃），避免低温降低精子活性。

（5）标本拒收

对有外漏、污染的标本应进行拒收，如果标本不完整而临床需要做让步处理时，要在检测报告中注明。

2.3.4.2 质控

（1）浓度质控品

1）商品化质控品：使用低、高两个水平进行精子浓度质控。日常工作的方法和步骤检测质控珠的浓度。将检测结果传送到LIS，质控软件提取数据自动生成L-J质控图。质控控制规则使用$1_{3S}/2_{2S}/R_{4S}$（1_{3S}质控规则指的当一个质控结果超出了均值加减3倍标准差界限后。2_{2S}质控规则指的是在同一批检测的两个质控结果同时同方向超出均值加减2个标准差的界限，或者两次不同批的质控结果同方向超出均值2个标准差的界限。R_{4S}质控规则指的是在两个质控值之间的差值超过4个标准差）。

2）储存条件及有效期：在干净的环境中室温避光保存，有效期1年。在保证样品不被污染、瓶内液体不挥发的条件下，开瓶后有效期1周。

（2）月均值的检测

每月将所有患者每个变量的均值做成Xbar图。在均值两侧以2和3个标准误差设定警戒限和处置限。控制限的设定应至少采用6个月的测量值（每个月不低于20个数据），并定期进行修订。Xbar图的控制规则如下：

| 文件编号：LHJY-SOP-1MJ2011 |
| 版本号：E/0 |
| 页码：第3页 共6页 |

第3节 精液常规检验质控程序

1）单点在3倍标准差范围外，这是个被普遍认可简单的规则，表明在过程中出现突然大的变化。
2）三点中持续两点超出处置控制限。
3）五点中持续四点超出警戒控制限。
4）连续两个结果都超出警戒上限或都低于警戒下限。
5）连续两个结果，一个高于警戒上限，一个低于警戒下限。
6）连续8个点都在中心线的同一侧，有渐变的趋势。

（3）检验人员间比对

使用患者标本定期对检验人员间检测差异进行比对。分析5份新鲜精液标本的浓度和活力。为了弥补检测时间前后对精子活力的减弱影响，按以下顺序检测（检验人员编号：A、B、C、D、E、F）：标本1：A、B、C、D、E、F；标本2：B、C、D、E、F、A；标本3：C、D、E、F、A、B；标本4：D、E、F、A、B、C；标本5：E、F、A、B、C、D。对结果进行双因素方差分析，以 $P<0.05$ 为有显著性差异，说明有检验人员失控，需要查找原因。如果 $P>0.05$，则检验人员之间无显著性差异。如果分析无显著性差异，则根据标准差的平均数制作标准差的S图。

2.3.4.3 理学检查

（1）精液外观

正常液化精液标本呈现均质性、灰白色外观。如精子浓度非常低，精液可显得透明些，精液颜色也可以不同。例如，有红细胞时（血精）呈红褐色；当人体有黄疸症状、服用维生素或某些特殊药物后，精液可能呈黄色。

（2）精液量

推荐采用称重的方法计数精液体积。用电子天平预先测定贴有标识的取精杯重量，采集精液后再次称重，减去原始重量得到的差值即为体积。

（3）液化时间

接收标本后，立即放入37℃恒温箱，每15分钟观察1次，记录从取样时间起精液从胶冻状转变成流动状的总时间。如60分钟仍未液化，应记录。液化延迟或不液化的精液标本处理：用一次性吸管反复吹打或加入1%的菠萝蛋白酶（终浓度75 U/mL）或1%糜蛋白酶（终浓度为1 000 U/mL）处理30分钟后再检测，并将处理方法记录在报告单上。

（4）精液黏稠度

将精液吸入一支广口径（直径1.5 mm）的一次性塑料吸管，稍用力挤压吸液管，使精液借助重力滴下，观察拉丝的长度。正常精液形成不连续的小滴滴下。如黏稠度异常，液滴会形成超过2 cm的拉丝，此时应记录为黏稠度异常。精液黏稠处理方法同精液不液化。

	文件编号：LHJY-SOP-1MJ2011
第3节 精液常规检验质控程序	版本号：E/0
	页码：第4页 共6页

(5) 精液 pH

精液液化后立即检测精液 pH。充分混匀精液标本，可将标本吸入大口径（直径约1.5 mm）的一次性塑料吸管中 10 次，pH 试纸上均匀涂上一滴精液。等待浸渍区颜色变得均匀（<30 秒）。与标准带进行颜色对比，读出 pH。正常参考范围为≥7.2。pH 试纸检测范围要求为 6.0~10.0。

(6) 精子凝集度

精子凝集特指活动精子以头对头、尾对尾或混合型相互黏附在一起的现象。精子经常呈现活跃的快速摆动方式，但是有时精子凝集太严重，以致其活动受制约。应该记录所有活动精子通过头、尾、中段黏附在一起的情况，以及主要的凝集类型即反映凝集的程度（1~4 级）。但需注意的是，活动精子黏附细胞或细胞碎片，或不活动精子之间相互黏附（聚集），不应该记为凝集。

1 级：零散的，每个凝集<10 个精子，有很多自由活动精子。

2 级：中等的，每个凝集<10~50 个精子，存在自由活动精子。

3 级：大量的，每个凝集>50 个精子，仍有一些自由活动精子。

4 级：全部的，所有的精子凝集，数个凝集又粘连在一起。

(7) 精子浓度在低倍镜下初步估算

用一加样枪将 10 μL 的精液滴在干净的载玻片上，用低倍镜观察精子是否有凝集、是否分布均匀，有无气泡或分层现象，如果分布不均、有气泡、分层时需重新取样观察；如果低倍镜下镜子数量密集，可按 1∶2 或 1∶3 比例稀释再进行检测。

(8) 无精症、隐匿精子症

如果任一湿片低倍镜和高倍镜下未观察到精子，则可疑为无精子症或隐匿精子症，需将精液充分混匀后，取出 1 mL 精液，以 3 000g 离心 15 分钟，吸去离心后的大部分上清液，并在剩下的 50 μL 精浆里重新混匀精子沉淀物，用悬混器振荡混匀后分别取两份 10 μL 滴在载玻片上，制作两张湿片，由两名检验人员在 400 倍高倍镜下以 Z 型顺序逐个视野观察整个盖玻片区域，如均未观察到精子，则报告"精液经 3 000g、15 分钟离心沉淀检查未见精子"。如果本报告为首次检测报告，报告中添加"建议复查"，同时报告有无见到圆形细胞；如果两名检验人员在任一湿片上看到精子，提示隐匿精子症，则报告"精液涂片镜检未见精子，经离心沉淀检查全片见 X 条精子，前向运动精子 X 条，非前向运动精子 X 条，不动精子 X 条"，两人的结果必须统一，如有异议则需按照上述步骤重新检查。如果在湿片中观察到的精子数量较多，则怀疑人为差错，须重新核对、复查。

2.3.4.4 计算机辅助精液分析

推荐使用带相差显微镜的计算机辅助精液分析（computer-assisted sperm analysis，CASA）同时分析精子浓度及总数、精子活力及快速前向运动精子总数等。

第3节 精液常规检验质控程序

文件编号：LHJY-SOP-1MJ2011
版本号：E/0
页码：第5页 共6页

严重少精子症（$<2.0\times10^6$个/mL）精液标本，不发送 CASA 报告，发送手工镜检报告（方法：混匀精液后，取 10 μL 精液，加 22 mm×22 mm 盖玻片，高倍镜检 10 个视野或全片，计数精子总数及活动力，报告"10 个/高倍镜视野或全片见 X 条 PR 精子、X 条 NP 精子和 X 条 IM 精子"）。

仪器被检精子总数不能达到 200 条，发送 CASA 报告，同时报告单备注镜检结果，并提示"分析精子数目有限，相对误差较大，结果仅供参考"（方法：混匀精液后，取 10 μL 精液，加 22 mm×22 mm 盖玻片，高倍镜检 10 个视野，计数精子总数及活动力，报告"10 个/高倍镜视野或全片见 X 条 PR 精子、X 条 NP 精子和 X 条 IM 精子"）。

当仪器检测精子浓度超过 100×10^6/mL 时，建议进行稀释后再检测。精液标本稀释推荐采用同源精浆稀释，即取部分精液进行 16 000g，6 分钟离心，以获得无精子精浆作为稀释液。也可以用生理盐水进行稀释。注意检测后结果乘以稀释倍数。

2.3.4.5 注意事项

如果精液常规检查不正常，建议重新滴样和镜检，主要参数如果仍偏离参考值，最好需要了解受检者最近的生活状况，如有特殊情况需在报告单上注明，此外对需要复查的受检者，要叮嘱下次复查注意事项，还需保持良好的生活作息时间，避免剧烈的体育运动、食用刺激性的食物、服用药物，以及长时间的坐立姿势，如有某些特殊情况，需要医患相互沟通和了解。

对于初次检查，如果精液里没有发现精子，不能轻易下无精症的结论，参照本节 2.3.4.3 （8）无精症、隐匿精子症流程处理。

2.3.4.6 生物参考区间

精液生物参考区间见表 2.3.1。

表 2.3.1 生物参考区间

名 称	参 考 范 围	名 称	参 考 范 围
外观	正常液化的精液标本呈均质性、灰白色外观	液化时间	<60 分钟
精液量	≥1.5 mL	精子存活率	≥58%
精子活力	总活力≥40%；前向运动精子≥32%	精子浓度	≥15×10^6/mL

2.3.4.7 临床意义

精液检查是评估男性生育功能的重要方法，能为男性提供不育症诊断和疗效观察的

	文件编号：LHJY-SOP-1MJ2011
第3节　精液常规检验质控程序	版本号：E/0
	页码：第6页　共6页

依据、辅助诊断男性生殖系统疾病、输精管结扎术疗效观察、进行计划生育科研、为体外受精和精子库筛选优质精子、进行法医学鉴定等。

2.3.5　支持文件

[1]陈振文,谷龙杰.精液分析标准化和精液质量评估——WHO《人类精液检查与处理实验室手册》(第5版)出版[J].中国计划生育学杂志,2012,9(1):58.

[2]中国性学会生殖检验分会.精液常规分析中国专家共识[J].中国男科学杂志,2023,27(2):3-11.

2.3.6　记录表格

[1] LHJY-1LJ-TAB-3007《RT-S100精子质量分析仪使用维护记录表》。

[2] LHJY-1LJ-TAB-4009《精液常规和形态记录表》。

编写：刘丽亚　　　　审核：胡纪文　　　　批准：张秀明

批准日期：2023年9月1日

第3章 临床化学检验作业指导书

第1节 生化定量检验性能验证程序	文件编号：LHJY-SOP-0SH2001
	版本号：E/0
	页码：第1页 共11页

3.1.1 目的

规范生化定量检验性能验证的过程，对未经修改且经过确认的检验程序进行性能验证，以保证检验结果的可靠性，确保检验程序的分析性能符合预期用途，满足实验室及临床要求。

3.1.2 范围

本程序规定了生化定量检验性能验证的过程。适用于临床生化组进行各项定量检验项目的性能验证。

3.1.3 职责

3.1.3.1 检验人员

由临床生化组组长指派相应的检验人员负责性能验证实验的操作、性能验证报告的数据录入及编写。

3.1.3.2 专业组组长

临床生化组组长负责性能验证实验方案的设计，组织进行临床生化组检验程序的性能验证；负责审核性能验证实验数据。

3.1.3.3 中心技术负责人

负责审核性能验证方案及性能验证报告结果。

3.1.4 程序

3.1.4.1 性能验证的时机

（1）检验程序常规应用前

对实验室新引进的已经过确认的检验程序，在进行常规患者标本检测前，需根据厂商

	文件编号：LHJY-SOP-0SH2001
第1节　生化定量检验性能验证程序	版本号：E/0
	页码：第2页　共11页

提供的性能资料中的分析性能指标对检验程序进行实验以验证该检验程序是否具有厂商声明的性能或能够满足实验室的质量要求。

（2）任何严重影响检验程序分析性能的情况发生后

在发生任何严重影响检验程序分析性能的情况后，应在检验程序重新启用前对受影响的性能进行验证。严重影响检验性能的情况如仪器主要部件故障、仪器搬迁、设施（如纯水系统）和环境的严重失控等。

（3）检验方法常规使用期间

检验方法常规使用期间，可基于检验程序的稳定性，利用日常工作产生的检验和质控数据，每年定期对检验程序的分析性能进行评审，应能满足检验结果预期用途的要求。现用检验程序的任一要素（仪器、试剂、校准品等）发生变更，如试剂升级、仪器更新、校准品溯源性改变等，应重新进行验证。

3.1.4.2　检验方法验证的参数

生化定量检验程序的分析性能参数一般包括：测量正确度、测量精密度（含测量重复性和测量中间精密度）、测量不确定度、分析特异性（含干扰物）、分析灵敏度、检出限和定量限、线性区间（可报告区间）等。可根据不同检验项目的预期用途，选择对检验结果质量有重要影响的参数进行验证。

根据CNAS-CL02-A001:2023《医学实验室质量和能力认可准则的应用要求》文件的规定，定量检验程序的分析性能验证内容至少应包括正确度、精密度和可报告范围。适用时，还应包括检出限、灵敏度、特异性等。

3.1.4.3　验证结果的判断标准

验证过程证实的检验方法的性能指标，应与检验结果的预期用途相关。检验方法的性能应满足临床诊疗及实验室质量目标要求。制定质量目标时可考虑相关制造商或研发者声明的标准、国家标准、行业标准、地方标准、团体标准、公开发表的临床应用指南和专家共识等。检验质量目标主要包括允许不精密度，允许偏倚及TEa等。具体项目性能质量目标要求详见临床生化组文件LHJY-SOP-0SH2401《检验质量目标》。

3.1.4.4　验证实验方案

（1）精密度性能验证方案

根据CNAS-GL037《临床化学定量检验程序性能验证指南》制定精密度验证方案，同时验证重复性和中间精密度。每天分析一批，每批重复测定3~5次，每批检测2个浓度水平标本，连续检测5天。如果当天质控失控或操作困难导致该批被拒绝，应剔除该批数据，在找到并纠正原因后重新进行一批实验。实验期间应按照厂商要求常规对检测系统

	文件编号：LHJY-SOP-0SH2001
第1节 生化定量检验性能验证程序	版本号：E/0
	页码：第3页 共11页

进行室内质控。操作者应按照厂家说明书规定进行校准。如果厂家指出其声明的精密度数据是在多个校准周期下产生的，操作者应在实验周期内选择重新校准。分别记录不同浓度的实验数据，计算每一浓度水平的批内标准差（S_r）、批间方差（s_b^2）、实验室内标准差（S_l）及自由度（T）计算公式如下：

$$S_r = \sqrt{\frac{\sum_{d=1}^{D}\sum_{i=1}^{n}(x_{di}-\bar{x}_d)^2}{D(n-1)}}, \quad s_b^2 = \frac{\sum_{d=1}^{D}(\bar{x}_d-\bar{\bar{x}})^2}{D-1}, \quad s_l = \sqrt{\frac{n-1}{n}\times s_r^2 + s_b^2},$$

$$T = \frac{[(n-1)\times s_r^2 + (n\times s_b^2)]^2}{\left(\frac{n-1}{D}\right)\times s_r^4 + \left[\frac{n^2\times(s_b^2)^2}{D-1}\right]}$$

式中，$\sum$ 表示求和，D 表示实验天数（5），x_{di} 表示第 d 天第 i 次实验结果，n 表示每天的重复测定次数（3），$\bar{x}_d$ 表示第 d 天中所有结果的均值，$\bar{\bar{x}}$ 是所有结果的均值。

将实验室内标准差与厂家声明的标准差进行比较，验证厂家所声明的批内精密度。如果厂家声明的精密度用变异系数表示，则将标准差转换成变异系数进行比较。如果估计的实验室内标准差或变异系数小于厂商声明，则说明实验室内精密度与厂商的声明一致。如果实验室内标准差或变异系数大于厂商声明，有可能这种差异无统计学意义，可用下述方法进行差异的显著性检验：

计算批内精密度的自由度 v，一个实验持续 D 天，每批重复 n 次，$v = D\times(n-1)$。对于本方案中持续5天、每批重复检测3次的实验：$v = 10$。验证值（V）的计算见下式：

$$V = s_{claim}\times\frac{\sqrt{C}}{\sqrt{T}}$$

式中，s_{claim} 表示厂商声明的标准差；T 表示有效自由度；C 表示 χ^2 分布值表查得的结果。

确定自由度为 T、百分点为 $(1-a/\ell)$ 的 χ^2 分布值 C。其中，a 为错误拒绝率（通常为5%），ℓ 是试验的水平数。对于水平数为2、3、4的实验，与 C 对应的百分点分别为97.5%、98.33%和98.75%。表3.1.1列出了一些百分点的 C 值。

如果实验室内标准差小于验证值，则厂商声明的实验室精密度通过验证。如果声明的实验室精密度未被验证，应联系厂家寻求帮助。

可将实验数据填写至"iLab 管理平台"的性能评价模块下精密度评价实验中，生成性能评价报告并归档保存。

文件编号：LHJY-SOP-0SH2001
第 1 节　生化定量检验性能验证程序
版本号：E/0
页码：第 4 页　共 11 页

表 3.1.1　5%错误拒绝率下实验的水平数对应的 χ^2 分布值

自由度	实验的水平数		
	2	3	4
3	9.35	10.24	10.86
4	11.14	12.09	12.76
5	12.83	13.84	14.54
6	14.45	15.51	16.24
7	16.01	17.12	17.88
8	17.53	18.68	19.48
9	19.02	20.21	21.03
10	20.48	21.71	22.56
11	21.92	23.18	24.06
12	23.34	24.63	25.53
13	24.74	26.06	26.98
14	26.12	27.48	28.42
15	27.49	28.88	29.84
16	28.85	30.27	31.25
17	30.19	31.64	32.64
18	31.53	33.01	34.03
19	32.85	34.36	35.40
20	34.17	35.70	36.76
21	35.48	37.04	38.11
22	36.78	38.37	39.46
23	38.08	39.68	40.79
24	39.36	41.00	42.12
25	40.65	42.30	43.35

	文件编号：LHJY-SOP-0SH2001
第1节　生化定量检验性能验证程序	版本号：E/0
	页码：第5页　共11页

（2）正确度性能验证方案

1）使用患者标本的正确度验证方案参照 EP15-A2《用户确认精密度和正确度的性能验证指南》进行两种方法间标本结果的比较，对新检测系统正确度性能进行评价。比较方法首选是参考方法。由于参考方法的可获得性受到限制，目前在临床实验室比较方法多采用已得到临床验证的常规方法。

收集 20 份患者标本，其浓度应分布整个线性范围，不得使用超出线性范围的标本。在 3~4 天内，用实验方法和比较方法分别检测上述 20 份标本，每天检测 5~7 个。每种分析方法都应在 4 小时内完成，如果是贮存的标本应在复融后 1~2 小时内检测完毕。每种方法都应有质控程序保障。任何一批因为质控或操作困难而被拒绝，应在问题纠正后重测该批标本。计算每个标本两种方法间结果的差值：

$$偏倚(b_i) = (实验方法结果_i - 比较方法结果_i),$$

$$百分偏倚(\%b_i) = 100 \times \frac{实验方法结果_i - 比较方法结果_i}{比较方法结果_i}$$

计算配对结果之间的差值，并绘制差值与比较值之间的差值图。

计算偏倚或百分偏倚的标准差：$\bar{b} = \frac{\sum_{i=1}^{l} b_i}{n}$，$\overline{\%b} = \frac{\sum_{i=1}^{l} \%b_i}{n}$。

如果偏倚或百分偏倚小于厂商声明的偏倚或百分偏倚，则已核实了厂商声明的偏倚。如果偏倚或百分偏倚大于厂商声明的偏倚或百分偏倚，可用下述方法来检验这种差异有无统计学意义。

假设错误拒绝率为 α，通常选 $\alpha = 1\%$ 或 $\alpha = 5\%$。

确定 $t_{\alpha, n-1}$ 的值，n 代表患者标本的数量。例如，如果 $\alpha = 1\%$，$n = 20$，则 $t_{\alpha, n-1} = 2.539$。其他的 $t_{\alpha, n-1}$ 值可从统计书上获得。

计算偏倚和偏倚百分比的验证限：

$$\beta - \frac{t \times S_{\bar{b}}}{\sqrt{n}} 和 \beta + \frac{t \times S_{\bar{b}}}{\sqrt{n}}, \beta\% - \frac{t \times S_{\overline{\%b}}}{\sqrt{n}} 和 \beta\% + \frac{t \times S_{\overline{\%b}}}{\sqrt{n}}$$

式中，β 表示厂商声明的偏倚值；$\beta\%$ 表示百分偏倚值。

如果估计的偏倚 $\bar{b}$ 或百分偏倚 $\overline{\%b}$ 在验证限值内，则表明实验室的偏倚与厂商声明的偏倚一致。如果测得的偏倚或百分偏倚大于厂商的声明，但在验证限内，实验室期望获得更好的统计学效能，则可通过加测 10~20 个患者标本，与原来的数据一起计算相应的统计量。如果估计的偏倚超出验证限，则不能核实实验室的正确度与厂商的声明一致，需联系厂商寻求帮助。

第1节　生化定量检验性能验证程序	文件编号：LHJY-SOP-0SH2001
	版本号：E/0
	页码：第6页　共11页

使用此方案来核实正确度，比较方法的选择很关键。由于此方案较简单，仅具有较低的能力去检测方法间的偏倚，因此最好使用厂商声明中使用的比较方法。另外，使用此方案时已经假定了这两种方法间偏倚很小而且在不同浓度具有相对一致的偏倚，这样在统计时才可使用各浓度的平均偏倚。如果达不到上述要求，应参考 EP9-A2《用患者样本进行方法比对实验及偏倚评估》进行方法学比对实验。

将实验数据填写至"iLab 管理平台"的性能评价模块下正确度评价实验中，生成性能评价报告并归档保存。

2）偏倚评估：参照 CNAS-GL037《临床化学定量检验程序性能验证指南》中正确度验证的方法 6.1.1。按如下优先顺序选用具有互换性的标准物质或基质与待测标本相类似的标准物质：有证标准物质（CRM），包括国家标准物质（如 GBW）、国际标准物质、世界卫生组织（World Health Organization，WHO）、国际临床化学和实验室医学联盟（International Federation of Clinical Chemistry and Laboratory Medicine，IFCC）、CNAS 认可的标准物质生产者（reference material producers，RMP）提供的 CRM、与我国签署互认协议的其他国家计量机构提供的 CRM、美国国家标准与技术研究院（National Institute of Standards and Technology，NIST）、日本临床化学学会（Japanese Society of Clinical Chemistry，JSCC）等；标准物质（reference material，RM），如厂商提供的工作标准品；正确度控制品；正确度验证室间质评标本，如 CNAS 认可的能力验证提供者（proficiency testing providers）提供的正确度验证标本。每个浓度水平的标准物质标本至少每天重复检测 2 次，连续检测 5 天，记录检测结果，计算全部检测结果的均值及偏倚。偏倚小于项目 TEa 的 1/2 则验证通过，否则不通过。实验数据填写至"iLab 管理平台"的性能评价模块下正确度评价实验中，生成性能评价报告并归档保存。

3）可比性验证：可通过参加能力验证、比对试验等途径，证明其测量结果与同类实验室结果的一致性，从而验证其正确度。可与 CNAS 认可的能力验证提供者（或可提供靶值溯源性证明材料的能力验证提供者）提供的能力验证项目结果进行比对。使用不少于 5 份的能力验证标本，保证仪器状态正常，质控结果良好的情况下，每个能力验证标本应重复检测至少 3 次，计算每个浓度标本检测均值，按照公式：相对偏倚 =（结果均值－参考值）/参考值进行计算。相对偏倚小于实验室规定的允许误差则验证通过。正确度允许误差一般为 TEa 的 1/2。

（3）分析测量范围性能验证方案

参照 EP6-A2《定量测量方法的线性评价》进行检测系统分析测量范围性能评价。在实验要求收集高值和低值的患者标本血清，按 1L、0.8L+0.2H、0.6L+0.4H、0.4L+0.6H、0.2L+0.8H、1H 等不同稀释浓度形成系列浓度血清，对系列血清在检测系统上检测，每个标本按随机方式重复检测 2 次。检查数据有无明显大的差异，如果确定为分析或技术性问题，纠正后整批数据重做，被发现并得到纠正，则重复整个实验过程。目视每组数据内

第1节 生化定量检验性能验证程序

文件编号：LHJY-SOP-0SH2001
版本号：E/0
页码：第7页 共11页

有无离群值判断它是一个离群值。一个离群值可以从数据中删除。如果发现两个或以上不可解释的离群值，就应怀疑检测系统的性能。查找问题原因，必要时请求厂家协助。

借助 Excel、SPSS 统计软件对实验数据进行二元一次、二元二次、二元三次的回归统计。各个多项式回归方程表达式及回归自由度见表3.1.2。

表3.1.2 多项式回归方程表达式及回归自由度

阶 别	多项式回归方程表达式	回归自由度(Rdf)
1	$Y = b_0 + b_1 x$	2
2	$Y = b_0 + b_1 x + b_2 x^2$	3
3	$Y = b_0 + b_1 x + b_2 x^2 + b_3 x^3$	4

一次多项式模式为直线，二次多项式模式为抛物反应曲线，有曲线上升或下降二种。三次多项式模式为S形反应曲线，在测量范围的两端呈非线性。回归系数用 b_i 表示，在二项式中，b_2 是非线性系数；在三次式中，b_2 和 b_3 是非线性系数。计算每个非线性系数的斜率求标准差 SE_i，然后进行 t 检验，以检验非线性系数是否在统计学上具有显著性，即系数和0是否有显著性差异。前2个系数 b_0 和 b_1 不用分析，因为它们不反映非线性。对 b_2 和 b_3 的检验为：$t = \dfrac{b_i}{SE_i}$。

自由度为 $df = L \times R - Rdf$，L 是线性实验的样品或浓度组数；R 是每个样品重复检测的次数，Rdf 是回归分析时占用的自由度，即回归方程中系数的个数。计算出 df 值，查 t 值表的 t 值（双侧，$a=0.05$），如果没有一个非线性系数具有显著性，b_2 和 b_3（$P>0.05$），说明数据是线性关系。如任何非线性系数，如果三次多项式模式中的 b_2 和 b_3 中任一个和0比较，有显著差异（$P<0.05$），说明该数据组存在非线性关系。

判断分析方法是否为线性的最佳模式，当检测到数据组呈非线性时，需通过计算回归标准误，确定最适的二次多项式或三次多项式模型。回归标准误 $S_{y,x}$ 是测量均值与模型对应值的差值量度，因而 $S_{y,x}$ 越小，说明该模型越适合数据组。先通过公式计算每一个浓度处的线性偏离（deviation from linearity，DL）：$DL_i = p(x_i) - (b_0 + b_i x_i)$。

x 的取值范围从 X_1 到 X_5，$p(x_i)$ 为最适多项式回归模型在 x_i 处的值，因而 DL_i 为在每个不同浓度处二次多项式模型与一次多项式（线性）模型的差值，或三次多项式模型与一次多项式（线性）模型的差值，也即非线性模型与线性模型在每个浓度点的差值。DL_i 的单位应与预先设定目标的一致，以便进行比较。

第 1 节　生化定量检验性能验证程序	文件编号：LHJY-SOP-0SH2001
	版本号：E/0
	页码：第 8 页　共 11 页

将每个浓度水平处的 DL_i 与设定的误差范围比较，如果 DL_i 小于预先设定误差，即使检测到统计学上的非线性，引入的误差不超过临床允许误差，在临床上可以接受。如果任一个点 DL_i 超过设定目标，则代表该点可能是非线性，应试图找到非线性的原因（标本准备、干扰物质、仪器校准等）和观察测量值与预期值散点图，判断非线性是在分析浓度范围的两端或是中间。若在两端，尝试舍去 DL_i 最大值的浓度点，重新进行统计分析。

线性评估应考虑随机误差的影响，重复测量两次时，可以用公式计算双份检测值的差值（重复测量误差）：$S_r = \sqrt{\dfrac{\sum_{i=1}^{L}(r_{i1}-r_{i2})^2}{2 \times L}}$。

r_{i1} 和 r_{i2} 分别为重复结果的 2 个值。如果用到百分比值，则用 CV_r 代替 S_r。L 为标本数，重复测量次数为 2。

将实验数据填写至"iLab 管理平台"的性能评价模块下可报告范围评价实验功能中，生成性能评价报告并归档保存。

(4) 临床可报告范围验证方案

低值标本准备：将待测标本（含被分析物）用混合人血清（含被分析物浓度水平较低）生理盐水溶液进行稀释，产生接近于方法测量区间低限（定量下限）浓度水平的标本，制作为 3~5 个低浓度标本，浓度间隔应小于测量区间低限的 20%。高值标本准备：使用混合血清或生理盐水溶液或测定方法要求的稀释液对高值待测标本（必要时可添加被分析物，并计算出理论值）进行稀释，使其接近于线性范围的上 1/3 区域内，并记录稀释倍数。至少选用 3 个高浓度标本，稀释倍数应为方法性能标明的最大稀释倍数并适当增加或减小稀释比例。在一次运行中将每个低值标本重复测定 5~10 次，每个高值标本重复测定 3 次。分别计算每个低值标本的均值、标准差、变异系数。对高值标本，计算乘以稀释倍数后的还原浓度和相对偏差。以方法性能标示的总误差或不确定度为可接受界值，从低值标本结果数据中选取总误差或不确定度等于或小于预期值的最低浓度水平作为可报告范围低限。选取还原浓度与理论浓度的偏差等于或小于方法预期偏倚值时的最大稀释倍数为方法推荐的最大稀释倍数，测量区间的高限与最大稀释倍数的乘积为该方法可报告范围的高限。

(5) 空白限与检出限验证方案

验证厂商的空白限（limit of blank，LoB），要求空白标本其基质尽可能与实际标本相同或接近。用空白标本重复测定 20 次，如果没有 3 个测试结果超过 LoB，此 LoB 可通过验证。

使用患者标本与生理盐水或厂商声明的稀释液混合，制作低值浓度标本，要求浓度等于厂商声明检出限（limit of detection，LoD）。重复测定 20 次，至少 85% 的数据超过 LoB（即 3 个以内的测定结果低于 LoB），则厂商声明 LoD 得到验证。

第1节　生化定量检验性能验证程序

文件编号：LHJY-SOP-0SH2001
版本号：E/0
页码：第9页　共11页

3.1.4.5　验证实验的实施

a）组长组织编写本专业相关的验证实验操作程序，用于指导检验人员进行相关实验。

b）进行验证试验时，应按编写好的操作程序的要求进行。

c）应记录验证结果和相关的从事操作活动的检验人员身份，宜通过填写相应表格和保存原始数据的方式进行记录。可将实验数据填写至"iLab 管理平台"的性能评价模块中，生成性能评价报告并归档保存。

d）进行验证实验的检验人员负责编写性能验证报告，由专业组组长审核签字，中心技术负责人负责审核验证结果，确认检验程序是否满足预期用途。新方法验证后由医学检验中心（本书以下简称"中心"）主任批准使用。

e）如验证结果不能满足预期用途或实验室质量要求，则需重新对该检验方法进行评估，分析问题原因，重新进行验证实验或替换检验方法，直至满足实验室或临床要求。

3.1.4.6　数据的收集及统计计算

将实验数据录入"iLab 管理平台"的性能评价模块中，保存数据后生成性能验证报告并存档。

3.1.4.7　性能验证报告

见附表 3.1.3。

3.1.5　支持文件

[1] 杨有业,张秀明.临床检验方法学评价[M].第 2 版.北京：人民卫生出版社,2008.

[2] 中国合格评定国家认可委员会.医学实验室质量和能力认可准则：CNAS-CL02：2023[S].北京：中国合格评定国家认可委员会,2023.

[3] 中国合格评定国家认可委员会.临床化学定量检验程序性能验证指南：CNAS-GL037[S].北京：中国合格评定国家认可委员会,2019.

编写：覃俊龙　　　审核：胡纪文　　　批准：张秀明
批准日期：2023 年 9 月 1 日

第1节 生化定量检验性能验证程序	文件编号：LHJY-SOP-0SH2001
	版本号：E/0
	页码：第10页 共11页

附表3.1.3 检验方法性能验证报告

深圳市罗湖医院集团医学检验中心精密度性能验证报告

专业组		项目名称	
实验仪器		仪器编号	
标本浓度		结果小数位	
实验开始日期		实验结束日期	
实验操作者		评价创建者	
结果单位		备 注	

实验试剂

	试剂名称	批 号	厂 家	有效期
质控品				
试 剂				
校准品				

精密度计量

批内精密度结果		实验室精密度结果	
每天重复测定次数		平均百分偏倚	
批内标准差		批间标准差	
实验室标准差			
批内变异系数		实验室变异系数	
声明批内精密度		声明实验室精密度	
批内标准差验证值		实验室标准差验证值	

	文件编号：LHJY-SOP-0SH2001
第 1 节 生化定量检验性能验证程序	版本号：E/0
	页码：第 11 页 共 11 页

实验数据

实 验 数 据	第 1 批	第 2 批	第 3 批	第 4 批	第 5 批
重复 1					
重复 2					
重复 3					

结论

审核人：
日期：

	文件编号：LHJY-SOP-0SH2002
第2节 生化检验室内质控程序	版本号：E/0
	页码：第1页 共6页

3.2.1 目的

室内质控是指为将分析测试结果的误差控制在允许限度内所采取的控制措施。其主要目的是检测和控制常规工作的精密度，并检测其准确度的改变，以提高常规工作中批间和日间标本检测的一致性。

3.2.2 范围

本程序规定了生化检验室内质控的过程。适用于临床生化组进行各项定量检验项目的室内质控。

3.2.3 职责

3.2.3.1 检验人员

负责日常室内质控的操作、失控处理及质控总结分析。

3.2.3.2 专业组组长

临床生化组组长负责制定室内质控的操作程序，负责审核日常质控情况及月质控总结分析报告。

3.2.4 程序

3.2.4.1 质控品

1）定义：用于质控的标本或溶液称为控制品或质控品。控制品是液体的、冰冻的、冻干的形态，包装于小瓶中便于使用，且该种标本应有其稳定性能，具有小的瓶间差异，可在长时间内进行分析测定，有各种市售商品供挑选。世界知名公司提供的检测系统中，有配套使用的控制品。

2）质控品的选择：质控品是保证质控工作的重要物质基础，必须选择合适的质控品。根据质控品物理性状可分为冻干质控品、液体质控品和混合血清；根据有无测定项目的定值可分为定值质控品和非定值质控品。质控品的选择应考虑以下几点。

a) 应选择与患者标本性质相近的质控品，以反映实际检测过程中的干扰因素对检测结果的影响。

b) 质控品浓度应尽可能覆盖检验方法的分析测量范围，以便在日常工作中能够早期确认检测系统的偏移。宜选用浓度处于临床决定限水平或与其接近的质控品。

c) 在选择质控品时，应考虑其是否适用于当前的检测系统，以确保其能够正确地运行和提供准确的结果。

第2节 生化检验室内质控程序

文件编号：LHJY-SOP-0SH2002
版本号：E/0
页码：第2页 共6页

d）应选用瓶间差小、稳定性好的质控品。在规定的条件下能够长期储存1~2年，冻干品复溶后能够在2~8℃或-20℃以下稳定保存至少1周。

e）可以考虑使用第三方室内质控品，作为试剂或仪器制造商提供的质控物的替代或补充。

f）当无法获得合适的室内质控品时，可使用患者标本留样再测的方法进行质控。

3）质控品检测频次应根据仪器每天检测数及检测项目的不同选用不同的室内质控方法及频次。定量检测每批包括2个或以上不同浓度水平的质控品，24小时至少进行1~2批的质控品检测。一般在检测常规标本前或检测常规标本中检测，与常规标本检测同等条件。

4）质控品的正确使用与保存使用质控品应严格按说明书操作。冻干质控品的复溶要确保所用溶剂的质量，复溶时所加溶剂的量要准确，并尽量保持每次加入量的一致性。复溶时应轻轻摇匀，使内容物完全溶解，切忌剧烈振摇。质控品应严格按使用说明书规定的方法保存，不使用超过保质期的质控品。应在与患者标本相同测定条件下进行质控品的测定。

3.2.4.2 室内质控方法

（1）定义和术语

1）算术均值：简称"均值"，符号为$\bar{X}$。计算公式为$\bar{X}=\frac{\sum X_i}{n}$，$\bar{X}$代表这组数据的平均水平和集中趋势。均值与准确度或系统误差有关。

2）标准差：标准差是所有观察值对于均值的离散程度指标。符号为S，计算公式为$S=\sqrt{\frac{\sum(X_i-\bar{X})^2}{n-1}}$，标准差与精密度或随机误差有关。

3）变异系数：计算公式为：$CV=\frac{S}{\bar{X}}\times 100\%$，它是对于均值的相对标准差，以百分数值表示。

（2）选择质控规则

质控规则是解释质控数据和判断分析批控制状态的标准。采用Westgard多规则质控方法，当质控数据满足规则要求的条件时，则判断该分析批违背此规则。常用质控规则有：

1~2S：一个质控结果超过±2 SD，违背此规则提示警告。

1~3S：一个质控结果超过±3 SD，违背此规则提示存在随机误差。

2~2S：两个连续质控结果同时超过+2 SD或-2 SD，违背此规则表示存在系统误差。

R~4S：同批两个质控结果之差值超过4 SD，即一个质控结果超过+2 SD，另一质控结果超过-2 SD，违背此规则表示存在随机误差。

第 2 节　生化检验室内质控程序	文件编号：LHJY-SOP-0SH2002
	版本号：E/0
	页码：第 3 页　共 6 页

可通过对检测系统的分析性能进行评价，如使用 6 西格玛质控方法、基于风险管理的质控方法、方法性能决定图、分析总误差评价方法等，确定检测系统的分析性能优劣，然后再确定质控规则。

（3）质量目标的设定

检验质量目标主要包括允许不精密度、允许偏倚及 TEa 等。质控的主要目的就是控制检验程序的精密度，达到预期的结果质量就是达到精密度的质量目标要求。因此，在做室内质控之前首先应设定每个检验项目精密度的质控目标。

确定检验项目精密度的质量目标可依据生物学变异导出的允许不精密度（变异系数或标准差）、国际（或国家）标准、指南、专家共识确定或建议的允许不精密度，国家卫生行政管理部门如国家临检中心建议的允许不精密度，权威专著如《全国临床检验操作规程》、教科书建议的允许偏倚，厂商声明等，最大限度地满足临床需要。

常用生化检验项目分析质量目标见附表 3.2.1。

（4）暂定靶值和标准差的设定

为了确定靶值和标准差，新批号的质控品应与当前使用的质控品一起进行测定。根据 20 次或更多独立批获得的至少 20 次质控测定结果，先对 20 个数据进行离群值检验（剔除超出 3SD 以外的数据），计算出平均值和标准差，作为暂定靶值和标准差；以此暂定靶值和标准差作为下一个月室内质控图的靶值和标准差进行室内质控；一个月结束后，将该月的在控结果与前 20 个质控测定结果汇集在一起，计算累积平均值和标准差（第一个月），以此累积的平均数和标准差作为下一个月质控图的靶值和标准差。重复上述操作过程，连续 3~5 个月。

（5）常用靶值和标准差的设定

以首次的 20 个数据和 3~5 个月在控数据汇集，计算所有数据的累积平均数作为质控品有效期内的室内质控图的常用靶值，对个别在有效期内浓度水平不断变化的项目，则需不断调整靶值。以该项目的累积变异系数及质量目标允许的精密度要求制定室内质控的常用变异系数，以变异系数计算评估标准差。

（6）质控图的图形分析

1）检验工作中的误差类型：在检验工作中的误差有随机误差、系统误差和过失误差三种类型，在实际工作中，要根据误差的特点、规律和来源努力分清误差的类型。对不同类型的误差采取不同的处理方法。对随机误差要严密检测和控制，使其限制在临床允许的范围之内，并逐步使之缩小；对系统误差则要尽快发现，及时校正。因为每一个检测结果中都不可避免地含有随机误差，而其他类型的误差总是在随机误差存在的前提下存在，常常容易被随机误差所掩盖。所以质控图图形分析的主要任务是在分析随机误差的大小及其变化的同时，想方设法减少随机误差的掩盖作用，及时发现非随机误差，并进一步分析其发生的原因，及时采取有效措施。

	文件编号：LHJY-SOP-0SH2002
第 2 节　生化检验室内质控程序	版本号：E/0
	页码：第 4 页　共 6 页

2）通过观察质控图图形的规律性变化对误差进行分析：若质控图出现规律性变化，均提示非随机误差因素存在，应注意分析其发生的原因及时采取纠正措施。常见的规律性变化有以下几种。

a）质控曲线漂移：质控图出现"漂移"现象提示存在系统误差，提示检测系统的准确度发生了一次性的向上或向下的改变。这种变化往往由突然出现的新情况引起的。如更换了校准品的生产厂家及批号、试剂批号的改变和仪器操作检验人员的变换等。在寻找非随机误差因素时，应重点注意观察出现"漂移"现象的前后发生了哪些变动的因素。

b）质控图呈趋势性变化：质控图呈向上或向下的趋势性变化表明检测的准确度发生了渐进性的变化。这种变化往往是由于一个逐渐改变的因素造成的，如质控品保存条件不当引起变质、试剂的挥发、蒸发、沉淀析出、检测系统光源灯老化等。

c）质控图连续多点分布在中心线一侧：若质控品的检测结果连续 9 天以上出现在中心线同一侧，应考虑有可能存在非随机误差因素，应迅速查找原因，争取尽快使之恢复围绕中心线随机分布的状态。但该种情况不会给临床使用带来很大影响时，一般检测报告可以照常发放。

d）质控图的其他规律性变化：质控图的其他规律性变化还有周期性或隔天规律性变化两种。发生各种规律性变化都有其各自的原因，一旦发现了规律性变化，应努力寻找原因，迅速纠正非随机误差因素。

（7）失控情况处理及原因分析

1）失控情况处理：操作者如发现质控数据违背了控制规则，汇报组长，认真查找失控原因，采取纠正措施，填写失控报告单，在纠正失控情况并验证有效后才进行日常标本检测，若在日常标本检测过程中执行质控出现失控情况，汇报组长，由组长做出是否发出与测定质控品相关的那批患者标本检验报告的决定。

2）失控原因分析：失控的出现受多种因素的影响，这些因素包括操作失误、试剂、校准物、质控品的失效、仪器维护不良、采用的质控规则、控制限范围及质控标本数不当等等。通常按如下步骤寻找失控原因。

a）重测同一质控品。此步主要用以查明人为误差或偶然误差，如果是偶然误差，则重测的结果应在允许范围内（在控）。如果重测结果仍不在允许范围，则进行下一步操作。

b）新开一瓶质控品，重测失控项目。此步主要用以查明质控品的原因，如果新开质控品结果在控，那么原来那瓶质控品可能过期或因放置不当而变质，或者被污染。如果结果仍不在允许范围，则进行下一步。

c）进行仪器维护或更换试剂，重测失控项目。检查仪器状态是否正常、查明光源灯是否需要更换、比色杯是否需要清洗或更换、冲洗头是否堵塞，对仪器进行清洗等维护。另外还要检查试剂的试剂空白吸光度值，若吸光度值异常，可更换试剂，重测试剂空白，重测质控。如果结果仍不在允许范围，则进行下一步。

	文件编号：LHJY-SOP-0SH2002
第 2 节　生化检验室内质控程序	版本号：E/0
	页码：第 5 页　共 6 页

d) 重新校准,重测失控项目。重新开启校准液校准仪器,排除校准液的原因。如果结果仍不在允许范围,则进行下一步。

e) 如果前四步都未能得到在控结果,可能是无法简单排除的仪器或试剂的原因,联系仪器或试剂厂家请求技术支援。

（8）质控数据分析

1）每月质控数据统计汇总：每个月月初,应对上月的所有质控数据进行汇总和统计处理,计算的内容至少应包括：上月每个测定项目原始质控数据的平均数、标准差和变异系数；上月每个测定项目除失控数据后的平均数、标准差和变异系数；上月及以前每个测定项目所有质控数据的累积平均数、标准差和变异系数。将上月的所有质控数据汇总整理后存档保存,存档的质控数据包括：上月所有项目原始质控数据；上月所有项目质控数据的质控图；室内质控统计表；上月的失控报告单（包括违背哪一项失控规则,失控原因,采取的纠正措施）。

2）每月上报的质控数据图表：每个月月初,应将上月的所有质控数据汇总整理后上传至"iLab 管理平台"的室内质控模块下质控月汇总中,上报的汇总表包括上月所有测定项目质控数据汇总表和所有测定项目该月的失控情况汇总表,并对上月具体项目质控情况进行分析。由组长或组内质量监督员负责审核。

3）室内质控数据的周期性评价：每个月月初,对上月室内质控数据的平均数、标准差、变异系数及累积平均数、标准差和变异系数进行评价,查看与以往各月的平均数之间、标准差之间、变异系数之间是否有明显不同。如果发现有显著性变化,可能需要对质控图的均值、标准差进行修改,并要对质控方法重新进行设计。

3.2.5　支持文件

[1] 杨有业,张秀明.临床检验方法学评价[M].第 2 版.北京：人民卫生出版社,2008.

[2] 中国合格评定国家认可委员会.医学实验室质量和能力认可准则的应用要求：CNAS-CL02-A001：2023[S].北京：中国合格评定国家认可委员会,2023.

编写：覃俊龙　　　　审核：胡纪文　　　　批准：张秀明

批准日期：2023 年 9 月 1 日

第 2 节　生化检验室内质控程序

文件编号：LHJY-SOP-0SH2002
版本号：E/0
页码：第6页　共6页

附表 3.2.1　常用生化检验项目分析质量目标

检验项目	CV(%)	B(%)	TE(%)	指标等级
ALT	6.0	6.0	16.0	优
AST	6.0	5.0	15.0	中
GGT	3.5	5.5	11.0	优
ALP	5.0	10.0	18.0	低
CK	5.5	5.5	15.0	优
AMS	4.5	7.5	15.0	中
LDH	4.0	4.0	11.0	中
TP	2.0	2.0	5.0	低
ALB	2.5	2.0	6.0	低
TBIL	6.0	5.0	15.0	优
Glu	3.0	2.0	7.0	中
Cr	4.0	5.5	12.0	低
UA	4.5	4.5	12.0	中
Urea	3.0	3.0	8.0	优
TC	3.0	4.0	9.0	中
TRIG	5.0	5.0	14.0	优
Cl	1.5	1.5	4.0	低于低等
Na	1.5	1.5	4.0	低于低等
K	2.5	2.0	6.0	中
Ca	2.0	2.0	5.0	低于低等
Mg	5.5	5.5	15.0	低于低等
Fe	6.5	4.5	15.0	优
Phos	4.0	3.0	10.0	中

第3节 生化检验项目结果自动审核规则建立及验证程序

文件编号：LHJY-SOP-0SH2003
版本号：E/0
页码：第1页 共10页

3.3.1 目的

结果自动审核指的是在遵循操作规程的前提下，计算机系统按照临床实验室设置的已通过验证的规则、标准和逻辑，自动对检测结果进行审核并发布检验报告成为医疗记录的行为。本程序规定了生化检验项目结果自动审核程序建立及验证的过程及管理，帮助实验室缩短检验TAT，确保自动审核的结果准确可靠。

3.3.2 范围

本程序规定了生化检验项目结果自动审核程序建立及验证的过程及管理。适用于临床生化组建立及验证检验报告自动审核程序。

3.3.3 职责

3.3.3.1 检验人员

负责人工审核未通过自动审核的检验结果。由组长指定专人负责自动审核规则验证工作。

3.3.3.2 专业组组长

临床生化组组长负责制定及建立自动审核规则，组织实施自动审核规则验证工作。

3.3.3.3 中心主任

负责审查自动审核规则的验证报告，并批准自动审核程序的使用。

3.3.4 程序

3.3.4.1 术语和定义

（1）自动审核

在遵循操作规程的前提下，计算机系统按照临床实验室设置的已通过验证的规则、标准和逻辑，自动对检测结果进行审核并发布检验报告成为医疗记录的行为。在此过程中，与实验室预设的可接受标准相符的结果自动输入到规定格式的患者报告中，无须任何外加干预。

（2）LIS

临床实验室用于对检验前、检验、检验后过程中的数据进行收集、存储、分析和应用实施管理的软件。

第 3 节　生化检验项目结果自动审核规则建立及验证程序	文件编号：LHJY-SOP-0SH2003
	版本号：E/0
	页码：第 2 页　共 10 页

（3）中间件

中间件是一类基础软件，处在操作系统软件（如仪器控制软件）与用户应用软件（如 LIS）的中间层。

（4）差值检查

将一个检验项目当前结果与同一患者该项目既往结果进行比较，又称为历史结果比较。

3.3.4.2　自动审核程序的流程设计

临床生化组检验项目结果自动审核规则设置及数据分析均由罗氏 cobas 8000 全自动生化免疫分析流水线中间件完成。由中间件判断该检验结果是否通过自动审核并将标识传输至 LIS，LIS 接收标识后判断并执行结果发送操作。

（1）检验前数据分析

1）患者信息通常 LIS 可获取的患者信息包括年龄、性别、患者类型、送检部门、临床诊断、临床备注的特殊情况、唯一识别码等。自动审核程序可将检验结果与患者信息结合进行分析判断。

2）标本信息样品相关的信息包括样品类型、采集时间、采集部位、接收时间、样品性状（如溶血、脂血、黄疸等）及临床特殊备注信息（如特殊采血时间、体位等）。自动审核程序应能识别不符合要求的标本。如采集接收时间不满足要求、标本类型错误、标本性状不合格等。通过使用罗氏标本前处理系统图像判断技术与生化分析仪血清指数共同识别溶血、脂血、黄疸标本，并进行标记，流水线中间件获取相关数据后进行分析判断。

（2）检测系统状态分析

要保证结果的可靠性，首先需要确保检测系统状态正常。因此，自动审核程序应能够识别仪器发出的与检验结果准确性相关的各类警告符号。当中间件接收到报警后应能进行分析并判断，拦截受影响的报警结果。常见的影响检验结果的报警有以下几种类型。

1）标本针吸样错误：标本针吸样错误可能由于标本出现气泡导致标本针吸空，或者样本针探测到血清标本存在凝块导致标本针堵塞。此类型的报警会影响标本的吸样量，从而导致结果不正确。

2）试剂针吸样错误：试剂针吸样错误可能由于试剂剧烈晃动后产生气泡导致试剂针吸空，或者试剂余量不足导致报警。此类型的报警会影响试剂的吸样量，导致结果不正确。

3）结果超出分析测量范围：待测物浓度过高或过低，超出了仪器的分析测量范围，得到的结果就可能不正确。待测物浓度过高还可能造成钩状效应，此时也会触发仪器相应报警。此类型报警出现往往需要对标本进行人工处理后复测才能得到正确结果。

4）仪器硬件故障导致测量受干扰：此类型的报警是由于仪器硬件故障造成，如测量光源老化导致的吸光度异常、离子电极模块故障造成电动势的波动异常等。

第 3 节　生化检验项目结果自动审核规则建立及验证程序	文件编号：LHJY-SOP-0SH2003
	版本号：E/0
	页码：第 3 页　共 10 页

此外还有校准曲线异常、出现携带污染、仪器温度报警等也可能影响检测结果，需要中间件进行分析判断。常用的触发罗氏 cobas 8000 全自动生化免疫分析流水线自动审核拦截规则的仪器报警见附表 3.3.1。

（3）数值比较

自动审核程序将检验结果与设定的范围进行比较后判断分析。常用的范围有生物参考区间、分析测量范围、可报告范围、危急值、医学决定水平等。危急值为最高优先级，当结果中出现危急值则不进行自动审核。临床生化组使用自定义比较范围，收集各个项目半年中所有患者结果进行数据分布排列，找出下限对应 5% 位点与上限对应 95% 位点的数值作为初始比较范围。经 2 周时间验证，根据自动审核通过率对比较范围上下限进行调整，调整后再进行 2 周时间验证，最终确定每个项目自动审核的范围。当检验结果出现不可能的值，如出现负数数值或非数值符号，中间件能够识别并进行拦截。临床生化组设置的自动审核数值比较范围初稿见附表 3.3.2。

（4）差值检查

差值检查即与患者历史结果进行比较，可以识别不同患者之间标本混淆、手工输入数据错误、仪器分析过程出错等问题。因不同检测项目结果的分布宽度不同，需对每个项目独立设置界值。不同项目因临床监控频次及体内稳定性不同，历史结果比对时间的设置也有区别，可根据估算的住院患者平均住院天数与门诊患者平均复查天数进行设置。临床生化组设定的差值检查界限与比对时间初稿见附表 3.3.2。

（5）逻辑关系与关联性

不同项目之间可能存在关联性，中间件能够将同份标本不同项目的结果进行比较，比较结果如不符合逻辑要求，应能拦截自动审核。常用的生化项目间逻辑关系与关联性分析如下：

1）TC 应大于 LDL-C 和 HDL-C 之和。

2）DBIL 与 IBIL 之和不应大于 TBIL。

3）ALB 与 GLB 之和不应大于 TP。

4）PSA 应大于 fPSA。

5）CK 总活性应大于 CK-MB 活性。

6）血 Cr、Urea 比值超过一定范围提示人工审核。

7）ALT、AST 比值超过一定范围提示人工审核。

8）主要阴离子与阳离子之差（阴离子间隙）超过一定范围提示人工审核。

9）T_4、FT_4、T_3、FT_3 与 TSH 同时高或低于生物参考区间上下限时应提示人工审核。

（6）一致性分析

LIS 接收中间件传输的自动审核标识，在报告审核界面执行自动审核功能。LIS 在执行自动审核功能前，应先对标本项目执行一致性检查，即将实际报告项目与医嘱申请项目

第3节 生化检验项目结果自动审核规则建立及验证程序	文件编号：LHJY-SOP-0SH2003
	版本号：E/0
	页码：第4页 共10页

进行比较,识别少项、多项、错项等情况。如一致性检查不通过,则不执行自动审核功能。

（7）应急程序

当发生可能影响批量标本检测结果可靠性的仪器故障、试剂变质、定标错误等事件时,需紧急暂停自动审核功能。LIS中设有紧急暂停自动审核功能的开关,保证在必要时候可随时关闭自动审核功能。组长及指定员工拥有开关的操控权限,关闭自动审核的具体操作路径为"菜单"→"系统管理"→"仪器组缺省操作人设置"→关闭启用自动审核的选项。

（8）规则分析及调整

由LIS对自动审核数据进行统计,针对假阴性结果（自动审核程序判断为通过但实际需人工审核或干预的结果）、假阳性结果（自动审核程序判断为不通过但实际可直接审核不需人工干预的结果）及通过率进行分析。自动审核规则制定者根据分析数据有针对性地对规则进行调整,按调整后的规则重新统计上述的假阴性率、假阳性率及自动审核通过率,直至满足实验室要求。

（9）报告签发

1）自动签发：由人工判读检验项目质控情况,所有自动审核项目质控合格后方可开启LIS自动审核功能。程序判断的结果符合所有预设规则时,表示通过自动审核程序,由LIS直接签发该报告,不再实施人工干预。由自动审核程序签发的报告在报告中有"自动审核"标志,且实验室应有相关规定说明如何确定自动签发检验报告单的审核者,一般由规则的设置者和验证者作为报告单的审核者。

2）人工签发：当自动审核程序判断结果不符合预设规则时,程序对该标本进行标记,报告将被保留,由人工进行必要的信息核对、标本性状核对、重测、稀释等处理后签发,必要时联系临床医护人员（如患者病情沟通、不合格标本通知、危急值报告等）。自动签发和人工签发的检验报告内容、格式等均应符合实验室对检验报告的要求。

3.3.4.3 自动审核程序的规则验证

（1）实施前验证

自动审核规则确定后,由从事临床生化组工作超过5年且具有丰富的临床实验室工作经验的中级及以上职称检验人员完成实施前验证工作。验证的内容应包含：

1）自动审核程序涉及的所有功能、规则及参数都进行验证。
2）验证自动审核程序所涉及的所有检测项目和所有样品类型。
3）验证检验报告中设置了自动审核的每一个项目均实施了自动判定。
4）验证自动审核的报告无多项或少项。
5）被自动审核程序拦截的检验结果能够显示拦截的原因。

自动审核程序上线实施规则验证时,判定为通过自动审核的结果在LIS中仅进行标

第3节 生化检验项目结果自动审核规则建立及验证程序	文件编号：LHJY-SOP-0SH2003
	版本号：E/0
	页码：第5页 共10页

记,实际不审核发送报告。由验证人员人工审核被标记的报告,统计假阴性率及分析原因,及时修正规则。自动审核实施前验证时间不少于3个月和/或报告数量不少于50 000份。如在验证周期内或报告例数内,未出现可触发自动审核程序规则的数据,可通过设置模拟数据的方式进行测试,以识别程序是否能够达到相关要求。

(2) 必要时验证

在使用自动审核程序过程中,若发生仪器设备更新、自动审核参数变更、信息系统升级等可能影响自动审核功能的改变,都应对其进行验证,确保符合要求后方可继续使用。验证的内容、报告数量和时限可根据变更内容确定。

(3) 定期验证

由组长指定工作超过5年且具有丰富的临床实验室工作经验的中级及以上职称人员对已通过自动审核的报告进行复核,复核结果应与自动审核结果一致。定期验证周期为1年,验证时间不少于10个工作日和/或报告数量不少于5 000份。

(4) 验证正确率

验证的正确率应达到100%。若正确率未达到100%,则应根据发现的具体问题修改程序、调整参数或规则并针对问题进行验证。

3.3.4.4 自动审核程序的评审

由中心管理层组织和监督自动审核程序的评审,以保证其功能持续符合要求。评审应由具有5年以上相关专业工作经验的人员完成。

(1) 定期评审

实验室应定期评审自动审核通过率,同时分析不通过原因,评估其对诊疗的影响及不通过时所采取措施的必要性和有效性,在确保检测分析性能满足要求、保障医疗安全的前提下,可通过调整参数、规则对程序进行优化以提高自动审核通过率。评审周期为每年一次。

(2) 必要时评审

当临床投诉、咨询中发现涉及自动审核报告的,应分析其与自动审核程序和参数、规则的关系,识别医疗安全隐患,必要时修改并重新验证。

3.3.4.5 自动审核程序流程设计图

生化检验项目结果自动审核程序流程设计图见附图3.3.1。

3.3.5 支持文件

[1] 国家卫生健康委员会.临床实验室定量检验结果的自动审核：WS/T616-2018[S].北京：国家卫生健康委员会,2018.

第 3 节　生化检验项目结果自动审核规则建立及验证程序	文件编号：LHJY-SOP-0SH2003
	版本号：E/0
	页码：第 6 页　共 10 页

[2] 温冬梅,张秀明,王伟佳,等.临床实验室生化免疫自动审核系统的建立及应用[J].中华检验医学杂志,2018,14(2):141-148.

[3] 蔡永梅,王海英,梅艳芳,等.临床生化定量检测项目自动审核规则的建立和应用[J].检验医学,2022,37(6):590-595.

[4] 欧阳能良,王伟佳,陈春明,等.实施生化检验结果自动审核面临的问题与对策[J].临床检验杂志,2021,39(11):856-858.

编写：覃俊龙　　　审核：胡纪文　　　批准：张秀明

批准日期：2023 年 9 月 1 日

第3节	生化检验项目结果自动审核规则建立及验证程序	文件编号：LHJY-SOP-0SH2003
		版本号：E/0
		页码：第7页 共10页

附表 3.3.1　常用触发罗氏 cobas 8000 全自动生化免疫分析流水线自动审核拦截规则的仪器报警

报警代码	报警描述
26	超过技术界限上限（仪器）
27	超过技术界限下限（仪器）
Samp.S	标本容器中无法检测到液位
Reag.S	试剂体积不足，试剂容器中无法检测到液位
ISE.N	在 ISE 检测中，电动势的波动幅度超出数值
ISE.E	在测定内部参比过程中 ISE，IS 电压测定值不在范围内
R.Over	超出 ISE 结果范围
Calc.	计算中分母为 0
Cal.E	没有校准数据或使用了以前的校准数据
Samp.B	标本针检测到标本中有气泡，吸入标本时检测到标本注射器流路中有气泡
Samp.C	没有吸取到指定体积的标本
SLLD.N	标本针检测到噪声或标本中的气泡
>ABS	用于计算的吸光度的值超过了仪器的最大吸光度值的限度（>33 000）
>Kin	前带检测值超出指定限值（反应速率法）
>Lin	在速率法分析中，反应线性超出指定限值
>Proz	前带检测值超出指定限值（添加第二抗原的方法）
>React	在速率法分析中，主波长吸光度的反应速率变化量超出指定限值

文件编号：LHJY-SOP-0SH2003
第3节　生化检验项目结果自动审核规则建立及验证程序
版本号：E/0
页码：第8页　共10页

附表3.3.2　临床生化组常用生化定量检测项目自动审核范围与差值检查界限

项　目	自动审核范围		差　值　检　查	
	下　限	上　限	偏差值	比对时间(天)
ALB	25.0	55.0	15%	7
ALP	30.0	400.0	40%	10
ALT	5.0	300.0	50%	7
AMS	10.0	200.0	30%	7
Apo-A_1	0.80	2.50	40%	30
Apo-B	0.50	2.00	40%	30
AST	5.0	300.0	50%	7
$\beta 2$-MG	0.6	8.0	30%	10
C3	0.04	5.0	30%	10
C4	0.02	1.0	30%	10
Ca	1.75	3.3	±0.20 mmol/L	7
CHE	1 000	14 000	40%	30
TC	2.5	8.0	40%	10
CK	7.0	600.0	50%	7
CK-MB	3.0	50.0	30%	7
Cl	90.0	120.0	±5 mmol/L	7
CO_2	15.0	30.0	±5 mmol/L	10
Cr	30.0	150.0	50%	7
CysC	0.4	2.0	20%	30
CRP	0.3	350.0	60%	15
DBIL	1.5	150.0	40%	7

第3节 生化检验项目结果自动审核规则建立及验证程序

文件编号：LHJY-SOP-0SH2003
版本号：E/0
页码：第9页 共10页

续 表

项目	自动审核范围 下限	自动审核范围 上限	差值检查 偏差值	差值检查 比对时间（天）
GGT	3.0	300.0	40%	10
Glu	2.5	12.0	40%	7
HCY	3.0	50.0	30%	30
HDL-C	0.4	3.0	40%	30
IgA	0.5	4.5	30%	10
IgM	0.25	3.0	30%	10
IgG	3.0	30.0	30%	10
K	3.0	5.8	±5 mmol/L	7
LDL-C	0.6	5.0	40%	30
Mg	0.6	1.2	20%	10
Na	120.0	150.0	±5 mmol/L	7
Phos	0.5	3.0	40%	7
TBA	5.0	40.0	50%	7
TBIL	2.5	40.0	40%	7
TP	45.0	90.0	20%	7
TRIG	0.4	4.5	50%	10
UA	110.0	700.0	40%	10
Urea	2.5	35.7	40%	7
Fe	4.0	37.0	30%	30
HBDH	70.0	300.0	30%	10

第 3 节　生化检验项目结果自动审核规则建立及验证程序	文件编号：LHJY-SOP-0SH2003
	版本号：E/0
	页码：第 10 页　共 10 页

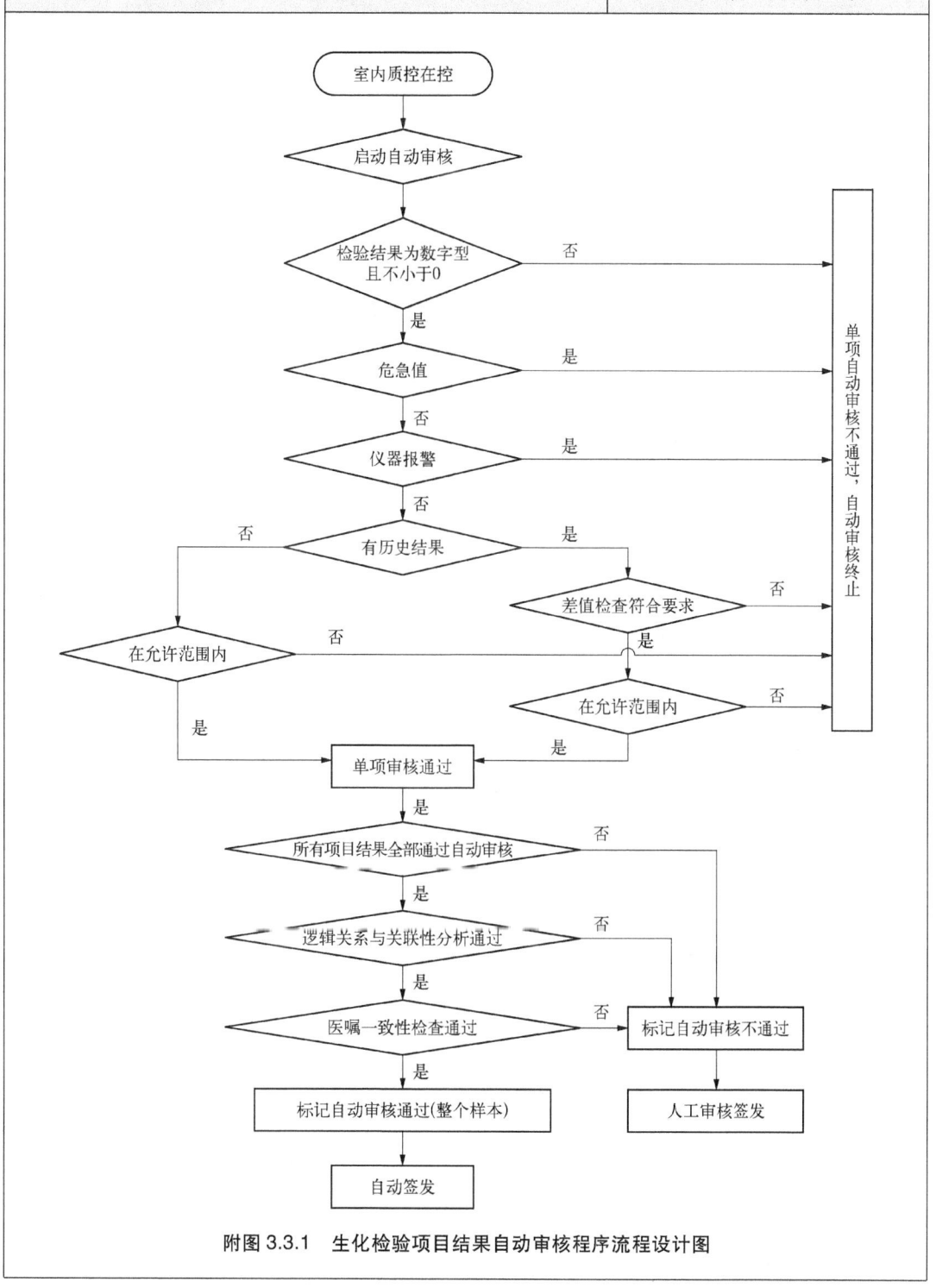

```
                       ┌─────────────┐
                       │  室内质控在控 │
                       └──────┬──────┘
                              ▼
                       ┌─────────────┐
                       │   启动自动审核 │
                       └──────┬──────┘
                              ▼
                       ┌─────────────┐        否    ┌────────────┐
                       │检验结果为数字型├────────────▶│            │
                       │  且不小于0   │              │            │
                       └──────┬──────┘              │            │
                              │是                   │            │
                              ▼                     │            │
                       ┌─────────────┐   是         │            │
                       │    危急值    ├────────────▶│            │
                       └──────┬──────┘              │  单         │
                              │否                   │  项         │
                              ▼                     │  自         │
                       ┌─────────────┐   是         │  动         │
                       │   仪器报警   ├────────────▶│  审         │
                       └──────┬──────┘              │  核         │
                              │否                   │  不         │
                              ▼                     │  通         │
               否      ┌─────────────┐   是         │  过         │
        ┌─────────────┤   有历史结果  ├─────┐       │  ，         │
        │             └─────────────┘     ▼       │  自         │
        │                          ┌─────────────┐ │  动         │
        │                          │ 差值检查符合 │否│  审         │
        │                          │   要求       ├─▶  核         │
        │                          └──────┬──────┘ │  终         │
        ▼                                 │是      │  止         │
┌─────────────┐  否                       ▼        │            │
│  在允许范围内 ├──────────────┐  ┌─────────────┐否 │            │
└──────┬──────┘              │  │  在允许范围内 ├──▶│            │
        │是                   │  └──────┬──────┘   │            │
        │                    │         │是        │            │
        ▼                    ▼         ▼          │            │
                       ┌─────────────┐            │            │
                       │   单项审核通过 │            │            │
                       └──────┬──────┘            │            │
                              │是                 │            │
                              ▼                   │            │
                       ┌─────────────┐   否        │            │
                       │所有项目结果全部├────────┐   │            │
                       │  通过自动审核 │        │   │            │
                       └──────┬──────┘        │   │            │
                              │是             │   │            │
                              ▼               │   │            │
                       ┌─────────────┐   否    │   │            │
                       │逻辑关系与关联├──────┐ │   │            │
                       │  性分析通过  │      │ │   │            │
                       └──────┬──────┘      ▼ ▼   │            │
                              │是         ┌─────────────┐
                              ▼           │标记自动审核 │
                       ┌─────────────┐ 否 │  不通过     │
                       │医嘱一致性检查├──▶ └──────┬──────┘
                       │    通过      │          │
                       └──────┬──────┘          ▼
                              │是         ┌─────────────┐
                              ▼           │  人工审核签发 │
                    ┌─────────────────┐   └─────────────┘
                    │标记自动审核通过  │
                    │  (整个样本)      │
                    └────────┬────────┘
                             ▼
                       ┌─────────────┐
                       │   自动签发   │
                       └─────────────┘
```

附图 3.3.1　生化检验项目结果自动审核程序流程设计图

	文件编号：LHJY-SOP-0SH4001
第4节 血清葡萄糖检测操作程序	版本号：E/0
	页码：第1页 共6页

3.4.1 目的

规范罗氏 cobas c 702 全自动生化分析仪血清葡萄糖的检测操作，以确保检验结果的准确性，满足实验室与临床要求。

3.4.2 检测方法和原理

1）检测方法：己糖激酶法。

2）检验原理：己糖激酶催化葡萄糖被 ATP 磷酸化，生成葡萄糖-6-磷酸（葡萄糖+ATP $\xrightarrow{\text{己糖激酶}}$ 葡萄糖-6-磷酸+ADP）。在 NADP 的参与下，葡萄糖-6-磷酸脱氢酶将葡萄糖-6-磷酸氧化成葡萄糖酸-6-磷酸，同时 NADP 转变为 NADPH，在此反应过程中无其他糖类物质被氧化（葡萄糖-6-磷酸+NADP $\xrightarrow{\text{+葡萄糖-6-磷酸脱氢酶}}$ 葡萄糖酸-6-磷酸+NADPH+H$^+$）。NADPH 的生成速率与葡萄糖的浓度成正比，可用光度计测定。

3.4.3 患者准备及标本采集方法

3.4.3.1 患者准备

1）患者饮食：患者在采血前不宜改变饮食习惯，24小时内不宜饮酒。空腹血糖检测采血前需至少禁食8小时以上。

2）运动和情绪：采血前24小时，患者不宜剧烈运动，采血当天患者宜避免情绪激动，采血前宜静息至少5分钟。若需运动后采血，则遵循医嘱，并告知检验人员。

3）采血时间：血清葡萄糖检测采血时间需遵医嘱，空腹或餐后采血应根据医嘱开具的检验项目决定。

4）采血体位：门诊患者采用坐位采血，住院患者采用卧位采血。

5）输液情况：宜在输液结束3小时后采血；对于输注成分代谢缓慢且严重影响检测结果（如脂肪乳剂）的宜在下次输注前采血。紧急情况必须在输液时采血时，宜在输液的对侧肢体或同侧肢体输液点的远端采血，并告知检验人员。

3.4.3.2 标本采集

1）标本类型：采集静脉血2~3 mL，使用含分离胶促凝（黄色盖）一次性真空采血管采血。

2）采血注意事项：穿刺静脉首选手臂肘前区静脉，优先顺序依次为正中静脉、头静脉及贵要静脉。不宜选用手腕内侧的静脉及足踝处的静脉，不宜选用乳腺癌根治术后同侧上肢的静脉（3个月后，无特殊并发症可恢复采血），不宜选用化疗药物注射后的静脉，不宜选用血液透析患者动静脉造瘘侧手臂的血管及穿刺部位有皮损、炎症、结痂、疤痕的血管。绑扎止血带不宜超过1分钟。

第4节 血清葡萄糖检测操作程序

文件编号：LHJY-SOP-0SH4001
版本号：E/0
页码：第2页 共6页

3.4.3.3 标本处理及保存

1）标本处理：采血后标本应尽快送达实验室，室温下静置 5~15 分钟后离心分离血清。为了减少糖酵解引起的葡萄糖降低，应尽快将血清与红细胞分离（最多不超过 2 小时）。不能迅速分离的标本应收集到含有氟化物、单碘醋酸盐或甘露糖的管内。应当避免使用黄疸和强脂血标本。

2）标本保存时间及温度：无溶血的血清标本在 2~8℃下储存，葡萄糖可保持稳定 72 小时；在 15~25℃下储存时，可保持稳定 8 小时。

3.4.4 试剂和设备

3.4.4.1 试剂

1）试剂生产厂商：使用罗氏诊断公司原装配套即用型试剂，拆开包装后可直接使用。

2）试剂规格：葡萄糖检测试剂规格为 800 测试/盒或 2 200 测试/盒。

3）试剂储存及稳定期：试剂于 2~8℃冰箱或冷库中可储存至声明的有效期。使用中置于分析仪冷藏室的上机稳定期为 4 周。

4）试剂使用注意事项：使用前检查试剂瓶内是否存在气泡，使用棉签消除气泡，或者把试剂储存在适当的温度下，让气泡驱散。试剂气泡将影响试剂检测水平和吸样量，从而影响结果。试剂在 2~8℃下不开封储存时，可保持稳定到声明的有效期。开封后，在分析仪上储存，试剂可保持稳定 4 周。在遇到下列情况之一时，建议更换试剂瓶：① 已在分析仪上放置了 4 周；② 按照实验室的质控程序，质控结果发生了显著变化。不同瓶/批试剂不可混合后再使用。

5）试剂使用安全事项：避免试剂接触眼睛、皮肤，在手接触试剂后立即用大量水冲洗。试剂中含有叠氮化钠（防腐剂），使用后的废弃试剂盒应作医疗垃圾处理。

3.4.4.2 检测设备

1）设备型号：罗氏 cobas c 702 全自动生化分析仪。

2）测量参数：详见《葡萄糖检测试剂盒（己糖激酶法）说明书》中对应仪器的参数设置。

3.4.5 操作程序

3.4.5.1 标本签收

标本采血后需在标本管上粘贴唯一信息识别条码，通过识别唯一识别码进行标本签收。标本签收工作由中心标本前处理组完成。中心标本前处理组接收到标本后，按照

第 4 节　血清葡萄糖检测操作程序

文件编号：LHJY－SOP－0SH4001
版本号：E/0
页码：第 3 页　共 6 页

LHJY－PF7.2－03《原始样品运送、接收与处理程序》中相关规定进行标本签收工作。

3.4.5.2　标本处理

使用标本离心机以每分钟 2 500～3 000 转，离心 6～10 分钟，分离血清上机测定。也可使用罗氏标本前处理系统进行离心分离血清。若标本不能及时检测，将离心后的标本冷藏于 2～8℃冰箱内。

3.4.5.3　标本检测

未离心的标本可使用罗氏标本前处理系统离心模块进行离心分拣，通过流水线转运至检测仪中测定。已离心的标本可将标本放置罗氏标本前处理系统进样模块中通过流水线转运至检测仪器中测定，也可去除管帽后置于检测仪器样品装载区中运行检测。

（1）标本前处理仪进样操作

确认标本装载在流水线试管架上，将试管架置入流水线标本装载区后自动进样。

（2）生化分析仪进样模块操作

确保标本已去除管帽，将其放置于生化仪试管架中，将试管架放入生化仪样品装载区，条码朝向试管架缺口，点击操作电脑"START"键运行。

3.4.5.4　检验后标本保存

检验完毕，将标本置于罗氏 cobas 8000 全自动生化免疫分析流水线配备的 2～8℃标本后处理系统密封保存 7 天，以备复查。如标本后处理系统无法存放，也可保存于 2～8℃标本冷库中。

3.4.6　校准程序

3.4.6.1　校准品选择

日常校准使用罗氏生化多项校准品。

3.4.6.2　校准品准备和贮存

每瓶多项校准品加 3.0 mL 去离子水复溶，轻轻旋转摇匀，避光室温放置 30 分钟。充分混匀后分装，置于−20℃冰箱冰冻可保存 1 周。

3.4.6.3　校准时机

当发生下列情况时，请重新定标校准：① 试剂批号改变；② 质控数值发生显著变化；③ 对分析仪进行了重要的预防性维护，或更换了关键部件。

	文件编号：LHJY-SOP-0SH4001
第4节　血清葡萄糖检测操作程序	版本号：E/0
	页码：第4页　共6页

3.4.6.4　校准程序

在罗氏 cobas c 702 全自动生化分析仪操作电脑选择定标项目，将复溶好的校准品放入定标架的指定位置中，把定标架放入仪器样品装载区，点击操作电脑"START"键运行。

3.4.7　质控程序

3.4.7.1　质控品选择

使用第三方复合生化多项液体质控品进行质控。

3.4.7.2　质控品准备和贮存

质控品本身为液态，未使用时置于-20℃冰箱储存。使用时取出，室温避光放置30~60分钟待充分融化后轻轻摇匀，分装至带盖质控分装管使用。分装后的质控品重新置于-20℃以下冰箱冻存，可稳定14天，避免反复冻融。融化后的质控品应尽快检测，避免在室温下长时间放置，室温下放置时间不要超过2小时。

3.4.7.3　质控品水平和分析批长度

每24小时至少进行1批质控，每批至少2个浓度水平。

3.4.7.4　质控操作程序

将解冻融化后的低、中、高水平质控品分别放置在对应的质控架位置中，在罗氏 cobas c 702 全自动生化分析仪操作电脑上"QC"界面选择质控项目，将质控架放入仪器样品装载区，点击仪器"START"键运行。

3.4.7.5　质控数据处理

质控结果传输至 LIS 后，由质控软件实时获取相关数据，并自动绘制质控图。查看及分析质控数据均在质控软件中完成。如出现失控应及时处理并填写失控分析报告，必要时留样再测。

3.4.8　性能参数

3.4.8.1　分析测量范围

血清、血浆、尿液和脑脊液标本分析测量范围：0.11~41.6 mmol/L（2~750 mg/dL）。

通过使用复检功能对高浓度的标本以1∶2的稀释比例进行检测。复检后的结果将由系统自动乘以2倍的稀释倍数得出原标本的结果。

第4节 血清葡萄糖检测操作程序

文件编号：LHJY-SOP-0SH4001
版本号：E/0

结果可报告范围为 0.11~83.2 mmol/L（2~1 500 mg/dL）。

3.4.8.2 质量目标要求

根据临床生化组 LHJY-SOP-0SH2401《检验质量目标》要求，血清葡萄糖检测项目 TEa≤7.0%、允许偏倚≤2.0%、允许不精密度≤3.0%。

3.4.9 医学决定水平与临床危急值

禁食后12小时血清（浆）葡萄糖测定值低于2.8 mmol/L，则为低血糖症，可出现焦虑、出汗、颤抖和虚弱等症状。正常情况下，血糖含量有一定的波动范围，正常人空腹静脉血含葡萄糖3.9~6.1 mmol/L，当血糖高于8.9~10.0 mmol/L，超过肾小管重吸收的能力，就可出现糖尿现象。通常将8.9~10.0 mmol/L的血糖浓度称为肾糖阈，即尿中出现糖时血糖的最低限。当空腹血糖≥7.0 mmol/L 且餐后2小时血糖≥11.1 mmol/L，即可考虑糖尿病的诊断。血糖临床危急值范围为<2.5 mmol/L 或>22.2 mmol/L。

3.4.10 生物参考区间

空腹血糖参考区间为3.9~6.1 mmol/L；餐后2小时血糖参考区间为<7.8 mmol/L。

3.4.11 临床意义

血清（浆）葡萄糖生理性升高见于餐后1~2小时、摄入高糖食物后、情绪紧张等。病理性升高常见于糖尿病、内分泌功能障碍（如甲状腺、垂体或肾上腺机能亢进）、颅内压增加、脱水（如呕吐、腹泻、高热）、麻醉、抽搐、胰腺炎、感染性疾病、毒血症、胰腺癌等。

血清（浆）葡萄糖生理性降低见于运动后、饥饿时、注射胰岛素后、妊娠、哺乳期及服用降糖药物。病理性降低常见于胰岛素分泌过多（如胰岛素分泌性肿瘤）、严重肝病患者、甲状腺黏液性水肿、垂体功能减退、肾上腺功能减退、糖原贮积病、磷中毒等。

脑脊液中葡萄糖的检测常用于细菌性脑膜炎与病毒性脑膜炎的鉴别诊断。化脓性或结核性脑膜炎时，葡萄糖被感染的细菌所分解而浓度降低。病毒性感染时，脑脊液中葡萄糖浓度正常。糖尿病及某些脑炎患者脑脊液中葡萄糖可增高。

根据《中国2型糖尿病防治指南（2020年版）》，于糖代谢状态的分类如下：

1）正常血糖：空腹血糖<6.1 mmol/L 且餐后2小时血糖<7.8 mmol/L，空腹血糖正常参考区间下限通常为3.9 mmol/L。

2）空腹血糖受损：空腹血糖>6.1 mmol/L 且<7.0 mmol/L，餐后2小时血糖<7.8 mmol/L。

3）糖耐量减低：空腹血糖<7.0 mmol/L，餐后2小时血糖>7.8 mmol/L 且<11.1 mmol/L。

第4节 血清葡萄糖检测操作程序	文件编号：LHJY-SOP-0SH4001
	版本号：E/0
	页码：第6页 共6页

4）糖尿病：空腹血糖≥7.0 mmol/L 且餐后 2 小时血糖≥11.1 mmol/L。

3.4.12 支持文件

[1] 罗氏诊断产品（苏州）有限公司罗氏葡萄糖检测试剂盒（己糖激酶法）说明书（2022年版）.

[2] 中华医学会糖尿病学分会.中国 2 型糖尿病防治指南（2020 年版）[J].中国实用内科杂志,2021,41(8)：668-695.

[3] 张秀明,李健斋,魏明竞,等.现代临床生化检验学[M].北京：人民军医出版社,2003.

编写：覃俊龙　　　审核：胡纪文　　　批准：张秀明

批准日期：2023 年 9 月 1 日

第 5 节　罗氏 cobas c 702 全自动生化分析仪校准操作程序	文件编号：LHJY-SOP-0SH5001
	版本号：E/0
	页码：第 1 页　共 8 页

3.5.1 目的

规范罗氏 cobas c 702 全自动生化分析仪的校准过程。通过定期校准，可以修正仪器在长期使用过程中可能出现的误差，确保其测量结果的准确性，以满足实验室及临床要求。

3.5.2 适用范围

本程序规定了罗氏 cobas c 702 全自动生化分析仪的校准要求及过程。本程序适用于临床生化组进行罗氏 cobas c 702 全自动生化分析仪的校准工作。

3.5.3 职责

3.5.3.1 检验人员

负责实施仪器校准的具体工作，负责编写仪器校准报告。可由具有校准资质的厂商工程师协助完成。

3.5.3.2 专业组组长

临床生化组组长负责制定审核仪器校准的操作程序，并组织实施仪器的定期校准。

3.5.3.3 中心技术负责人

负责审核仪器校准报告。

3.5.4 工作程序

3.5.4.1 校准前准备

（1）校准所需物品

进行罗氏 cobas c 702 全自动生化分析仪校准前需准备表 3.5.1 中所列出的物品，用于仪器校准工作。

表 3.5.1　罗氏 cobas c 702 全自动生化分析仪校准所需物品列表

序号	物品名称	数量
1	亚硝酸钠国家溶液标准物质	1 套
2	线性国家溶液标准物质	1 套
3	去离子水	适量
4	吸光度值为 5 000±5% 的国家溶液标准物质	1 套

第5节 罗氏cobas c 702全自动生化分析仪校准操作程序

文件编号：LHJY-SOP-0SH5001
版本号：E/0
页码：第2页 共8页

续表

序 号	物 品 名 称	数 量
5	吸光度值为10 000±5%的国家溶液标准物质	1套
6	Check Solution Sample	1瓶
7	实验项目ALT、TP、UREA等试剂	各1套
8	生化多项校准品	1套
9	系统试剂（包括清洗液）	各1套
10	质控品（生理、病理水平）	各1套
11	专用检测试剂盒INSTC（Instrument Check）	2套
12	经校准的温度计套件	1套
13	可调式移液器（500 μL可调）	1支
14	光源灯	1套（备用）
15	比色杯	1套（备用）
16	维修工具箱	1套（备用）

（2）仪器工作环境与仪器状态检测
1）仪器工作环境条件需满足以下要求：
a）温度要求：18~32℃。
b）相对湿度要求：30%~85%RH。
c）水质要求：电导率≤1 μS/cm。
d）仪器工作电源要求：电压：220 V±10%。
2）仪器状态需满足以下要求：
a）设备电源线完好，设备配套电脑、键盘、显示屏、打印系统等能够正常使用。
b）设备除尘过滤网完好，设备清洗机构、加样机构、搅拌器、试剂装载机构能够正常工作。
c）设备供水、排水系统正常。
d）设备数据传输系统正常。

3.5.4.2 仪器校准程序

（1）光度计性能检测——杂散光
1）方法：以蒸馏水作参比，在340 nm处测定50 g/L的亚硝酸钠国家溶液标准物质的吸光度。

第 5 节　罗氏 cobas c 702 全自动生化分析仪校准操作程序	文件编号：LHJY－SOP－0SH5001
	版本号：E/0
	页码：第 3 页　共 8 页

2）判定标准：依据 YY/T0654－2017《全自动生化分析仪》，要求吸光度≥2.3。

3）操作过程：

a）执行杯空白检查，打印结果，并保存记录。

b）暂停比色杯清洗机构功能。

c）随机取下一个比色杯，确保比色杯内无水残留，将 50 g/L 的亚硝酸钠国家溶液标准物质手工加入至该比色杯中，加入量为 200 μL，确认加入后比色杯内无气泡，将比色杯装入孵育池。

d）再次执行杯空白检查，打印结果，并保存记录。

e）恢复比色杯清洗机构功能。

f）计算 340 nm 波长下两次杯空白测定的差值，判定结果是否符合要求。

（2）光度计性能检测——吸光度线性范围

1）方法：以去离子水作参比，对 340 nm 和 480 nm 两个波长进行线性范围测定，340 nm 处分别测定去离子水和吸光度线性范围测试用重铬酸钾溶液标准物质，480 nm 处分别测定去离子水和吸光度线性范围测试用橙黄 G 溶液标准物质，每个浓度各测定 5 次，计算平均值。去离子水测定吸光度为 A1，吸光度线性范围测试用溶液标准物质测定吸光度为 A2、A3、A4、A5、A6、A7、A8、A9、A10、A11，以相对浓度为横坐标，吸光度测定平均值为纵坐标，用最小二乘法对 A1、A2、A3、A4 这 4 个点进行线性拟合，计算拟合后的 7 点与 A5～A11 的相对偏倚 D_i。

2）判断标准：依据文件《中华人民共和国医药行业标准——全自动生化分析仪 YY/T0654－2017》要求，相对偏倚在±5%范围内的最大吸光度应不小于 2.0。

3）操作过程：

a）执行杯空白检查，并打印全部比色杯空白检查结果。

b）暂停比色杯清洗机构功能。

c）取下比色杯，确保比色杯内无水残留，用移液器为相应比色杯添加吸光度线性范围检测用重铬酸钾溶液标准物质和橙黄 G 溶液标准物质，加入量为 200 μL，确认加入后比色杯内无气泡，将比色杯装入孵育池。

d）再次执行杯空白检查，并打印全部比色杯空白检查结果。

e）恢复比色杯清洗机构功能。

f）将记录数据进行拟合计算，根据标准判断结果是否符合要求。

（3）光度计性能检测——吸光度准确性

1）方法：以去离子水作参比，分别用在 340 nm 处吸光度为 0.5 ABS 和 1.0 ABS 的重铬酸钾溶液标准物质重复测定三次，计算三次测定结果的算术平均值与给定标准值之差。

2）判断标准：依据《中华人民共和国医药行业标准——全自动生化分析仪 YY/T0654－2017》文件要求，吸光度为 0.5 ABS 的溶液测量允许误差为±0.025，吸光度为 1.0 ABS

第5节 罗氏cobas c 702全自动生化分析仪校准操作程序

文件编号：LHJY-SOP-0SH5001
版本号：E/0
页码：第4页 共8页

的溶液允许误差为±0.07。

3）操作过程：

a）执行杯空白检查，并打印全部比色杯空白检查结果。

b）暂停比色杯清洗机构功能；取下比色杯，确保比色杯内无水残留，用移液器为相应比色杯添加吸光度为0.5 ABS重铬酸钾溶液标准物质和吸光度为1.0 ABS重铬酸钾溶液标准物质，加入量为200 μL，确认加入后比色杯内无气泡，将比色杯装入孵育池。

c）再次执行杯空白检查，并打印全部比色杯空白检查结果。

d）恢复比色杯清洗机构功能。

e）分别计算340 nm波长下两次杯空白测定的差值，判定结果是否符合要求。

（4）光度计性能检测——吸光度稳定性

1）方法：以去离子水作参比，在340 nm处测定吸光度为0.5 ABS橙黄G溶液标准物质，在660 nm处测定吸光度为0.5 ABS硫酸铜溶液标准物质，连续测定10分钟，测定间隔为仪器的读数间隔。

2）判断标准：依据《中华人民共和国医药行业标准——全自动生化分析仪 YY/T0654-2017》要求，吸光度最大值与最小值之差≤0.01。

3）操作过程：

a）执行杯空白检查，并打印全部比色杯空白检查结果。

b）暂停比色杯清洗机构功能。

c）取下比色杯，确保比色杯内无水残留，用移液器为相应比色杯添加吸光度为0.5 ABS橙黄G溶液标准物质和吸光度为0.5 ABS硫酸铜溶液标准物质，加入量为200 μL，确认加入后比色杯内无气泡，将比色杯装入孵育池。

d）再次执行杯空白检查，并打印全部比色杯空白检查结果。

e）恢复比色杯清洗机构功能。

f）计算吸光度最大值与最小值之差是否满足标准要求。

（5）光度计性能检测——吸光度重复性

1）方法：以去离子水作参比，在340 nm处测定吸光度为1.0 ABS的橙黄G标准溶液，溶液的加入量为100 μL，连续测定10分钟，测定20次。

2）判断标准：依据《中华人民共和国医药行业标准——全自动生化分析仪 YY/T0654-2017》文件要求，$CV ≤ 1.5\%$。

3）操作过程：

a）执行杯空白检查，并打印全部比色杯空白检查结果。

b）暂停比色杯清洗机构功能。

c）取下比色杯，确保比色杯内无水残留，用移液器为相应比色杯添加吸光度为1.0 ABS橙黄G溶液标准物质，加入量为100 μL，确认加入后比色杯内无气泡，将比色杯装入孵育池。

第5节　罗氏 cobas c 702 全自动生化分析仪校准操作程序	文件编号：LHJY-SOP-0SH5001
	版本号：E/0
	页码：第5页　共8页

d) 再次执行杯空白检查,并打印全部比色杯空白检查结果。
e) 恢复比色杯清洗机构功能。
f) 计算吸光度变异系数并根据标准判断是否满足要求。

(6) 加样系统性能检测——携带污染率

1) 方法：以去离子水为试剂,以 Check Solution Sample 原液和去离子水为样品(样品加入量为罗氏 cobas c 702 全自动生化分析仪标称的最大样品量,即 35 μL),按照原液、原液、原液、去离子水、去离子水、去离子水的顺序在分析仪上共测得 $CSS_1 \sim CSS_3$ 和 $W_1 \sim W_3$ 共 6 个吸光度数据,这 6 个吸光度数据为一组,共进行 5 组检测,按下式分别计算每组数据的携带污染率(K)：

$$K_i = \frac{(W_{i1} - W_{i3})}{\left(A_{原} \times \dfrac{V_s}{V_r + V_s} - W_{i3}\right)}$$

其中,i 表示该测定组的序号；V_s 表示样品的加入体积,V_r 表示试剂的加入体积。

2) 判断标准：依据文件《中华人民共和国医药行业标准——全自动生化分析仪 YY/T0654-2017》要求,携带污染率≤0.1%。

3) 操作过程：

a) 确保仪器碱性洗液(Cell Wash Solution Ⅰ/NaOH-D)和仪器酸性洗液(Cell Wash Solution Ⅱ/Acid Wash)放置于仪器相应位置。

b) 用开放通道编辑应用参数。

c) 开放通道试剂盒中灌装去离子水,并正确加载该试剂盒。

d) 取 6 个试管架,并在其上连续放置共 30 个日立常规样品杯。

e) 每 3 个日立常规样品杯为一组,用移液器为第 1、3、5、7、9 组日立常规样品杯分别添加适量的 Check Solution Sample 原液,用移液器为第 2、4、6、8、10 组日立常规样品杯分别添加适量的去离子水。

f) 编辑并执行样品系统携带污染实验 30 次。

g) 记录吸光度数据并按公式计算携带污染率,根据标准判断是否满足要求。

(7) 加样系统性能检测——加样准确度与重复性

1) 方法：《中华人民共和国医药行业标准——YYT0654-2017 全自动生化分析仪》中推荐的加样系统准确度与重复性检测检测方法为称量法和比色法,罗氏诊断公司根据自身仪器特点,使用罗氏 cobas c 702 全自动生化分析仪专用检测试剂盒 INSTC(Instrument Check)和 Check Solution Sample,依据罗氏 cobas c 702 全自动生化分析仪上的专用程序,选择比色法对样品针、试剂针的加样准确性及重复性进行检测,检测方法及判定标准均依据罗氏诊断公司技术标准。

第5节 罗氏 cobas c 702 全自动生化分析仪校准操作程序

文件编号：LHJY-SOP-0SH5001
版本号：E/0
页码：第6页 共8页

2）判断标准：根据罗氏诊断公司《cobas 8000 模块化分析仪系列仪器校准报告解读指南》规定，CHKS 的吸光度值应在规定范围内，且 $CV \leqslant 1.5\%$；CHKR1 的吸光度值应在规定范围内，且 $CV \leqslant 0.5\%$；CHKR3 的吸光度应值在规定范围内，且 $CV \leqslant 1.0\%$。

3）操作过程：

a）确保仪器碱性洗液（Cell Wash Solution Ⅰ/NaOH-D）和仪器酸性洗液（Cell Wash Solution Ⅱ/Acid Wash）放置于仪器相应位置。

b）在控制电脑 Utility 工作界面→点击 Application 选项→点击 Download 按钮→下载 CHKS、CHKR1、CHKR3 三个 INSTC 项目。

c）完成下载后点击 System Configuration 选项，点击 Test Assignment 按钮。

d）选择对应模块，为 INSTC 项目分配 Reagent Disk A 和 Reagent Disk B，点击 OK 确认。

e）正确加载 INSTC 试剂盒到试剂仓 A。

f）在 Calibration 工作界面→点击 Status 选项→选择 CHKS 项目→点击 CalibrationResult 按钮→在 S1Abs. 中输入 0，在 K 中输入 10 000→点击 OK 确认。

g）重复上述步骤 f，设定 CHKR1 和 CHKR3 项目。

h）在 Utility 工作界面点击 System 选项→点击 Key Setting 按钮。

i）选择 3 个未使用的按键分别分配给 CHKS、CHKR1 和 CHKR3 三个项目→点击 OK 确认。

j）取 9 个试管架，并在其上连续放置共 42 个日立常规样品杯。

k）用移液器为第 1~21 号日立常规样品杯分别添加适量的 Check Solution Sample 1∶10 稀释液，用移液器为第 22~42 号日立常规样品杯分别添加适量的去离子水，将全部试管架放入 SU 的进样托盘。

l）在 Workplace 工作界面→点击 Test Selection 选项，为第 1 到 21 号样品选定 CHKS 项目，为第 22 到 42 号样品选定 CHKR1 和 CHKR3 项目→点击 Start 开始加样系统 A 的准确度与重复性检测。

m）当最后一个样品结果在 Workplace 工作界面下的 Data review 中显示后，在 Data review 下选中全部 42 个结果，点击 Print。

n）在 Print 界面下点击 Precision Check，查看这 42 个结果的统计数据。

o）重复以上步骤 e~m，执行加样系统 B 的准确度与重复性检测。

（8）温度准确度及波动

系统温度检测是通过检测系统内各主要温控单元的运行温度，评估影响仪器测量结果的关键温控单元性能是否符合标准规范的要求。罗氏 cobas c 702 全自动生化分析仪需评估的温控单元包括试剂仓与孵育单元。

1）方法：将经过校准的精度为 0.1℃ 的温度检测仪探头放入孵育池或试剂仓中进行测定。

第 5 节　罗氏 cobas c 702 全自动生化分析仪校准操作程序	文件编号：LHJY-SOP-0SH5001
	版本号：E/0
	页码：第 7 页　共 8 页

2）判断标准：依据文件《中华人民共和国医药行业标准——全自动生化分析仪 YY/T0654-2017》要求，孵育池温度平均值在 37.0±0.3℃ 内，波动度 ≤±0.2℃；试剂仓温度平均值在 5～15±0.3℃ 内，波动度 ≤±0.2℃。

3）操作过程：

a）将温度检测仪探头放入孵育池或试剂仓中测量。

b）在温度显示稳定后，每隔一个分析仪读数间隔测定一次温度，检测 10 分钟。

c）计算所有次温度值的平均值和最大与最小值之差。平均值与设定温度值之差为温度准确度，最大值与最小值之差的一半为温度波动。

（9）临床项目的批内精密度

1）方法：使用指定的试剂及相应的测定程序对新鲜混合血清进行重复性检测，这些检测项目包括 TP、Urea 和 ALT，每个项目重复测定 20 次计算变异系数。

2）判断标准：根据文件《中华人民共和国医药行业标准——全自动生化分析仪 YY/T0654-2017》要求，变异系数要求 TP≤2.5%、Urea≤2.5%、ALT≤5.0%。

（10）离子电极模块（ISE）性能检测

1）ISE 准确度检测：

a）方法：以罗氏质控品 PCCC1 为样品，对 PCCC1 连续测定 3 次（或 20 次，根据《仪器校准报告》工具对前 3 次 ISE 准确度检测结果的判断），并计算检测结果与靶值的相对偏差。

b）判断标准：根据罗氏诊断公司《cobas 8000 模块化分析仪系列仪器校准报告解读指南》规定相对偏差要求 Na≤3.0%、Cl≤3.0%、K≤3.0%。

2）ISE 精密度检测：

a）方法：以新鲜混合血清为样品连续测定 10 次，计算检测结果的变异系数。

b）判断标准：根据罗氏诊断公司《cobas 8000 模块化分析仪系列仪器校准报告解读指南》规定，变异系数要求 Na≤1.5%、Cl≤1.5%、K≤1.5%。

3）ISE 线性检测：

a）方法：用罗氏 ISE 低值定标液和高值定标液配制成 5 个梯度浓度的测试液，以这 5 个测试液为样品依次连续测定 3 次，计算平均值 Y_n，并对 Y_n 和标定值 X 进行线性回归获得回归值 Y 以计算相对偏差绝对值和线性回归的相关系数。

b）判断标准：根据罗氏诊断公司《cobas 8000 模块化分析仪系列仪器校准报告解读指南》规定，相对偏差绝对值要求 Na≤3.0%、Cl≤3.0%、K≤3.0%，线性相关系数均 ≥0.995。

4）ISE 稳定性检测：

a）方法：使用低值定标液与高值定标液 1∶1 混合配制样品，在 0 小时、4 小时、8 小时分别测定一次，用最大值与最小值计算波动百分比。

第 5 节　罗氏 cobas c 702 全自动生化分析仪校准操作程序	文件编号：LHJY-SOP-0SH5001
	版本号：E/0
	页码：第 8 页　共 8 页

b）判断标准：根据罗氏诊断公司《cobas 8000 模块化分析仪系列仪器校准报告解读指南》规定，波动百分比要求 Na≤2.0%、Cl≤2.0%、K≤2.0%。

5）ISE 携带污染检测：

a）方法：以低值定标液（L）与高值定标液（H）为样品，先连续检测 4 次 L 测试液，接着再连续检测 4 次 H 测试液，最后再连续检测 4 次 L 测试液，根据下式计算高低浓度测试液间的携带污染率：$C_{LH} = \dfrac{(H_2+H_3+H_4)/3 - H_1}{(H_2+H_3+H_4)/3 - (L_2+L_3+L_4)/3} \times 100\%$，$C_{HL} = \dfrac{L_1 - (L_2+L_3+L_4)/3}{(H_2+H_3+H_4)/3 - (L_2+L_3+L_4)/3} \times 100\%$。

b）判断标准：根据罗氏诊断公司《cobas 8000 模块化分析仪系列仪器校准报告解读指南》规定，携带污染率要求 Na≤1.5%、Cl≤1.5%、K≤1.5%。

3.5.4.3　校准报告

由专业组组长指定人员（一般为参与实施仪器校准的检验人员与前 3.5.3.1 一致）整理数据并编写校准报告，可由参加校准工作的厂商工程师协助完成。

校准报告的内容应包括光度计性能检测（杂散光、吸光度线性范围、吸光度的准确性、吸光度的稳定性、吸光度的重复性）、加样系统性能检测（样品携带污染率、加样系统的准确性与重复性、临床项目的批内精密度）、温度准确度及波动、离子电极模块（ISE）性能检测。报告中需附上校准原始记录数据。校准报告编写完成后由专业组组长审核数据无误，交由中心技术负责人审核签字。

3.5.5　支持文件

[1] 国家食品药品监督管理总局.全自动生化分析仪：YY/T0654-2017[S].北京：国家食品药品监督管理总局,2017.

[2]《cobas 8000 模块化分析仪系列仪器校准报告解读指南》.2021.

编写：覃俊龙　　　审核：胡纪文　　　批准：张秀明

批准日期：2023 年 9 月 1 日

第4章 临床免疫学检验作业指导书

第1节 iFlash3000-C化学发光免疫分析仪校准程序

文件编号：LHJY-SOP-0MY3105
版本号：E/0
页码：第1页 共8页

4.1.1 目的

本程序建立了iFlash3000-C化学发光免疫分析仪校准的标准操作规程，以保证其功能和性能正常，能够满足检验工作的要求。

4.1.2 范围

适用于iFlash3000-C化学发光免疫分析仪。

4.1.3 职责

4.1.3.1 设备管理员

负责制定iFlash3000-C化学发光免疫分析仪校准标准操作程序，与厂家工程师共同完成仪器校准以及校准报告的编写。

4.1.3.2 专业组组长

负责iFlash3000-C化学发光免疫分析仪校准报告的审核。

4.1.3.3 中心技术负责人

负责iFlash3000-C化学发光免疫分析仪校准报告的批准。

4.1.4 仪器简介

iFlash3000-C化学发光免疫分析仪是深圳市亚辉龙生物科技股份有限公司出品的一款具有医疗器械注册证明的体外诊断设备。该仪器基于吖啶酯的直接化学发光法，主要结构及组成包括：反应盘装置、样品处理装置、清洗装置、混匀装置、加样装置、温控装置、光子检测装置、电源部分、计算机及软件。与配套的检测试剂共同使用，在临床上对人体体液标本中被分析物进行定性或定量检测，包括定性项目（肺炎支原体抗体、肺炎衣原体抗体等）和定量项目（髓过氧化物抗体、蛋白酶3抗体、ACA等）。

第 1 节　iFlash3000‑C 化学发光免疫分析仪校准程序	文件编号：LHJY‑SOP‑0MY3105
	版本号：E/0
	页码：第 2 页　共 8 页

4.1.5　校准前准备

4.1.5.1　环境温度要求

使用经计量单位校准合格的温度计、湿度计测量环境温度和湿度，环境温度要求：15~30℃；相对湿度要求：10%~85%。

4.1.5.2　电压要求

使用经计量单位校准合格的万用表测量仪器使用的外接电源电压，电压要求：(220~240)±10%VAC。

4.1.5.3　仪器要求

校准前由厂家专业人员执行仪器全面维护保养，检查电线是否完好，检查除尘过滤网是否清洁，检查键盘、显示屏、传输系统是否工作正常。

4.1.5.4　校准时机

校准周期为 1 年 1 次，特殊情况可按需执行(严重影响仪器性能的部件故障如加样装置、光子检测装置故障等)。

4.1.6　性能验证

4.1.6.1　试剂区温度

1）试验方案：在试剂盘的 2 个均分位置各放置 1 瓶每个腔位装有 4 mL 纯水的试剂瓶，静置 30 分钟后，使用温度检测仪测量每个腔内纯水的温度，每分钟测试 1 次温度值，持续测定 10 分钟。

2）评价标准：试剂区温度要求在厂家标示的范围内(表 4.1.1)，若未达到要求，不可进行余下相关试验，需厂家售后服务工程师检修合格后，再次测试。

表 4.1.1　iFlash3000‑C 化学发光免疫分析仪试剂区温度要求

参　　数	判 定 标 准
试剂区温度	2~8℃

4.1.6.2　反应区温度

1）试验方案：在孵育盘每圈的 1 号位置分别放置装有 400 μL 纯水的反应杯，1 小时

第 1 节　iFlash3000-C 化学发光免疫分析仪校准程序	文件编号：LHJY-SOP-0MY3105
	版本号：E/0
	页码：第 3 页　共 8 页

之后将温度检测仪的探头放置于装有纯水的反应杯中,每 30 秒测试一次温度值,持续测定 10 分钟。

2）评价标准：反应区温度要求在厂家标示的范围内（表4.1.2），若未达到要求，不可进行余下相关试验，需厂家售后服务工程师检修合格后，再次测试。

表 4.1.2　iFlash3000-C 化学发光免疫分析仪反应区温度要求

参　数	判 定 标 准
反应区温度	准确度：37℃±0.3℃
	波动度：±0.3℃

4.1.6.3　标本针准确度和精密度

1）试验方案：进入界面"基础性能—HT1"→选择"标本针"→设置"标本针采液量"为 5→选择"从 Rack 上吸液"→测试次数为 1。取 1 个反应杯称重去皮,放置在孵育盘 1 号位,在试管架 1 号杯位放置体积为 1 000 μL 的纯水,放置试管架于吸样位。点击"开始",待一次加样结束后,取杯称重。重复以上步骤 10 次。

体积$(v) = m/\rho$，其中，m 表示注液质量；ρ 表示液体密度。

平均值 $(\bar{X}) = \dfrac{\sum_{i=1}^{n} X_i}{n}$，标准差 $(SD) = \sqrt{\dfrac{\sum (X_i - \bar{X})^2}{n-1}}$，变异系数 $(CV)\% = \dfrac{标准差(SD)}{平均值(\bar{X})} \times 100\%$。其中，$n$ 表示测定次数；i 表示指定检测项目第 i 次的检测结果。

2）评价标准：标本针准确度和精密度要求在厂家标示的范围内（表4.1.3），若未达到要求，不可进行余下相关试验，需厂家售后服务工程师检修合格后，再次测试。

表 4.1.3　iFlash3000-C 化学发光免疫分析仪标本针准确度和精密度要求

参　数	判 定 标 准
标本针准确度和精密度	准确度：(5.0±0.5) μL
	精密度：$CV \leq 2.0\%$

4.1.6.4　试剂针准确度和精密度

1）试验方案：进入界面"基础性能—HT1"→选择"试剂针"→设置"试剂针试剂腔采

第1节 iFlash3000-C化学发光免疫分析仪校准程序

文件编号：LHJY-SOP-0MY3105
版本号：E/0
页码：第4页 共8页

液量为20 μL，其他参数均为0"→选择"试剂位设置为1#"→"测试次数为1"。在试剂瓶的1#位放置1 000 μL纯化水，取一个洁净的反应杯称重去皮，放置在孵育盘1#位。点击"开始"，待一次加样结束后，取杯称重。重复以上步骤10次。

体积$(v) = m/\rho$，其中，m表示注液质量；ρ表示液体密度。

平均值$(\bar{X}) = \dfrac{\sum_{i=1}^{n} X_i}{n}$，标准差$(SD) = \sqrt{\dfrac{\sum (X_i - \bar{X})^2}{n-1}}$，变异系数$(CV)\% = \dfrac{标准差(SD)}{平均值(\bar{X})} \times 100\%$。其中，$n$表示测定次数；$i$表示指定检测项目第$i$次的检测结果。

2）评价标准：试剂针准确度和精密度要求在厂家标示的范围内（表4.1.4），若未达到要求，不可进行余下相关试验，需厂家售后服务工程师检修合格后，再次测试。

表4.1.4 iFlash3000-C化学发光免疫分析仪试剂针准确度和精密度要求

参　　数	判　定　标　准
试剂针准确度和精密度	准确度：(20.0±2.0) μL
	精密度：$CV \leq 2.0\%$

4.1.6.5 预激发液注入准确度和精密度

1）试验方案：进入界面"基础性能—HT3"→设置"预激发液"流量"100" μL，其他参数均为0→"读数""吸废液"项不勾选→"测试次数为1"。取一个洁净的反应杯称重去皮，放置在孵育盘1#位。点击"开始"，待一次加样结束后，取杯称重。重复以上步骤10次。

体积$(v) = m/\rho$，其中，m表示注液质量；ρ表示液体密度。

平均值$(\bar{X}) = \dfrac{\sum_{i=1}^{n} X_i}{n}$，标准差$(SD) = \sqrt{\dfrac{\sum (X_i - \bar{X})^2}{n-1}}$，变异系数$(CV)\% = \dfrac{标准差(SD)}{平均值(\bar{X})} \times 100\%$。其中，$n$表示测定次数；$i$表示指定检测项目第$i$次的检测结果。

2）评价标准：预激发液注入准确度和精密度要求在厂家标示的范围内（表4.1.5），若未达到要求，不可进行余下相关试验，须厂家售后服务工程师检修合格后，再次测试。

第 1 节　iFlash3000‑C 化学发光免疫分析仪校准程序	文件编号：LHJY‑SOP‑0MY3105
	版本号：E/0
	页码：第 5 页　共 8 页

表 4.1.5　iFlash3000‑C 化学发光免疫分析仪预激发液注入准确度和精密度要求

参　　数	判 定 标 准
预激发液注入准确度和精密度	准确度：(100.0±10.0)μL
	精密度：$CV \leqslant 2.0\%$

4.1.6.6　激发液注入准确度和精密度

1）试验方案：进入界面"基础性能—HT3"→设置"激发液"流量"100"μL，其他参数均为0→"读数""吸废液"项不勾选→"测试次数为1"。取一个洁净的反应杯称重去皮，放置在孵育盘1#位。点击"开始"，待一次加样结束后，取杯称重。重复以上步骤10次。

体积$(v) = m/\rho$，其中，m 表示注液质量；ρ 表示液体密度。

平均值 $(\bar{X}) = \dfrac{\sum_{i=1}^{n} X_i}{n}$，标准差$(SD) = \sqrt{\dfrac{\sum (X_i - \bar{X})^2}{n-1}}$，变异系数$(CV)\% = \dfrac{标准差(SD)}{平均值(\bar{X})} \times 100\%$。其中，$n$ 表示测定次数；i 表示指定检测项目第 i 次的检测结果。

2）评价标准：激发液注入准确度和精密度要求在厂家标示的范围内（表4.1.6），若未达到要求，不可进行余下相关试验，需厂家售后服务工程师检修合格后，再次测试。

表 4.1.6　iFlash3000‑C 化学发光免疫分析仪激发液注入准确度和精密度要求

参　　数	判 定 标 准
激发液注入准确度和精密度	准确度：(100.0±10.0)μL
	精密度：$CV \leqslant 2.0\%$

4.1.6.7　暗计数值

1）试验方案：进入界面"基础性能—HT3"→点击"打开 PMT"→每30秒点击1次"读数"，重复10次。

2）评价标准：暗计数值要求在厂家标示的范围内（表4.1.7），若未达到要求，不可进行余下相关试验，需厂家售后服务工程师检修合格后，再次测试。

第1节 iFlash3000-C 化学发光免疫分析仪校准程序

文件编号：LHJY-SOP-0MY3105
版本号：E/0
页码：第6页 共8页

表4.1.7 iFlash3000-C 化学发光免疫分析仪暗计数值要求

参　数	判 定 标 准
暗计数值	≤200

4.1.6.8　本底

1）试验方案：使用纯水，申请乙型肝炎病毒表面抗原进行标本测试10次。

2）评价标准：本底要求在厂家标示的范围内（表4.1.8），若未达到要求，不可进行余下相关试验，需厂家售后服务工程师检修合格后，再次测试。

表4.1.8 iFlash3000-C 化学发光免疫分析仪本底要求

参　数	判 定 标 准
本底要求	本底发光值≤1 000

4.1.6.9　携带污染

1）试验方案：将高值标本测试10次，均值为原始浓度。若浓度超过线性范围需把高值标本稀释到线性范围内，测得浓度均值乘以稀释倍数即为原始浓度；以高值标本与零浓度标本作为标本测试，按高值标本、高值标本、高值标本、零浓度标本、零浓度标本、零浓度标本的顺序为一组，在仪器上进行测试，每组测一次，重复测5遍。每组第4个标本浓度值为 Ci_4，第6个标本浓度为 Ci_6，i 为测试组的顺序号。按照公式 $K_i=(Ci_4-Ci_6)/(C原-Ci_6)$ 计算携带污染率。

2）评价标准：每一组的携带污染率≤1×10^{-5}（表4.1.9），若未达到要求，不可进行余下相关试验，需厂家售后服务工程师检修合格后，再次测试。

表4.1.9 iFlash3000-C 化学发光免疫分析仪携带污染率要求

参　数	判 定 标 准
携带污染率	≤1×10^{-5}

4.1.6.10　校准

1）校准用品：推荐使用厂家校准品校准，校准品必须具有溯源性。

第 1 节　iFlash3000-C 化学发光免疫分析仪校准程序	文件编号：LHJY-SOP-0MY3105
	版本号：E/0
	页码：第 7 页　共 8 页

2）校准方法：进入"校准"→"安装"界面，添加需要校准项目的校准信息，进入"试剂"界面选择相应的项目→点击"校准申请"，将低值、中值、高值校准品按照#1、#2、#3 杯位放置，进行校准测试。

3）验证方法：使用中值、高值校准品分别进行 3 次回测，确认分析结果是否在允许范围内（中值平均值与靶值绝对偏差≤10%，高值平均值与靶值绝对偏差≤10%）。校准验证如达不到要求，须重新校准或请厂家工程师进行检修。

4.1.6.11　重复性

1）试验方案：于实验室选择相应项目的标本进行测试，重复 10 次。计算 10 次均值、SD 及 CV。

$$平均值(\bar{X}) = \frac{\sum_{i=1}^{n} X_i}{n}，标准差(SD) = \sqrt{\frac{\sum(X_i - \bar{X})^2}{n-1}}，变异系数(CV)\% = \frac{标准差(SD)}{平均值(\bar{X})} \times 100\%$$

。其中，n 表示测定次数；i 表示指定检测项目第 i 次的检测结果。

2）评价标准：重复性要求在厂家标示的范围内（表 4.1.10），若未达到要求，不可进行余下相关试验，需厂家售后服务工程师检修合格后，再次测试。

表 4.1.10　iFlash3000-C 化学发光免疫分析仪重复性要求

参　数	判　定　标　准
重复性	≤8%

4.1.6.12　分析仪稳定性

1）试验方案：于实验室选择相应项目的标本，使用移液器将其分为三等份，每份不少于 400 μL，将其中一份进行分析测试，其余两份放入 2~8℃冰箱保存，用于第 4 小时和第 8 小时的试验。保持仪器开机状态，在第 4 小时和第 8 小时后重复以上步骤。测试完成后，按照以下公式计算相对偏倚：

$$a = \frac{(\bar{X}_n - \bar{X}_1)}{\bar{X}_1} \times 100\%$$

其中，$\bar{X}_1$ 表示第一次测量结果的平均值；$\bar{X}_n$ 表示第 4 小时、第 8 小时测量结果的均值。

2）评价标准：稳定性要求在厂家标示的范围内（表 4.1.11），若未达到要求，不可进行余下相关试验，需厂家售后服务工程师检修合格后，再次测试。

第 1 节 iFlash3000‑C 化学发光 免疫分析仪校准程序	文件编号：LHJY‑SOP‑0MY3105
	版本号：E/0
	页码：第 8 页 共 8 页

表 4.1.11 iFlash3000‑C 化学发光免疫分析仪稳定性要求

参　　数	判　定　标　准
稳定性	≤10%

4.1.7 支持文件

国家药品监督管理局.全自动化学发光免疫分析仪：YY/T1155‑2019［S］.北京：国家药品监督管理局,2019.

编写：王恩运　　　　审核：胡纪文　　　　批准：张秀明

批准日期：2023 年 9 月 1 日

第 2 节　临床免疫学检验定性项目性能验证程序	文件编号：LHJY-SOP-0MY2302
	版本号：E/0
	页码：第 1 页　共 7 页

4.2.1　目的

本程序建立了临床免疫学检验定性项目性能验证程序的要求和标准操作程序,对新开展的检测程序在正式用于检测标本前对检测系统的分析性能进行评价,验证检测系统的分析性能是否符合临床要求,以保证检验结果的可靠性。

4.2.2　范围

适用于临床免疫学检验定性检验项目的性能验证,包括纯定性免疫检验、半定量(滴度)的免疫检验和以定量方式报定性结果的免疫检验等各项检验活动。

4.2.3　职责

4.2.3.1　质量管理员

负责临床免疫组性能验证程序的编写和实施。

4.2.3.2　专业组组长

负责临床免疫组性能验证程序的制定和审核。

4.2.3.3　中心技术负责人

负责临床免疫组性能验证程序和报告的审批。

4.2.4　定义和术语

4.2.4.1　偏倚(bias)

指当两方法或两仪器进行比对实验时,被测方法的测量观测平均值(在重复条件下的测量)与参比方法或参比仪器获得的测定值之间的差异。

4.2.4.2　5%~95%浓度区间

指临界值附近的分析物浓度,可认为此浓度区间之外的分析物检测结果始终为阴性(浓度<5%)或始终为阳性(浓度>95%)。

5%被检样品可被判定为阴性时的分析物浓度;95%被检样品可被判定为阳性时的分析物浓度。

4.2.4.3　50%浓度

指接近临界值的分析物浓度,多次重复检测此浓度的单一标本时将获得 50%的阳性

第2节 临床免疫学检验定性项目性能验证程序

文件编号：LHJY-SOP-0MY2302
版本号：E/0

结果和50%的阴性结果。

4.2.4.4 准确度(accuracy)

指被分析物质的测定结果与真实结果之间的接近程度。准确度的定义在定性测定，是指标本阳性或阴性测定结果与真实结果的一致性程度。通常通过方法学比较来实现。

4.2.4.5 关注状况(condition of interest)

指某个对象被关注的某种特定疾病、疾病阶段、健康状况或其他任何可鉴别的状况或特征。例如，对临床措施(治疗的起始、改进和终止)有指导意义的某一已知疾病或健康状况的分级。

4.2.4.6 诊断准确度(diagnostic accuracy)

待评价方法的检测信息和诊断准确度标准的符合程度。

注1：诊断准确度可以多种形式表达，包括敏感性-特异性配对、似然比配对和接受者工作特征曲线(receiver operating characteristic, ROC)下的面积。

注2：诊断准确度需在关注状况下，结合特定标准与使用的方法进行阐述。

注3：诊断准确度不等同于准确度。

4.2.4.7 诊断准确度标准(diagnostic accuracy criteria)

指使用一种方法或联合多种方法，包括实验室检测、影像学检查、病理和随访信息在内的临床信息，来界定状况、事件和关注特征有无的标准。

注1：诊断准确度标准可随着分析系统的进步而改变，或者在特定的情况下真实诊断可能与管理或权威机构的测定不同。

注2：诊断准确度标准并不考虑待评价方法(新检测方法)的结果。诊断准确度标准可为一种指定某个选择或为一套方法进行排序运算法则，从而以不同的结果组合来确定最终的阳性/阴性分类。

4.2.4.8 分析物(analyte)

指实验室试验所检测的物质或成分。

4.2.4.9 敏感性(sensitiyity)/真阳性率(truepositiverate)

指在患有明确临床疾病的患者中，诊断性试验检测为阳性或超过决定限例数的比例，反映新试验正确判断是否罹患某种疾病的能力。

该临床疾病应由不依赖于被评价试验的标准来定义。本指标可用于评价测定方法的

第 2 节　临床免疫学检验定性项目性能验证程序	文件编号：LHJY-SOP-0MY2302
	版本号：E/0
	页码：第 3 页　共 7 页

临床应用价值，理想的测定方法临床诊断敏感性应为 100%。

4.2.4.10　特异性(specificity)/真阴性率(true negative rate)

指在没有特定临床疾病的患者中，诊断性试验结果为阴性或在决定限范围内的比例，特异性反映新试验正确排除某病的能力。

注：本指标是用于评价测定方法的临床应用价值，理想的测定方法临床诊断特异性应为 100%。

4.2.4.11　临界点或值(cut off value)

在定性试验中，临界点是指检测反应的某一点，低于此检测反应点的定性检测结果被判定为阴性，而高于此点则被判定为阳性。

4.2.4.12　定性测定(qualitative test)

指只提供两种反应结果的检测方法(即阳性/阴性或者是/否)。

注：真正的定性检测基于唯一的医学判定值；另外，某些所谓的定性检测来源于二分类定量或者顺序等级。

4.2.4.13　假阴性(false negative, FN)

指一份阳性的标本或一个阳性的患者，在诊断性试验中待检测的成分检测结果为阴性。

4.2.4.14　假阳性(false positive, FP)

指一份阴性的标本或一个阴性的患者，在诊断性试验中待检测的成分检测结果为阳性。

4.2.4.15　真阴性(true negative, TN)

指一个未患疾病或未处于某种疾病状态的被检对象得到阴性的检测结果。

4.2.4.16　真阳性(true positive, TP)

指一个患有疾病或处于某种健康状态的被检对象得到阳性的检测结果。

4.2.4.17　阴性预测值(negative predictive value, NPV)

指检测为阴性的个体确实未患特定疾病的可能性。理想检测方法的阴性预测值应为 100%，即没有假阴性。

第2节　临床免疫学检验定性项目性能验证程序

4.2.4.18　阳性预测值(positive predictive value,PPV)

指检测为阳性的个体确实患有特定疾病的可能性。理想检测方法的阳性预测值应为100%,即没有假阳性。

4.2.4.19　流行率(prevalence)

指与特定的人群中总的成员数相比,患病或处于某种特定健康状态下的人数所占的比例。

4.4.2.20　似然比(likelihood ratio,LR)

指同时反映敏感性和特异性的复合指标。即患病者中得出某一筛查试验结果的概率与未患病者得出这一概率的比值。该指标全面反映筛查试验的诊断价值,且非常稳定。似然比的计算只涉及敏感性和特异性,不受患病率的影响。阳性似然比为真阳性率与假阳性率之比,阴性似然比为假阴性率与真阴性率之比。

4.2.4.21　重复性(reproducibility)

指同一被测对象在不同状态下多次检测的结果符合程度的接近性。

注1：不同的状态可能包括：检测的原理或方法、观察者、测试仪器、检测地点、操作条件和时间。

注2：重复性也可能被用于描述定量实验中结果的离散程度。

4.2.4.22　符合率(efficiency)

指一检测试剂或方法给出正确结果(包括阳性结果和阴性结果)的百分比。

4.2.4.23　转化血清盘(seroconversion panels)

指由分析物从无到有的过程中不同阶段标本所构成的血清盘。

4.2.5　性能验证程序

临床免疫学检验定性项目的分析性能参数一般包括：符合率、精密度(重复性)、检出限、血清与血浆结果一致性等。实验室应根据不同检验项目的预期用途,选择对检验结果质量有重要影响的参数进行验证。

4.2.5.1　符合率验证程序

(1)诊断符合率验证

临床免疫学定性检验程序可根据诊断准确度标准是否明确来验证诊断符合率。

第 2 节　临床免疫学检验定性项目性能验证程序	文件编号：LHJY-SOP-0MY2302
	版本号：E/0
	页码：第 5 页　共 7 页

1）验证要求：当诊断和被检测物的结果明确，即用金标准进行检测，且满足诊断准确度标准时，可采用评估诊断灵敏度和诊断特异性的方法来验证诊断符合率。

2）验证方案：选取阴性标本 20 份（包含至少 10 份其他标志物阳性的标本）、阳性标本 20 份（包含至少 10 份浓度在临界点和 2~4 倍临界点之间的弱阳性标本，1 份极高值阳性标本），随机盲号法重新分号，检测标本，将所有检测结果按表 4.2.1 汇总填表。

表 4.2.1　诊断符合率验证

候选实验	金标准（诊断准确度标准）		总　数
	阳　性	阴　性	
阳　性	a	b	a+b
阴　性	c	d	c+d
总　数	n1	n2	n

3）诊断符合率计算：诊断灵敏度=[a/n1]×100%；诊断特异性=[d/n2]×100%；诊断符合率=[(a+d)/n]×100%。

4）可接受标准：如果实验室计算得出的诊断灵敏度、诊断特异性和诊断符合率不低于厂商检验方法声明，则通过验证；如果低于厂商检验方法声明，则未通过验证，应寻找原因或更换检验方法。

（2）方法符合率验证

临床免疫学定性检验程序当诊断准确度标准不明确时，可采用评估方法符合率的方式来实现符合率的验证，包括用候选方法评估已知能力验证或室间质评的标本及不同方法学或/和相同方法学在不同实验室之间的比对。

1）验证要求：参比系统（在用检测方法）经验证性能符合设定标准，日常室内质控、室间质评/能力验证合格的在用检测方法。优先选用符合以上要求的经 CNAS 认可的医学实验室的检测方法。

2）验证方案：选取阴性标本 10 份（包含至少 5 份其他标志物阳性的标本）、阳性标本 10 份（包含至少 5 份浓度在临界点和 2~4 倍临界点之间的弱阳性标本，1 份极高值阳性），共 20 份标本，随机每 4 份分成一组。采用参比方法和候选方法均每天按照患者标本检测程序进行平行检测一组标本。将所有检测结果按表 4.2.2 汇总填表，计算符合率。

3）方法符合率计算：阳性符合率=[a/n1]×100%；阴性符合率=[d/n2]×100%；总符合率=[(a+d)/n]×100%；阳性似然比=阳性符合率/(1-阴性符合率)；阴性似然比=(1-阳性符合率)/阴性符合率。

第 2 节　临床免疫学检验定性项目性能验证程序	文件编号：LHJY-SOP-0MY2302
	版本号：E/0
	页码：第6页 共7页

表 4.2.2　方法符合率验证

候选方法	参 比 方 法		总 数
	阳 性	阴 性	
阳 性	a	b	a+b
阴 性	c	d	c+d
总 数	n1	n2	n

4）可接受标准：可接受标准为所用厂商检验方法（候选方法）标准。若无可用的厂商标准时，可根据实验室检测方法的预期用途制定实验室验证可接受标准。

4.2.5.2　精密度（重复性）验证

临床免疫学定性检验程序若以量值或数值形式表达定性结果，精密度验证方法可参照 CNAS-GL037《临床化学定量检验程序性能验证指南》。

1）验证要求：用于验证的标本应是临床标本，如使用质控品则应具有很好的稳定性和均一性，标本浓度应包括阴性、弱阳性和阳性水平。

2）验证方案：选取阴性标本 2 份（至少 1 份其他标志物阳性）标本、阳性标本 3 份（包含至少 1 份浓度在临界点和 2~4 倍临界点之间的弱阳性，1 份极高值阳性）标本，共 5 份标本，按照患者标本检测程序进行检测。

3）验证过程：阳性标本参照 CNAS-GL037《临床化学定量检验程序性能验证指南》。阴性标本跟随阳性标本同时检测。

4）可接受标准：为所用厂商检验方法声明的标准。若无可用的厂商标准时，实验室可根据临床诊疗的质量要求确定可接受标准。

4.2.5.3　检出限验证

1）验证要求：所用检验程序在厂商试剂使用说明书等有检出限声明时，有标准物质时，或以定量形式表达定性结果时，应进行检出限的验证。选用定值标准物质如国际参考品、国家参考品、厂商参考品进行检出限验证。

2）验证方案：使用定值标准物质的标本梯度稀释至厂商声明的检出限浓度，在不同批内对该浓度标本进行测定（如测定 5 天，每天测定 4 份标本），标本总数不得少于 20 个。稀释液可根据情况选用厂商提供的稀释液或阴性血清，该阴性血清除被验证的目标物必须阴性外，其对应的相关物质（如抗原或抗体）也必须阴性，且试剂说明书上申明的干扰物质必须在允许范围之内。

第 2 节　临床免疫学检验定性项目性能验证程序	文件编号：LHJY-SOP-0MY2302
	版本号：E/0
	页码：第 7 页　共 7 页

3）可接受标准：如果≥95%的标本检出阳性，检出限验证通过。

4.2.5.4　血清与血浆结果一致性验证

1）验证要求：对于厂商试剂说明书上可以同时使用血清或血浆的标本，需对不同抗凝剂的影响进行评估。

2）验证方案：分别选取血清和血浆各 20 份标本，均应包含阴性、弱阳性、阳性标本，同时按常规方法进行检测。

3）可接受标准：血清与血浆结果一致性为 100%，则验证通过。

4.2.6　支持文件

[1] 国家卫生和计划生育委员会.定性测定性能评价指南：WS/T505-2017[S].北京：国家卫生健康委员会,2018.

[2] 国家卫生和计划生育委员会.临床定性免疫检验重要常规项目分析质量要求：WS/T494-2017[S].北京：国家卫生健康委员会,2018.

[3] 中国合格评定国家认可委员会.临床免疫学定性检验程序性能验证指南：CNAS-GL038：2019[S].北京：中国合格评定国家认可委员会,2019.

[4] 中国合格评定国家认可委员会.临床化学定量检验程序性能验证指南：CNAS-GL037：2019[S].北京：中国合格评定国家认可委员会,2019.

编写：王恩运　　　　审核：胡纪文　　　　批准：张秀明

批准日期：2023 年 9 月 1 日

第3节 临床免疫学检验室间比对和内部比对程序

文件编号：LHJY－SOP－0MY2036
版本号：E/0
页码：第1页 共3页

4.3.1 目的

本程序建立规范的实验室间及实验室内部比对程序，以确保同一实验室或不同实验室间不同检测系统、人员检测同一项目结果的一致性和可比性，保持检测系统的组合稳定和系统的分析性能，保证实验室检测结果的准确性。

4.3.2 范围

适用于临床免疫组和其他实验室应用同一检测系统或不同检测系统、人员检测相同项目的比对，或临床免疫组不同检测系统检测相同项目的比对，包括人员和不同方法/检测系统间的比对。

4.3.3 职责

4.3.3.1 检验人员

负责实验室内部质控、仪器的维护及保养、标本的检测和原始数据的整理、保留。

4.3.3.2 质量监督员

负责监督比对试验的实施情况。

4.3.3.3 专业组组长

负责制定比对计划、比对计划的实施、比对试验全过程质量监督及不可比性项目的整改。

4.3.3.4 中心技术负责人

负责组织各专业组组长讨论并审核比对方案。

4.3.4 程序

4.3.4.1 室间比对

1）当无室间质评计划可利用时，免疫组通过与其他实验室间比对的方式来确定检验结果的可接受性。

2）比对实验室的选择：优先选择通过 ISO 15189 认可且使用相同检测系统的实验室。

3）比对数量：选择 5 份标本，对于定性或半定量项目，包括阴性和阳性；对于定量项目，需包括正常和异常水平。

第3节　临床免疫学检验室间比对和内部比对程序	文件编号：LHJY－SOP－0MY2036
	版本号：E/0
	页码：第2页　共3页

4）检测要求：与临床标本同样对待，不得随意增加检测次数，不得固定某位人员检测。

5）频率：每年2次。

6）判定标准：应有≥80%的结果符合要求。

7）结果不一致时，应分析原因，采取必要的纠正措施，并每半年评价实验室室间比对活动，保留相应记录。

4.3.4.2　内部比对

（1）人员比对

1）涉及项目：纯手工操作或手工操作为主和肉眼判读的项目，包括快速血浆反应素试验（rapid plasma regain test，RPR）、梅毒螺旋体颗粒凝集试验（treponema pallidum particle agglutination assay，TPPA）、ANA、双链DNA（double-stranded DNA，dsDNA）、抗中性粒细胞胞质抗体（antineutrophil cytoplasmic antibody，ANCA）等项目。

2）涉及人员：授权以上项目操作的所有人员。

3）比对数量：选择5份标本，尽可能按一下要求选择：对于定性或半定量项目，包括2份阴性标本（至少1份其他标志物阳性的标本）、3份阳性标本（至少含弱阳性2份）；对于定量项目，需包括正常和异常水平。

4）检测要求：与临床标本同样对待，不得随意增加检测次数。

5）频率：每年1次。

6）判定标准：以标本来源的预期结果为准或者免疫室手工操作最规范的人员结果为准，其他人员与此结果符合性应≥80%。

7）结果不一致时，应分析原因，采取必要的纠正措施，并且评估纠正措施的有效性，保留相应记录。

（2）检测系统间比对

1）涉及项目：用两套以上检测系统检测的项目，包括HBV、HCV、HIV、TP等。

2）涉及检测系统：同一项目涉及的所有检测系统，适用时，包括不同方法学间比对，手工法与仪器法间比对，同一仪器不同模块间比对。

3）比对数量：选择5份标本，尽可能按一下要求选择：对于定性或半定量项目，包括2份阴性标本（至少1份其他标志物阳性的标本）、3份阳性标本（至少含弱阳性2份）；对于定量项目，需包括正常和异常水平。

4）检测要求：与临床标本同样对待，不得随意增加检测次数。

5）频率：每年1次。

6）判定标准：以参加室间质评且结果合格的检测系统结果为准，对于定性或半定量项目，其他检测系统符合率应≥80%；对于定量项目，至少≥80%标本测量结果的偏差<1/2TEa或小于规定的偏倚。

第3节　临床免疫学检验室间比对和内部比对程序	文件编号：LHJY-SOP-0MY2036
	版本号：E/0
	页码：第3页　共3页

7）结果不一致时，应分析原因，采取必要的纠正措施，并且评估纠正措施的有效性，保留相应记录。

4.3.5　支持文件

［1］中国合格评定国家认可委员会.医学实验室质量和能力认可准则的应用要求：CNAS-CL02-A001：2023［S］.北京：中国合格评定国家认可委员会，2023.

［2］LHJY-PF7.3-09《实验室内部比对管理与操作程序》.

［3］LHJY-PF5.6-02《实验室室间及实验室内部比对程序》.

编写：王恩运　　　　　审核：胡纪文　　　　　批准：张秀明

批准日期：2023年9月1日

第4节　荧光免疫法检测血清总 IgE 操作程序	文件编号：LHJY-QM-004
	版本号：E/0
	页码：第1页　共4页

4.4.1　目的

本程序建立了赛默飞世尔科技 Phadia 250 全自动荧光免疫分析仪体外定量检测人血清总 IgE 的标准操作规程，以保证检验结果的质量。

4.4.2　标本要求

从静脉采集的血清可用作检测标本。血液标本通过标准程序采集 3~5 mL 收集于促凝胶干燥管（黄盖），采集后应尽快迅速离心分离血清。

4.4.3　标本要求

4.4.3.1　标本运输

仅作运输之用时，标本可在室温下保存。标本在 2~8℃ 下可储存 1 周，否则应在 −20℃ 下保存。避免反复冻融。

4.4.3.2　不合格标本

污染、标本量不足、严重溶血或脂血标本，无法检测，需要拒收。

4.4.4　性能参数

4.4.4.1　校准品

校准品范围：2~5 000 kU/L。

4.4.4.2　参比物质

IgE 校准品可溯源至（经过不间断的校准链）世界卫生组织（WHO）人血清 IgE 的第 2 代国际参考制品（IRP）75/502。

4.4.4.3　最低检测限

最低检测限为 <2 kU/L。

4.4.4.4　精密度

该项目采用赛默飞世尔科技 Phadia 1000 全自动荧光免疫分析仪获得了表 4.4.1 所列综合的变异系数，每个标本使用同一批次的试剂在 24 种不同情况下进行检测，每个检测重复测定 2 次，每个浓度水平包含 3 个标本，这些值也适用于赛默飞世尔科技 Phadia 250 全自动荧光免疫分析仪。

第4节 荧光免疫法检测血清总 IgE 操作程序

文件编号：LHJY-QM-004
版本号：E/0
页码：第2页 共4页

表 4.4.1 赛默飞世尔科技 Phadia 1000 全自动荧光免疫分析仪总 IgE 变异系数

标本浓度(kU/L)	变异系数(%)	
	批内分析	批间分析
15~60	3	5
75~430	3	4
600~1 840	3	7

4.4.5 检测原理

通过共价结合方式包被于抗原包被帽上的抗 IgE，可与患者标本中的总 IgE 或总 IgE 标准品中的人 IgE 发生反应。在洗去非特异性 IgE 后加入酶标二抗，形成复合物。经孵育后，洗去未结合的酶标二抗，上述复合物继续与底物液进行孵育。终止反应后测定洗脱液中的荧光强度，荧光强度越高，表明患者血清或总 IgE 标准品中的总 IgE 浓度越高。使用定标曲线将患者标本的检测值转换为浓度。

4.4.6 试剂

4.4.6.1 试剂名称

赛默飞世尔科技 Phadia 250 全自动荧光免疫分析仪配套总 IgE 检测试剂（荧光免疫法），包装规格：16人份/支。

4.4.6.2 主要组成成分

1）抗原包被帽：抗 IgE 的小鼠单克隆抗体和<0.003%的防腐剂,防腐剂的成分为 5-氯-2-甲基-4-异噻唑啉-3-酮和 2-甲基-2-氢-异噻唑-3-酮的混合物(3:1)。

2）笔状容器筒。

4.4.7 定标

4.4.7.1 定标试剂名称

赛默飞世尔科技总 IgE 校准品。

4.4.7.2 定标频率

1）每28天须重新定标。

第 4 节　荧光免疫法检测血清总 IgE 操作程序	文件编号：LHJY-QM-004
	版本号：E/0
	页码：第 3 页　共 4 页

2）总 IgE 酶标二抗更换批号时须重新定标。

3）根据曲线质控情况按需要重新定标。

4.4.8　检验程序

项目操作严格按照赛默飞世尔科技 Phadia 250 全自动荧光免疫分析仪操作程序进行。

4.4.9　质控

4.4.9.1　曲线质控品

ImmunoCAP 总 IgE 曲线质控品（水平 1、水平 2）。

4.4.9.2　质控频率

每次开机实验需完成一次曲线质控品检测。

4.4.9.3　判断标准

完成检测后，仪器自动计算检测结果并评估曲线质控是否合格，若失控，则按照仪器提示复测曲线质控品或重新定标。

4.4.9.4　室内质控

每次检测，实验室采用 ImmunoCAP 总 IgE 质控品（水平 L、水平 M、水平 H）三个浓度进行质控。

4.4.10　参考区间

总 IgE 检测（荧光免疫法）的参考区间为 0~60 kU/L。

4.4.11　临床意义

该试剂采用荧光免疫法的原理，检测人血清总 IgE，与其他临床信息结合，作为 IgE 介导的过敏性疾病的临床诊断的辅助手段。在遭受外源性哮喘、花粉症或者特应性湿疹的患者中，IgE 血清浓度显著提高，总 IgE 可以配合特异性 IgE 检测用于过敏性疾病的诊断。

4.4.12　检验方法的局限性

最终的临床诊断应由医生在所有临床和实验室结果的基础上经过评估后得出。不应根据任何单一检测方法的结果而做诊断。

第4节 荧光免疫法检测血清总 IgE 操作程序	文件编号：LHJY-QM-004
	版本号：E/0
	页码：第4页 共4页

4.4.13 支持文件

[1] 尚红,王毓三,申子瑜.全国临床检验操作规程[M].4版.北京：人民卫生出版社,2015.

[2] 赛默飞世尔科技(中国)有限公司.总 IgE 检测试剂(荧光免疫法)说明书[Z].2020.

编写：王恩运　　审核：胡纪文　　批准：张秀明

批准日期：2023年9月1日

第5节　传染性疾病免疫学检验复检程序	文件编号：LHJY-SOP-0MY2008
	版本号：E/0
	页码：第1页　共4页

4.5.1　目的

本程序建立了传染性疾病免疫学检验复检程序，以保证结果及时准确发布。

4.5.2　范围

适用于临床免疫组传染性疾病免疫学检验项目，包括 HAV 抗体 IgM、HBsAg、抗 HCV 抗体、抗 HEV 抗体 IgM、HIV 抗原抗体、抗梅毒螺旋体特异性抗体等项目。

4.5.3　职责

4.5.3.1　检验人员

负责标本检测，发现异常结果按照复检程序实施，及时准确发布结果。

4.5.3.2　专业组组长

临床免疫组组长负责制定复检程序，培训和考核操作人员并组织人员具体实施。

4.5.4　工作程序

4.5.4.1　复检规则

1) 临床免疫组各岗位发现以上传染性疾病免疫学检验项目阳性均须进行复检。

2) 检测结果与诊断明显不符，或者与患者历史数据差异较大时须进行复检。

4.5.4.2　复检流程

1) HIV 抗原抗体（ELISA 法）检测阳性的标本，按照《全国艾滋病检测技术规范（2020年修订版）》中不区分抗体抗原检测试剂的筛查检测流程进行复检，将其高速离心（每分钟 12 000 r，10 分钟），再按原方法或使用化学发光法进行双孔复检，若双孔均为阴性，则报告阴性；若任意一孔为阳性，则需送艾滋病确证实验室进行确证试验。

2) 抗 HAV 抗体 IgM、抗 HEV 抗体 IgM（化学发光法）检测阳性的标本，将其高速离心（每分钟 12 000 r，10 分钟），再按原方法执行双孔复检；若复检结果双孔均为阴性，则报告阴性；若复检结果任意一孔为阳性，则报告阳性，并在检验提示注明"请结合临床症状、肝脏生化学结果综合分析，建议追加检测相关病原体核酸和抗体 IgG"。

3) 抗 HCV 抗体（ELISA 法）检测阳性的标本，首选 HCV 抗体胶体金检测试剂进行复检，若复检结果为阳性，则报告阳性；若复检结果为阴性，则将其高速离心（每分钟 12 000 r，10 分钟），再按原方法或使用化学发光法进行双孔复检，若双孔均为阴性，则报告阴性；若任意一孔为阳性，则报告阳性，并在检验提示注明"建议检测高敏 HCV RNA 或 HCV 核心抗原"。

	文件编号：LHJY-SOP-0MY2008
第5节　传染性疾病免疫学检验复检程序	版本号：E/0
	页码：第2页　共4页

4）抗梅毒螺旋体特异性抗体（凝集法）检测阳性的标本，首选抗梅毒螺旋体特异性抗体胶体金检测试剂进行复检，若复检结果为阳性，则报告阳性；若复检结果为阴性，则使用原试剂双孔进行滴度稀释复检，若双孔均为阴性，则报告阴性；若任意一孔为阳性，则报告阳性，并在检验提示注明"建议增加检测梅毒快速血浆反应素滴度试验，结合患者病史、流行病学史和临床症状综合判断；必要时，定期随访"。

5）HBsAg（ELISA法）检测阳性的标本，首选HBsAg金标试剂进行复检，若复检结果为阳性，则报告阳性；若复检结果为阴性，则将其高速离心（每分钟12 000 r，10 分钟），再按原方法或使用化学发光法进行双孔复检，若双孔均为阴性，则报告阴性；若任意一孔为阳性，则报告阳性，并在检验提示注明"建议检测高敏 HBV DNA 或定期随访"。

6）对 HBV 五项检测结果中出现的不同模式，要客观分析，综合考虑，分析路径详见附表4.5.1。

4.5.5　支持文件

［1］中国疾病预防控制中心.全国艾滋病检测技术规范（2020 修订版）［S］.北京：中国疾病预防控制中心,2020.

［2］中联肝健康促进中心,中华医学会肝病学分会,中华医学会检验医学分会,等.中国丙型病毒性肝炎院内筛查管理流程（试行）［J］.临床肝胆病杂志,2021,37（7）：1534 - 1539.

［3］中华医学会肝病学分会.戊型肝炎防治共识［J］.中华肝脏病杂志,2022,30（8）：820 - 831.

编写：王恩运　　　　审核：胡纪文　　　　批准：张秀明
　　　　　　　　　　　　　　　　　　　　批准日期：2023 年 9 月 1 日

文件编号	LHJY-SOP-0MY2008
第5节 传染性疾病免疫学检验复检程序	版本号：E/0
	页码：第3页 共4页

附表 4.5.1　HBV 五项检测结果解释表

序号	HBsAg	HBsAb	HBeAg	HBeAb	HBcAb	临床意义	复检建议	临床建议
1	阴性	阴性	阴性	阴性	阴性	过去和现在未感染过 HBV	/	HBV 疫苗注射
2	阴性	阴性	阴性	阴性	阳性	①既往感染抗-HBs 浓度低或者尚未出现；②恢复期 HBsAg 已消或浓度值在界值以下；③无症状低浓度 HBsAg 携带者	复测 HBsAg、HbsAb、HBcAb（1/30 稀释）	定期复查、动态观察
3	阴性	阴性	阴性	阳性	阳性	①既往感染过 HBV；②急性 HBV 感染恢复期；③ HBsAg 浓度在界值以下；④抗 HBs 出现前的窗口期	复测 HBsAg、HBsAb、HBeAb 和HBcAb	定期复查、动态观察
4	阴性	阳性	阴性	阴性	阴性	①注射过 HBV 疫苗有一定保护作用；②既往感染；③ HBcAb 浓度比较低，经生理盐水稀释后低于界值以下	/	浓度值 <100 mIU/mL 须加强疫苗注射
5	阴性	阳性	阴性	阳性	阳性	①注射过 HBV 疫苗有一定保护作用；②急性 HBV 感染后康复；③既往感染	/	HBsAb 浓度值 <100 mIU/mL 须加强疫苗注射
6	阳性	阴性	阴性	阴性	阳性	①急性HBV 感染；②慢性 HBsAg 携带者；③传染性弱；④ HBeAg 或 HBeAb 浓度值偏低	复测 HBeAg、HBeAb	定期复查、动态观察
7	阴性	阳性	阴性	阴性	阳性	①注射过 HBV 疫苗有一定保护作用；②急性 HBV 感染后康复；③既往感染	/	HBsAb 浓度值 <100 mIU/mL 须加强疫苗注射

文件编号	LHJY-SOP-0MY2008
版本号	E/0
页码	第4页 共4页

第5节 传染性疾病免疫学检验复检程序

续 表

序号	HBsAg	HBsAb	HBeAg	HBeAb	HBcAb	临床意义	复检建议	临床建议
8	阳性	阴性	阴性	阳性	阳性	① 急性HBV感染趋向恢复；② 慢性HBsAg携带者；③ 传染性弱。即俗称的"小三阳"	/	定期复查、动态观察
9	阳性	阴性	阳性	阴性	阳性	急性或慢性乙肝感染。提示HBV复制,传染强。即俗称的"大三阳"	/	HBeAg浓度值与病毒载量正相关,应定期复查,动态观察

第5章　临床微生物学检验作业指导书

第1节　微生物学检验岗位能力评估与授权管理程序	文件编号：LHJY-SOP-0XJ2105
	版本号：E/0
	页码：第1页　共6页

5.1.1　目的

规范临床微生物学检验岗位能力要求、能力评估、岗位授权等有关工作，以确保临床微生物组检验人员有能力满足科室质量体系要求开展工作。

5.1.2　范围

适用临床微生物组检验人员、中心各部门夜班值班人员。

注：中心各部门包括医学检验实验室7个专业组和4个检验分部。7个专业组包括：临床生化组、临床免疫组、临床微生物组、临床分子诊断组、细胞遗传组、临床质谱组、标本前处理组，4个分部包括：检验一部（罗湖区人民医院检验科）、检验二部（罗湖区妇幼保健院检验科）、检验三部（罗湖区中医院检验科）、检验四部（社管中心检验室）。

5.1.3　职责

5.1.3.1　专业组组长

负责开展临床微生物组检验人员的岗位能力评估，并根据评估结果进行专业技术岗位授权。

5.1.3.2　中心技术负责人

负责专业组组长专业技术岗位能力评估与授权。

5.1.4　程序

5.1.4.1　岗位能力要求

（1）标本检验人员能力要求
1）具有医学检验专业或相关专业的教育经历。
2）取得国家政府部门授予的相应级别的专业技术资格证书。
3）具有标本检验相关工作经验，能独立上岗；或经岗位培训考核合格后能独立上岗。

第1节 微生物学检验岗位能力评估与授权管理程序

文件编号：LHJY-SOP-0XJ2105
版本号：E/0
页码：第2页 共6页

4) 掌握相关法律法规、认可准则及中心质量管理体系中对检验过程的相关要求。

（2）结果报告人员能力要求

1) 满足本程序5.1.4.1(1)的要求。

2) 具备授权专业领域范围的相应专业技术能力，能把握检验结果的准确性，能对检验过程的符合性作出判断。

3) 掌握法律法规、认可准则及中心质量管理体系对检验报告的要求，保证检验报告的完整性，保证每一项检验结果准确、清晰、明确。

（3）临床微生物组各岗位能力要求

1) A岗（标本接种岗）

a) 对标本编号熟练，对标本的采集要求熟悉。

b) 对各类临床标本的接种方法及技术熟练。

c) 对BACTEC9120血培养仪的使用熟练，能较好地完成仪器维护保养的相关操作。

d) 掌握手工染色及仪器染色的步骤，所染片子质量较合格。

e) 能较好地完成高压蒸汽灭菌操作并按规范完成记录及监测工作。

f) 熟悉宏基因组学第二代测序（mNGS）标本接收流程及注意事项。

g) 熟悉高压蒸汽灭菌的操作。

2) B岗（鉴定药敏岗）

a) 清楚常见细菌（肠杆菌科细菌、非发酵菌、葡萄球菌、链球菌、奈瑟菌属、革兰氏阳性杆菌）在血平板、麦康凯平板及巧克力平板上的生长特点。

b) 清楚痰标本中主要病原菌的判定原则。

c) 明白尿标本普通细菌培养的计数方法及标本污染的判定原则。

d) 明白粪便标本中致病菌的判定原则。

e) 清楚各类体液、脓液、阴道分泌物标本的致病菌判定原则。

f) 清楚肺炎链球菌、流感嗜血杆菌在血平板及巧克力平板上的生长特点。

g) 较熟练地掌握手工生化反应（氧化酶、过氧化氢酶、凝固酶）的原理及注意事项。

h) 较熟练地掌握特殊鉴定实验（拉丝试验、奥普托欣试验、CAMP试验、卫星试验）的原理及注意事项。

i) 了解微生物鉴定中血清凝集反应的操作。

j) 对革兰氏阴性球菌及阳性杆菌的判读及处理流程比较熟悉。

k) 掌握自动化细菌鉴定药敏分析仪结果的观察及传输。

l) 掌握自动化细菌鉴定药敏分析仪结果的分析、警示结果的分析与处理。

m) 掌握自动化细菌鉴定药敏分析仪的日常维护及保养。

n) 掌握手工鉴定反应（双糖铁试验、CAMP试验、卫星试验、奥普托欣试验）结果的观察与判定。

第1节 微生物学检验岗位能力评估与授权管理程序

文件编号：LHJY-SOP-0XJ2105
版本号：E/0
页码：第3页 共6页

o) 掌握手工真菌药敏试验最低抑菌浓度(MIC)结果的判读。
p) 熟悉手工药敏试验纸片扩散法(K-B法)结果的判读。
q) 对二审检验报告单的操作方法及注意事项熟知。

3) C岗(涂片镜检岗)

a) 掌握支原体培养及鉴定,沙眼衣原体抗原、肺炎链球菌抗原、A群链球菌抗原操作及结果报告。
b) 对镜下革兰氏染色、抗酸染色的菌体形态观察及报告内容熟知。
c) 对一审检验报告单的操作方法及注意事项熟知。

4) D岗(院感监测岗)

a) 对空气培养的操作方法较熟悉,能完成院感空气培养的相关操作。
b) 对物体表面培养的操作方法较熟悉,能完成院感物体表面培养的相关操作。
c) 对手部培养的操作方法较熟悉,能完成院感手部培养的相关操作。
d) 对其他院感监测项目的操作方法及报告方式熟知。

5) Z岗(夜班值班岗)

a) 对夜间标本编号、登录信息系统熟练,对标本的采集要求熟悉。
b) 对夜间各类临床标本的接种方法及技术熟练。
c) 熟悉血培养阳性报阳后处理操作流程,包括血培养危急值一级报告发送。

5.1.4.2 岗位能力评估

(1) 岗位能力评估的内容

主要是评估每一位检验人员执行所指派的技术工作的能力,不同的技术岗位所需具备的能力有所不同,根据实际技术工作岗位制定岗位能力评估的内容。

(2) 岗位能力评估的标准

1) 分别对每一项能力评估内容进行评分,应根据各单项能力的重要程序分配好得分权重,同时确保某一岗位各项能力得分满分为100分,各单项能力评估结果分为优秀、良好、合格、不合格等4个级别,分别占单项满分的90%~100%、80%~89%、60%~79%、0~59%,计算各单项得分的总分,某岗位能力评估的总得分≥80分为能力评估符合要求。

2) 岗位能力评估的结果作为技术岗位授权的重要依据,对能力评估不达标者,须重新接受相关培训后再进行能力评估。

3) 各岗位能力评估应符合本程序5.1.4.1的相关要求。

(3) 岗位能力评估的时机

1) 新岗位上岗培训后,新员工在最初6个月内,最少进行2次能力评估。
2) 离开微生物检验岗位超过6个月以上重新上岗培训后。

第1节 微生物学检验岗位能力评估与授权管理程序

文件编号：LHJY-SOP-0XJ2105
版本号：E/0
页码：第4页 共6页

3）岗位能力评估不达标时。
4）每年的定期评估。
（4）岗位能力评估方法
采用以下全部或任意方法组合，在与日常工作环境相同的条件下，对检验人员的能力进行评估。
1）直接观察常规工作过程和程序，包括所有适用的安全操作。
2）直接观察设备维护和功能检查。
3）监控检验结果的记录和报告过程。
4）核查工作记录。
5）评估解决问题的技能。
6）检验特定标本，如先前已检验的标本、实验室间比对的物质或分割标本。
7）必要的理论知识考核。
（5）岗位能力评估的实施
1）专业组组长、高级职称技术人员均可实施能力评估。
2）实施能力评估人员在实施能力评估时必须做到客观公正、实事求是。
（6）岗位能力评估结果的记录
通过填写《岗位培训-能力评估-授权记录表》进行记录。

5.1.4.3 岗位授权

（1）岗位能力评估后技术岗位授权
根据能力评估确认结果，对达到任职能力要求的人员进行技术岗位授权
1）技术岗位设置由专业组自行确定，应符合本程序5.1.4.1的相关要求。
2）能力评估达标者，已授权的维持原岗位资格，未授权的进行授权。
3）授权人和被授权人按"5.1.3 职责"中的要求进行。
（2）岗位授权的记录
通过填写《岗位培训-能力评估-授权记录表》进行记录。

5.1.4.4 岗位能力评估与授权流程图

见附图5.1.1。

5.1.5 支持文件

［1］LHJY-PF6.2-01《人力资源管理程序》.
［2］中国合格评定国家认可委员会.医学实验室质量和能力认可准则的应用要求：CNAS-CL02-A001：2023［S］.北京：中国合格评定国家认可委员会，2023.

第1节 微生物学检验岗位能力评估与授权管理程序	文件编号：LHJY-SOP-0XJ2105
	版本号：E/0
	页码：第5页 共6页

［3］中国标准化协会.检验检测实验室人员聘用、能力培养与考核监督指南：T/CAS 651-2022［S］.北京：中国标准化协会,2022.

［4］国家卫生和计划生育委员会医政医管局.全国临床检验操作规程［M］.第四版.北京：人民卫生出版社,2015.

［5］WS/T805-2022《临床微生物检验基本技术标准》.

5.1.6 记录表格

PF6.2-TAB-03《岗位培训-能力评估-授权记录表》，见附表1.1.2。

编写：韦洁宏　　　审核：豆小文　　　批准：张秀明

批准日期：2023年9月1日

第 1 节　微生物学检验岗位能力评估与授权管理程序	文件编号：LHJY-SOP-0XJ2105
	版本号：E/0
	页码：第 6 页　共 6 页

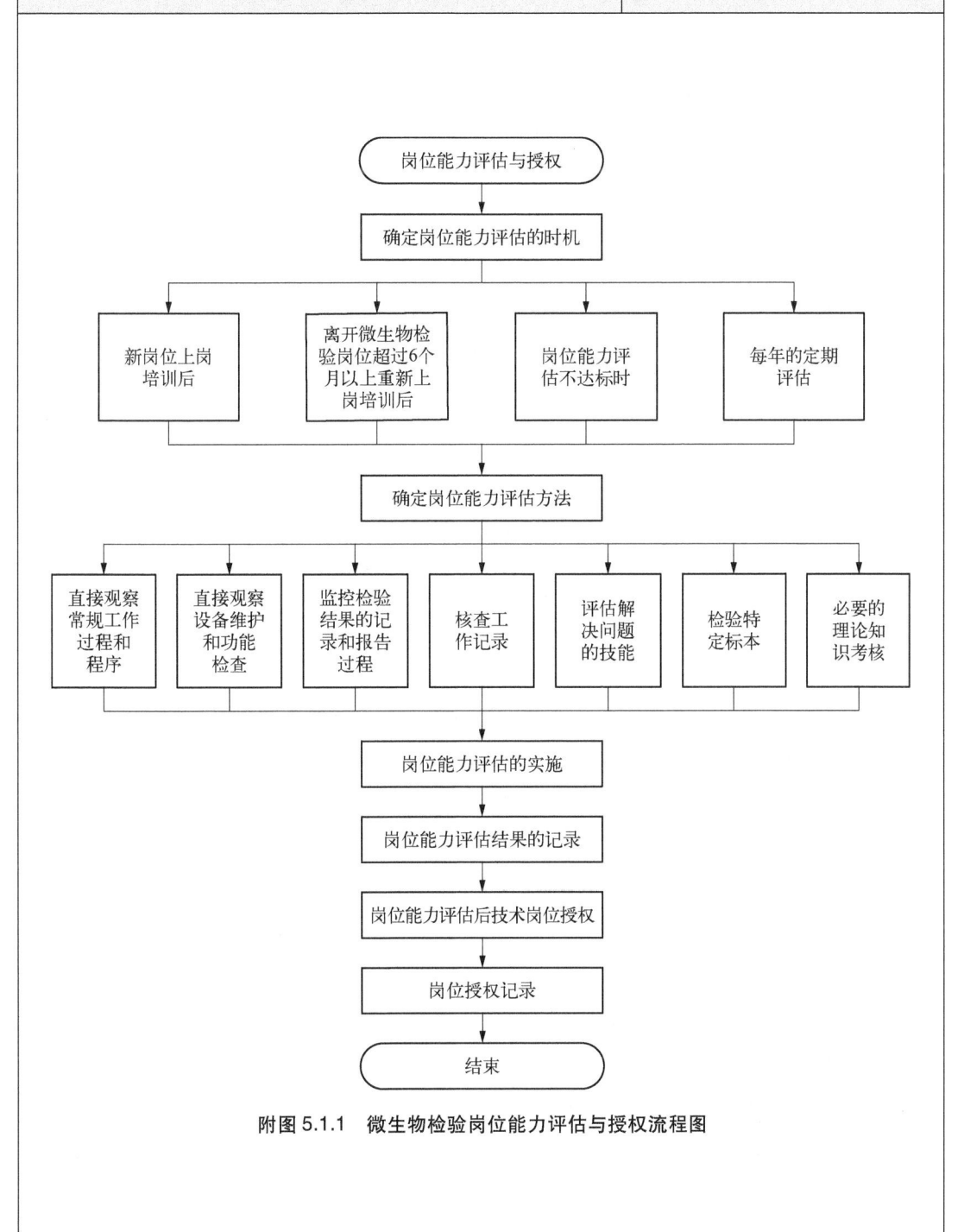

```
                    ┌─────────────────────┐
                    │  岗位能力评估与授权  │
                    └──────────┬──────────┘
                               │
                    ┌──────────▼──────────┐
                    │ 确定岗位能力评估的时机 │
                    └──────────┬──────────┘
        ┌──────────────┬───────┴────────┬──────────────┐
   ┌────▼────┐   ┌─────▼─────┐   ┌──────▼──────┐  ┌────▼────┐
   │新岗位上岗│   │离开微生物检│   │岗位能力评估 │  │每年的定期│
   │ 培训后  │   │验岗位超过6个│   │  不达标时   │  │  评估   │
   │         │   │月以上重新上│   │             │  │         │
   │         │   │  岗培训后  │   │             │  │         │
   └─────────┘   └───────────┘   └─────────────┘  └─────────┘
                               │
                    ┌──────────▼──────────┐
                    │ 确定岗位能力评估方法  │
                    └──────────┬──────────┘
   ┌──────┬──────┬──────┬─────┼─────┬──────┬──────┐
┌──▼──┐┌──▼──┐┌──▼──┐┌──▼──┐┌─▼───┐┌─▼───┐┌─▼───┐
│直接观││直接观││监控检││核查工││评估解││检验特││必要的│
│察常规││察设备││验结果││作记录││决问题││定标本││理论知│
│工作过││维护和││的记录││      ││的技能││      ││识考核│
│程和程││功能检││和报告││      ││      ││      ││      │
│  序  ││  查  ││ 过程 ││      ││      ││      ││      │
└─────┘└─────┘└─────┘└─────┘└─────┘└─────┘└─────┘
                               │
                    ┌──────────▼──────────┐
                    │  岗位能力评估的实施  │
                    └──────────┬──────────┘
                    ┌──────────▼──────────┐
                    │ 岗位能力评估结果的记录│
                    └──────────┬──────────┘
                    ┌──────────▼──────────┐
                    │岗位能力评估后技术岗位授权│
                    └──────────┬──────────┘
                    ┌──────────▼──────────┐
                    │    岗位授权记录      │
                    └──────────┬──────────┘
                    ┌──────────▼──────────┐
                    │       结束           │
                    └─────────────────────┘
```

附图 5.1.1　微生物检验岗位能力评估与授权流程图

	文件编号：LHJY-SOP-0XJ2105
第 2 节　临床微生物实验室与临床沟通程序	版本号：E/0
	页码：第 1 页　共 3 页

5.2.1　目的

为了保障临床微生物检验及报告结果的质量，及时为临床提供可疑的病原学诊断和用药依据，建立微生物实验室与临床沟通程序，加强实验室人员与临床交流沟通的能力，提升服务临床的质量。

5.2.2　范围

适用临床微生物组检验人员、中心各部门夜班值班人员。

注：中心各部门包括医学检验实验室各专业组和检验一部、检验二部、检验三部、检验四部 4 个分部。

5.2.3　职责

5.2.3.1　检验人员

临床微生物组在岗员工、中心各部门夜班值班人员具有咨询和被咨询的责任和义务，应对日常临床诊疗问题，超出咨询业务范围或技术水平，转交给微生物临床沟通服务小组。

5.2.3.2　微生物临床沟通服务小组

由血流、呼吸道、泌尿生殖、真菌感染等亚专业领域的资深临床微生物组检验人员组成，负责为集团各医疗机构重点科室及需要临床咨询科室提供会诊意见、定期查房、疑难病例讨论等沟通服务活动。

5.2.4　程序

5.2.4.1　微生物临床沟通服务小组成立

（1）微生物临床沟通服务小组人员资质

对临床微生物检验相关理论知识和应用技术有较系统和全面的了解，具有扎实的临床微生物专业理论和实践基础，掌握感染性疾病诊断依据、报告规范和前沿知识，具备较强的分析和解决问题的能力，善于沟通和协调，能清楚、流利地表达自己思想，经过定期考核和培训上岗。

（2）微生物临床沟通服务小组组长

中心主任或指定人员担任。

（3）微生物临床沟通服务小组成员

小组成员需在血流、呼吸道、泌尿生殖、真菌感染等亚专业领域具有丰富的实验室经验，至少由三人组成，必要时可增加其他成员。

第2节　临床微生物实验室与临床沟通程序

文件编号：LHJY-SOP-0XJ2105
版本号：E/0
页码：第2页　共3页

5.2.4.2　沟通内容

1）为选择和使用检验提供意见，包括所需标本类型、检验方法的临床适应证和局限性，以及要求检验的频率。

2）为检验结果解释提供专业判断，如同一项目不同检测方法所得结果的判断解释。

3）促进实验室检验的有效利用。

4）就科学及事务性工作提供意见，如标本不满足可接受标准的情况。

5）向临床科室宣传临床微生物检验新技术、新方法、新项目，包括定期不同标本类型病原菌的分离情况和药敏分析数据等。

6）征求临床科室对微生物检验工作的意见和建议，促进检验技术水平和临床诊疗水平的提高。

5.2.4.3　沟通方式

（1）会诊

临床微生物组接到医院医务部门安排的临床会诊工作，根据会诊的病例特征安排微生物临床沟通服务小组合适人员参与会诊，结合患者病情为检验结果解释提供专业判读，并为后续的诊断与治疗，建议合理的检验项目。

（2）讲座

微生物临床沟通服务小组负责与科教部门沟通，安排小组成员每年为集团各医疗机构医护人员（重点是新员工）举办至少1次临床微生物学标本采集、转运与处理和所开展项目的专题讲座。通过讲座，将临床微生物现有的检测项目、项目标本类型、采集注意事项、检测报告时限、检验绿色通道启用标准等介绍给临床，为选择和使用检验提供标准参考，促进临床微生物检验的合理、有效利用。

（3）临床学术研讨会

定期组织临床学术研讨会，加强与临床科室的互动，促进检验人员进一步掌握疾病临床诊疗知识，为临床选择和使用检验提供意见，提升实验室检验的有效利用，并就相关科研方向碰撞思维火花。由微生物临床沟通服务小组根据专病遴选检验专题，并邀请相关临床科室讲授疾病专题。

（4）临床沟通会

定期组织医检或患检代表座谈会，每半年至少保证一次。中心参会人员作为中心代表，负责与全院临床科室医护代表或患者代表协调、沟通，进行满意度调查，获取提高实验室服务质量的建议和意见，现场受理有关投诉，根据LHJY-PF7.7-01《投诉接收与处理程序》、LHJY-PF8.6-01《持续改进管理程序》积极改进。以上临床沟通会微生物临床沟通服务小组全程参与。

第2节　临床微生物实验室与临床沟通程序	文件编号：LHJY－SOP－0XJ2105
	版本号：E/0
	页码：第3页　共3页

（5）结果报告沟通

包括本临床微生物危急值报告，当出现无菌体液培养阳性、抗酸染色阳性或结核分枝杆菌培养阳性、血培养阳性等需立即与临床沟通，报告相关检验内容和了解患者症状和治疗情况。当培养结果可疑，有污染、特殊菌种及目标监测的多重耐药菌时，应主动联系临床，并提供必要的相关知识的解释和帮助。

5.2.5　支持文件

［1］中国合格评定国家认可委员会.医学实验室质量和能力认可准则：CNAS－CL02：2023［S］.北京：中国合格评定国家认可委员会，2023.

［2］中国合格评定国家认可委员会.医学实验室质量和能力认可准则的应用要求：CNAS－CL02－A001：2023［S］.北京：中国合格评定国家认可委员会，2023.

［3］周庭银，倪语星.临床微生物检验标准化操作［M］.第3版.上海：上海科学技术出版社，2015.

［4］LHJY－PF5.3－01《咨询活动管理程序》.

编写：韦洁宏　　　　　审核：豆小文　　　　　批准：张秀明

批准日期：2023年9月1日

第3节 呼吸道标本培养检验标准操作程序

文件编号：LHJY-SOP-0XJ4102
版本号：E/0

5.3.1 目的

规范呼吸道标本培养检验操作规程，确保检验结果准确可靠。

5.3.2 适用范围

呼吸道标本（痰液、肺泡灌洗液、支气管灌洗液标本等）培养和涂片检查。

5.3.3 标本与容器

5.3.3.1 标本类型

痰液、鼻咽拭子、肺泡灌洗液、支气管灌洗液或刷子、肺穿刺等。

5.3.3.2 标本采集

1）自然咳痰法：嘱咐患者先用温开水漱口数次，以减少长居菌的污染（有假牙的患者应先取下假牙），然后用力咳出气管深部的痰液，吐入无菌痰杯中立即送检。

2）诱导咳痰：对无痰、少痰或痰浓不易咳出者，可用45℃加温生理盐水雾化吸入，以使痰液易于咳出；对于小儿可采取轻压胸骨柄的方法。

3）体位引流：支气管扩张症患者，清晨起床后进行，可采集大量痰样品。

4）对咳嗽乏力或晕迷患者，可用吸痰管经鼻腔或口腔抵达气管腔内取痰。

5）双侧肺部感染伴人工气道如气管切开或气管插管患者，可用吸痰管经人工气道插至肺叶支气管水平取痰。

6）对重症、难治或伴免疫抑制或疑似厌氧菌引起的医院内肺部感染，可采用环甲膜穿刺经气管吸引（thyrocricocentesis transtracheal aspiration，TTA）、保护性标本毛刷（protected specimen brush，PSB）或保护性支气管肺泡灌洗（protected bronchoalveolar lavage，PBAL）采集无口咽部菌群污染的痰液，进行精确的感染病原学诊断。

7）支气管镜下采集法：由临床医生利用支气管镜取气管刷洗物、支气管肺泡灌洗液等样品，置于无菌痰杯后立即送检。

8）棉拭采集法：用无菌棉拭子轻轻擦拭患者鼻咽部黏膜，留取标本，置无菌试管内送检。

5.3.3.3 标本拒收标准

1）标本类型与标签所标识不符。
2）未用无菌容器留痰作细菌培养。
3）呼吸道标本用纸包裹。

第3节　呼吸道标本培养检验标准操作程序	文件编号：LHJY-SOP-0XJ4102
	版本号：E/0
	页码：第2页　共5页

4）标本渗漏。
5）标本放置时间超过2小时。
6）鼻、咽拭子变干。

5.3.3.4　采集时间

以晨痰为好；支气管扩张症患者，清晨起床后进行体位引流，可采集大量痰标本。

5.3.3.5　标本保存

采集标本后立即送到实验室，放置时间不应超过2小时；怀疑流感嗜血杆菌、肺炎链球菌感染，应立即送检。标本如不能及时送检，可置于4℃冰箱保存，但保存时间不超过24小时；怀疑流感嗜血杆菌、肺炎链球菌感染，切勿置于冰箱。

5.3.3.6　采集容器

无菌带螺纹痰杯。

5.3.4　试剂、仪器

1）哥伦比亚血琼脂平板、巧克力琼脂平板、麦康凯琼脂平板、沙保罗琼脂平板、一次性无菌棉签、载玻片、革兰氏染色液等。
2）生物安全柜、接种环、红外接种环灭菌器、CO_2培养箱、普通光学显微镜、布鲁克质谱快速鉴定系统、梅里埃 VITEK2 COMPACT 鉴定及药敏分析系统等。

5.3.5　细菌鉴定和药敏质控

参见 LHJY-SOP-OXJ2501《微生物室内质量的控制程序》。

5.3.6　检验步骤

标本前处理组接收标本后送临床微生物实验室，由实验室员工核收标本并登记。

5.3.6.1　涂片检查

（1）一般细菌涂片
挑取脓性或血性痰液制成薄而均匀的涂片，革兰氏染色后镜检。痰涂片的目的：① 确定标本是否为合格标本，是否合适做细菌培养；② 初步判断是否有病原菌存在。
痰涂片在低倍镜下检测20~40个视野，气管吸出物涂片分别在低倍镜视野（LPF）和油镜视野（OIF）下观察。计算有细胞视野的细胞平均数量，分别记录鳞状上皮细胞、白细胞和细菌的数量（表5.3.1）。

第3节 呼吸道标本培养检验标准操作程序

文件编号：LHJY-SOP-0XJ4102
版本号：E/0
页码：第3页 共5页

表5.3.1 显微镜观察革兰氏染色半定量结果

项 目	1+(偶见)	2+(少量)	3+(中量)	4+(大量)
细胞计数（低倍镜）	<1 个/LPF	1~9 个/LPF	10~25 个/LPF	>25 个/LPF
细菌计数（油镜）	<1 个/OIF	1~5 个/OIF	6~30 个/OIF	>30 个/OIF

（2）标本合格判断

1) 取痰标本编号制备一张涂片，进行革兰氏染色，其目的是确定标本是否适合细菌培养和初步判定是否有病原菌存在。

2) 涂片进行革兰氏染色后，用低倍镜观察白细胞和鳞状上皮细胞数量的多少来初步判定标本的采集是否合格（表5.3.2）。

表5.3.2 痰标本质量镜下分级

分 级	白细胞（个/LPF）	鳞状上皮细胞（个/LPF）
A	>25	<10
B	>25	10~25
C	>25	>25
D	10~25	>25
E	<10	>25

A、B两种分级的痰标本适合做培养，C、D、E不合格，应重新留标本。当为C、D两种情况时，还要参照高倍镜下的情况进行区分：当视野中见有数量不等的白细胞或纤毛柱状上皮细胞（或两者同在），且有一种细菌或两种细菌（可见于免疫功能低下者）时，将结果记录下来，联系临床医生，根据临床医生的要求进行培养或重取标本送检。发放报告时作痰标本质量级别备注，供临床参考。

（3）抗酸杆菌涂片

参见 LHJY-SOP-OXJ4141《分枝杆菌属检验标准操作规程》。

5.3.6.2 分离培养

（1）接种

使用一次性无菌棉签挑取脓性或血性痰液接种于血琼脂平板、巧克力平板、麦康凯平板、沙保罗琼脂平板（适用时），行4区分区划线，置 5%~10% CO_2 环境中，35±2℃培养

第3节　呼吸道标本培养检验标准操作程序	文件编号：LHJY-SOP-0XJ4102
	版本号：E/0
	页码：第4页　共5页

18~24小时。肺泡灌洗液涡旋振荡标本30~60秒,使用经校准的加样器定量吸取10 μL标本,接种和培养方法同痰液。

（2）培养结果观察

根据菌落及形态特点,做出初步判断,然后按各类细菌特征进行生化或质谱鉴定,并同时进行抗菌药物敏感性试验。

（3）结核分枝杆菌培养

参见 LHJY-SOP-OXJ4141《分枝杆菌属检验标准操作规程》。

5.3.7　结果报告

1）报告培养检出的致病菌菌种和体外药敏实验结果。

2）未检出致病菌时报告"经2天普通培养,鉴定生长正常菌群"或"经2天普通培养,无细菌生长"。

3）报告评语：对每一份痰标本做出质量分级的提示。

4）肺泡灌洗液培养阳性标本需报告定量结果。

5.3.8　注意事项

1）痰标本一般不可采用肉汤或高选择性培养基进行增菌培养。

2）草绿色链球菌为口腔和鼻咽部的正常菌群,其毒力很低,但由拔牙等原因造成的局部损伤而侵入血流,可引起亚急性细菌性心内膜炎等感染,故从血液中分离出草绿色链球菌有临床意义。

3）咳痰标本不做厌氧菌培养。

5.3.9　临床意义

上呼吸道标本培养生长的细菌是否与疾病有关,需各方面综合分析,排除常居菌后,才可做出正确的判断。下呼吸道的痰液应是无细菌的,而经口腔咳出的痰带有多种上呼吸道的正常寄生菌(如草绿色链球菌、奈瑟氏菌属等)。若从患者痰标本中查见致病菌或条件致病菌,提示可能有呼吸道细菌感染。肺炎链球菌是肺炎最常见的致病菌。儿童细菌性肺炎多为流感嗜血杆菌、卡他莫拉菌所致。医院获得性肺炎的常见病原菌是革兰氏阴性杆菌,主要有大肠埃希菌、肺炎克雷伯菌、铜绿假单胞菌、鲍曼不动杆菌、沙雷菌属和肠杆菌属细菌等。肺结核由结核分枝杆菌引起的。嗜肺军团菌引起军团菌病,肺部厌氧感染大多是脆弱类杆菌及梭杆菌属的细菌等。

5.3.10　支持文件

[1] 国家卫生健康委员会.下呼吸道感染细菌培养操作指南：WS/T499-2017[S].北

第3节 呼吸道标本培养检验标准操作程序	文件编号：LHJY-SOP-0XJ4102
	版本号：E/0
	页码：第5页 共5页

京：中国标准出版社,2017.

　　[2] 国家卫生健康委员会.临床微生物学检验样本的采集和转运：WS/T640-2018[S].北京：中国标准出版社,2018.

　　[3] 国家卫生健康委员会.临床微生物检验基本技术标准：WS/T805-2022[S].北京：中国标准出版社,2022.

　　[4] 国家卫生和计划生育委员会医政医管局.全国临床检验操作规程[M].第4版.北京：人民卫生出版社,2015.

　　[5] 王辉,任健康,王明贵.临床微生物学检验[M].北京：人民卫生出版社,2015.

　　[6] 陈东科.实用临床微生物检验与图谱[M].北京：人民卫生出版社,2011.

编写：韦洁宏　　　　审核：豆小文　　　　批准：张秀明

批准日期：2023年9月1日

	文件编号：LHJY-SOP-0XJ4101
第4节 血培养检验及结果报告程序	版本号：E/0
	页码：第1页 共3页

5.4.1 目的

规范血培养检验操作规程，确保检验结果准确可靠。

5.4.2 适用范围

血液标本（外周血、导管血）微生物培养。

5.4.3 标本采集

参见 LHJY-CJ《采集手册》。

5.4.4 试剂、仪器

1) 血培养瓶、哥伦比亚血琼脂平板、巧克力琼脂平板、麦康凯琼脂平板、厌氧产气袋、一次性注射器、载玻片、革兰氏染色液等。

2) 生物安全柜、接种环、红外接种环灭菌器、CO_2 培养箱、普通光学显微镜、布鲁克质谱快速鉴定系统、梅里埃 VITEK2 COMPACT 鉴定及药敏分析系统、BD9120 血培养仪等。

5.4.5 检验步骤

5.4.5.1 标本核收和登记

接收标本后，在 LIS 中核收，登记，打印过程单。

5.4.5.2 标本培养和鉴定

(1) 自动化仪器培养

1) 用仪器内置扫描枪扫描仪器上的"Vail Entry"条码，再依次扫描血培养瓶上的标本条码和瓶身码，将血培养瓶放置于仪器提示位置。并将过程单依次放置于指定的过程单夹中。

2) 当标本有菌生长时，仪器阳性报警。取出血培养瓶，在生物安全柜内使用75%酒精擦拭血培养瓶橡胶瓶塞，消毒1分钟待干后，使用无菌注射器从瓶中取培养物2~3滴，进行涂片及革兰氏染色，同时接种在血琼脂平板、巧克力琼脂平板、麦康凯琼脂平板（需要时）上，5%~10%CO_2 35±2℃培养18~24小时。若涂片未见细菌且转种平板上无细菌生长，则放置 CO_2 培养箱中继续培养，并每天转种血琼脂平板、巧克力琼脂平板观察有无细菌生长。

3) 若厌氧培养瓶报警，涂片查见细菌，各接种两个血琼脂平板、一个巧克力琼脂板、麦康凯琼脂平板（需要时），其中一个血琼脂平板放置于厌氧袋中，与另一个血琼脂平

第4节 血培养检验及结果报告程序	文件编号：LHJY-SOP-0XJ4101
	版本号：E/0
	页码：第2页 共3页

板和巧克力琼脂平板一同放置于 CO_2 培养箱中培养 18~24 小时。

（2）（需要时）手工培养

将血培养瓶置 35±2℃ 培养，经 18~24 小时培养后，每天 1 次，连续 5 天，观察其生长情况。若肉眼观察无细菌生长迹象，盲目转种 1 次、每天观察 1 次，并摇匀继续培养至第 5 天（特殊菌可适当延长时间）。

（3）鉴定

从琼脂平板上挑取菌落，均匀涂布于靶板上，待干后加入 70% 甲酸，待干后再加入 1 μL 的基质溶液，待干后用基质辅助激光解吸电离（matrix-assisted laser desorption/ionization, MALDI）质谱仪进行鉴定。或用 0.45% 生理盐水调成 0.5~0.63 麦氏单位的菌悬液选用合适的鉴定卡片用微生物鉴定仪鉴定。鉴定出具体细菌种属则通过电话或 LIS 通知临床，报告二级报告。

5.4.5.3 结果报告

（1）阳性结果报告

1）一级报告：阳性报警血培养瓶应进行涂片革兰氏染色，将涂片结果以电话或 LIS，在仪器报阳一小时内通知临床并做记录（同时报告方也要记录报告的日期、时间、内容、报告人及接收报告人的姓名或工号）。同一套血培养需氧瓶、厌氧瓶分别不同时间报阳，两个血培养瓶涂片结果均需报危急值通知临床。

2）二级报告：报告初步鉴定结果（结果一般电话通知或在 LIS 通知临床）。均结合一级报告结果，报告细菌名称。如前后结果与一级报告不符，应复核血培养标本革兰氏染色、重新转种培养基，待查明原因再发出二级报告。

3）三级报告：报告菌种名称、血培养阳性时间（以小时计算）和标准药敏试验结果。如最终结果与初步报告不符，应及时与临床沟通，并书面注明最终报告变更内容。

（2）阴性结果报告

血培养仪器一般设置培养 5 天，仪器判读阴性后，根据医嘱项和接种血培养瓶不同，发送"需氧培养 5 天后，无菌生长"或"厌氧培养 5 天后，无菌生长"。

5.4.6 结果解释

1）血培养中检出细菌，若不能明确判断是污染菌还是病原菌，可及时与临床沟通，结合患者症状（发热）、抗菌药物使用情况、WBC 和 Neu 计数、内毒素、PCT、CRP、葡聚糖（glucan, G）试验、半乳甘露聚糖（glactomannan, GM）试验、自身血清凝集试验等情况综合分析。

2）如果血培养阳性报警涂片革兰氏染色后镜检找不到细菌，应加做亚甲蓝染色，在亚甲蓝染色涂片中易查见形态清楚着蓝色的细菌。值得注意的是，亚甲蓝染色涂片不能

	文件编号：LHJY-SOP-0XJ4101
第4节 血培养检验及结果报告程序	版本号：E/0
	页码：第3页 共3页

辨别病原菌的革兰氏染色属性,可根据革兰氏染色背景判断是革兰氏阳性菌还是阴性菌。

3）血培养中检出棒状杆菌属,首先考虑是单部位还是双瓶阳性。若单部位阳性,则多怀疑是抽血时污染。若双瓶检出棒状杆菌属时,应与临床联系,了解患者是否发热、WBC、是否有免疫缺陷等情况,然后进行下一步鉴定。

4）拟杆菌和普雷沃菌等厌氧菌引起的血流感染多为需氧菌和厌氧菌混合感染。

5）对于某些细菌（革兰氏阴性杆菌、白念珠菌、金黄色葡萄球菌）,在血培养中,单部位培养阳性也有意义。

5.4.7 临床意义

引起血流感染的多为金黄色葡萄球菌、某些革兰氏阴性杆菌及部分球菌；痂、痈、脓肿和化脓性骨髓炎继发的菌血症主要由金黄色葡萄球菌和 β 溶血性链球菌引起；尿道、胆道、胃肠道炎症和黏膜损伤引起的菌血症以大肠埃希菌最常见；烧伤后以铜绿假单胞菌和金黄色葡萄球菌多见。伤寒和副伤寒于病程第 1~2 周做血液细菌培养,伤寒和副伤寒沙门菌的检出率可达 80%~90%。

5.4.8 支持文件

［1］国家卫生健康委员会.临床微生物实验室血培养操作规范：WS/T503－2017［S］.北京：中国标准出版社,2017.

［2］国家卫生健康委员会.临床微生物检验基本技术标准：WS/T805－2022［S］.北京：中国标准出版社,2022.

［3］国家卫生和计划生育委员会医政医管局.全国临床检验操作规程［M］.第4版.北京：人民卫生出版社,2015.

［4］陈东科.实用临床微生物检验与图谱［M］.北京：人民卫生出版社,2011.

编写：韦洁宏　　　　审核：豆小文　　　　批准：张秀明

批准日期：2023 年 9 月 1 日

	文件编号：LHJY-SOP-0XJ2514
第5节 微生物检验人员比对程序	版本号：E/0
	页码：第1页 共3页

5.5.1 目的

规范临床微生物实验室进行微生物检验人员能力比对的操作程序，确保不同检验人员对微生物检测结果的一致性和可比性。

5.5.2 范围

适用临床微生物组在岗员工、中心各部门夜班值班人员。

注：中心各部门包括医学检验实验室各专业组和检验一部、检验二部、检验三部、检验四部4个分部。

5.5.3 职责

5.5.3.1 专业组组长

负责策划并指派工作人员实施临床微生物组检验人员比对评定、计算和出具比对报告。

5.5.3.2 中心技术负责人

监督临床微生物组检验人员比对活动，审核、批准比对评定的结果报告。

5.5.4 程序

5.5.4.1 比对项目

由多个人员进行的手工检验项目需要进行人员比对，需包括显微镜检查、培养结果判读、抑菌圈测量等，临床微生物组根据实际工作情况，规定了临床微生物组在岗员工进行显微镜检查、培养结果判读、抑菌圈测量、结果报告项目比对，中心各部门夜班值班人员进行血培养标本革兰氏染色显微镜检查项目比对。

5.5.4.2 比对频率

每半年进行1次，如遇特殊情况可增加比对次数，如实际工作中发现有检验人员对于相同细菌有不同的认识时，或有新的检验人员需要从事细菌形态学相关工作时。

5.5.4.3 比对方法

（1）显微镜检查

1）革兰氏染色使用标准菌株或经鉴定的临床菌株5~10株对细菌进行形态学辨认。由参加人员进行革兰氏染色和显微镜观察（包括形态观察和染色），记录结果。主要考察参加人员的镜下观察及观察识别能力。每次比对时应使用不同的菌株，尽可能涵盖常见

第5节　微生物检验人员比对程序	文件编号：LHJY－SOP－0XJ2514
	版本号：E/0
	页码：第2页　共3页

的细菌形态。临床微生物组检验染片方法包括手工染片法和自动化染片法，同时亦需对两种方法的实验室内部比对。中心各部门夜班值班人员进行血培养标本革兰氏染色显微镜检查项目比对，使用临床送检血液培养标本共10例（其中包括革兰氏阳性球菌3例、革兰氏阴性杆菌3例、革兰氏阳性杆菌1例、真菌孢子1例、阴性标本2例），包括成人需氧培养瓶、厌氧培养瓶及儿童需氧培养瓶。

2）抗酸染色使用实验室保存的抗酸染色阳性涂片和阴性涂片进行显微镜观察，记录结果。抗酸杆菌应根据"分级报告标准"（见LHJY－SOP－OXJ4202《抗酸染色标准操作》）报告镜检结果。主要考查参加人员的镜下观察及观察识别能力。临床微生物组检验染片方法包括手工染片法和自动化染片法，同时亦需对两种方法的实验室内部比对。

（2）培养结果判读

使用临床送检培养原始标本（如痰液、尿液、粪便等），亦可使用标准菌株或经鉴定的临床菌株制成不同的含有致病菌或正常菌群的标本，经接种并生长良好的培养基平板，由参加比对人员报告菌落生长情况，包括菌落半定量、溶血情况、颜色、大小等形态，考察参加人员对不同部位致病菌和正常菌群的判断能力。

（3）抑菌圈测量

1）使用标准菌株选择5~10种抗菌药物，由参加人员进行K－B法抗菌药物敏感试验，测量抑菌圈，记录结果，主要考察参加人员对K－B法抗菌药物敏感试验标准化操作，确保结果的准确性。

2）参加人员对相同抑菌圈进行测量，其方法是每人对每一药物抑菌圈直径测量后，记录结果，主要考查参加人员测量结果的正确性和一致性。

（4）结果报告

对指定标本的培养和药敏结果进行报告，包括血培养的分级报告，痰液、粪便、宫颈分泌物等有菌部位标本的病原菌报告，其中药敏结果判读和报告需至少遵循上一年的CLSI M100《抗微生物药物敏感性试验执行标准》执行，对于实验室目前无法进行的药敏试验或无该病原菌药敏判读标准的，需要备注参考书（如《热病》《临床微生物手册》等）经验用药内容供临床参考。

5.5.4.4　比对过程

比对前制定好比对方案，并且制备好各种比对标本，由比对组织者将标本发给参加人员，然后由参加人员进行未知标本的检查，记录结果。

5.5.4.5　比对结果判读与评价

显微镜检查需报告染色阴性、阳性、形态描述、菌量描述（除血培养）等。培养结果判读包括有无菌生长或有无致病菌生长、菌落形态描述、半定量或定量结果，其中半定量的

	文件编号：LHJY-SOP-0XJ2514
第5节　微生物检验人员比对程序	版本号：E/0
	页码：第3页　共3页

描述相差应≤1个+，菌落计数定量结果应在同一数量级。抑菌圈测量需报告抑菌圈直径和药敏判断结果，其中结果判读应完全一致，如敏感、中介、剂量依赖性敏感（susceptible dose-dependent，SDD）、耐药等。结果报告包括镜检、培养、鉴定和药敏等结果，内容应完全一致。专业组组长为所有比对项目授权人，其中符合率为单一测试所有人员与项目授权人比较；正确率为操作者对一个项目的总正确率。符合率和正确率均在80%以上为合格，否则为不合格。

5.5.4.6　比对不合格的处理

首先分析出可能的原因，然后重新进行比对。若多次比对结果仍不合格，应该采取纠正措施（如培训），并重新进行比对。

5.5.4.7　记录审核和保存

比对记录报告由授权人员审核并签字，报告至少保留2年。

5.5.5　支持文件

[1] 中国合格评定国家认可委员会.医学实验室质量和能力认可准则：CNAS-CL02：2023[S].北京：中国合格评定国家认可委员会，2023.

[2] 中国合格评定国家认可委员会.医学实验室质量和能力认可准则的应用要求：CNAS-CL02-A001：2023[S].北京：中国合格评定国家认可委员会，2023.

[3] 周庭银，倪语星.临床微生物检验标准化操作[M].第3版.上海：上海科学技术出版社，2015.

[4] WS/T407-2012《医疗机构内定量检验结果的可比性验证指南》。

编写：韦洁宏　　　　审核：豆小文　　　　批准：张秀明

批准日期：2023年9月1日

第6章 临床细胞遗传学检验作业指导书

第1节 细胞遗传学检验岗位能力评估与授权管理程序	文件编号：LHJY－SOP－0XB2004
	版本号：E/0
	页码：第1页 共3页

6.1.1 目的

完善人员管理，规范细胞遗传组检验人员岗位培训、能力评估、授权等工作，保证有合格的具备开展细胞遗传工作的检验人员。

6.1.2 范围

本程序规定了细胞遗传组检验人员的岗位培训、能力评估、授权等工作要求。适用于所有细胞遗传工作的检验人员。

6.1.3 职责

6.1.3.1 检验人员

负责对细胞遗传组检验人员培训；按要求实施培训、考核及岗位能力评估；质量监督员对组长进行岗位能力评估。

6.1.3.2 专业组组长

负责细胞遗传组培训计划的制定与实施；负责组织开展细胞遗传组检验人员的岗位能力评估，并根据评估结果进行专业技术岗位授权。

6.1.4 程序

6.1.4.1 人员要求

1）细胞遗传组检验人员应为医学检验技术专业或相关专业毕业，取得国家卫生部门授予的相应级别的专业技术资格证书。

2）细胞遗传组检验人员如参与产前诊断工作，应在具有产前诊断专项技术指导资格的医院及单位进修，并取得细胞遗传进修证书及上岗合格证书。

3）检验人员上岗前必须掌握生物安全及信息安全相关文件，并由组长核查。

第1节 细胞遗传学检验岗位能力评估与授权管理程序

文件编号：LHJY-SOP-0XB2004
版本号：E/0
页码：第2页 共3页

6.1.4.2 人员培训

（1）新上岗检验人员培训

1）学习掌握细胞遗传实验室管理程序相关要求；掌握细胞遗传组仪器设备、员工设施、消防设施、生物安全要求；掌握细胞遗传组的标本核收、登记、检验前处理的各项要求和相关操作流程。

2）在具有授权人员监督指导下工作，学习各仪器设备的使用及维护，染色体的收获、滴片、显带操作及影响因素。

3）学习人类细胞基因组学国际命名体系（An International System for Human Cytogenomic Nomenclature，ISCN），掌握细胞遗传的病因病理，核型报告的描述、分析和解读，对患者结果临床意义的判断，与患者及医生沟通的相关技巧。

4）掌握产前诊断的相关法律法规，及产前核型结果的诊断分析，对胎儿可能疾病的预测分析。

（2）在岗检验人员培训

1）每年底，组长制定细胞遗传组次年的继续教育计划和培训目标，经中心主任审批后生效。

2）实验室检验人员每1~2年至少参加1次细胞遗传技术的省级或国家级继续教育项目，参加相关学术交流会议，参加每年国家临检中心组织的细胞遗传室间质评总结会。

3）细胞遗传组不定期组织实验室内部检验人员，通过网络或学习材料获取最新的细胞遗传发展动态学习，更新细胞遗传学的相关知识，提升自身的理论学习水平。

4）细胞遗传组检验人员通过继续教育或自学提高专业业务素质。积极参加科室组织的其他专业组相关业务学习活动，利于其在检验学科的一专多能，拓展提升其在检验专业的发展。

6.1.4.3 岗位能力评估与授权

（1）岗位能力评估的时机

1）新岗位上岗培训后，新员工在最初6个月内，最少进行2次能力评估。

2）离开细胞遗传组岗位超过3个月以上重新上岗培训后。

3）岗位能力评估不达标时。

4）每年的定期评估。

（2）岗位能力评估方法

采用以下任意方法组合，在与日常工作环境相同的条件下，对检验人员的能力进行评估。

1）观察染色体收获、显带及扫描工作过程，包括所有适用的安全操作。

第1节 细胞遗传学检验岗位能力评估与授权管理程序	文件编号：LHJY-SOP-0XB2004
	版本号：E/0
	页码：第3页 共3页

2）观察染色体扫描仪和收获仪设备使用和维护。
3）核查异常染色体结果的描述和报告过程。
4）核查日常工作记录。
5）口述染色体嵌合体的报告方式及注意事项。
6）产前染色体的培养及处理。
7）必要的细胞遗传理论知识考核。
8）人员比对。

（3）岗位能力评估的实施及记录

1）由组长组织,组长、质量监督员、高级职称技术检验人员均可实施能力评估。

2）实施能力评估的检验人员必须做到客观公正、实事求是,并把结果记录于《岗位培训-能力评估-授权记录表》。

（4）岗位授权

根据能力评估确认结果,组长对评估合格的检验人员进行技术岗位授权。

1）技术岗位的检验人员应符合本程序6.1.4.1的相关要求。

2）能力评估合格者,已授权的维持原岗位资格,未授权的进行授权。

3）对于新入组的检验人员,1个月内考核合格,可授权A岗（制片岗）。

4）对于新入组检验人员的B岗（阅片岗）授权,如需一审外周血染色体实验报告者,需在至少同等级医院细胞遗传实验室工作半年以上,经考核合格可授权。需二审外周血染色体报告者,需在至少同等级医院细胞遗传实验室工作二年以上,经考核合格可授权；或持有中级以上检验技师证,需在同等级医院细胞遗传实验室工作一年以上,经考核合格可授权。

（5）评估不达标的处理

对于评估不合格的检验人员,帮助其分析原因,查找不足,实施改进,学习培训,再对其考核评估,合格后方可授权。

6.1.5 支持文件

LHJY-PF6.2-01《人力资源管理程序》.

6.1.6 记录表格

PF6.2-TAB-03《岗位培训-能力评估-授权记录表》,见附表1.1.2。

编写：许晓清　　审核：胡纪文　　批准：张秀明
　　　　　　　　　　　　　　　　批准日期：2023年9月1日

第 2 节　细胞遗传学检验人员比对程序	文件编号：LHJY-SOP-0XB2017
	版本号：E/0
	页码：第 1 页　共 3 页

6.2.1　目的

为染色体核型分析项目人员比对提供标准化操作程序文件，通过人员比对建立检验人员的工作能力评价与授权程序，提高工作质量，确保有足够具备资格、经过专业培训的检验人员能满足细胞遗传组的工作需要。

6.2.2　范围

本程序规定了细胞遗传组染色体核型分析项目人员比对工作要求，适用于细胞遗传组所有授权检验人员。

6.2.3　职责

细胞遗传组组长负责制定、组织检验人员进行比对计划，审核比对结果；细胞遗传组检验人员按计划进行人员比对实验，记录比对结果，填写人员比对报告。

6.2.4　程序

6.2.4.1　比对时机

1）每年国家临检中心室间质评时，利用其染色体核型图进行人员比对。

2）在国家临床中心室间质评不通过时，请同级别三甲医院细胞遗传室提供染色体核型图，进行室间比对，并记录结果。

6.2.4.2　人员准备

参加比对的人员为在细胞遗传组进行了专业培训，并具备实际工作经验的，已承担具体工作岗位的所有组内检验人员。

6.2.4.3　人员比对方案

1）取国家临检中心室间质评染色体核型图 5 份，或其他三甲医院实验室提供的有标准答案的染色体核型图 5 份，进行人员比对。

2）参加比对实验的检验人员应按照标准操作程序独立完成，按组内在用 ISCN 版本填写染色体核型结果。

3）比对结束后记录每个参加比对人员的结果，至室间质评结果发放后，与标准答案比较，判断是否通过，填写人员比对报告。

4）细胞遗传组检验人员每年进行比对 2 次，以 80% 正确为合格标准。

	文件编号：LHJY-SOP-0XB2017
第2节 细胞遗传学检验人员比对程序	版本号：E/0
	页码：第2页 共3页

6.2.4.4 判断标准

1）以比对人员80%正确则判断为人员比对通过，即5个标本必须有4个判断基本正确，不可有原则性错误，即不可发生正常核型误判为异常，或异常核型误判为正常。否则，该检验人员的比对结果不通过。

2）在4个以上判断正确的核型中，需判断出所有涉及异常的染色体号，总80%正确则判断为检验人员比对通过；描述异常染色体的类型与条带与标准答案不一致时，只作记录，作为学习依据。

3）检验人员的比对结果不通过时，应分析错误描述异常染色体的类型，查找弱项，对该检验人员加强该方向ISCN相关培训。一年内连续2次比对不通过检验人员，停止授权B岗，查找具体原因，对该检验人员进行ISCN相关培训及考核，考核通过才可重新授权。

6.2.5 支持文件

[1] LHJY-PF7.3-08《室间质量评价管理与操作程序》.
[2] LHJY-PF7.3-09《实验室内部比对管理与操作程序》.

6.2.6 记录表格

PF-5.6-TAB-14《实验室内部比对计划表》，见附表6.2.1。

编写：许晓清　　　　审核：胡纪文　　　　批准：张秀明
　　　　　　　　　　　　　　　　　　　　批准日期：2023年9月1日

第 2 节　细胞遗传学检验人员比对程序	文件编号：LHJY－SOP－0XB2017
	版本号：E/0
	页码：第 3 页　共 3 页

附表 6.2.1　实验室内部比对计划表

编号：PF7.3－TAB－12

专业组：			年度：	
比对项目	比对设备及编号	比对频率	比对日期	负责人

第3节　细胞遗传学检验标本采集与管理程序

文件编号：LHJY－SOP－0XB2007
版本号：E/0
页码：第1页　共5页

6.3.1　目的

规范细胞遗传组对标本的验收、保存和安全的全过程，以保证样品的完整性和唯一性，并符合产前诊断相关法律法规管理规定。

6.3.2　范围

适用于细胞遗传组收检的所有临床标本。

6.3.3　职责

细胞遗传组所有检验人员均应遵守标本采集与管理制度。

6.3.4　程序

6.3.4.1　总则

1）标本的管理要确立标本的唯一标识制度，保证标本在分析前、分析中和分析后不同阶段的唯一标识，以确保标本在任何时候都不会发生混淆。

2）在标本验收、保存、安全处置等方面应有措施，以保证标本在储存、处置、准备、检测过程中不会导致非正常变质、损坏，确保样品的完整性。

3）所有标本均可能具有传染性，须严格遵守医院有关院感及医用垃圾的管理和处理规定，检验人员须注意保持并随时检查容器的完整和有无标本外泄发生。

4）让步检测原则：因产前标本来源不易，即使标本各类性状未能达标，原则上不作拒收处理，与临床医生充分沟通后先接种处理，如果生长不良，再通知临床，作进一步处理。

6.3.4.2　采集、运送

外周血由各科室采血，送至各检验分部，分部接收后使用4℃标本运输箱运送至医学检验实验室（总部）；产前标本由产前诊断中心按要求采取，必须有《产前标本接收记录本》随标本送达，细胞遗传组检验员接收标本时核查标本，在《产前标本接收记录本》签收，记录在《产前染色体标本实验记录表》上，记录标本的性状，包括标本量、颜色、是否溶血、是否凝血、混浊度等。

(1) 外周血与脐血标本

1）无菌抽取患者外周血或脐血肝素抗凝，使用绿头肝素抗凝采血管，外周血标本量不少于2 mL，脐血不少于1 mL，4小时内接种可存放于室温下，超过4小时放置在4℃冰箱内保存，可以过夜；最长可以保存1周，脐血不超过3天，以免细胞凋亡。

2）标本使用4℃标本运输箱运送，在运送过程中要防止过分震动，避免溶血。

第3节 细胞遗传学检验标本采集与管理程序

文件编号：LHJY-SOP-0XB2007
版本号：E/0
页码：第2页 共5页

3）接收标本需要登记，查标本是否溶血、是否凝血，类型是否正确，不合格的标本要退回重抽并在《不合格标本及处理情况登记表》上登记。

（2）羊水与绒毛标本

无菌抽取羊水 20 mL，绒毛标本 15 mg 以上，用 15 mL 无菌离心管保存，绒毛标本用无菌生理盐水浸泡。

1）在保持无菌情况下，4℃或常温送交实验室，4小时接种可存放于室温下，超过4小时放置在4℃冰箱内保存，不超过3天，以免细胞凋亡。

2）接收标本必须登记：羊水标本记录羊水数量、颜色；绒毛标本记录绒毛的数量、新鲜程度、是否凝血。

3）标本在细胞培养室内无菌处理后即行培养。

6.3.4.3 拒收标本

1）实验室检验人员有权拒绝接受不合格标本，立即通知临床医生，并作拒收处理。

2）实验室检验人员接收标本时应注意核对检验单上的姓名与标本管上的姓名是否一致，发现错误应及时与采集者联系。

3）检查标本是否符合实验要求，是否有交叉污染，不符合要求将标本退回，重留标本。重取标本经经检查合格后，送至细胞遗传室，放入4℃冰箱，通知接种。

4）对于拒收标本，进行登记备查。

5）对拒收标本的处理，注意做好与临床医生、标本采集者及受检者的解释与沟通，妥善解决实际问题。

6.3.4.4 不合格标本

1）申请单及知情同意书不完整并未能及时补上的送检标本。

2）不符合无菌要求的标本。

3）采集放置时间过长的标本。

4）标本量不足的标本：一般要求外周血不少于 2 mL，脐血不少于 1 mL，羊水不少于 20 mL，绒毛不少于 15 mg。

5）抗凝剂错误：用于培养的非肝素抗凝血标本。

6）使用抗生素或化疗药期间或停药不足两周内采取的血样，用于细胞培养。

7）有母血或异物污染的标本，如混有羊水的脐血。

8）血性羊水或外观异常的羊水。

6.3.4.5 注意事项

1）染色体核型分析项目中观察分析用的中期染色体，由人血内淋巴细胞经过特殊培

第3节　细胞遗传学检验标本采集与管理程序	文件编号：LHJY－SOP－0XB2007
	版本号：E/0
	页码：第3页　共5页

　　养基进行分裂增殖，然后通过特殊的处理方法收集而来，收集程序烦琐，离体时间越长，分裂效果越差，而且等待培养周期长，故请各科室严格按照"及时送检"的原则。

　　2）采集标本时注意无菌消毒操作，使用绿色肝素抗凝管，按其比例采集血液，过高的肝素浓度可能导致溶血和抑制淋巴细胞的转化和分裂；肝素量也不能少，以免发生凝血现象或培养物出现纤维蛋白形成的膜状结构。

　　3）患者细胞免疫水平低下或者长期接受放疗、化疗后的患者不适宜做此项目，会造成培养失效，染色体分裂不良等现象。可用药物使患者外周血 WBC 上升到正常参考值后再抽血检测。

6.3.4.6　检验后标本的保存

　　外周血标本、脐血标本、外周血染色体悬液在 4~8℃下保存 30 天；羊水、绒毛、脐血染色体悬液 -70℃下保存 3 年。因羊水、绒毛标本接种时已用完，不作保存。

6.3.5　支持文件

　　[1] 广东省卫生健康委员会.广东省产前诊断质量评估标准（2021 年版）[S].广州：广东省卫生健康委办公室，2021.

　　[2] LHJY－PF5.4－02《样品采集管理程序》.

　　[3] LHJY－PF7.2－03《标本运送、接收与处理程序》.

6.3.6　记录表格

　　[1] LHJY－XB－TAB－4004《产前标本接收记录表》，见附表 6.3.1。

　　[2] LHJY－0XB－TAB－4002《羊水、绒毛染色体标本实验记录表》，见附表 6.3.2。

　　[3] PF7.2－TAB－04《不合格标本及处理情况登记表》，见附表 6.3.3。

编写：许晓清　　　　审核：胡纪文　　　　批准：张秀明

批准日期：2023 年 9 月 1 日

第3节 细胞遗传学检验标本采集与管理程序

文件编号：LHJY-SOP-0XB2007
版本号：E/0
页码：第4页 共5页

附表6.3.1 产前标本接收记录表

编号：LHJY-XB-TAB-4004

标本编号	姓名	年龄	送检科室	标本类型	送检项目	标本量	标本状态	必备资料	接收时间	接收人
								申请单□；知情同意书□		
								申请单□；知情同意书□		
								申请单□；知情同意书□		
								申请单□；知情同意书□		
								申请单□；知情同意书□		
								申请单□；知情同意书□		
								申请单□；知情同意书□		
								申请单□；知情同意书□		
								申请单□，知情同意书□		

第 3 节　细胞遗传学检验标本采集与管理程序	文件编号：LHJY－SOP－0XB2007
	版本号：E/0
	页码：第 5 页　共 5 页

附表 6.3.2　羊水、绒毛染色体标本实验记录表

编号：LHJY－0XB－TAB－4002

日期	编号	姓名	接种者	标本性状	观察	换液	传代	秋碱	备注

附表 6.3.3　不合格标本及处理情况登记表

编号：PF5.4－TAB－08

标本类型	编号	姓名	登记号	科室	不合格原因	处理措施	记录人	临床接收人	日期

| 文件编号：LHJY-SOP-0XB2008 |
| 版本号：E/0 |
| 页码：第1页 共3页 |

第4节 染色体核型分析结果报告程序

6.4.1 目的

完善细胞遗传组实验报告的规范化管理,保证检验结果及时准确的发出,确保实验报告的安全与保密。

6.4.2 范围

适用于细胞遗传组所有的染色体核型分析报告。

6.4.3 职责

细胞遗传组所有授权检验人员均应遵守染色体核型分析报告发放制度。

6.4.4 程序

6.4.4.1 染色体核型分析的阅片制度

1）核型分析常规计数20个核型,分析5个中期分裂相,在Ikaros系统中分析配对至少5个分裂相,如有可疑,可增加分析细胞数。选择1个分散良好、带型清晰的中期分裂相用于计算机中分析并配对后,保存发放报告。如疑为嵌合体,计数50个核型,如为多重嵌合,可计数至100个,并计算百分比。NIPT结果疑为嵌合体患者的产前标本,如核型数量足够,可计数50个细胞。

2）如果制片或生长不良,计数不够20个,或显带分辨率不够300条带水平,需重新制片,仍不达要求者需通知临床,与临床医生沟通后决定重新取材接种或发出备注为"不生长"的检验报告,并做培养失败记录。

3）如染色体核型分析结果与临床诊断不符,特别是性别不符的,须报告组长,与临床医生及患者沟通,与临床指征相符可发报告,不一致或不明确者,复核实验流程及标本编号,分析可能情况,如不明确需重抽血培养。

6.4.4.2 染色体核型分析的审片制度

1）阅片人在Ikaros软件上需用检验人员本人账号分析染色体核型图,以便溯源。

2）在Ikaros软件上分析染色体核型图,检验人员进行一审后及二审前必须点击打印预览,预览检查后再作确认。当结果异常时,填写异常结果记录本,电话通知患者或医师并记录。产前标本发放报告检验人员必须有产前诊断资格证。一、二审不能为同一人。

3）重视审核报告,尽量不在近下班及操作实验中时间段二审,应在安静时进行,此时干扰少,精力集中,避免错误报告发生。

4）当发现检验报告中有错误时,应以通知组长,取消二审,修订结果,并在质量管理

	文件编号：LHJY-SOP-0XB2008
第4节 染色体核型分析结果报告程序	版本号：E/0
	页码：第2页 共3页

软件中记录。

  6.4.4.3 染色体核型分析的报告发放制度

  1）若必须对已发出的检验报告做出重大修改时,应立即通知样品检验的申请人或检验报告的使用者,已打印的报告能收回的应立即收回,不能收回的应采用另外一个文件方式或作出补充声明。

  2）标本检验的申请人或检验报告的使用者对检验报告的内容有异议时,可向实验室提出异议,也可向有关部门提出申诉,按医疗纠纷申诉规定执行。

  3）细胞遗传组检验人员及报告发送者不得以任何形式占有检验结果、数据和技术资料,不得公开透露检验结果及相关信息,不得遗失检验报告。

  4）所有细胞遗传组检验人员必须严格遵循医学保密原则,对于违反规定者追究其相关责任。

  6.4.5 支持文件

  [1] 广东省卫生健康委员会.广东省产前诊断质量评估标准(2021年版)[S].广州：广东省卫生健康委办公室,2021.

  [2] LHJY-PF7.4-01《检验结果报告程序》.

  [3] LHJY-PF7.4-03《检验结果复核程序》.

  6.4.6 记录表格

LHJY-0XB-TAB-4003《异常结果记录表》,见附表6.4.1。

编写：许晓清   审核：胡纪文   批准：张秀明

批准日期：2023年9月1日

第4节　染色体核型分析结果报告程序

文件编号：LHJY-SOP-0XB2008
版本号：E/0
页码：第3页 共3页

附表6.4.1　异常结果记录表

编号：LHJY-0XB-TAB-2006

日期	标本编号	姓名	性别	年龄	结果	报告人	报告日期	通知患者	通知临床

第5节　染色体核型分析质控程序	文件编号：LHJY-SOP-0XB2010
	版本号：E/0
	页码：第1页　共7页

6.5.1　目的

完善染色体核型分析质控程序,通过对检验前、检验、检验后各环节的质控,保证实验结果的准确性。

6.5.2　范围

适用于细胞遗传组外周血染色体核型分析、羊水染色体核型分析、绒毛染色体核型分析、脐血染色体核型分析项目的质控。

6.5.3　职责

细胞遗传组在岗所有检验人员均应遵守细胞遗传组质控程序。

6.5.4　程序

6.5.4.1　检验人员培训

检验人员需经过培训并考核通过,熟练掌握本专业知识、检验项目的基本原理及临床意义。了解易出差错的环节及难点;熟悉培养基性能,实验仪器的原理及性能;掌握质控要点。

6.5.4.2　标本前处理

(1) 标本送检及拒收

检验人员观察标本管是否正确、标本性状是否符合实验要求、标本量是否合格。外周血标本则应检查标本是否凝血,如有凝血则拒绝接收并通知抽血人员处理。接收羊水及绒毛标本时应检查与申请单是否一致,如果不一致应及时找有关医生了解或拒绝接收并报告上级主管人员处理。

(2) 标本登记

由检验人员在LIS上扫码编号,核对编号、姓名,每一患者一编号,不可有重复编号。外周血从10001开始,羊水从A+年号+001开始,如2023年第一个标本为A23001开始,绒毛从V23001开始,脐血从U23001开始,编号不得重复。实验室检验人员有权拒绝接收不合格标本,并立即口头报告细胞遗传组组长处理。细胞遗传组组长接到报告后,应立即做出协调处理,确定为不合格标本,应及时通知医生。标本的送检与接收应在LIS上做好交接记录,产前标本要在产前标本接收记录本上签名。

6.5.4.3　实验室设置

设置阅片室、染色体制备室、暗室、细胞培养室、缓冲间。其中细胞培养室前需设缓冲

第5节　染色体核型分析质控程序

文件编号：LHJY-SOP-0XB2010
版本号：E/0

间,严格执行培养室消毒隔离规定。

6.5.4.4　仪器质控

（1）培养箱、水浴箱、冰箱

实验室使用冷云探头监测温湿度,CO_2培养箱使用释普探头监测CO_2浓度,探头定期校准,启用微信报警功能,有报警及时处理。培养箱、水浴箱允许在规定温度±1℃范围内,冷藏冰箱2~8℃,低温冰箱-20℃±5℃。CO_2浓度±1℃范围内。

（2）离心机

使用前观察离心转速及时间等条件是否达到要求,离心机定期校准。

（3）培养箱、收获仪

培养箱、收获仪连接不间断电源(uninterrupted power supply,UPS),并保证UPS使用效果;产前标本使用双线培养,一个标本接种两瓶,放置于不同CO_2培养箱。

6.5.4.5　试剂质控

（1）培养基的选择

对不同批号、不同生产厂家的培养基质控检查,进行对比实验。

培养基室内质控：① 观察培养基颜色和浊度,如有浑浊,变黄,是有污染,不能使用。② 预实验培养观察细胞生长状况,计数100个细胞中,核型转化率≥3%为合格。

（2）试剂配制

包括秋水仙素、胰蛋白酶、低渗液、吉姆萨染液、固定液等,按照染色体方法学或说明书配制,试剂配制必须由两名检验人员同时操作,并记录。所有试剂和配制的溶液必须标明试剂名称、浓度、配制日期、有效期。按照规定条件,胰蛋白酶、秋水仙素保存在-20℃,低渗液、吉姆萨染液在室温下保存。固定液使用时现用现配。

6.5.4.6　细胞培养及制片的质控

（1）试剂耗材准备

所有用于细胞培养的培养液和细胞学处理的试剂,必须做预实验。

（2）接种

检验人员对标本进行核对后,产前标本在消毒后的生物安全柜内进行接种,严格按"双人双线"操作。外周血接种时编号培养按男女间隔开,接种时严格核对标本编号姓名是否与接种瓶的一致。

（3）滴片

滴片前检查滴片环境温湿度,适宜湿度为60%~80%,需要时使用抽湿或加湿处理。滴片时严格核对试管编号名字与玻片的是否一致,先试滴2~3个标本,显微镜下观察核

第 5 节　染色体核型分析质控程序	文件编号：LHJY－SOP－0XB2010
	版本号：E/0
	页码：第 3 页　共 7 页

型量及形态合格后，再批量滴片。

　　6.5.4.7　扫描、阅片及报告发放的质控规定

　　（1）扫描

　　上完玻片架后，核对玻片和电脑编号是否一致，并截图按日期作保存，必要时可作溯源依据。

　　（2）阅片

　　1）一般情况下随机计数 20 个细胞，分析分裂相在 5 个以上，Metafer 分析软件核型分析出至少 5 个合格的染色体核型图，染色体报告选择一个核型并打印出一个诊断文图混排的染色体检查报告。

　　2）染色体核型结果描述按照新版 ISCN，每次染色体 G 显带报告应达到至少 400 条带水平。

　　（3）嵌合体阅片

　　1）如发现丢失同一条染色体有 3 个细胞则算一个细胞系，增加同一条染色体有 2 个细胞则算一个细胞系。同时具有两种以上细胞系的应加大计数到 50 个，并标出其所占比例。三系以上嵌合计数 100 个。

　　2）对性畸形及高度怀疑性染色体嵌合异常的患者应加大染色体的计数，即计数 50~100 个或更多细胞。

　　（4）疑难病例

　　对于怀疑异常但不能确定的染色体核型，需遵循细胞遗传组的疑难病例会诊制度来处理。

　　（5）报告发放

　　1）报告必需双人审核，一审二审不能为同一个，一审为主要分析检验人员，责任占比 70%，二审为核对检验人员，责任占比 30%。

　　2）异常染色体核型分析报告尽量有 3 名授权检验人员看过，报告单原则上应由组长二审。

　　3）禁止非医学需要性别鉴定对于没有性别连锁遗传病可疑指征的咨询对象，不得在检测报告中报告胚胎或胎儿的性别或性别标志，也不得以其他任何形式让咨询对象获知胚胎或胎儿的性别或性别标志。

　　6.5.4.8　差错事故处理

　　差错事故发生后，应由当事人及时主动报告实验室组长，并在《差错（失败）记录表》上记录。遇重大事故，组长及时上报上级主管领导。主管领导接到报告后，应及时采取相应补救措施，并召开细胞遗传组员工会议，对当事人提出批评处理，情节严重者必须追究

第5节　染色体核型分析质控程序

文件编号：LHJY-SOP-0XB2010
版本号：E/0
页码：第4页 共7页

当事人的责任,触犯法律的,提交司法部门按相关法律处理。

6.5.4.9　室间质评

每年必须参加国家临检中心组织的室间质评。如不合格,须请与其他三甲医院实验室提供染色体核型图,作实验室间比对,以作校正。细胞遗传室应与外院同行及上级相关部门建立工作联系,定期交流工作经验。

6.5.4.10　实验失败处理

实验失败必须有两名检验人员证实确认失败,报告组长,核对实验操作流程,协调解决实验问题。实验员填写《差错(失败)记录表》,分析失败原因及处理。实验失败责任追查到人,奖罚到人。

6.5.4.11　质量自查制度

(1) 自查流程

细胞遗传组按照ISO 15189:2022要求,定期指定专人负责检查和评估抽查各实验室的工作条件,染色体标本的制备过程、制片效果和核型分析的准确性,并在内审表上登记签名。

(2) 自查表格

细胞遗传组建立自查表,对取材、试剂配置、接种、阅片等环节质控,对实验失败病例进行分析并总结,对各种资料信息有登记。所有的实验,实验数据、结果和原始资料完整,并整理存档。每个月中旬,将上月的所有质控数据汇总整理后存档保存。

(3) 质量目标

羊水细胞培养成功率达到98%;脐血细胞培养成功率达到100%;绒毛细胞培养成功率达到95%;核型分析的准确率达到100%。

外周血、羊水、绒毛核型分析15个工作日内出结果,脐血核型分析5个工作日内出结果。

6.5.5　支持文件

[1] 广东省卫生健康委员会.广东省产前诊断质量评估标准(2021年版)[S].广州：广东省卫生健康委办公室,2021.
[2] LHJY-PF5.3-01《仪器设备管理程序》.
[3] LHJY-PF5.6-01《实验室内部质量控制程序》.
[4] LHJY-PF5.6-02《实验室间比对程序》.
[5] LHJY-PF5.6-03《实验室内部比对程序》.

第 5 节　染色体核型分析质控程序	文件编号：LHJY－SOP－0XB2010
	版本号：E/0
	页码：第 5 页　共 7 页

6.5.6　记录表格

［1］LHJY－0XB－TAB－2006《试剂配制使用记录表》，见附表 6.5.1。

［2］LHJY－0XB－TAB－2003《差错（失败）记录表》，见附表 6.5.2。

［3］LHJY－0XB－TAB－2004《疑难病例讨论表》，见附表 6.5.3。

［4］LHJY－0XB－TAB－2005《实验比对表》，见附表 6.5.4。

编写：许晓清　　　　审核：胡纪文　　　　批准：张秀明

批准日期：2023 年 9 月 1 日

第5节 染色体核型分析质控程序

文件编号：LHJY－SOP－0XB2010
版本号：E/0
页码：第6页 共7页

附表6.5.1 试剂配制使用记录表

编号：LHJY－0XB－TAB－2006

试剂名称：		成分：	
配制日期	配制量	配制人	使用效果（默认良好，效果差则备注）
			良好
			良好

附表6.5.2 差错（失败）记录表

编号：LHJY－0XB－TAB－2003

专业组：细胞遗传组	记录标本：	日期：
差错（失败）描述		
差错（失败）原因		
处理方法		
改进措施		
记录者		

第 5 节 染色体核型分析质控程序	文件编号：LHJY-SOP-0XB2010
	版本号：E/0
	页码：第 7 页 共 7 页

附表 6.5.3 疑难病例讨论表

编号：LHJY-0XB-TAB-2004

专业组：细胞遗传组	日期：
讨论病例：	记录者：
疑难病例描述	
讨论记录	
讨论结果	
讨论人员	

附表 6.5.4 实验比对表

编号：LHJY-0XB-TAB-2005

专业组：细胞遗传组		日期：	
实验标本：	实验变量：		操作者：
实验过程记录			
比对结果			
结果分析			

第7章　临床分子生物学检验作业指导书

第1节　ABI 7500 荧光定量 PCR 仪校准程序	文件编号：LHJY-SOP-0FZ3004
	版本号：E/0
	页码：第1页　共4页

7.1.1　目的

对 ABI 7500 荧光定量 PCR 仪（全称为"Applied Biosystems 7500 实时荧光定量 PCR 扩增仪"）进行定期校准，确保仪器的正常运行，保证扩增及结果分析的准确性。

7.1.2　范围

适用于临床分子诊断组 ABI 7500 荧光定量 PCR 仪的校准。

7.1.3　职责

7.1.3.1　专业组组长

负责制定校准计划、组织实施 ABI 7500 荧光定量 PCR 仪校准，以及校准报告的审核。

7.1.3.2　专业组质量监督员

负责辅助临床分子诊断组组长并监督整个校准过程符合要求。

7.1.3.3　仪器校准执行人员

临床分子诊断组经仪器操作授权的检验人员与厂家有资质的 ABI 7500 荧光定量 PCR 仪专业仪器工程师共同完成仪器校准并留存原始数据与截图；由参与校准的临床分子诊断组检验人员编写校准报告。

7.1.4　程序

7.1.4.1　仪器资料

名称：ABI 7500 荧光定量 PCR 仪；生产厂家：美国应用生物系统公司（Applied Biosystems）；型号：7500。

	文件编号：LHJY-SOP-0FZ3004
第1节　ABI 7500 荧光定量 PCR 仪校准程序	版本号：E/0
	页码：第2页　共4页

7.1.4.2　校准计划和内容

仪器校准有效期为 1 年,每年年末制定下一年度 ABI 7500 荧光定量 PCR 仪校准计划。根据仪器的使用情况执行目标区(regions of interest,ROI)校准、背景校准、光路校准、纯荧光校准。

7.1.4.3　校准程序

(1) 软件自动检测校准数据

如未校准或校准过期,会弹出提示对话框,点击"Open Instrument Maintenance Manager",打开校准界面(图 7.1.1)。

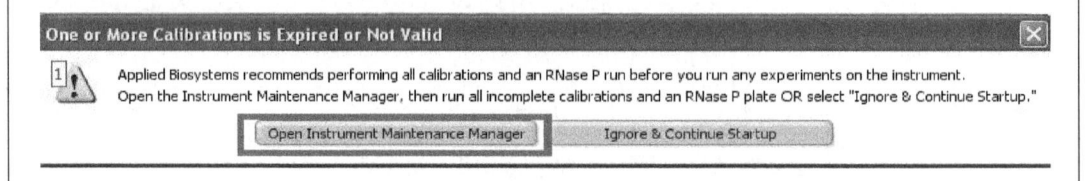

图 7.1.1　ABI 7500 荧光定量 PCR 仪校准界面

在"Instrument Maintenance Manager"界面,依次完成如下校准：目标区校准(ROI calibration)、背景校准(back ground calibration)、光路校准(optical calibration)、荧光校准(dye calibration)。每一块荧光校准板在使用之前,建议以低于 1 500 r/min 的转速将反应板离心 2 分钟,确保液体位于反应孔底部。

(2) 目标区(ROI)校准

ROI 校准用于生成目标区数据。校准期间生成的数据,允许安全数据表(safety data sheets,SDS)软件映射标本块(block)上反应孔的位置,从而在仪器操作期间,使软件可判断出反应板上特定反应孔中荧光强度的增量。由于 ABI 7500 荧光定量 PCR 仪使用一组滤光片分离检测运行期间生成的荧光能量,所以必须为每个滤光片生成校准图像,以修正光学系统中的微小差异。

如图 7.1.2 所示,点击"Start Calibration"功能键,然后根据提示点击"next",完成所有流程页面后,最终点击"Startrun",完成 ROI 校准。若校准成功,则"Status"显示为"Current",可以进行下一步背景校准;若校准失败,则"Status"显示为"Failed",须由负责校准的厂家工程师解决该校准失败的问题。

常规每年执行一次 ROI 校准。怀疑仪器光路受到影响时,也须进行 ROI 校准。执行 ROI 校准须使用 ROI 反应板。

(3) 背景校准

背景校准是测量 ABI 7500 荧光定量 PCR 仪的背景荧光强度。运行温度为 60℃的校

第 1 节　ABI 7500 荧光定量 PCR 仪校准程序

| 文件编号：LHJY-SOP-0FZ3004 |
| 版本号：E/0 |
| 页码：第 3 页　共 4 页 |

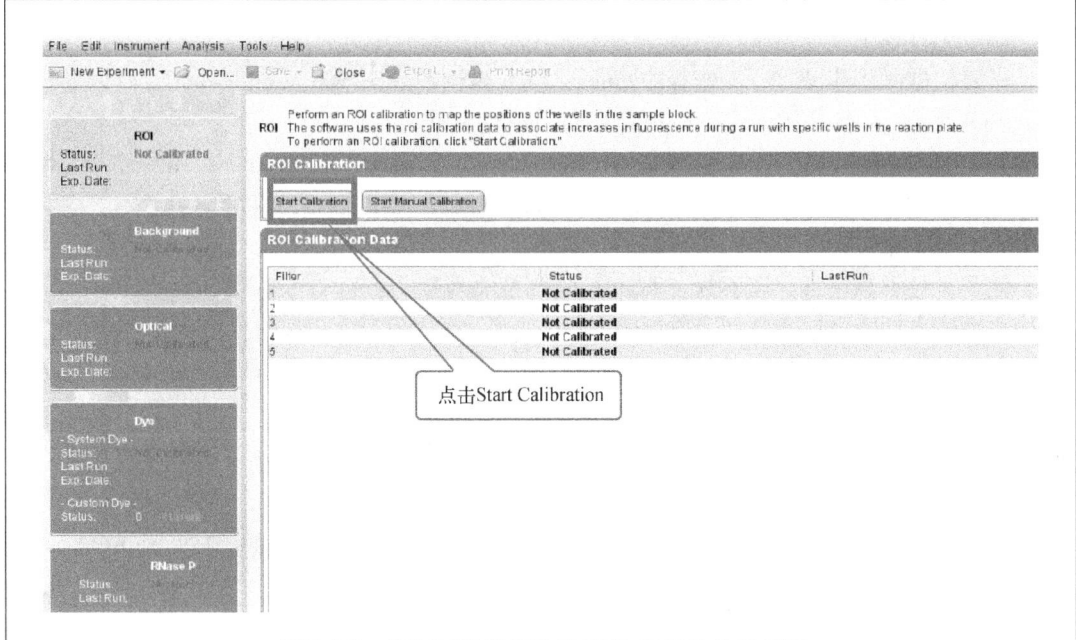

图 7.1.2　ABI 7500 荧光定量 PCR 仪 ROI 校准界面

准程序运行期间，ABI 7500 荧光定量 PCR 仪在 10 分钟内连续读取背景校准反应板的荧光强度，随后，由 SDS 软件计算所收集到的荧光强度的平均值，提取结果并保存到校准文件中。软件在今后的分析中将自动调用此校准文件，从实验数据中扣除背景信号。常规每月执行一次背景校准。如果发现信号异常，应立即进行背景校准。执行背景校准须使用背景反应板。

具体操作步骤如下：

1）准备背景反应板：光谱校准试剂盒（spectral calibration kit）中的背景反应板（background plate）。

2）背景校准：选择背景校准界面，点击"Start Calibration"，根据提示放入背景反应板，点击"Start Run"，查看背景校准结果。

3）分析背景校准数据：若校准成功，则"Status"显示为"Current"；若校准失败，则"Status"显示为"Failed"。

4）清除污染：执行背景校准时，当背景荧光信号异常或连续出现不正常的偏高信号时，表明可能存在荧光物质污染。此时，应关闭电源，清除热槽中的污染：打开仪器舱门，用移液器吸取少量水或乙醇并滴入每个可能存在荧光物质污染的反应孔中并吹打数次，然后将废液吸入废液杯中。用乙醇和去离子水先后分别重复以上步骤各三次，确认反应孔中的残留液体完全干燥，确认已除去热槽中的荧光污染物后，再次运行背景校准板，直至背景校准成功。

第 1 节　ABI 7500 荧光定量 PCR 仪校准程序	文件编号：LHJY-SOP-0FZ3004
	版本号：E/0
	页码：第 4 页　共 4 页

（4）光路校准

光路校准操作步骤如下：选择"Optical"校准界面，点击"Start Calibration"，根据提示放入 ROI 反应板，点击"Start Run"查看"Optical"校准结果。

分析光路校准数据：若校准成功，则"Status"显示为"Current"；若校准失败，则"Status"显示为"Failed"。须由负责校准的厂家工程师解决该校准失败的问题。

（5）纯荧光校准

纯荧光校准是根据一系列荧光标准品收集荧光数据。软件自动分析不同纯荧光标准品的荧光信息并存储到程序中。每次实验运行中，SDS 软件接收原始光谱信号。软件将原始光谱与纯荧光文件中包含的纯荧光标准进行比较，以确定标本中使用的每一种荧光的光谱表现。

每次执行纯荧光校准之前，必须执行 ROI 校准和背景校准，且须使用纯荧光反应板。

纯荧光校准具体操作步骤为：选择 Dye 校准界面，点击"Start Run"，根据提示和向导进行校准，完成后软件判读结果是否能够通过。完成仪器纯荧光校正后，关闭仪器电源和控制电脑。

7.1.5　支持文件

Life Technologies Corporation.7500 实时荧光定量 PCR 仪用户指南[Z].2013.

编写：阚丽娟　　　　审核：胡纪文　　　　批准：张秀明

批准日期：2023 年 9 月 1 日

第2节　乙型肝炎病毒核酸定量检测性能验证程序

文件编号：LHJY-SOP-0FZ4002
版本号：E/0
页码：第1页　共5页

7.2.1　目的

依据 CNAS-CL02:2023 对医学实验室检测系统性能评价的相关要求,对乙型肝炎病毒核酸定量检测项目进行性能验证,结果与生产厂家声明的性能指标进行比较,来验证生产厂家给出的性能指标是否能满足实验室的要求,判断乙型肝炎病毒核酸定量检测项目的性能是否符合要求。

7.2.2　范围

适用于临床分子诊断组乙型肝炎病毒核酸定量检测项目。

7.2.3　职责

7.2.3.1　检验人员

负责具体实施乙型肝炎病毒核酸定量检测项目性能验证实验,对原始实验数据收集整理,编写性能验证报告。

7.2.3.2　专业组组长

负责乙型肝炎病毒核酸定量检测项目分析性能验证实验方法的设计和组织实施,以及性能验证报告的审核。

7.2.3.3　专业组质量监督员

负责辅助组长并监督整个实验过程及性能验证报告的正确编写。

7.2.4　性能验证的时机

7.2.4.1　检验程序常规应用前

在乙型肝炎病毒核酸定量检测项目作为新项目常规应用于临床前,应按照本程序进行性能验证。

7.2.4.2　检测系统发生改变或影响分析性能的情况发生后

在现用的乙型肝炎病毒核酸定量检测程序的任一要素发生改变时,如试剂升级、仪器更新、校准品溯源性改变等,应重新进行验证。

任何影响乙型肝炎病毒核酸定量检测程序分析性能的情况发生后,均应在检验程序重新启用前对可能受影响的性能重新进行验证。影响检验程序分析性能的情况包括但不限于:仪器主要部件故障、仪器搬迁、更换检测仪器、环境严重失控等。

第2节　乙型肝炎病毒核酸定量检测性能验证程序	文件编号：LHJY-SOP-0FZ4002
	版本号：E/0
	页码：第2页　共5页

7.2.4.3　性能评估

常规使用期间,乙型肝炎病毒核酸定量检测项目性能稳定的情况下,可基于检验程序的稳定性,利用日常工作产生的检验和质控数据,定期对该项目检验程序的分析性能进行评估,应能满足检验结果预期用途的要求。性能评估的前提是检测系统稳定无变化,质控稳定。性能评估的周期一般为1年1次。

7.2.5　性能验证参数

乙型肝炎病毒核酸定量检测属于定量分子检测项目,根据 CNAS-GL039《分子诊断检验程序性能验证指南》的要求,该项目性能验证应参照 CNAS-GL037《临床化学定量检验程序性能验证指南》,性能指标一般包括：测量正确度、测量精密度(含测量重复性和测量中间精密度)、分析特异性(含抗干扰能力)、分析灵敏度、检出限和定量限、线性区间(可报告区间)等。在新项目开展前的性能验证,应尽量包含全部性能指标的验证,在定期性能验证或检测系统改变后的性能验证,选择对检验结果质量有重要影响的参数进行验证。

7.2.6　人员和设备环境试剂要求

在性能验证实验前,实验操作人员须熟悉该项目所使用的仪器设备和检测操作程序。对检验方法的熟练包括懂得标本的处理和贮存、试剂的处理和贮存、正确的实验步骤、合理的解释结果,以及检测系统的质控。

性能验证实验前,要确保该检测项目所用仪器设备已经过校准且在校准有效期内,确保检测系统工作状态正常,仪器设备无故障；实验室设施及环境符合分析系统工作要求；用于性能验证实验的试剂要明确使用批次,且确保该批次试剂无质量问题。

7.2.7　性能验证方案

7.2.7.1　正确度验证

采用偏倚评估的方法验证。
1) 标本：国家临检中心发放的乙型肝炎病毒核酸全国室间质评活动标本。
2) 验证方法：采用偏倚评估的方法进行正确度验证。每个浓度水平的标准物质标本至少每天重复测定2次,连续测定5天,记录检测结果,计算全部检测结果的均值,并按以下公式计算偏倚。

$$偏倚 = 结果均值 - 参考值$$

3) 判定标准：绝对偏倚≤±0.4。

第2节 乙型肝炎病毒核酸定量检测性能验证程序

文件编号：LHJY-SOP-0FZ4002
版本号：E/0
页码：第3页 共5页

7.2.7.2 精密度验证

精密度包括重复性和中间精密度。

（1）重复性验证

1）标本：取乙型肝炎病毒核酸低值和中值两个水平质控品。

2）验证方法：对标本进行至少10次重复测定，计算均值、标准差（SD）和变异系数（CV）。实验过程中应至少检测一个质控品。当质控结果失控时，不论实验结果是否满意都应弃去不用，重新进行实验以取得全部实验数据。

3）数据收集：在进行数据分析前，检查数据中的离群值。任何结果与均值的差值（离均差）超过4SD时，可认为是离群值。进行重复性验证实验时，若离群值数量>1，应怀疑是否为方法不稳定或操作者不熟悉所致，解决问题后再进行新的验证实验。

4）数据分析：依据实验数据计算均值、标准差和变异系数。

5）判断标准：变异系数（CV）≤5%，则验证通过。

（2）同时验证重复性和中间精密度

1）标本：取乙型肝炎病毒核酸低值和中值两个水平质控品。

2）验证方法：每天检测1批，每批检测2个水平的标本，每个标本重复检测3次，连续检测5天。在每一批次测量中，应同时测量质控品。

3）数据收集：在进行数据分析前，须剔除由偶然误差引起的离群值。

4）数据分析：依据实验数据，根据以下公式计算批内变异系数和批间变异系数，分别表示批内不精密度和批间不精密度。

批内标准差：$S_{批内} = \sqrt{\dfrac{\sum_{d=1}^{D}\sum_{i=1}^{n}(X_{di}-\overline{X}_d)^2}{D(n-1)}}$；批内变异系数：$CV_{批内} = \dfrac{S_{批内}}{\overline{X}_d}$；批间标准差：$S_{批间} = \sqrt{\dfrac{\sum_{d=1}^{D}(\overline{X}_d - \overline{\overline{X}})^2}{D-1}}$；批间变异系数：$CV_{批间} = \dfrac{S_{批间}}{\overline{\overline{X}}}$。

式中，D 表示实验天数；n 表示每天重复次数；X_{di} 表示第 d 天第 i 次重复结果；$\overline{X}_d$ 表示 d 天所有结果的均值；$\overline{\overline{X}}$ 表示所有结果的均值。

5）判断标准：批内和批间变异系数均≤5%，则验证通过。

7.2.7.3 线性区间验证

1）标本：选取线性范围内接近上限的临床高浓度阳性标本，用混合阴性血清10倍浓度梯度稀释至厂家声明的线性范围下限，共获得6个浓度梯度标本进行检测。

2）验证方法：每份浓度水平的标本至少检测2次取平均值。

第2节 乙型肝炎病毒核酸定量检测性能验证程序

文件编号：LHJY-SOP-0FZ4002
版本号：E/0
页码：第4页 共5页

3）数据分析：以稀释度为横轴，分别计算每个标本检测结果的均值，以每个稀释度的测量值均值取对数后为纵坐标，作线性回归图。肉眼观察有无离群值，计算线性回归方程 $Y=aX+b$ 和相关系数 R^2，计算各浓度的理论值与实测值对数值之间的差值。

4）判断标准：线性验证实验结果为一阶方程式为线性，检测标本的最低值和最高值之间为线性区间，应满足试剂说明书关于该项指标的声明。

7.2.7.4 分析特异性验证

1）标本：宜选取参考区间限值之间的被测量水平不同的2个标本为基础标本。干扰物质主要包括：Hb（溶血）、胆红素（黄疸）、TRIG（脂血）、IgG，适宜时，还应考虑文献中提及的有关干扰物，如药物、抗凝剂等。

2）验证方法：在含有一定浓度待测物质的标本中加入干扰物质溶液（干扰物原液中干扰物的浓度应高于实验浓度20倍以上，以减少对基础标本基质的稀释作用），使得干扰物质的浓度与厂家声明的浓度相同，同时检测未加干扰物质的原标本，在标本中加入等量的溶剂作为对照，重复检测（$n \geq 3$）实验标本和对照标本，分别计算2组结果均值，和均值间的差值。

3）判断标准：满足干扰标准时的最高干扰物浓度，应符合检测方法规定的要求。

7.2.7.5 最低检出限

1）标本：乙型肝炎病毒核酸定值标准物质。

2）验证方法：取定值标准品，混合阴性血清稀释至厂家声明的检出限浓度，稀释后标本重复检测5次。

3）判断标准：5次全部检出为符合厂家声明的检测限的要求。

7.2.8 结果

验证结果符合或不符合乙型肝炎病毒核酸定量检测试剂说明书声明性能指标。

7.2.9 结论

乙型肝炎病毒核酸定量检测项目在正确度、精密度、分析测量范围、抗干扰能力、检出限等方面符合或不符合要求。

7.2.10 支持文件

[1] 王治国.临床检验方法确认与性能验证[M].北京：人民卫生出版社，2009.

[2] 中国合格评定国家认可委员会.临床化学定量检验程序性能验证指南：CNAS-GL037：2019[S].北京：中国合格评定国家认可委员会，2019.

	文件编号：LHJY-SOP-0FZ4002
第2节 乙型肝炎病毒核酸定量**检测性能验证程序**	版本号：E/0
	页码：第5页 共5页

[3] 中国合格评定国家认可委员会.分子诊断检验程序性能验证指南：CNAS-GL039[S].北京：中国合格评定国家认可委员会,2019.

编写：阚丽娟　　　　审核：胡纪文　　　　批准：张秀明

批准日期：2023年9月1日

第 3 节　沙眼衣原体核酸检测性能验证程序	文件编号：LHJY-SOP-0FZ4018
	版本号：E/0
	页码：第 1 页　共 4 页

7.3.1　目的

依据 CNAS-CL02《医学实验室质量和能力认可准则》对医学实验室检测系统性能评价的相关要求，对沙眼衣原体核酸检测项目进行性能验证，结果与试剂说明书中声明的性能指标进行比较，来验证该试剂的性能指标是否能满足实验室的要求，判断沙眼衣原体核酸检测项目的性能是否符合要求。

7.3.2　范围

适用于临床分子诊断组沙眼衣原体核酸检测项目。

7.3.3　职责

7.3.3.1　检验人员

负责具体实施沙眼衣原体核酸检测项目性能验证实验，收集整理实验原始数据，编写性能验证报告。

7.3.3.2　专业组组长

负责沙眼衣原体核酸检测项目性能验证实验的设计和组织实施，以及性能验证报告的审核。

7.3.3.3　专业组质量监督员

负责辅助组长并监督整个实验过程及性能验证报告的正确编写。

7.3.4　性能验证的时机

7.3.4.1　检验程序常规应用前

在沙眼衣原体核酸检测项目作为新项目常规应用于临床前，应按照本程序进行性能验证。

7.3.4.2　检测系统发生改变或影响分析性能的情况发生后

在现用的沙眼衣原体核酸检测程序的任一要素发生改变时，如试剂升级、仪器更新、校准品溯源性改变等，应重新进行验证。

任何影响沙眼衣原体核酸检测程序分析性能的情况发生后，均应在检验程序重新启用前对可能受影响的性能重新进行验证。影响检验程序分析性能的情况包括但不限于：仪器主要部件故障、仪器搬迁、更换检测仪器、环境严重失控等。

第3节 沙眼衣原体核酸检测性能验证程序

文件编号：LHJY-SOP-0FZ4018
版本号：E/0
页码：第2页 共4页

7.3.4.3 性能评估

常规使用期间，沙眼衣原体核酸检测项目性能稳定的情况下，可基于检验程序的稳定性，利用日常工作产生的检验和质控数据，定期对该项目检验程序的分析性能进行性能评估，应能满足检验结果预期用途的要求。性能评估的前提是检测系统稳定无变化，质控稳定。性能评估的周期一般为1年1次。

7.3.5 性能验证参数

沙眼衣原体核酸检测项目属于定性检测项目，根据CNAS-GL039《分子诊断检验程序性能验证指南》的要求，该项目性能验证指标包括：方法符合率、检出限、抗干扰能力、交叉反应等。在新项目开展前的性能验证，应尽量包含全部性能指标的验证，在定期性能验证或检测系统改变后的性能验证，可包括部分或对检验结果质量有重要影响的性能指标进行验证。

7.3.6 人员和设备试剂要求

在性能验证实验前，实验操作人员须熟悉该项目所使用的仪器设备和检测操作程序。对检验方法的熟练包括懂得标本的处理和贮存、试剂的处理和贮存、正确的实验步骤、合理的解释结果，以及检测系统的质控。

性能验证实验前，要确保该检测项目所用仪器设备已经过校准且在校准有效期内，确保检测系统工作状态正常，仪器设备无故障；实验室设施及环境符合分析系统工作要求；用于性能验证实验的试剂要明确使用批次，且确保该批次试剂无质量问题。

7.3.7 验证方案

7.3.7.1 方法符合率

被验证的检测系统和候选方法为《沙眼衣原体核酸检测程序》中所用的设备试剂及所用方法。通过与参比方法进行比较。沙眼衣原体核酸检测的参比方法包括但不限于：测序法、市场上经验证性能符合要求满足临床预期用途的其他品牌的PCR-荧光探针法或其他方法。

1）标本：选取沙眼衣原体阴性标本至少5例、阳性标本（包含弱阳性标本）至少5例。

2）验证方法：按照《沙眼衣原体核酸检测程序》检测以上标本，并采用参比方法和候选方法平行检测。将所有检测结果按表7.3.1汇总，计算符合率。

3）计算公式：根据四格表数值，计算阳性符合率 = $a/(a+c) \times 100\%$；阴性符合率 = $d/(b+d) \times 100\%$；总符合率 = $(a+d)/(a+b+c+d) \times 100\%$。

第3节 沙眼衣原体核酸检测性能验证程序

文件编号：LHJY-SOP-0FZ4018
版本号：E/0
页码：第3页 共4页

表 7.3.1 方法符合率验证表

候选方法	参比方法		总 数
	阳 性	阴 性	
阳 性	a	b	a+b
阴 性	c	d	c+d
总 数	a+c	b+d	a+b+c+d

4）判断标准：符合沙眼衣原体核酸检测试剂盒说明书中声明的符合率指标。

7.3.7.2 检出限

1）标本：使用沙眼衣原体核酸定值标准物质。

2）验证方法：使用厂家声明检出限浓度的定值标准物质，或使用定值标准物质的标本梯度稀释至厂家声明的检出限浓度，重复测定5次。稀释液选用厂家提供的稀释液。

3）判断标准：5次重复检测，100%检出靶核酸，则验证通过。

7.3.7.3 抗干扰能力

1）标本：干扰物质主要包括Hb、TRIG、胆红素、IgG、RF和药物等。根据沙眼衣原体核酸检测试剂盒说明书所声明的干扰物质，选择一种或几种需要验证的干扰物质。

2）验证方法：在沙眼衣原体弱阳性或阴性标本中加入干扰物质溶液，使得干扰物质的终浓度与试剂说明书声明的浓度相同，与常规标本一样处理，重复测定5次。

3）判断标准：弱阳性标本检测仍为弱阳性结果，阴性标本检测仍为阴性结果，则验证通过。

7.3.7.4 交叉反应

1）交叉反应是验证与检测对象可能存在交叉反应的核酸物质对检测的影响。对于沙眼衣原体核酸检测来说，主要指与沙眼衣原体核酸序列具有同源性、易引起相同或相似临床症状的病原体核酸，该试验选用试剂说明书中声明的可能存在交叉反应的病原体进行验证。

2）验证方法：取一定浓度与沙眼衣原体核酸可能存在交叉反应的病原体，加入沙眼衣原体阴性的标本中，与常规标本一样处理，重复检测3次。

3）判断标准：结果为阴性，则验证通过。

第 3 节　沙眼衣原体核酸检测性能验证程序	文件编号：LHJY-SOP-0FZ4018
	版本号：E/0
	页码：第 4 页　共 4 页

7.3.8　结果

验证结果符合或不符合沙眼衣原体核酸检测试剂说明书声明性能指标。

7.3.9　结论

沙眼衣原体核酸检测项目在方法符合率、检出限、抗干扰能力、交叉反应方面符合或不符合要求。

7.3.10　支持文件

［1］冯仁丰.临床检验质量控制技术基础［M］.第 2 版.上海：上海科学技术出版社，2007.

［2］王治国.临床检验方法确认与性能验证［M］.北京：人民卫生出版社，2009.

［3］中国合格评定国家认可委员会.分子诊断检验程序性能验证指南：CNAS-GL039［S］.北京：中国合格评定国家认可委员会，2019.

［4］LHJY-SOP-0FZ4009《沙眼衣原体核酸检测程序》.

编写：阚丽娟　　　审核：胡纪文　　　批准：张秀明

批准日期：2023 年 9 月 1 日

第4节 外周血胎儿染色体非整倍体（T21、T18、T13）高通量测序质控程序	文件编号：LHJY-SOP-0FZ2016
	版本号：E/0
	页码：第1页 共7页

7.4.1 目的

规范高通量测序检测项目的质控流程，对外周血胎儿染色体非整倍体（T21、T18、T13）检测项目进行质控，避免标本混淆，防止实验污染，以确保测序结果的准确无误。

7.4.2 范围

适用于外周血胎儿染色体非整倍体（T21、T18、T13）高通量测序湿实验操作流程质控。

7.4.3 职责

7.4.3.1 检验人员

负责落实及规范检验前、检验、检验后的质控，并对室内质控进行分析和处理。

7.4.3.2 专业组组长

负责制定适用的室内质控规则和检验过程的质控程序。

7.4.3.3 质量监督员

负责统计和总结质控数据，及时发现和总结质控方面的问题并持续改进。

7.4.4 要求

7.4.4.1 室内质控的基本形式

高通量测序项目在实验检测流程各环节设置相应的质控节点以监测实验流程是否在控。包括检验前、检验、检验后三个部分。

7.4.4.2 室内质控的常规要求

各个检测环节均应满足相应质控要求。若失控，应分析失控原因，影响的严重程度，并根据具体失控类型，决定下一步实验是否继续。若失控影响整批检测实验，应停止实验，分析失控原因并进行纠正后重新实验。

7.4.4.3 质控数据的记录

对每个环节质控点相关监测数据应做好记录，并填写《高通量测序实验流程记录表》（附表7.4.1）。

第4节 外周血胎儿染色体非整倍体（T21、T18、T13）高通量测序质控程序

文件编号：LHJY-SOP-0FZ2016
版本号：E/0
页码：第2页 共7页

7.4.5 程序

7.4.5.1 检验前质控

1）检测对象：外周血胎儿染色体非整倍体（T21、T18、T13）检测最佳检测孕周为孕 12^{+0} 至 22^{+6} 周孕妇，B超检测结果为活胎。对大于 22^{+6} 孕周并坚持要求进行该检测的受检者，由导诊、医院事务、护士或送检医生指导其签署知情同意书补充条款。医生采样前需与孕妇确认是否符合检测要求，若出现不符合则需告知孕妇可能影响检测结果并为孕妇提供建议。

2）不适用人群：以下情况不适宜本检测，应做好拒收处理并记录。孕周< 12^{+0} 周；夫妇一方有明确染色体异常；孕妇接受过移植手术、干细胞治疗、1年内接受过异体输血、4周内接受过引入外源DNA的细胞免疫治疗等；胎儿超声检查提示有结构异常须进行产前诊断；有基因遗传病家族史或提示胎儿罹患基因病高风险；孕期合并恶性肿瘤（但良性子宫肌瘤除外）；三胎及以上妊娠；医师认为有明显影响结果准确性的其他情形。

3）技术局限性：无法检测到由以下因素引起的异常：胎儿染色体多倍体（三倍体、四倍体等）；染色体平衡易位、倒位、环状；单亲二倍体疾病（uniparental disomy，UPD）；单/多基因病等；无法完全排除胎儿嵌合型染色体疾病。

4）标本采集与保存：须使用EDTA抗凝的游离DNA常温保存采样管；采集后立即缓慢颠倒混匀10次，室温（6~35℃）竖直暂存，96小时内完成血浆分离。

5）标本质量：采样管无裂管、开盖、泄漏或标本外溢情况；全血体积需≥3.5 mL，血浆体积应≥1.8 mL；无严重溶血现象。

7.4.5.2 环境、设备及耗材质控

1）人员要求：检验人员需经过培训考核合格授权后，方具备操作该岗位相关工作的能力。新员工原则上前6个月不参与该岗位轮转。经两个周期轮转（6个月）后，基本掌握基因扩增相关知识和实操经验，在掌握基本的高通量测序知识基础上，也只能参与该岗位的实验操作，不能审核发送报告（持有《母婴保健技术考核合格证》且有相关工作经验的人员除外）。结果分析和报告审核人员须持有《母婴保健技术考核合格证》，否则禁止审核该项目报告单。同时，实验操作流程，须双人核对。

2）实验室环境要求

a）实验室分区：试剂准备区、标本与文库制备、文库扩增区、测序区。每个区域物理空间独立。空气流向按照试剂准备区→标本与文库制备区→文库扩增区→测序区进行，防止扩增产物顺空气气流进入扩增前的区域。

b）试剂准备区、标本与文库制备区、文库扩增区、检测区所要求的实验室温度应在

第4节 外周血胎儿染色体非整倍体（T21、T18、T13）高通量测序质控程序	文件编号：LHJY-SOP-0FZ2016
	版本号：E/0
	页码：第3页 共7页

19~26℃范围内，湿度应在30%~70%范围内。实验室温湿度应在进入实验室后，开启空调，必要时开启抽湿机或加湿器，稳定30分钟后进行实验。

c) 测序区温度应在19~22℃范围内，湿度应在30%~70%范围内。

d) 实验室应根据检测量，明确规定实验室环境评价周期：平均标本量小于20个/月，则环评周期为每年1次；平均标本量为21~100个/月，则环评周期为每6个月1次；平均标本量为101~1 000个/月，则环评周期为每3个月1次；平均标本量大于1 000个/月，则环评周期为每月1次。根据每个月的标本量进行相应的环境评价，形成环评报告并归档记录。环评标本使用Qubit荧光定量仪检测，质量浓度小于0.6 ng/μL，判定为合格。

3) 实验室设备要求：检测设备应为合格状态，并由工程师定期辅助维护保养及校准。

4) 试剂耗材要求：试剂和耗材使用前应确认试剂在有效期内，外观及贮存条件无异常。

7.4.5.3 血浆前处理质控

1) 需保证全血标本在4℃条件下离心，离心前应严格核对编号，分装时严格核对编号。吸取上清液慢吸慢打，不能吸到下层细胞，若吸到下层细胞，应重新离心。

2) 血浆分离完成后，填写《NIPT标本血浆分离记录表》，核对标本数量及血浆总数无误后，-20℃保存血浆。

3) 不合格标本处理：若血浆分离步骤发现标本泄漏、爆管、标本严重溶血等不合格情况，及时联系相应采血机构重新采血，并填写不合格标本及处理情况登记表。

7.4.5.4 批质控品

1) 空白对照：在DNA提取环节加入空白水对照，与临床标本同时进行DNA提取及文库构建，通过Qubit荧光定量仪检测空白水对照浓度。空白对照浓度低于0.6 ng/μL视为同批次检测标本未受到污染或混淆，检测结果可信。空白对照浓度高于0.6 ng/μL，则需对标本重新进行DNA提取及文库构建。

2) 阴阳性质控：每批次检测临床标本应插入1份阳性对照品和1份阴性对照品，同时进行文库构建，使用Qubit检测文库浓度，阴阳性对照品与临床标本一起合并（pooling）、上机测序并进行数据分析。阴阳性对照品文库浓度大于2 ng/μL为合格，数据分析结果显示阳性对照品检出结果为T21、T18、T13，阴性对照品为未检出T21、T18、T13，表明该阴阳性对照品检测合格。分析结果提示阳性对照品未检出T21和/或T18和/或T13，和/或阴性对照品不为阴性，则提示该批标本结果不可信，需重新进行标本DNA提取和文库构建。

7.4.5.5 文库定量质控

所有标本经DNA提取和文库构建后使用Qubit荧光定量仪进行检测，鉴定每个标本

第4节 外周血胎儿染色体非整倍体（T21、T18、T13）高通量测序质控程序

文件编号：LHJY-SOP-0FZ2016
版本号：E/0
页码：第4页 共7页

是否符合上机测序要求。

1）合格标准：临床标本和阳性质控品使用 Qubit 荧光定量仪检测浓度高于 2 ng/μL 标本为合格；空白对照标本使用 Qubit 荧光定量仪检测浓度低于 0.6 ng/μL 为合格。

2）不合格处理：使用 Qubit 荧光定量仪检测浓度低于 2 ng/μL 的标本提示文库构建失败，需重新进行 DNA 提取和文库构建。

7.4.5.6 测序质控

1）测序应选测序读长为 35+10 bp。
2）上机质控不合格提示上机测序失败，需重新测序，同时分析失败原因并及时纠正。

7.4.5.7 测序数据质控

测序数据质控应确保满足以下条件。
1）UR≥3.5M；否则提示有效数据量不足，需排查原因。
2）鸟嘌呤（guanine）与胞嘧啶（cytosine）含量（以下简称"GC 含量"）应在 38%~42% 范围内；否则 GC 含量不合格，需排查原因。
3）阳性对照品应同时检出 T21、T18、T13，阴性对照品应为阴性。
4）检测标本需符合数据分析的质控要求。

7.4.5.8 检验后质控

测序数据在生成正式报告前应进行严格的数据审核，在系统信息完成审核后导出相应的标本分析数据，通过数据传输接口将临床标本检测结果上传至 LIS。核对上传的信息是否与 LIS 一致。在产前诊断系统根据标本接收时间抓取相应的标本检测结果，并核对标本检测结果是否与标本数据分析表一致。报告审核者在报告发放前再次核对报告相关信息是否完整，报告数是否与检测数一致。

7.4.6 质控月总结分析

每月须统计以下质控数据并总结分析。
1）该项目检验前 TAT 和检验中 TAT，分析当月 TAT 达标情况，不达标的项目和原因。
2）不合格标本情况，分析当月不合格标本数和不合格标本率及不达标的项目及送检科室。
3）知情同意书签署情况，分析当月知情同意书签署率和达标情况。
4）实验失败数，分析实验失败率及原因，必要时采取预防措施。
5）统计检测结果数据，分析阳性率或检出率，以及数据趋势分析，必要时采取预防措施或持续改进。

第 4 节　外周血胎儿染色体非整倍体（T21、T18、T13）高通量测序质控程序	文件编号：LHJY-SOP-0FZ2016
	版本号：E/0
	页码：第 5 页　共 7 页

7.4.7　记录表格

LHJY-0FZ-TAB-4003《高通量测序实验流程记录表》，见附表 7.4.1。

编写：阚丽娟　　　审核：胡纪文　　　批准：张秀明

批准日期：2023 年 9 月 1 日

第4节 外周血胎儿染色体非整倍体（T21、T18、T13）高通量测序质控程序	文件编号：LHJY-SOP-0FZ2016 版本号：E/0 页码：第6页 共7页

附表 7.4.1 高通量测序实验流程记录表

编号：LHJY-0FZ-TAB-4002

实验开始日期：	岗位：	检测项目：

试剂准备

所用试剂：____；项目试剂____；厂家批号____；用量____人份。

操作者：

标本与文库制备

1. 标本类型：____；标本编号：____至____
2. 标本提取与纯化
   提取与纯化方式：□仪器制备　□手工制备
   使用仪器名称：_____
   提取与纯化结果（PCR-Free 建库方式需填）：____
   核酸浓度不合格的标本数量：____；处理措施：____
   合格标本中，最低核酸浓度：____ ng/μL；最高核酸浓度：____ ng/μL
3. STR 母源污染鉴定（标本类型为产前标本及流产物时需填）：____
   母源污染鉴定结果：□结果有效　　□结果无效
   存在母源污染的标本数量：____；处理措施：____
   其他异常情况：□无　□有：____
4. 可构建文库的标本核酸数量：____
   文库构建方式：□PCR　　□PCR-Free
   附件：母源污染鉴定原始结果

操作者：　　　操作者：
实验日期：

文库扩增与检测

1. 子文库定量
   使用仪器名称：_____
   子文库定量结果：不合格子文库数量：____；处理措施：____
   　　　　　　　　合格子文库中，最低浓度：____ ng/μL；最高浓度：____ ng/μL
   是否进行 pooling：□否　□是
2. 可 pooling 的子文库数量：____
3. pooling 文库定量
   使用仪器名称：_____
   pooling 文库定量结果：□pooling 结果有效　□pooling 无效
   　　　　　　　　　文库浓度：____ ng/μL；与理论浓度偏差：____%

第 4 节 外周血胎儿染色体非整倍体（T21、T18、T13）高通量测序质控程序	文件编号：LHJY-SOP-0FZ2016
	版本号：E/0
	页码：第 7 页 共 7 页

续 表

4. DNB 浓度测定（联合探针锚定聚合测序法需填）：＿＿
　使用仪器名称：＿＿
　测定结果：＿＿ ng/μL；□结果有效　□结果无效
　附件：标本实验记录表

　　　　　　　　　　　　　　　操作者：　　　　　操作者：
　　　　　　　　　　　　　　　实验日期：

上机测序

1. 使用测序仪名称：＿＿＿＿＿＿＿＿＿＿＿＿＿
2. 测序标本数量：＿＿；测序芯片编号：＿＿
　附件：1. 标本信息导入表
　　　　2. 上机信息导入表

　　　　　　　　　　　　　　　操作者：　　　　　操作者：
　　　　　　　　　　　　　　　实验日期：

数据分析

1. 室内质控结果：阴性：符合预期：□是　□否；阳性：符合预期：□是　□否
2. 标本结果数据分析
　标本数据质控不合格数量：＿＿；重建库数量：＿＿；重采样数量：＿＿
3. 结果数据传输
　下机原始数据传输到 LIS：□正常　□异常
　LIS 标本及结果信息传输到产前诊断系统：□正常　□异常
　报告单回传到 LIS：□正常　□异常
　检测结果上传妇幼保健网（产筛项目需填）：□正常　□异常
4. 报告审核
　送检单位：＿＿；发出报告数量（高风险报告数量）：＿＿
　附件：1. 标本分析数据
　　　　2. 结果报告清单

　　　　　　　　　　　　　　　报告一审者：　　　报告二审者：
　　　　　　　　　　　　　　　报告审核日期：

第5节 胎儿地中海贫血产前基因检测与结果报告程序

文件编号：LHJY-SOP-0FZ2029
版本号：E/0
页码：第1页 共5页

7.5.1 目的

完善胎儿地中海贫血基因检测与结果报告流程，避免分析中、分析后各种因素对检验结果的影响，确保规范应用产前诊断技术，减少重型地贫患儿出生，规范项目管理。

7.5.2 范围

适用于胎儿地中海贫血基因检测和产前诊断报告的审核与发布。

7.5.3 职责

7.5.3.1 检验人员

临床分子诊断组具有母婴保健技术合格证书的检验人员负责对胎儿标本、胎儿父和胎儿母外周血标本进行地中海贫血基因检测，并对胎儿标本进行另一方法的平行检测，结果经双方法双人核对后，依据遗传学规律，对胎儿地中海贫血基因检测报告的实验室检测部分进行双人审核，其中至少一名审核人员须具备副高职称以上技术资格。

7.5.3.2 临床医生

产前诊断中心具有母婴保健技术合格证书的临床医生负责在胎儿地中海贫血基因检测报告中签署遗传咨询意见，并最终由两名具有产前诊断资质且其中至少一名具备副高职称以上技术资格的医师对胎儿地中海贫血产前诊断报告进行审核、签名。

7.5.3.3 产前诊断随访专员

随访专员一般由产前诊断中心指定人员担任。负责在胎儿地中海贫血基因检测报告签发后及时联系受检夫妇，帮助其预约产前诊断医生，以便医生及时对其进行遗传咨询与下一步的临床处置。

7.5.4 程序

7.5.4.1 标本采集

（1）采集方式

由产前诊断中心临床医生完成胎儿标本采集。夫妇双方为同型地贫携带者，具有产前诊断指征，在充分告知并自愿签署知情同意书的情况下，医师对孕妇实施羊膜腔穿刺术，根据穿刺术类型，在术中取羊水或绒毛或脐血标本。手术护士负责打印项目条码，正确粘贴在保存胎儿标本的螺旋盖无菌管壁上，及时送检。

第5节　胎儿地中海贫血产前基因检测与结果报告程序	文件编号：LHJY-SOP-0FZ2029
	版本号：E/0
	页码：第2页　共5页

（2）标本量的要求

胎儿标本分为：羊水、绒毛、脐带血。为保证试验顺利进行，需确保标本量足够。具体的标本量要求为：

1) 羊水取 10 mL，用螺旋盖无菌管密封保存。

2) 绒毛 3~5 mg，用螺旋盖无菌管密封保存。

3) 脐带血 1~2 mL，用 EDTA-K2 抗凝采血管采集。

7.5.4.2　标本核收

1) 前处理组人员接收到胎儿标本及父母外周血后，连同申请单和知情同意书一起交由物流人员，送至医学检验实验（总部）临床分子诊断组，全程通过 LIS 登记扫描，记录送检、送达和核收时间。

2) 临床分子诊断组人员收到标本后，需对胎儿标本的合格与否进行初步判断：无肉眼可见血色；标本运输温度是否达标；标本送达时间是否过久等。同时检查申请单、知情同意书是否齐全，受检者签名是否合格。

3) 若标本初步判断合格，表单齐全，则在 LIS 中登记胎儿标本，并填写《产前地贫基因诊断标本记录表》；若标本不合格，例如，绒毛太少、血性羊水等，则与临床沟通，可以尝试性实验，但需要告知可能有实验失败的风险；若标本发生溢洒、严重污染等导致无法实验，则拒收；若标本初步判断合格，但表单不齐全，则通知临床补相关表单或签名后再送至临床分子诊断组，在所有检测完成后待补齐表单和签名后才能发送检测报告。

7.5.4.3　标本检测

（1）标本编号

临床分子诊断组检验人员对核收的胎儿标本编号，编号由 10001~19999，编号同年度内不重复。相应父亲标本编号为胎儿标本编号+F，母亲标本编号为胎儿标本编号+M。标本编号后将条码信息录入 LIS 相应仪器组对应标本号。

（2）标本留存

羊水标本离心后弃去上清，取管底沉淀细胞；绒毛标本在显微镜下选取有典型结构的绒毛组织，后分装至三个 1.5 mL 的 EP 管中，按"标本号-1""标本号-2""标本号"的方式分别为 3 个 EP 管编号，编号为"标本号-1"管和"标本号-2"管分别用于双方法独立检测，编号为"标本号"管放置于-80℃保存原始标本。实验结束后，"标本号-1"和"标本号-2"管的 DNA 也需置于-80℃保存。

（3）胎儿取材母体细胞污染鉴定

无论胎儿标本类型是羊水、绒毛还是脐带血，均须与其母亲外周血同时进行短串联重复序列（STR）位点分析，判断胎儿取材标本是否存在母体细胞污染。

第5节　胎儿地中海贫血产前基因检测与结果报告程序	文件编号：LHJY-SOP-0FZ2029
	版本号：E/0
	页码：第3页　共5页

1) 若胎儿标本的STR位点存在父源STR位点的同时，均出现母亲STR位点峰，可判断为胎儿取材标本存在母体细胞污染，根据母体STR位点峰值与胎儿STR位点峰值的比例可以判断母体细胞污染比例。这种情况下，由于胎儿标本取材珍贵，可以尝试细胞培养后获取胎儿细胞再进行母体细胞污染鉴定，若收获的胎儿细胞STR分析无母体细胞污染，可进一步实验；若仍然存在母体细胞污染，则无法进一步实验，需要拒收标本。

2) 若胎儿标本的STR位点与母亲STR位点完全一致，不存在父源STR位点，则判断为胎儿标本取材失败，不能进行胎儿基因检测，需要拒收标本。

3) 若胎儿标本STR位点与母亲STR位点符合遗传学规律，没有多余的母体STR位点，可判断胎儿取材标本无母体细胞污染，属于合格的胎儿标本，可以进行下一步实验。

（4）地中海贫血基因检测

各类型胎儿标本按相应标本类型核酸提取流程提取核酸，用微量紫外分光光度计测量核酸浓度和纯度，要求DNA浓度>5 ng/μL。核酸浓度合格的情况下，继续扩增和杂交实验，并填写《产前地贫基因诊断标本记录表》。

1) 斑点杂交法：编号为"标本号-1"管的胎儿标本、胎儿母外周血、胎儿父外周血同批按照《地中海贫血基因（斑点杂交法）检测程序》进行扩增和杂交实验，得出结果，并填写《胎儿地中海贫血产前基因检测实验流程记录表》，在表中保留原始杂交膜条结果和当批质控结果。

2) 熔解曲线法：编号为"标本号-2"管的胎儿标本，由另一名检验人员按照《地中海贫血基因（熔解曲线法）检测程序》进行扩增实验，并根据扩增曲线判断基因型结果，填写《胎儿地中海贫血产前基因检测实验流程记录表》，在表中保留扩增运行文件的文件名。

（5）特殊情况处理

当双人双法得出的结果不一致，或者胎儿与父母的结果不符合遗传规律时，需要首先考虑是否出现实验室差错。经复查后结果仍然异常时，需要考虑胎儿或父母是否存在罕见型地中海贫血，必要时应用高通量测序技术或单分子测序技术检测。

7.5.4.4　结果报告

（1）核查资料

审核报告前，须核查胎儿标本及其父母送检必备资料是否齐全：夫妇双方已测地中海贫血基因检测报告单、胎儿地中海贫血基因检测申请单和知情同意书，缺一不可。若资料不齐，则与临床沟通，尽快补齐资料，送实验室保存。原则上资料不齐需暂缓发送报告。

（2）核查结果

1) 将夫妇双方提供的地贫基因检测报告单与本次实验的检测结果对比，核查两次检测结果是否一致。若不一致，须复查标本以排除本次实验过程是否存在差错。若复查标本结果仍不一致，需考虑父母提供报告单的检测结果是否有差错或者本身存在罕见地贫，

第5节　胎儿地中海贫血产前基因检测与结果报告程序	文件编号：LHJY-SOP-0FZ2029
	版本号：E/0
	页码：第4页　共5页

需对父母结果进一步确认。

2）胎儿地中海贫血基因检测实验须由两名检验人员分别核对两种方法检测结果，并根据父母基因型判断是否符合遗传规律。若双人双方法的结果一致，符合遗传规律，则审核签发报告单中的实验室检测部分，填写《产前地贫基因诊断标本记录表》。

（3）签署遗传咨询意见并签发报告

临床分子诊断组检验人员审核报告后，由临床医生签署遗传咨询意见并双人签发产前诊断报告。随访专员须在医生签发产前诊断报告后及时联系受检者，召回做下一步临床处置。

7.5.5　支持文件

［1］国家卫生健康委员会.产前诊断技术管理办法（2019年2月28日修订）［S］.北京：国家卫生健康委员会，2019.

［2］LHJY-SOP-0FZ4025《地中海贫血基因（斑点杂交法）检测程序》.

［3］LHJY-SOP-0FZ4026《地中海贫血基因（熔解曲线法）检测程序》.

7.5.6　记录表格

［1］LHJY-0FZ-TAB-4004《胎儿地中海贫血产前基因检测实验流程记录表》，见附表7.5.1。

［2］LHJY-0FZ-TAB-2007《产前地贫基因诊断标本记录表》。

编写：阚丽娟　　　审核：胡纪文　　　批准：张秀明

批准日期：2023年9月1日

第5节 胎儿地中海贫血产前基因检测与结果报告程序

文件编号：LHJY-SOP-0FZ2029

版本号：E/0

页码：第5页 共5页

附表7.5.1 胎儿地中海贫血产前基因检测实验流程记录表

编号：LHJY-0FZ-TAB-4004

实验开始日期： 　　　　岗位： 　　　　检测项目：

试剂准备

所用试剂：____；项目试剂：____；厂家批号：____；用量：____人份

操作者：

标本制备

1. 标本类型：____；标本编号：____至____
2. 标本提取与纯化
   核酸浓度：□合格 □不合格
3. STR母源污染鉴定：□不存在母源污染 □存在母源污染
   其他异常情况：□无 □有：____
附件：母源污染鉴定原始结果

操作者： 　　　　操作者：

实验日期：

核酸扩增（熔解曲线法）

1. 使用仪器名称：____
2. 室内质控（熔解曲线法需填）：
   孔位信息：□阴性 □阳性
   质控结果：阴性：符合预期：□是 □否；
   　　　　　阳性：符合预期：□是 □否；
3. 实验结果：□结果有效 □结果无效
4. 实验原始文件名称：____

操作者：

实验日期：

产物杂交（反向斑点杂交法）

1. 使用仪器名称：____
2. 室内质控（反向斑点杂交法需填）：
   阴性：符合预期：□是 □否；阳性：符合预期：□是 □否
3. 实验结果：□结果有效 □结果无效
附件：斑点杂交原始结果

操作者：

实验日期：

	文件编号：LHJY-SOP-0FZ2035
第6节　产前基因筛查结果随访程序	版本号：E/0
	页码：第1页　共5页

7.6.1　目的

完善产前基因筛查的随访流程，通过随访产前筛查高风险孕妇的产前诊断结局或妊娠结局，随访产前筛查低风险孕妇的妊娠结局和胎儿出生后情况，保证基因筛查结果数据的科学性和孕妇产前筛查与产前诊断全流程的闭环管理。

7.6.2　范围

适用于地中海贫血基因筛查、脊髓性肌萎缩症基因筛查、其他单基因遗传病携带者筛查阳性结果随访；NIPT 高风险和低风险结果随访。

7.6.3　职责

7.6.3.1　检验人员

临床分子诊断组产前筛查岗位人员在审核基因检测报告后，及时汇总筛查高风险或筛查阳性的受检者结果信息，在"iLab 管理平台"的产诊管理模块中，填写《产前筛查阳性病例随访记录表》"基础信息"部分，并告知产前筛查项目随访专员，提醒其及时随访受检者。

7.6.3.2　产前筛查项目随访专员

一般由产科或产前诊断中心的专职护士或护士长指定人员担任，负责产前筛查高风险或筛查阳性病例的随访。

7.6.3.3　产前筛查数据统计专员

由产前诊断中心指定人员担任，负责 NIPT 低风险受检者的随访及产前筛查随访数据统计工作。

7.6.3.4　产前诊断中心管理办公室

负责定期汇总和分析产前筛查随访数据，监督随访工作的正常进行，必要时启动预防措施和持续改进。与我院签约的院外产前筛查机构送检的产前筛查项目，随访工作由送检单位负责完成并形成随访记录表，管理办公室负责定期督导其随访工作的开展情况，随访不到位时及时监督其采取纠正措施。

	文件编号：LHJY-SOP-0FZ2035
第6节　产前基因筛查结果随访程序	版本号：E/0
	页码：第2页　共5页

7.6.4　程序

7.6.4.1　随访时机

（1）遗传咨询随访

主要针对筛查阳性或高风险病例，一般在随访专员接到临床分子诊断组检验人员通知后尽快进行。随访的重点包括：

1）确定孕妇当前孕周。

2）通知受检者领取高风险或阳性筛查报告单的方式并确定对方已知悉。

3）若受检者为单基因遗传病的携带者时，询问孕妇配偶是否进行相关筛查及配偶筛查结果；若配偶未筛查时需明确告知其配偶筛查的重要性，必要时协助孕妇预约配偶的筛查检测。

4）明确建议受检者进行遗传咨询并确定对方已知悉。

（2）产前诊断随访

产前筛查高风险孕妇，或单基因遗传病夫妇双方携带同型或同位点变异，符合产前诊断指征，孕妇须进行介入性产前诊断。进行产前诊断后应进行产前诊断随访。随访的重点包括：

1）确定孕妇当前孕周。

2）确定孕妇是否进行产前诊断及产前诊断的地点（机构名称）。

3）若已进行产前诊断，须确定产前诊断方式和产前诊断结果。

（3）妊娠结局随访

符合产前诊断指征的筛查高风险孕妇，无论是否进行产前诊断，均需在引产后1个月内或分娩后1~12个月内进行妊娠结局随访；筛查低风险病例需要在分娩后1~12个月内完成妊娠结局随访。随访重点包括：

1）确定孕妇的妊娠结局为引产或分娩。

2）孕期是否顺利，若有异常，需记录具体异常情况。

3）引产胎儿是否有异常或分娩新生儿是否健康，若有异常或存在健康问题，需记录具体情况。

（4）筛查结果的符合性

随访完成后，由统计专员对随访病例进行归类统计并判断筛查结果的符合性。重点包括：

1）病例随访类型归类。随访类型分为：有效、失访、拒绝。随访时若电话或短信均无法联系受检者时应判断为失访；若联系到受检者，但受检者拒绝沟通和进一步遗传咨询，随访专员应做耐心解释和多次沟通尝试，仍然沟通失败时应判断为拒绝。

第6节　产前基因筛查结果随访程序	文件编号：LHJY－SOP－0FZ2035
	版本号：E/0
	页码：第3页　共5页

2）筛查结果符合性判断和四格表分析。主要对 NIPT 进行符合性判断，进而进行四格表分析。失访和拒绝均属于无效随访，只有有效随访病例数据才能纳入符合性的判断和四格表分析。

7.6.4.2　单基因遗传病筛查阳性病例随访

单基因遗传病筛查项目包括：地中海贫血基因筛查、脊髓性肌萎缩症基因筛查、遗传性耳聋基因筛查、单基因遗传病携带者筛查等。主要随访内容包括配偶筛查情况、遗传咨询建议、是否符合产前诊断指征、后续的产前诊断随访和妊娠结局随访等内容。

临床分子诊断组具体实施筛查实验的岗位人员在每批实验结果审核后，须汇总当批实验中阳性的孕妇受检者信息及其结果，在"iLab 管理平台"的产诊管理模块中，填写《产前筛查阳性病例随访记录表》"基础信息"部分，并告知产前筛查项目随访专员，提醒其根据表格内容及时随访受检者。

随访专员在接到临床分子诊断组检验人员通知后，及时在平台中查看新增筛查阳性的受检者结果信息，按照阳性病例记录一一随访受检者，并随访其配偶携带情况。随访方式一般为电话随访。若配偶未筛查，则召回受检者配偶进行相应检测；若配偶已筛查，则进一步询问其配偶的筛查结果，告知受检者报告单的领取方式并召回受检者进行遗传咨询。随访专员须如实填写《产前筛查阳性病例随访记录表》中"遗传咨询随访"。若受检者与其配偶的基因携带情况符合产前诊断指征，须转诊至产前诊断中心并由产前诊断中心继续产前诊断随访。若不符合产前诊断指征，则按低风险病例继续产检流程。

7.6.4.3　NIPT 高风险病例随访

NIPT 高风险病例的随访方式主要为电话追踪式随访。每个统计周期内 NIPT 高风险病例的有效随访率须达100%，产前诊断率须≥95%。

每批 NIPT 报告签发当日，由临床分子诊断组签发 NIPT 报告的检验人员汇总 NIPT 高风险病例信息和结果，在"iLab 管理平台"的产诊管理模块中，填写《产前筛查阳性病例随访记录表》"基础信息"部分，并告知随访专员，提醒其根据表格内容及时随访受检者。

随访专员在接到临床分子诊断组检验人员通知后，及时在平台中查看新增 NIPT 高风险的受检者结果信息，逐一随访高风险受检者，明确告知领取 NIPT 高风险报告单的地点和方式，并与受检者沟通，为其预约产前诊断中心遗传咨询，并根据预约日期再次随访，确定其是否按期进行遗传咨询。

明确产前诊断指征的孕妇，随访专员须及时对其进行随访，确定产前诊断时间、方式、地点和结果，并在产前诊断后进一步进行妊娠结局随访。随访专员须如实填写《产前筛查阳性病例随访记录表》中"遗传咨询随访""产前诊断随访"和"妊娠结局随访"。若受检者

文件编号：LHJY-SOP-0FZ2035
版本号：E/0
页码：第4页 共5页

第6节 产前基因筛查结果随访程序

放弃遗传咨询或拒绝产前诊断，应做充分的解释沟通，仍然沟通失败则判断为拒绝，但须告知受检者密切产前检查和后期可能出现其他问题时必要的遗传咨询或产前诊断。

7.6.4.4 NIPT低风险病例随访

NIPT低风险病例的随访一般较检测时间延迟9个月进行。随访方式分为：匹配妊娠结局、电话随访。优先匹配妊娠结局，对匹配失败的病例再进行电话随访。NIPT低风险病例的有效随访率须≥90%。

（1）匹配妊娠结局随访

数据统计专员每月生成9个月前月度的NIPT低风险病例检测清单，从"深圳市妇幼保健网"下载匹配NIPT低风险受检者的妊娠结局，并统计成功匹配妊娠结局的受检者数量，计算有效匹配率。若有效匹配率≥90%，则有效匹配率即为NIPT有效随访率，剩余匹配失败病例可以不再进行电话随访；

（2）电话随访

对NIPT低风险病例信息经过匹配妊娠结局后，若有效匹配率<90%，则需要继续对匹配失败的NIPT低风险病例进行逐一电话随访，使最终的有效随访率≥90%。电话随访主要内容为确定妊娠结局，胎儿是否正常，若存在异常，需记录具体异常情况。

7.6.4.5 随访数据统计

（1）高风险病例的随访数据统计

数据统计专员每月月底需统计上月度发生的高风险或阳性病例的有效随访率和产前诊断率，填写《NIPT产前筛查高风险随访统计表》。对随访未完成的病例需及时反馈至随访专员，监督其及时完成随访工作。产前诊断率的统计数据需包含：接受侵入性产前诊断的病例数、接受超声产前诊断的病例数、由于自身原因未进行产前诊断就发生流产，但对其流产物进行了与产前筛查高风险的结果相对应的产前诊断检测病例数。

（2）低风险病例的随访数据统计

数据统计专员每月月底需统计9个月前的月度接受NIPT检测且结果提示低风险病例的随访率，填写《NIPT产前筛查低风险随访统计表》。

（3）四格表分析

NIPT低风险有效随访病例数和高风险有产前诊断或妊娠结局病例数，可纳入四格表分析。由临床分子诊断组组长或指定人员负责应用四格表，得出统计时间段内的NIPT对于21-三体、18-三体、13-三体的灵敏度、特异度、误诊率、漏诊率、阳性预测值、阴性预测值等分析指标。四格表每年统计一次，一般在每年7~8月统计上年度四格表分析数据并填写《NIPT结果统计与四格表分析记录表》。

第6节　产前基因筛查结果随访程序

文件编号：LHJY-SOP-0FZ2035
版本号：E/0
页码：第5页　共5页

7.6.5　支持文件

［1］国家卫生和计划生育委员会.孕妇外周血胎儿游离DNA产前筛查与诊断技术规范［S］.北京：国家卫生和计划生育委员会,2016.

［2］国家卫生健康委临床检验中心产前筛查与诊断实验室室间质量评价专家组.产前筛查质量评价指标专家共识［J］.中华遗传学杂志,2019,36(5)：413－418.

7.6.6　记录表格

［1］LHJY-0FZ-TAB-2008《NIPT产前筛查低风险随访统计表》.
［2］LHJY-0FZ-TAB-2009《NIPT产前筛查高风险随访统计表》.
［3］LHJY-0FZ-TAB-2010《产前筛查阳性病例随访记录表》.
［4］LHJY-0FZ-TAB-2011《NIPT结果统计与四格表分析记录表》.

编写：阚丽娟　　　审核：胡纪文　　　批准：张秀明
批准日期：2023年9月1日

第8章 临床质谱检验作业指导书

第1节 临床质谱检验岗位能力评估与授权管理程序	文件编号：LHJY-SOP-0ZP2108
	版本号：E/0
	页码：第1页 共6页

8.1.1 目的

本程序规范了临床质谱组检验人员培训和考核程序，有计划地对各检验人员进行理论知识、专业技术和实践能力的培训和考核，以提高检验人员的质量意识、技术水平和业务能力，确保具有足够的专业培训及具备一定资格的检验人员满足临床质谱组的工作需要。

8.1.2 范围

适用于临床质谱组检验人员在开展相关岗位工作前的岗位培训及考核。

8.1.3 职责

8.1.3.1 检验人员

需按照本程序要求接受临床质谱组的培训及考核。

8.1.3.2 专业组教学科研秘书

负责本程序的制定与临床质谱组检验人员培训的实施。

8.1.3.3 专业组组长

负责本程序的审核及组织和实施临床质谱组检验人员的培训与考核。

8.1.4 岗位培训

临床质谱组A岗及B岗的岗位职责和工作内容详见《岗位职责》。

8.1.4.1 临床质谱组A岗培训

1）临床质谱组A岗理论知识培训：A岗检验人员需接受至少8个课时的色谱质谱技术基础理论、色谱分离技术、液相质谱技术理论、气相色谱质谱技术理论、电感耦合等离子体质谱技术理论的培训，培训形式为幻灯片授课。

第 1 节　临床质谱检验岗位能力评估与授权管理程序	文件编号：LHJY－SOP－0ZP2108
	版本号：E/0
	页码：第2页　共6页

2）临床质谱组 A 岗仪器操作培训：A 岗检验人员须接受 SCIEX API 3200MD 液相色谱质谱联用仪、QP2020 NX 气相色谱质谱仪、7900 ICP－MS 电感耦合等离子体质谱仪的仪器操作及配套软件使用学习、培训。每种仪器的学习、培训时间不少于 16 个课时。培训内容见《SCIEX API 3200MD 液相色谱质谱联用仪操作程序》《7900 ICP－MS 电感耦合等离子体质谱仪标准操作程序》《QP2020 NX 气相色谱质谱仪标准操作程序》及《Inspector SQ60 微量元素分析仪操作程序》。

3）临床质谱组 A 岗实验操作培训：A 岗检验人员须接受多种氨基酸及酰基肉碱测定、多种微量元素测定及遗传代谢尿有机酸测定实验操作培训。培训内容见《多种氨基酸及酰基肉碱测定》《血液多种微量元素测定操作程序》《血液多种微量元素测定操作程序（Inspector SQ60）》及《遗传代谢尿有机酸测定》。

8.1.4.2　临床质谱组 B 岗培训

1）临床质谱组 B 岗理论知识培训：B 岗检验人员须接受至少 8 个课时的色谱质谱技术基础理论、色谱分离技术、液相质谱技术理论的培训，培训形式为幻灯片授课。

2）临床质谱组 B 岗仪器操作培训：B 岗检验人员须接受 SCIEX TripleQuad 4500MD 液相色谱质谱联用仪的仪器操作及配套软件使用学习、培训。每种仪器的学习、培训时间不少于 12 个课时。培训内容见《SCIEX TripleQuad 4500MD 液相色谱质谱联用仪操作程序》。

3）临床质谱组 B 岗实验操作培训：B 岗检验人员需接受脂溶性维生素群、水溶性维生素群、多种类固醇激素、HCY 及代谢物和辅酶测定的实验操作培训。培训内容见《脂溶性维生素 A、D、E、K 测定操作程序》《脂溶性维生素测定操作程序》《水溶性维生素测定操作程序》《类固醇激素测定操作程序》及《同型半胱氨酸及代谢物和辅酶测定操作程序》。

8.1.5　岗位考核及岗位能力评估

8.1.5.1　岗位考核

临床质谱检验人员在完成培训后由临床质谱组组长向中心主任提出对该检验人员的考核申请，由中心主任指派包括临床质谱组组长及中心技术负责人在内的 3 人组成考核小组，对检验人员进行考核。考核内容分为以下三个部分。

（1）理论知识考核

理论知识考核采取笔试。笔试部分至少包括不定项选择、判断及问答题，考试内容由临床质谱组组长在考核前拟定，当年考核内容与上年度所使用考核内容的相同程度不高于 60%。笔试满分为 100 分，笔试合格分数为 ≥90 分，如被考核者笔试分数<90 分可再次进行笔试考核，再次考核未达要求，视为考核不合格。

第1节 临床质谱检验岗位能力评估与授权管理程序

文件编号：LHJY-SOP-0ZP2108
版本号：E/0
页码：第3页 共6页

（2）操作考核

操作考核由临床质谱组组长在考核前拟定并由考核小组成员现场提问及考核，提问内容包括但不限于临床质谱组所有大型仪器及配套软件使用、临床质谱组所有大型仪器维护、临床质谱组检验项目相关知识、临床质谱组检验项目质控知识、质控软件使用及失控处理、实验室安全及应急处置等。考核为评价制，分为合格和不合格，考核小组3名成员均认为合格则视为考核合格，如出现不合格情况，可再次提出接受考核，再次考核未达要求，视为考核不合格。

（3）人员比对考核

人员比对考核由临床质谱组组长在临床质谱检验项目中现场随机抽选三个，由被考核人选择其中一个作为考核项目。以临床质谱组负责该项目日常检测的检验人员的检测结果作为参考系统，被考核人的检测结果作为比较系统，对其实验操作能力进行考核。两者检测结果的相对偏移≤1/2 TEa，则视为考核合格。如未达要求，可再次进行人员比对考核，再次考核未达要求，视为考核不合格。

8.1.5.2　岗位能力评估

临床质谱组新员工及离岗6个月及以上后返岗者在完成考核且通过后，由组长对其岗位能力进行评估，临床质谱组其他检验人员则由组长对其岗位能力进行每年一度的评估，评估内容包括仪器上机操作、仪器维护和保养、报告审核发送和解读能力，室内质控流程和质控结果分析并且能够合理分析处理失控情况能力，临床沟通能力，HIS及LIS系统的应用能力四个方面。评估为评分制，总分为10分，具体评分内容包括：

1）直接观察常规工作过程和程序，包括所有适用的安全操作（2分）。
2）直接观察设备维护和功能检查（2分）。
3）监控检验结果的记录和报告过程（1分）。
4）核查工作记录（1分）。
5）评估解决问题的技能（1分）。
6）检验特定样品，如先前已检验的样品、实验室间比对的物质或分割样品（1分）。
7）必要的理论知识考核（1分）。
8）HIS、LIS操作过程（1分）。

岗位能力评估≥8分为评估合格，由临床质谱组组长对其进行岗位授权，如未达要求，须重新按照新员工要求进行组内培训、考核及评估，再次评估未达要求，视为评估不合格。

8.1.6　岗位授权程序

临床质谱组检验人员在接受岗位能力评估并达到合格的标准后，可由临床质谱组组长对其进行岗位授权。检验人员的授权记录须包含培训及岗位能力评估的记录，临床质谱

第1节　临床质谱检验岗位能力评估与授权管理程序	文件编号：LHJY-SOP-0ZP2108
	版本号：E/0
	页码：第4页　共6页

组组长须在"iLab 管理平台"的电子记录模块下"5.1 人员"条款下"03 岗位培训/能力评估/授权记录"中进行授权记录（PF6.2-TAB-05《培训记录表》、PF6.2-TAB-03《岗位培训-能力评估-授权记录表》）。岗位能力评估与授权流程图见附图8.1.1。

8.1.7　支持文件

[1] 中国合格评定国家认可委员会.医学实验室质量和能力认可准则：CNAS-CL02：2023[S].北京：中国合格评定国家认可委员会，2023.

[2] LHJY-PF6.2-01《人力资源管理程序》.

8.1.8　记录表格

[1] PF6.2-TAB-05《培训记录表》，见附表1.1.1。

[2] PF6.2-TAB-03《岗位培训-能力评估-授权记录表》，见附表1.1.2。

[3] LHJY-0ZP-TAB-2001《临床质谱组岗位能力评估表》，见附表8.1.1。

编写：纪　翔　　　　审核：胡纪文　　　　批准：张秀明

批准日期：2023年9月1日

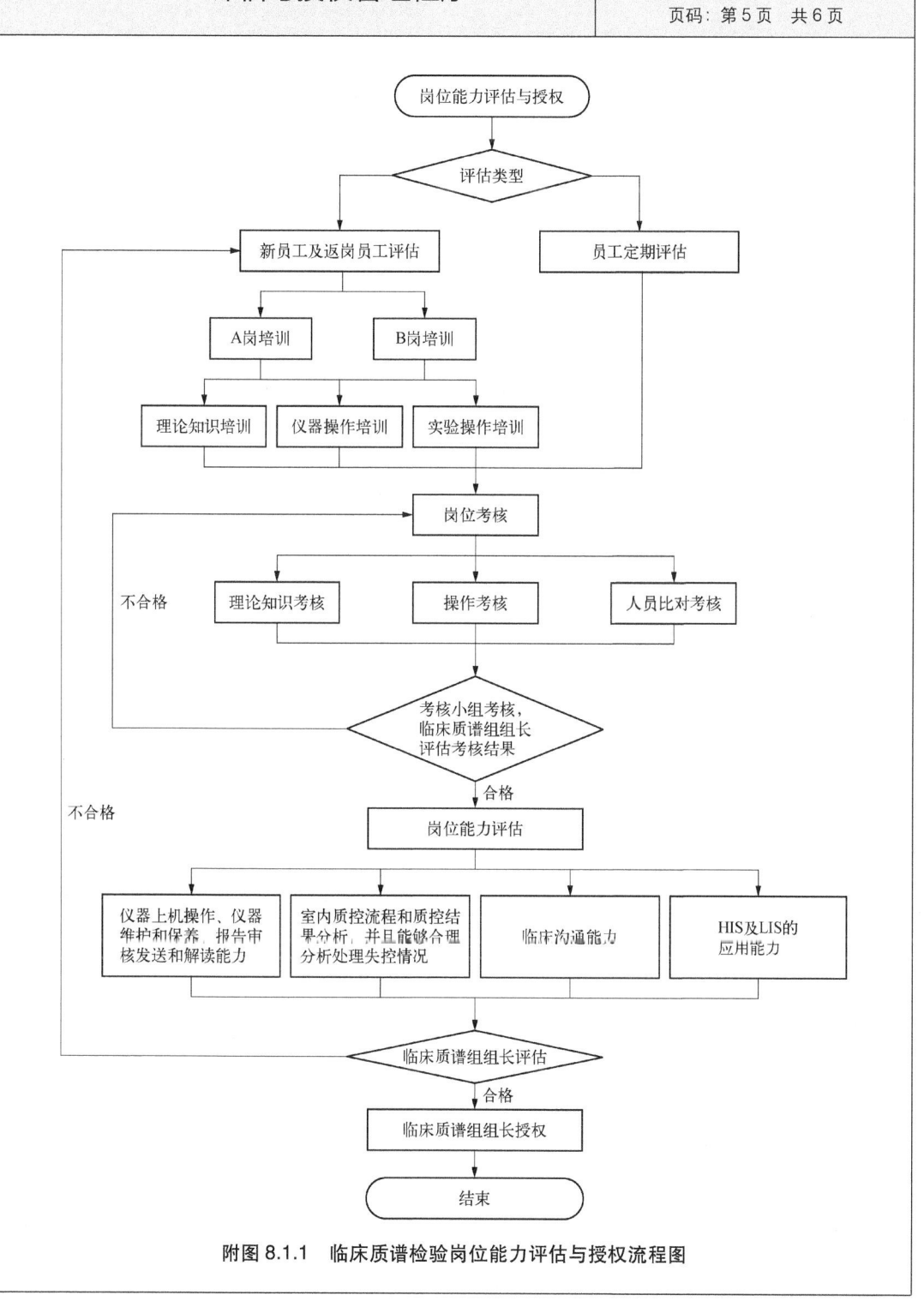

第 1 节　临床质谱检验岗位能力评估与授权管理程序	文件编号：LHJY-SOP-0ZP2108
	版本号：E/0
	页码：第 5 页　共 6 页

```
                        ┌─────────────────────┐
                        │  岗位能力评估与授权  │
                        └──────────┬──────────┘
                                   │
                            ◇ 评估类型 ◇
                          ┌────┴────┐
              ┌───────────┴──┐   ┌──┴───────────┐
              │新员工及返岗员工评估│   │  员工定期评估  │
              └───────┬──────┘   └──────────────┘
                   ┌──┴──┐
               ┌───┴─┐ ┌─┴───┐
               │A岗培训│ │B岗培训│
               └──┬──┘ └──┬──┘
         ┌────────┼────────┐
    ┌────┴───┐┌──┴────┐┌──┴────┐
    │理论知识培训││仪器操作培训││实验操作培训│
    └────┬───┘└──┬────┘└──┬────┘
         └───────┼────────┘
                 │
            ┌────┴────┐
            │ 岗位考核 │
            └────┬────┘
     ┌───────────┼───────────┐
┌────┴─────┐┌───┴────┐┌─────┴────┐
│理论知识考核││操作考核││人员比对考核│
└────┬─────┘└───┬────┘└─────┬────┘
 不合格  └─────────┼──────────┘
                   │
          ◇ 考核小组考核，临床质谱组组长评估考核结果 ◇
                   │ 合格
            ┌──────┴──────┐
            │  岗位能力评估 │
            └──────┬──────┘
  不合格  ┌────────┼────────┬──────────┐
     ┌───┴───┐┌───┴───┐┌───┴───┐┌─────┴─────┐
     │仪器上机操作、│ │室内质控流程和│ │临床沟通能力│ │HIS及LIS的  │
     │仪器维护和保养、││质控结果分析，││         ││应用能力    │
     │报告审核发送和││并且能够合理 ││         ││          │
     │解读能力    ││分析处理失控情况││        ││          │
     └───────┘└───────┘└───────┘└──────────┘
                        │
               ◇ 临床质谱组组长评估 ◇
                        │ 合格
               ┌────────┴────────┐
               │ 临床质谱组组长授权 │
               └────────┬────────┘
                        │
                    ( 结束 )
```

附图 8.1.1　临床质谱检验岗位能力评估与授权流程图

		文件编号：LHJY-SOP-0ZP2108
第 1 节　临床质谱检验岗位能力评估与授权管理程序		版本号：E/0
		页码：第 6 页　共 6 页

附表 8.1.1　临床质谱组岗位能力评估表

编号：LHJY-0ZP-TAB-2001

序号	评 估 内 容	评估方法(分值)	评估过程	评估得分(分)
1	仪器上机操作、仪器维护和保养、报告审核发送和解读	1) 直接观察常规工作过程和程序，包括所有适用的安全操作(2分) 2) 直接观察设备维护和功能检查(2分) 3) 必要的理论知识考核(1分) 4) 检验特定样品，如先前已检验的样品、实验室间比对的物质或分割样品(1分)		
2	室内质控流程和质控结果分析并且能够合理分析处理失控情况	1) 监控检验结果的记录和报告过程(1分) 2) 核查工作记录(1分)		
3	临床沟通：可以应对临床诊疗过程中检验结果可能出现的变化情况，掌握与临床和患者就该岗位涉及的检验结果做咨询服务的内容，可较好地完成临床沟通	评估解决问题的技能(1分)		
4	HIS 及 LIS 的应用：能较好地使用 HIS、LIS 接收标本及拒收标本等，对于结果的传输、审核及查询较熟悉。现场指定标本对其考核，能熟练应用 HIS 及 LIS	HIS 及 LIS 操作过程(1分)		

结论：
总得分：＿＿＿分。
能力评估判断：□合格；□不合格，需重新进行培训、考核及评估。
评估人：　　　　　　　　　　　　　　　日期：

注：HIS 即医院信息系统(hospital information system)。

第 2 节　临床质谱检验定量项目 　　　　性能验证程序	文件编号：LHJY-SOP-0ZP2302
	版本号：E/0
	页码：第 1 页　共 12 页

8.2.1　目的

本程序建立临床质谱检验定量项目性能验证程序的要求和标准操作程序，对新购置的检测系统在正式用于检测标本前对检测系统的分析性能进行评价，确认检测系统的分析性能符合临床要求，以保证检验结果的可靠性。

8.2.2　范围

适用于临床质谱组各类定量检验项目的性能验证。

8.2.3　职责

8.2.3.1　专业组质量监督员

负责临床质谱组性能验证程序的编写和实施。

8.2.3.2　专业组组长

负责临床质谱组性能验证程序的制定和审核。

8.2.3.3　中心技术负责人

负责临床质谱组性能验证程序的批准。

8.2.4　定义和术语

8.2.4.1　精密度（precision）

指在规定条件下所获得独立测量结果的接近程度。

8.2.4.2　不精密度（imprecision）

指特定条件下各独立测量结果的分散程度。可分为批间、日内、日间、仪器内以及"室内"不精密度。

8.2.4.3　重复性（repeatability）

指在相同检测条件下对同一待测物进行连续测量所得结果的接近程度，也称作批内精密度。

8.2.4.4　重现性（reproducibility）

指在变化的检测条件下对同一待测物进行检测所获得结果的接近程度。根据条件变

第2节 临床质谱检验定量项目性能验证程序

文件编号：LHJY-SOP-0ZP2302
版本号：E/0

化因素需对条件进行阐明，可分为批间、日内、日间、仪器内及室内等精密度。

8.2.4.5 批(run)

指在检测系统真实性和精密度稳定的间隔期，一般不超过24小时或少于2小时。

8.2.4.6 样品(sample)

指源自总体的一个或多个部分，能提供总体的信息，通常作为总体的结论基础。

8.2.4.7 准确度(accuracy)

指检测结果与被测量真值之间的一致程度。

8.2.4.8 不准确度(inaccuracy)

指检测值与真值数量上的差异。通常用来衡量准确度的好坏。

8.2.4.9 正确度(truness)

指大批检测结果的均值与真值的一致程度。通常用统计量"偏倚(bias)"来表示。

8.2.4.10 偏倚(bias)

指测量结果的预期值与可接受值间的差异。以检测计量单位或百分率表示，即平均值与参考值的差异。

8.2.4.11 误差(error)

指对于真值或对于可接受的、预期真值或参考值的偏离，分为随机误差和系统误差。

8.2.4.12 系统误差(systematic error)

指可重复条件下，对相同的被测量无数次检测结果的均值与被测量真值的差异。用统计量偏倚表示。

8.2.4.13 随机误差(random error)

在可重复的条件下，对相同的被测量无数次检测结果的均值与检测结果的差异。以该均值下的标准差大小来衡量。

8.2.4.14 总误差(total error)

能影响分析结果准确度的确定误差的组合，包括随机误差和系统误差，是不准确度的估计。

第 2 节　临床质谱检验定量项目 性能验证程序	文件编号：LHJY-SOP-0ZP2302
	版本号：E/0
	页码：第 3 页　共 12 页

8.2.4.15　分析测量范围（analytical measurement range，AMR）

指患者标本未经任何处理，由检测系统直接测量得到的可靠结果范围，在此范围内一系列不同标本分析物的测量值与其实际浓度呈线性比例关系。

8.2.4.16　临床可报告范围（clinical reportable range，CRR）

指定量检测项目向临床能报告的检测范围，患者标本可经稀释、浓缩或其他预处理。多数定量检测项目的 CRR 比 AMR 窄，可通过最大浓缩度来确定 CRR。对于 CRR 大于 AMR 的检验项目需进行最大稀释度验证试验，并结合临床决定水平和功能灵敏度来共同确定该项目的 CRR。

8.2.4.17　线性范围（linear range）

指覆盖检测系统的可接受线性关系的范围，非线性误差小于设定标准。

8.2.4.18　线性（linearity）

检测标本时，在一定范围内可以直接按比例关系得出分析物含量的能力。

8.2.4.19　参考个体（reference individual）

依据临床对某个检验项目的使用要求确定选择原则，以此选择检测参考值的个体。确定参考个体的健康状态非常重要。

8.2.4.20　参考总体（reference population）

所有参考个体的总和。注意：参考总体中的参考个体数量通常未知，因此它是一个假设的实体。

8.2.4.21　参考抽样组（reference sample group）

能够代表参考总体的足够数量的个体。

8.2.4.22　参考值（reference value）

通过对参考个体特殊类型的量的观察或测量而获得的值。

8.2.4.23　参考范围（reference distribution）

所有参考抽样组的各个参考值的集合即为参考范围。

第 2 节　临床质谱检验定量项目性能验证程序	文件编号：LHJY-SOP-0ZP2302
	版本号：E/0
	页码：第 4 页　共 12 页

8.2.4.24　参考限(reference limit)

依据所有参考值的分布特性以及临床使用要求,选择合适的统计方法进行归纳分析后确定的限值,包括参考上限和参考下限。参考值的一部分小于或等于参考下限,一部分大于或等于参考上限。

8.2.4.25　参考区间(reference interval)

介于参考上限和参考下限之间的值,包括参考上限和参考下限。在某些情况下可能只有一个参考上限,若该限为"x",则相应的参考区间为 0~x。

8.2.4.26　观测值(observed value)

即患者检测结果,通过观察或测量受试者某标本而获得的值。临床可用该值与参考值、参考范围、参考限或参考区间相比较。

8.2.4.27　检测低限(lower limit of detection,LLD)

指样品单次检测可以达到的非空白检测响应量对应的分析物量。

8.2.4.28　生物检测限

指某样品单次检测可能具有的最小响应量刚大于 LLD 响应量时,该样品内含有的分析物浓度。

8.2.4.29　功能灵敏度(functional sensitivity,FS)

指检测系统可定量报告分析物的最低浓度。

8.2.4.30　携带污染率

样品之间导致浓度低的样品的测定结果假性升高的污染程度。

8.2.4.31　基质效应

在基于液相色谱质谱(LC-MS)的方法分析生物标本时,标本中的一些化合物可能对目标待测物的离子化效率产生影响,且这个影响可以从仪器响应上观察到。

8.2.5　性能验证程序

对于厂商无法提供完整性能指标的检验项目,临床质谱组定量检验项目的性能验证至少应对该项目的精密度、正确度、可报告范围、参考区间、功能灵敏度、携带污染率及基

第2节 临床质谱检验定量项目性能验证程序

文件编号：LHJY-SOP-0ZP2302
版本号：E/0
页码：第5页 共12页

质效应进行评价。质量监督员在实验过程中及实验结束后的数据汇总及处理过程中将各类信息在"iLab 管理平台"的性能评价模块中进行登记。

8.2.5.1 精密度性能验证程序

按照 WS/T492-2016《临床检验定量测定项目精密度与正确度性能验证》中介绍的方案进行精密度验证。精密度性能验证与携带污染评价程序可以同步完成。

1）在实验前质量管理员应熟练掌握仪器的操作程序、校准程序、保养程序及检测程序的，并参照 WS/T492-2016 进行精密度性能实验的基本要求和注意事项。选取的实验样本的浓度尽可能选择与厂商声明性能相近的浓度或接近该项目医学决定水平的浓度。建议选择稳定性好的、血清基质的质控物作为实验样本。注意冰冻保存实验样本内含分析物的稳定性。严格控制冻融的时间、混匀的操作手法。

2）质量管理员对稳定的实验样本每天进行 1 批实验，每批重复测定 3 次，每天两个浓度水平，连续测定 5 天。实验过程中严格按照厂商操作规程进行检测系统的校准，如果厂家指出其声明的精密度数据是在多个校准周期下产生的，操作者应在实验周期内选择重新校准。按照室内质控程序进行常规室内质控，用于室内质控的控制品的检测数据不可以作为精密度性能验证实验的评价数据。如果出现失控数据，则应查找原因，重做实验。

3）计算每一浓度水平的批内标准差（s_r）、批间方差（s_b^2），以及室内标准差（即总标准差）（s_l），计算公式：

$$s_r = \sqrt{\frac{\sum_{d=1}^{D}\sum_{i=1}^{n}(x_{di}-\bar{x}_d)^2}{D(n-1)}}, \quad s_b^2 = \frac{\sum_{d=1}^{D}(\bar{x}_d-\bar{x})^2}{D-1}, \quad s_l = \sqrt{\frac{n-1}{n}\times s_r^2 + s_b^2}$$

式中，$\sum$ 表示求和，D 是实验天数（5），x_{di} 是第 d 天第 i 次实验结果，n 是每天的重复测定次数，$\bar{x}_d$ 是第 d 天中所有结果的均值，$\bar{x}$ 是所有结果的均值。

4）将实验的批内标准差与厂商声明的批内标准差进行比较，验证厂家所声明的批内精密度。如果厂家声明的批内精密度用变异系数（CV）表示，按下式转换为均值的标准差 σ_r：$\sigma_r = CV\%_r \times \bar{x}$。式中，$CV\%_r$ 是厂商声明的批内 CV，$\bar{x}$ 是所有结果的均值。

如果估计的批内标准差小于厂商声明的批内标准差，则说明实验室的批内精密度与厂商的声明一致。如果批内标准差大于厂商声明的批内标准差，有可能这种差异无统计学意义，可进行差异的显著性检验。

计算批内精密度的自由度 v，一个实验持续 D 天，每批重复 n 次，$v = D \times (n-1)$。对于本方案中持续 5 天、每批重复测定 3 次的实验：$v = 10$。确定自由度为 v、百分点为 $(1-a/\ell)$ 的 χ^2 分布值 C。其中，a 为错误拒绝率（5%），ℓ 是试验的水平数。本方案中使用 2 个水平的标本连续检测 5 天，表 8.2.1 列出了一些百分点的 χ^2 分布值 C，查表可得 $C = 20.48$。

第 2 节 临床质谱检验定量项目性能验证程序

文件编号：LHJY-SOP-0ZP2302
版本号：E/0
页码：第 6 页 共 12 页

计算验证值：$\dfrac{\sigma_r \times \sqrt{C}}{\sqrt{v}}$，如果 s_r 小于验证值，厂商声明的批内精密度通过验证。如果声明的批内精密度未被验证，应联系厂家寻求帮助。

表 8.2.1　5%错误拒绝率下试验的水平数对应的 χ^2 分布值 C

自由度	试验的水平数		
	2	3	4
3	9.35	10.24	10.86
4	11.14	12.09	12.76
5	12.83	13.84	14.54
6	14.45	15.51	16.24
7	16.01	17.12	17.88
8	17.53	18.68	19.48
9	19.02	20.21	21.03
10	20.48	21.71	22.56
11	21.92	23.18	24.06
12	23.34	24.63	25.53
13	24.74	26.06	26.98
14	26.12	27.48	28.42
15	27.49	28.88	29.84
16	28.85	30.27	31.25
17	30.19	31.64	32.64
18	31.53	33.01	34.03
19	32.85	34.36	35.40
20	34.17	35.70	36.76
21	35.48	37.04	38.11

第 2 节　临床质谱检验定量项目性能验证程序

文件编号：LHJY-SOP-0ZP2302
版本号：E/0
页码：第 7 页　共 12 页

续　表

自由度	试验的水平数		
	2	3	4
22	36.78	38.37	39.46
23	38.08	39.68	40.79
24	39.36	41.00	42.12
25	40.65	42.30	43.35

5）将实验的室内总标准差与厂商声明的实验室总标准差进行比较，验证厂家所声明的实验室总精密度。如果厂家声明的实验室总精密度用变异系数（CV）表示，按下式转换为分析物所有结果的均值的标准差：$\sigma_T = CV\%_T \times \bar{x}$。式中，$CV\%_T$ 表示厂家声明的室内标准差不精密度。

如果估计的实验室总标准差小于厂商声明的总标准差，则说明实验室的总的精密度与厂商的声明一致。如果实验室总的标准差大于厂商声明的总标准差，有可能这种差异无统计学意义，可用下述方法进行差异的显著性检验。

计算实验室总精密度的自由度 T，一个实验周期为 D 天，每批重复 n 次，按下式计算 T 值：

$$T = \frac{\left[(n-1)s_r^2 + (ns_b^2)\right]^2}{\left(\dfrac{n-1}{D}\right)s_r^4 + \left(\dfrac{n^2(s_b^2)^2}{D-1}\right)}$$

式中，s_r 和 s_b^2 分别表示批内标准差和批间方差，计算方式见 8.2.5.1 3）。

随后通过查表 8.2.1 得到在自由度为 T、百分点为 $(1-a/\ell)$ 的 χ^2 分布值 C。其中，a 为错误拒绝率（5%），ℓ 是试验的水平数，本方案中使用 2 个水平的样本连续检测 5 天，查表 8.2.1 可得 $C = 20.48$，按照下列计算验证值：$\dfrac{\sigma_T \times \sqrt{C}}{\sqrt{T}}$。

最后，通过比较室内标准差 s_l 和验证值对室内总精密度进行评价，当 s_l<验证值时厂商声明的总精密度通过验证。如果声明的总不精密度未被验证，应联系厂家寻求帮助。

8.2.5.2　正确度性能验证程序

按照 WS/T492-2016《临床检验定量测定项目精密度与正确度性能验证》中介绍的利用患者样本结果的比较方案进行正确度验证。

第 2 节　临床质谱检验定量项目性能验证程序	文件编号：LHJY-SOP-0ZP2302
	版本号：E/0
	页码：第 8 页　共 12 页

1）在实验前质量监督员应熟练掌握仪器的操作程序、校准程序、保养程序及检测程序的,并参照 WS/T492-2016《临床检验定量测定项目精密度与正确度性能验证》进行正确性能实验的基本要求和注意事项。实验过程中注意冰冻保存实验样品内含分析物的稳定性。严格控制冻融的时间、混匀的操作手法。

2）收集 20 份患者标本,选取的实验标本中待测物的浓度尽可能分布整个线性范围,不得使用超出线性范围的标本。有些浓度不易得到,可将同一病种标本混合(不超过 2 份)或采取校准物质添加的方式,加入量需少于总体积的 10%。如果整个线性范围的标本不能获得,结论也仅适用已检测的范围。

3）在 4 天内,用实验方法和比较方法分别检测这 20 份标本,每天测定 5 个,每天测 1 次。按照室内质控程序进行常规室内质控,如果出现失控数据,则应查找原因,重做实验。

4）按照下列公式计算每个标本两种方法间结果的差值：

$$b_d = x_d - x_{rd}, \quad \%b_d = \frac{x_d - x_{rd}}{x_{rd}} \times 100\%$$

其中,b_d 和 $\%b_d$ 分别表示第 d 天实验结果的偏倚及百分偏倚,x_d 表示第 d 天的实验方法检测结果,x_{rd} 表示第 d 天的比较方法检测结果。

以 x 轴为比较方法检测结果,y 轴为偏倚或百分偏倚做出每个标本两种方法结果的偏倚或百分偏倚图,并查看两种方法间在检测的浓度范围内标本结果差异是否相对一致,如果一致则用下列公式计算两种方法间的平均偏倚及偏倚或百分偏倚的标准差：

$$\overline{b} = \frac{\sum_{d=1}^{D} b_d}{D}, \quad \overline{\%b} = \frac{\sum_{d=1}^{D} \%b_d}{D}, \quad s_{\overline{b}} = \sqrt{\frac{\sum_{d=1}^{D}(b_d - \overline{b})^2}{D-1}}, \quad s_{\overline{\%b}} = \sqrt{\frac{\sum_{d=1}^{D}(\%b_d - \overline{\%b})^2}{D-1}}$$

式中,$\overline{b}$ 和 $\overline{\%b}$ 分别表示平均偏倚及平均百分偏倚,Σ 表示求和,D 表示实验天数,b_d 和 $\%b_d$ 分别表示第 d 天实验结果的偏倚及百分偏倚,$s_{\overline{b}}$ 和 $s_{\overline{\%b}}$ 表示偏倚的标准差及百分偏倚的标准差。

5）如果两种方法间的偏倚或百分偏倚小于厂商声明的偏倚或百分偏倚,则已核实了厂商声明的偏倚。如果偏倚或百分偏倚大于厂商声明的偏倚或百分偏倚,可用下述方法来检验这种差异有无统计学意义。

假设错误拒绝率为 α,确定 $t_{\alpha,n-1}$ 的值,n 代表患者标本的数量。选择 $a=1\%$,$n=20$,从统计书中查表获得 $t_{\alpha,n-1}=2.539$,随后通过下列公式计算偏倚和偏倚百分比的验证限：

$$\beta - \frac{t \cdot s_{\overline{b}}}{\sqrt{n}} \text{ 和 } \beta + \frac{t \cdot s_{\overline{b}}}{\sqrt{n}}, \quad \beta\% - \frac{t \cdot s_{\overline{\%b}}}{\sqrt{n}} \text{ 和 } \beta\% + \frac{t \cdot s_{\overline{\%b}}}{\sqrt{n}}$$

式中,β 表示厂商声明的偏倚值,$\beta\%$ 表示百分偏倚值。

第2节　临床质谱检验定量项目性能验证程序	文件编号：LHJY-SOP-0ZP2302
	版本号：E/0
	页码：第9页　共12页

如果估计的偏倚 $\bar{b}$ 或百分偏倚 $\%\bar{b}$ 在验证限值内，就核实了实验室的偏倚与厂商声明的偏倚一致。如果测得的偏倚或百分偏倚大于厂商的声明，但在验证限内，实验室期望获得更好的统计学效能，则可通过加测10至20个患者标本，与原来的数据一起计算相应的统计量。如果估计的偏倚超出验证限，则不能核实实验室的正确度与厂商的声明一致，需联系厂商寻求帮助。使用此方案来核实正确度，假定了这两种方法间偏倚很小而且在不同浓度具有相对一致的偏倚，这样在统计时才可使用各浓度的平均偏倚。如果达不到上述要求，应参考EP09文件进行方法学比对实验。

8.2.5.3　临床可报告范围性能验证程序

质量监督员可以采用平均斜率法及最大稀释度评价实验对项目的临床可报告范围进行验证。

（1）平均斜率法的分析测量范围评价程序

1）进行分析测量范围实验的样品必须和真实标本尽可能相似，和真实标本具有相同的基质状态。收集5个或以上系列浓度的实验样品，浓度范围遍布整个预期可报告范围，最高浓度的样品应达到可报告范围的上限，各实验样品内含分析物浓度呈等比例关系，如果高浓度样品难以获得可通过在低浓度水平的患者样品中添加校准物质的方法制备，加入量原则上少于总体积的10%，可根据具体情况用合适的稀释剂作系列不同程度稀释，形成多个浓度的系列评价样品。

2）实验时，质量监督员用高值（H）和低值（L）的样品，按1L、0.8L+0.2H、0.6L+0.4H、0.4L+0.6H、0.2L+0.8H、1H等不同稀释浓度形成系列浓度样本，对系列样本在检测系统上检测，每个样品按随机方式重复测定4次，在一个分析批内完成，依照系列浓度血清的配制稀释关系计算出各实验样品内含分析物的浓度，为系列浓度样品的预期值，通过测试获得6对测量值（y）和预期值（x），并作图得到回归方程。

3）对于得直线回归（$y=bx+a$）。若b很接近1，a近于0，则可直接判断该测定方法可报告范围在实验已涉及浓度。若b不接近1（<0.97，或>1.03）且a较大，须重新对所有实验结果进行分析，判断是高浓度处还是低浓度处的实测值和预期值间有较大偏倚。尝试舍去某组数据，另作回归统计。若缩小分析范围后回归式有明显改善，b近于1，a趋于0，则缩小的分析范围是真实的分析测量范围。若b很接近1，单从a无法判断和0之间是否有显著性差异，需要做截距与0的t检验。

（2）最大稀释度评价程序

1）进行分析测量范围实验的样品必须和真实标本尽可能相似，和真实标本具有相同的基质状态。选择1个超过分析测量范围上限的标本，如果超过分析测量范围上限的标本难以获得可通过在低浓度水平的患者样品中添加校准物质的方法制备，加入量原则上少于总体积的10%，可根据具体情况用合适的稀释剂作系列不同程度稀释，或按照厂商提

第 2 节　临床质谱检验定量项目性能验证程序	文件编号：LHJY-SOP-0ZP2302
	版本号：E/0
	页码：第 10 页　共 12 页

供的可稀释倍数形成多个浓度的系列评价样品。

2）按从低到高对系列样品在检测系统上检测，在一个分析批内完成检测。

3）将已知超过分析测量范围上限的实验样品在系统上进行检测获得的实测值除以理论值，计算稀释回收率（稀释回收率＝实测值/预期值×100%），当稀释后样品的稀释回收率≤1/2 TEa，或当浓度大于定量下限的 3 倍时，稀释回收率在 100%±15% 的范围内，选择满足上述要求的稀释倍数或满足昌盛声明的稀释倍数为最大稀释倍数。

（3）临床可报告范围评价程序

平均斜率法的分析测量范围验证实验获得的分析测量范围上限乘以的最大稀释度评价实验获得的最大稀释倍数即为临床可报告范围上限，结合分析测量范围的下限或功能灵敏度确定临床可报告范围。

8.2.5.4　生物参考区间验证程序

当直接采用国家权威机构或权威刊物颁发的适合实验室的生物参考区间或引用试剂供应商提供的对应的生物参考区间时，需进行小样本参考个体的生物参考区间验证，验证方案参考 WS/T402－2012《临床实验室检验项目参考区间的制定》。

1）对每个分组的生物参考区间验证，质量管理员须选取 20 个参考个体样本作为验证对象。20 个参考个体应合理地代表临床质谱组选择的健康总体，并且满足其排除和分组标准。

2）样本参考个体验证的过程需严格按照实验室操作程序进行标本采集、处理、检测和质控，检测前还需保证分析系统性能符合相关要求。

3）依照临床质谱组标准操作规程检测标本，检测结果用"1/3"规则进行离群值检验，即将疑似离群点与其相邻点的差值 D 和数据全距 R 相除，即 D/R≥1/3 判为离群点，剔除离群值后用新的参考个体代替，以确保 20 例测试结果不含离群值。如有 2 个或以上疑似离群点，可将最小值进行处理，若均大于 1/3，全剔除；若均小于 1/3，全保留。

4）若 20 例参考个体中不超过 2 例（或 10% 的结果）的观测值在原始报告的参考限之外，厂商或提供参考区间的实验室报告的 95% 参考区间可以接收。若 3 例以上超出界限，再选择 20 个参考个体进行验证，若少于或等于 2 个观测值超过原始参考限，厂商或提供参考区间的实验室报告的参考区间可以接收。若仍有 3 个观察值超出参考限，应重新检查所用的分析程序，考虑两个样本总体生物学特征上是否存在差异，并且考虑建立自己的参考区间。

5）即使小样本量参考个体的生物参考区间验证数据在参考区间以外不超过 10%，若这些数据均集中分布在单侧参考限附近，可能存在抽样偏差，应选择大样本验证。

8.2.5.5　分析灵敏度评价程序

当厂商声明了检测限或功能灵敏度时，可只进行功能灵敏度评价实验，所使用的接近

第2节 临床质谱检验定量项目性能验证程序

检测限的样品浓度应与厂商声明的浓度接近,实验方法参考《临床生化检验诊断学》中第19章的内容进行。

1) 质量监督员需在实验开始前准备5份接近检测限的功能灵敏度评价样品。如果从患者样本中难以获得接近检测限的评价样品可在检测系统的系列校准品中的"零浓度"校准品或不含分析物的样品专用稀释液作为空白样品中加入待测物的校准物质进行配制。

2) 将5份评价样品进行日间重现性测定,测定次数为每天1次至少连续测定10天。检测的过程严格按照实验室操作程序进行样本、采集、处理、检测和质控。

3) 计算各检测限评价样品的日间变异系数(CV),以日间 $CV \leqslant 20\%$,Bias% < 15% 的对应的检测限评价样品检测的平均浓度为功能灵敏度。

8.2.5.6 携带污染评价程序

携带污染评价程序参照《生化分析仪携带污染的分析评估及处理方法专家共识》中的方法进行。

1) 精密度性能验证与携带污染评价程序可以同步完成无须额外制备样品,但是需严格按照低浓度样本1→低浓度样本2→低浓度样本3→高浓度样1→高浓度样2→高浓度样3→空白1→空白2→空白3的顺序进行连续检测。检测的过程严格按照实验室操作程序进行样本、采集、处理、检测和质控。

2) 3个空白样品均值与3个低浓度样品均值,当两者的差值小于3倍3个低浓度结果标准差则验证通过。

8.2.5.7 基质效应评价程序

(1) 基于基质因子(MF)的评价程序

1) 该方法适用于待测物为外源性物质或可以获得与待测样本基质一致且不含待测物的空白基质的检测项目。

2) 质量监督员将10份空白基质标本按照该项目操作程序进行样本处理。处理后的样品按照5份一组分为两组,在两组中样品分别加入高、低两个浓度不含基质的校准物质。

3) 制备5份同样浓度的不含基质的校准物质溶液。

4) 将上述15份样品进行检测,并计算各样本的待测物峰面积。

5) 按照下列公式计算基质因子:$MF = \dfrac{\overline{A_1}}{\overline{A_2}}$。其中,$MF$ 表示基质因子,$\overline{A_1}$ 表示空白基质样本加入不含基质的校准物质后的待测物峰面积均值,$\overline{A_2}$ 为不含基质的校准物质溶液的待测物峰面积均值。当两个浓度下 MF 的绝对值 $|MF| < 20\%$ 时,表明该检测项目所检测样本的基质效应对待测物准确定量的影响较小,满足准确定量检测要求。

第 2 节　临床质谱检验定量项目 性能验证程序	文件编号：LHJY-SOP-0ZP2302
	版本号：E/0
	页码：第 12 页　共 12 页

（2）相对基质效应的评价程序

1）该方法适用于待测物为内源性物质或无法获得与待测样本基质一致且不含待测物的空白基质的检测项目。

2）选取 1 份临床标本分为 15 份，将 15 份标本按照该项目操作程序进行标本处理。如无法从单一临床标本获得满足实验的标本量可采用将多个临床标本混合的方式获得。

3）制备高、低浓度两个浓度不含基质的校准物质溶液各 10 份。

4）将高、低浓度两个浓度各 5 份不含基质的校准物质溶液与 10 份处理后的标本两组样本按照 1∶1 分别混合，得到高、低浓度的混合标本各 5 份。

5）对不含基质的校准物质溶液、处理后的样本及混合样本进行检测。

6）按照下列公式计算百分偏倚：$\%b = \dfrac{\overline{t_{mix}} - \frac{1}{2}(\overline{t_s} + \overline{t_{sp}})}{\frac{1}{2}(\overline{t_s} + \overline{t_{sp}})} \times 100\%$。其中，$\%b$ 表示百分偏倚，t_{mix} 表示混合样本检测均值，$\overline{t_s}$ 表示不含基质的校准物质溶液检测均值，$\overline{t_{sp}}$ 表示处理后样本的检测均值。

7）当 $\%b$ 的绝对值 $|\%b| < 20\%$ 时，表明该检测项目所检测样本的基质效应对待测物准确定量的影响较小，满足准确定量检测要求。

8.2.6　支持文件

[1] 国家卫生和计划生育委员会.临床检验定量测定项目精密度与正确度性能验证：WS/T492-2016[S].北京：国家卫生和计划生育委员会,2016.

[2] 张秀明,范勇利,温冬梅,等.临床化学自建检测系统分析性能确认的分析测量范围和临床可报告范围[J].中华检验医学杂志,2016,39(12):946-952.

[3] 国家卫生和计划生育委员会.临床实验室检验项目参考区间的制定：WS/T402-2012[S].北京：国家卫生和计划生育委员会,2012.

[4] 张秀明,黄宪章,曾方银,等.临床生化检验诊断学[M].北京：人民卫生出版社,2012.

[5] 邱玲,王培昌,程歆琦,等.生化分析仪携带污染的分析评估及处理方法专家共识[J].中华检验医学杂志,2020,43(7):712-717.

[6] 李文魁,刘佳,谢励诚,等.液相色谱-质谱(LC-MS)生物分析手册：最佳实践、实验方案及相关法规[M].北京：科学出版社,2016.

编写：纪　翔　　　　审核：胡纪文　　　　批准：张秀明

批准日期：2023 年 9 月 1 日

第3节 SCIEX TripleQuad 4500MD 液相色谱质谱联用仪操作程序

文件编号：LHJY-SOP-0ZP3001
版本号：E/0
页码：第1页 共10页

8.3.1 目的

本程序建立了 SCIEX TripleQuad 4500MD 液相色谱质谱联用仪（以下简称"4500MD"）的标准操作程序，保证仪器的正确操作，确保仪器正常运行。

8.3.2 范围

适用于临床质谱组 4500MD，并规定了该仪器的人员要求、场地及环境要求、操作要求及程序。

8.3.3 职责

8.3.3.1 检验人员

使用 4500MD 进行相关临床项目的检测及设备维护，设备使用人须按临床质谱组人员培训和考核要求（见 LHJY-SOP-0ZP2108《员工的培训与考核程序》）进行培训，在经考核通过及授权后方可使用 4500MD。

8.3.3.2 专业组设备管理员

负责 4500MD 液质联用仪操作程序制定。

8.3.3.3 专业组组长

负责 4500MD 液质联用仪操作程序的审核。

8.3.3.4 中心技术负责人

负责 4500MD 操作程序的批准。

8.3.4 仪器简介

4500MD 是 SCIEX 公司出品的一款具有医疗器械注册证明的体外诊断设备（图 8.3.1）。该仪器基于液相色谱质谱联用技术，以液相色谱作为分离系统，质谱作为检测系统，与配套的检测试剂共同使用，在临床上主要用于对来源于人体血液标本中的有机化合物进行定性或定量检测，主要包括生物标志物（内源性物质：氨基酸、维生素、激素）和治疗监控化合物（外源性物质：治疗药物或毒性药物）。

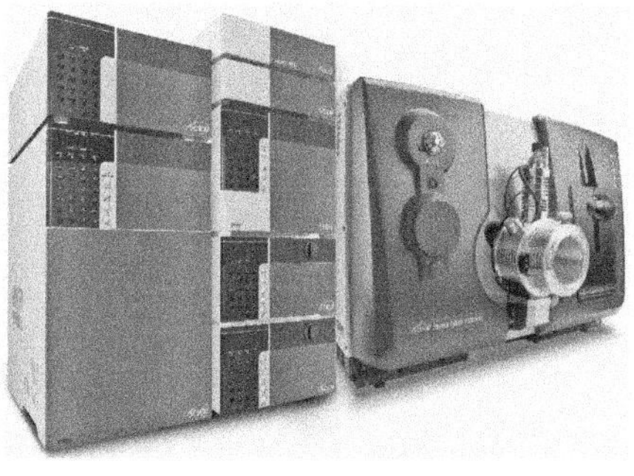

图 8.3.1 4500MD

第3节　SCIEX TripleQuad 4500MD 液相色谱质谱联用仪操作程序	文件编号：LHJY-SOP-0ZP3001
	版本号：E/0
	页码：第2页　共10页

8.3.5　仪器运行条件

1）标本处理区面积应≥15 m²，质谱仪器间应≥15 m²，质谱仪推荐放置在尺寸为长 250 cm、宽 90 cm、高 80 cm 的仪器台上，台面承重需≥240 kg。仪器周围无振动源、无电磁干扰。

2）实验室内温度需控制在 20±5℃，湿度需控制在 35%～80%，室内环境不得出现凝露，房间内仪器避免阳光直射。

3）质谱仪废气排放需接入质谱室 1 内设置的废气排出管路。

8.3.6　仪器操作规程

8.3.6.1　开机、关机及重启程序

（1）开机程序

1）设备使用人按照图 8.3.2～图 8.3.5 中框①所示对 4500MD 各接连接线路进行检查并确保连接正常。

2）设备使用人对 4500MD 与氮气发生器的连接气路进行检查，确保 4500MD 后部"Air"（空气）、"N₂"（氮气）及"EXHAUST"（排气）三路气体（图 8.3.6）的管路连接正常后打开氮气发生器开关。待氮气发生器开机 15 分钟后，设备使用人观察氮气发生器仪表盘，确保仪表盘上"CURTAIN""SOURCE"及"EXHAUST"三路气体的压力分别为 3.5～4 bar（50～60 psi）、>7 bar（约 100 psi）和 3.5～4 bar（50～60 psi）。如压力小于上述要求，设备使用人需联系氮气发生器维修工程师进行排查，并将问题上报给设备管理员。设备使用人还需检查并保证 4500MD 后部"Air"（空气）、"N₂"（氮气）及"EXHAUST"（排气）三路气体所连接的减压阀的压力分别满足 0.38～0.42 Mpa、0.38～0.42 Mpa 及>0.7 Mpa 的要求。

3）打开低真空泵电源并等待 30 分钟。

4）打开质谱侧面的电源开关（图 8.3.2 框②内按键），4500MD 启动并开始仪器抽真空。

5）按照图 8.3.7 从上至下、从右至左的顺序打开液相色谱系统的开关。

6）打开 AnalystMD 软件，进入左侧"Hardware Configuration"模块，选择"LCMS"选项并点击"Activate Profile"激活控制 4500MD 液相色谱质谱系统，点击右下角质谱仪状态栏，待真空度降至 $1.0×10^{-5}$ torr 左右，方可使用。

（2）重启程序

1）打开 AnalystMD 软件，进入左侧"Hardware Configuration"模块，选择"LCMS"选项并点击"Deativate Profile"去除 4500MD 液相色谱质谱系统激活控制。

2）按照图 8.3.7 方框中从左至右、从下至上的顺序关闭液相色谱系统的开关。

第3节　SCIEX TripleQuad 4500MD 液相色谱质谱联用仪操作程序	文件编号：LHJY-SOP-0ZP3001
	版本号：E/0
	页码：第3页　共10页

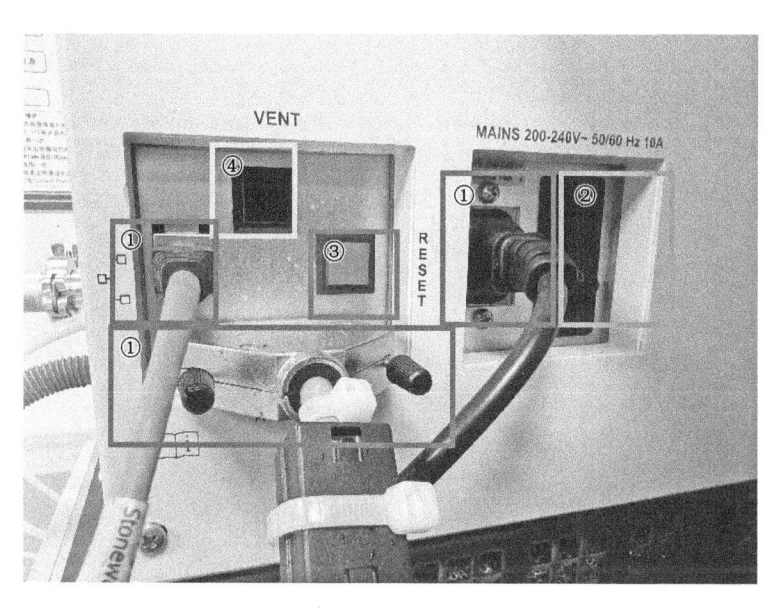

图 8.3.2　4500MD 侧面线路连接示意图

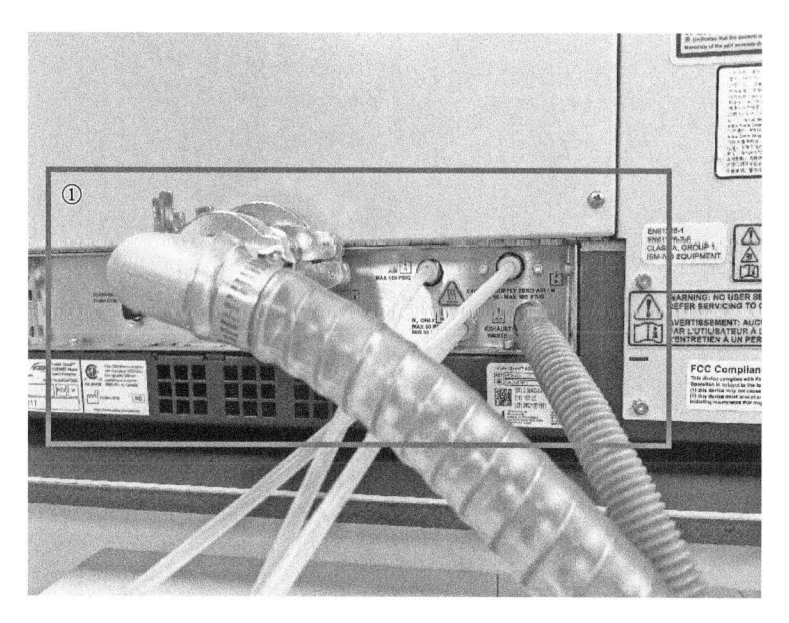

图 8.3.3　4500MD 后侧线路连接示意图

第 3 节　SCIEX TripleQuad 4500MD 液相色谱质谱联用仪操作程序	文件编号：LHJY－SOP－0ZP3001
	版本号：E/0
	页码：第 4 页　共 10 页

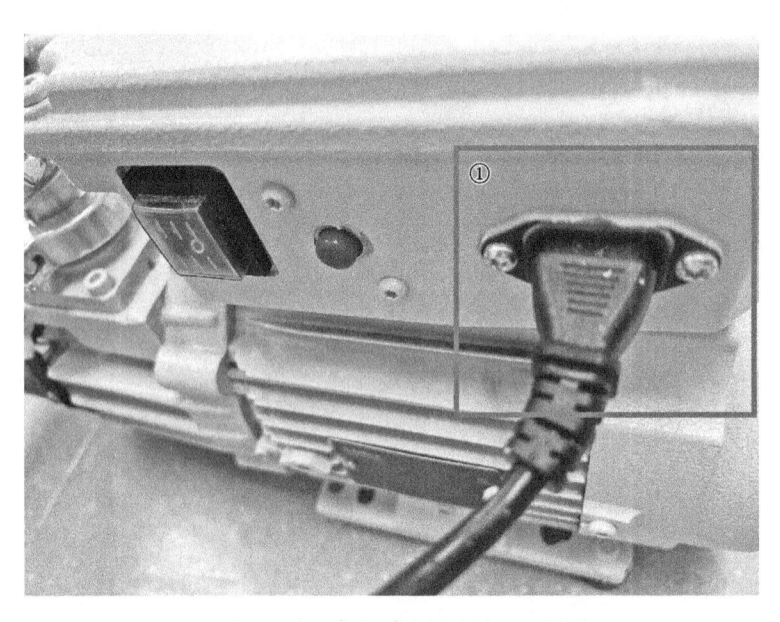

图 8.3.4　4500MD 低真空泵后侧线路连接示意图

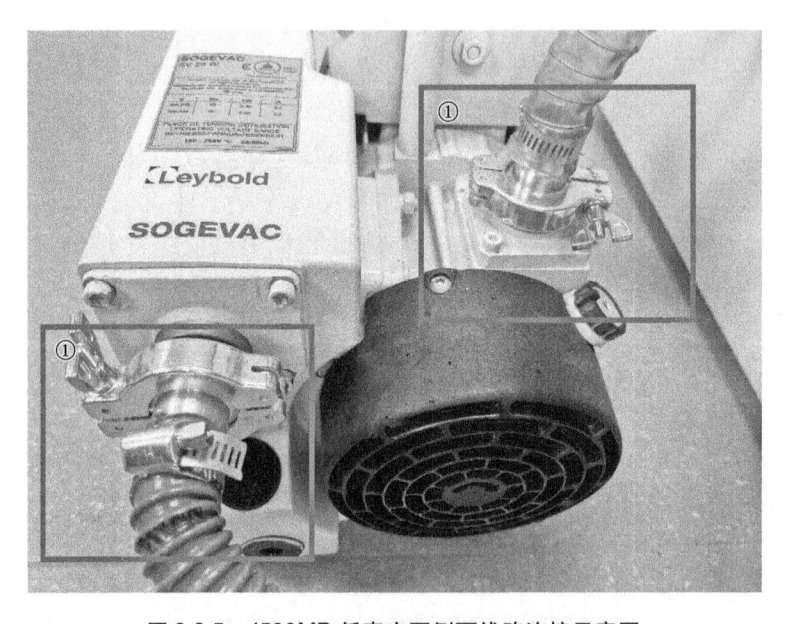

图 8.3.5　4500MD 低真空泵侧面线路连接示意图

第3节 SCIEX TripleQuad 4500MD 液相色谱质谱联用仪操作程序

文件编号：LHJY-SOP-0ZP3001
版本号：E/0
页码：第5页 共10页

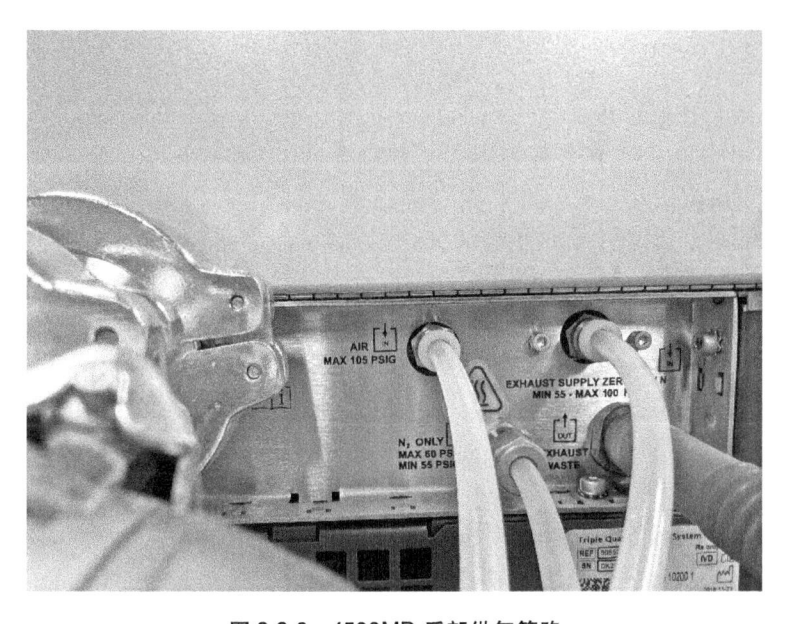

图8.3.6　4500MD 后部供气管路

3）按住图8.3.2中质谱侧面框③处的红色"reset"键5秒，机器重启之后松开按钮。

4）关闭 AnalystMD 软件，重启电脑。

5）按照8.3.6.1（1）中5）及6）步骤打开4500MD 液相色谱系统并激活仪器控制。

（3）关机程序

1）打开 AnalystMD 软件，进入左侧"Hardware Configuration"模块，选择"LCMS"选项并点击"Deativate Profile"去除4500MD 液相色谱质谱系统激活控制。

2）按照图8.3.7方框中从左至右、从下至上的顺序关闭液相色谱系统开关。

3）按住图8.3.2中质谱侧面框④处的"vent"键5秒，使质谱仪卸真空。

4）卸真空30分钟后，关闭质谱侧面的电源开关（图8.3.2框②内按键）。

5）关闭质谱仪30分钟后，关闭机械泵电源，之后关闭氮气发生器电源。

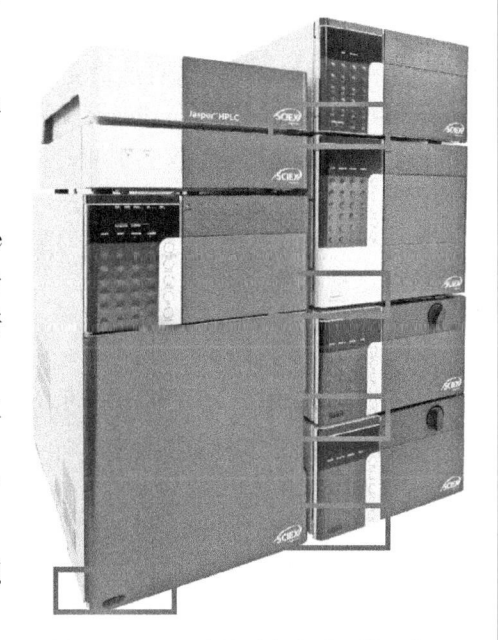

图8.3.7　4500MD 液相色谱系统示意图

第3节 SCIEX TripleQuad 4500MD 液相色谱质谱联用仪操作程序

文件编号：LHJY-SOP-0ZP3001
版本号：E/0
页码：第6页 共10页

8.3.6.2 AnalystMD 软件使用

（1）建立及打开检验项目组（project）

对于每个不同的项目，都需要新建一个检验项目组；对于相同的项目，可以打开已有的"project"进行编辑。

1）新建 project：在点击菜单栏处的"tools→project→create new project"，设置好名称，点击"ok"。

2）打开已有 project：在菜单栏选中相应的"project"即可。此后的操作，都在一个"project"的文件夹下进行。

（2）建立工作批（batch）

1）直接双击导航栏的"Build Acquisition Batch"，以日期或相关项目名为"batch"并随时保存。

2）在"Acquisition"模块选择标本检测方法。

3）打开 batch 编辑区后点击编辑区左上角"sample"栏，首先，输入一个"set"的名字，点击"addset"。

4）点击"Add Samples"添加标本，在"sample name"处编辑标本名称，选择和检测方法相应的标本托架类型（rack coke）和标本盘序号（rack position）。

5）在"Data file"处输入数据文件名称。

6）点击"submit"处，选择要提交的标本，点击"submit"提交至序列（queue）进行检测。

7）点击菜单栏中"View Queue"图标，显示当前质谱运作状态，点击"Equilibrate"选择标本检测方法及时长进行仪器平衡，当"Analyst"右下角所有图标由黄色变为绿色时仪器平衡完成。

8）点击菜单栏中"Start Sample"图标开始标本检测。

（3）查看数据文件

双击导航栏中的"open data file"，选择相应的".wiff"文件双击打开。

（4）数据处理

1）在 Analyst MD 软件中选择"quantitate"定量模块，双击"Quantitation Wizard"，在"Available Data File"中选择数据文件，在"Available Samples"中选择需定量的样品，点击加入"Selected Samples"，点击"Next"进入定量方法选择界面。

2）在定量方法选择界面点击"Choose Existing Method"，选择已建立的定量方法，点击"Next"直至进入数据处理界面。

3）在数据处理界面中，"Sample ID"中录入质控及样品的标本登记号。"Sample Type"中选择标本类型，其中校准品为"Standard"、质控品为"Quality Control"、样品为"Unknown"。

4）在"Analyte Concentration"中填入校准品和质控品的靶值。

第3节 SCIEX TripleQuad 4500MD 液相色谱质谱联用仪操作程序

文件编号：LHJY-SOP-0ZP3001
版本号：E/0
页码：第7页 共10页

5）点击工具栏"Calibration"按钮，检查各浓度水平校准品和质控品的回收率，检查校准曲线线性相关系数。

6）点击"Peak Review Pane"，显示待测物信号图（色谱图），在积分参数修改区域，调整各样品及代谢物的积分参数。

7）点击工具栏"File"选项点击"Save"保存结果列表。

8）点击"Export"导出结果文件

8.3.6.3 检验结束后仪器操作

待检测完成后，点击导航栏的"acquire"模块，并点击工具栏"Standby"按钮，将4500MD设置为待机状态。

8.3.7 仪器维护与保养规程

8.3.7.1 日常维护保养

1）设备使用人需根据所检验项目更换喷雾头为大气压化学电离（atmospheric pressure chemical ionization，APCI）或电喷雾离子化（electrospray ionization，ESI）喷雾头（图8.3.8），更换时旋下Peek管线与接头，旋松黑色螺帽后旋松黄铜螺帽，轻轻向上拔起并取下TurboV离子源喷雾头（图8.3.9）。

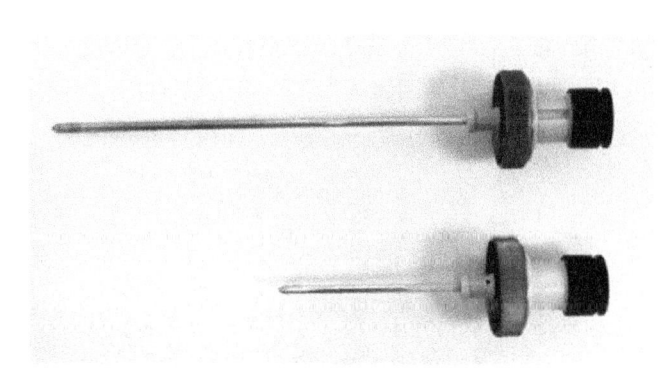

图8.3.8 4500MD ESI喷雾针（上）及APCI喷雾头（下）示意图

2）设备管理员每天观察气路，确保氮气发生器仪表盘上"CURTAIN""SOURCE"及"EXHAUST"三路气体的压力分别为3.5~4 bar（50~60 psi）、>7 bar（约100 psi）和3.5~4 bar（50~60 psi）。如压力小于上述要求，设备管理员须联系氮气发生器维修工程师进行排查。

3）设备管理员每天检查并保证4500MD后部"Air"（空气）、"N_2"（氮气）及"EXHAUST"（排气）三路气体所连接的减压阀的压力分别满足0.38~0.42 Mpa、0.38~0.42 Mpa及>0.7 Mpa的要求。

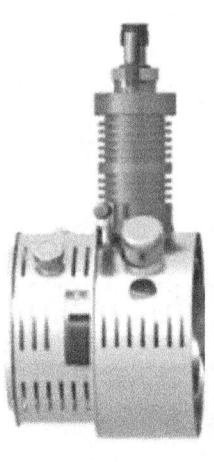

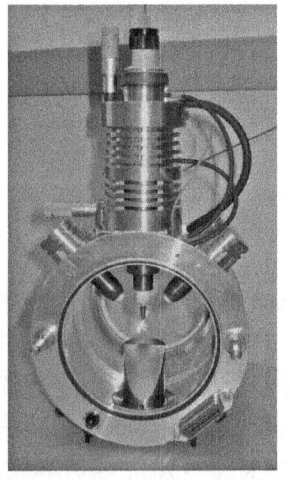

第 3 节　SCIEX TripleQuad 4500MD 液相色谱质谱联用仪操作程序	文件编号：LHJY-SOP-0ZP3001
	版本号：E/0
	页码：第8页　共10页

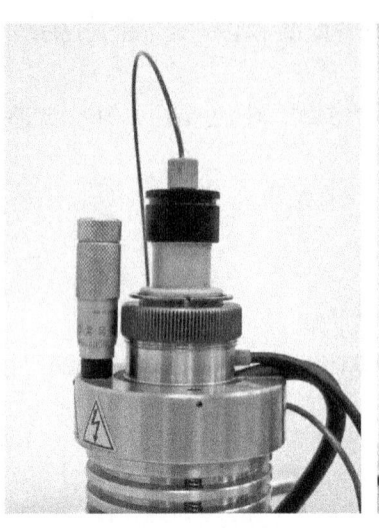

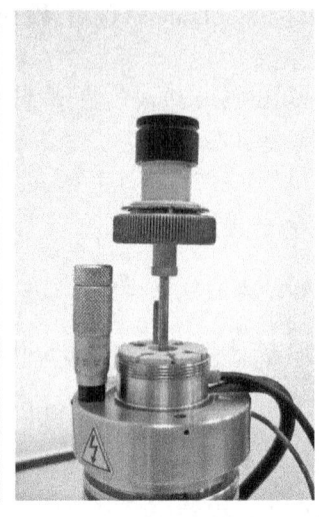

图 8.3.9　4500MD TurboV 离子源喷雾头更换示意图

4）每次实验结束后，设备使用人或设备管理员根据检验项目所使用的色谱柱需求，更换流动相，冲洗液相系统，维护色谱柱。

5）每天检验工作开始前或结束后，按照 8.3.6.1 中（2）重启程序中 1）步骤去除 4500MD 液相色谱质谱系统激活控制，将 TurboV 离子源与质谱两个卡位 90 度旋转，把 TurboV 离子源（图 8.3.10）卸下后将"CurtainPlate"取拉下，用无尘纸加甲醇水（1∶1）擦洗"CurtainPlate""Orifice"（图 8.3.11），再用甲醇擦洗一遍，氮气吹干。擦洗时要注意防止堵塞"Orifice"小孔。

图 8.3.10　4500MD 质谱仪 TurboV 离子源侧面（左）及内部（右）结构图

第3节 SCIEX TripleQuad 4500MD 液相色谱质谱联用仪操作程序

文件编号：LHJY－SOP－0ZP3001
版本号：E/0
页码：第9页 共10页

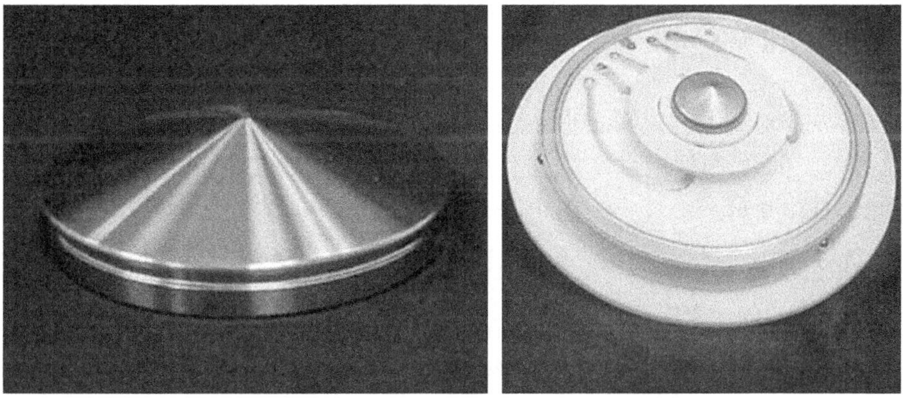

图 8.3.11 4500MD "CurtainPlate"（左）及"Orifice"（右）

6）完成日常维护后设备管理员在"iLab 管理平台"的电子记录模块下"5.3 设备、试剂和耗材"条目中"04 仪器日常维护保养记录"（PF6.4－TAB－04《仪器日常维护保养记录表》）中进行登记。

8.3.7.2 定期维护保养

1）设备管理员需每两月对空气过滤网进行清洗一次，取下后用水清洗，干燥后装回。

2）设备管理员需要每年对低真空泵进行泵油更换，按照 8.3.6.1（3）关机程序关闭 4500MD。将低真空泵抬高，在排油孔下方放一器皿（约 1 L 容量），打开排油孔排出旧油。当无泵油流出时，拧上排油孔螺栓，加入 100~200 mL 新油，重新打开排油孔螺栓，排出泵内残余的泵油，拧上排油孔螺栓并上紧。打开加油孔盖子，添加干净的真空泵油，油面位置约到"MAX"80%处，拧上加油孔盖子。按照 8.3.6.1（1）开机程序开启 4500MD。

3）设备管理员需每年联系 SCIEX 公司工程师上门对 4500MD 进行维护。

4）4500MD 需每年进行校准并进行周期性校准（质谱仪调谐），具体程序参见 LHJY－SOP－OZP3201《SCIEX TripleQuad 4500MD 液相色谱质谱联用仪计量及校准程序》。

5）完成周期维护后设备管理员在"iLab 管理平台"的电子记录模块下"5.3 设备、试剂和耗材"条目中"04 仪器日常维护保养记录"及"05 仪器维修与重要维护保养流程"中进行登记。

8.3.8 安全规程

1）设备使用人经考核合格方可上机，考核内容及流程见 LHJY－SOP－0ZP2108《员工的培训与考核程序》。

2）在断电后启动 UPS 的情况下，设备使用人或设备管理员应使质谱进入待机状态，

第 3 节　SCIEX TripleQuad 4500MD	文件编号：LHJY-SOP-0ZP3001
液相色谱质谱联用仪操作程序	版本号：E/0
	页码：第 10 页　共 10 页

关闭液相部分电源开关，UPS 正常情况下可供电 2 小时，若 2 小时内不恢复供电，按 8.3.6.1 (3)关机程序关闭 4500MD。待恢复稳定供电后按照 8.6.3.1 中(1)开机步骤将 4500MD 开机。

3）4500MD 应避免进入不挥发的缓冲盐溶液，禁止使用磷酸盐溶液；谨慎使用三氟乙酸、三乙胺等添加剂；根据项目需要，可使用甲酸、乙酸、甲酸铵、醋酸铵、氨水等，且添加量应低于色谱柱耐受量。

8.3.9　记录表格

［1］PF6.4-TAB-04《仪器日常维护保养记录表》.
［2］PF6.4-TAB-05《仪器设备维修/维护记录表》.

编写：纪　翔　　　　审核：胡纪文　　　　批准：张秀明
　　　　　　　　　　　　　　　　　　　　批准日期：2023 年 9 月 1 日

第4节 SCIEX TripleQuad 4500MD 液相色谱质谱联用仪校准程序

文件编号：LHJY-SOP-0ZP3501
版本号：E/0
页码：第1页 共4页

8.4.1 目的

本程序规范了临床质谱组 SCIEX TripleQuad 4500MD 液相色谱质谱联用仪（以下简称"4500MD"）的计量及校准程序，确保其测量结果的准确性，以满足实验室及临床要求。

8.4.2 范围

适用于临床质谱组 4500MD 的计量及校准程序。

8.4.3 职责

8.4.3.1 设备管理员

临床质谱组设备管理员负责 4500MD 的外部计量、周期性校准的实施和记录，计量标识的张贴及更新。

中心设备管理员联系外部计量单位工程师上门对 4500MD 进行计量。

8.4.3.2 专业组组长

负责 4500MD 外部计量报告及周期性校准的审核。

8.4.3.3 中心技术负责人

负责 4500MD 外部计量报告及周期性校准的审核。

8.4.4 外部计量程序

8.4.4.1 外部计量的准备

1）临床质谱组设备管理员每年根据临床质谱组校准及检定计划表按时向中心设备管理员申请由深圳市计量质量检测研究院计量工程师上门对 4500MD 进行计量。

2）临床质谱组设备管理员接到计量工程师上门计量的通知后向组长汇报，由组长负责对计量当日的检验工作进行协调和安排，保证计量工作顺利进行。

8.4.4.2 外部计量过程

1）临床质谱组设备管理员负责对 4500MD 计量过程的环境条件进行监测，包括仪器室内不得有明显震动、电磁干扰和易燃、易爆及强腐蚀气体或试剂存在，仪器室内温度为 15~30℃，湿度≤80%。

2）临床质谱组设备管理员负责与计量工程师核对计量内容，并监督计量工程师完成

第 4 节　SCIEX TripleQuad 4500MD 液相色谱质谱联用仪校准程序	文件编号：LHJY－SOP－0ZP3501
	版本号：E/0
	页码：第 2 页　共 4 页

计量。计量内容及主要性能指标参考 JJF1317－2011《液相色谱-质谱联用仪校准规范》具体内容见表 8.4.1。

表 8.4.1　4500MD 计量内容及主要计量性能指标

计量内容	性能指标
分辨力	≤1 u
信噪比	≥1∶10
质量准确度	≤0.5 u
峰面积重复性	≤10%
保留时间重复性	≤1.5%

8.4.4.3　计量报告及标识

1）临床质谱组设备管理员负责对 4500MD 的计量报告内容进行核对并交由质谱组组长审核，组长对计量内容进行审核后交由中心技术负责人签字及批准。

2）临床质谱组设备管理员将计量报告上传至质量管理系统中"电子记录"模块下"5.3 设备、试剂与耗材"条目下"06 仪器设备校准检定计划表"，并在 4500MD 上更新计量标签。

8.4.5　周期性校准程序

8.4.5.1　周期性校准的准备

临床质谱组设备管理员负责每年向 SCIEX 公司申请或采购 4500MD 配套调谐物聚丙二醇二甲基丙烯酸酯（PPG）标准化学试剂盒，并将其保存在 2~8℃条件中。

8.4.5.2　4500MD 周期性校准的实施

4500MD 周期性校准主要通过对质谱仪每季度进行调谐实现，调谐内容包括正离子模式及负离子模式的质量准确度及分辨力。调谐开始前准备 50 mL 50%甲醇水溶液，对 4500MD 流动注射泵及其连接管路进行清洗，并按照 LHJY－SOP－0ZP3001《SCIEX TripleQuad 4500MD 液相色谱质谱联用仪操作程序》的内容将离子源更换为 ESI 源。

（1）正离子模式调谐

1）将适合 4500MD 的正离子（REF 编号 4405231，POS PPG 2E－6M）从 2~8℃条件中取出待其恢复至室温。

2）将正离子调谐液装填至 4500MD 流动注射泵中。

第 4 节　SCIEX TripleQuad 4500MD 液相色谱质谱联用仪校准程序	文件编号：LHJY-SOP-0ZP3501
	版本号：E/0
	页码：第 3 页　共 4 页

3）根据运行 Analyst 软件并在"Hardware Configuration"中激活 MS。

4）在左侧导航栏中双击"Manual Tuning"选项激活调谐程序，并在菜单栏中打开正离子模式 Q1 的调谐文件（PPG – POS – Q1）。

5）点击调谐窗口"Start Syringe Pump"运行针泵。

6）修改"Period Summary"选项中的"Duration"至 5 分钟点并击调谐窗口左侧"Start"按钮采集数据。

7）观察底部左侧总离子强度图（total ion chromatogram，TIC），待信号稳定后再运行 3 分钟，点击调谐窗口左侧"Stop"按钮停止数据采集

8）修改"Period Summary"选项中的"Cycles"至 10，点击调谐窗口左侧"Start"按钮采集数据。

9）数据采集完毕后右键点击底部右侧的质谱图区域，选择"Open Data"。

10）点击任一质谱图后点击菜单栏上的"Calibration From Spectrum"图标，并选择"PPGs Pos"选项，点击"Start"按钮进行开始校准。

11）观察此次校准与理论值的质量偏差，各点应位于±0.1Da 线内。如任意一质量点偏差超过此范围，点击左上角"Update Mass Calibration"（仅更新偏离的质量点的电场参数，其余不变）或"Replace Mass Calibration"（更新所有质量点的电场参数）按钮进行质量轴校正。

12）观察此次校准 PPG 各校准峰的半峰高宽度，各点应位于 0.7±0.1Da 线内。如某校准峰的半峰高宽度超过此范围，关闭本次数据返回调谐窗口，点击"Resolution"下的"Advanced"选项对该校准峰对应质量数（"Mass"）的补偿电压（"Offset"）进行调节，"Offset"值增加质谱分辨率提高而校准峰的半峰高宽度减小，反之质谱分辨率降低而校准峰的半峰高宽度增大。重复步骤 8）~12）直至所有校准峰的半峰高宽度满足要求。

13）待 Q1 调谐完成后，在菜单栏中打开正离子模式 Q3 的调谐文件（PPG – POS – Q3），重复步骤 5）~步骤 12）对 Q3 进行调谐。

14）完成正离子模式 Q1 及 Q3 调谐后，点击调谐窗口"Stop Syringe Pump"停止针泵，点击菜单栏"Standby"按钮使质谱仪待机，并点击左侧"Hardware Configuration"模块中"Deativate Profile"选项去除 4500MD 液相色谱质谱系统激活控制，之后用 50 mL 50%甲醇水溶液对 4500MD 流动注射泵及其连接管路进行清洗。

（2）负离子模式调谐

1）将适合 4500MD 的负离子（REF 编号 4405235，NEGPPG3E – 5M）从 2~8℃条件中取出待其恢复至室温。

2）将负离子调谐液装填至 4500MD 流动注射泵中。

3）根据运行 Analyst 软件并在"Hardware Configuration"中激活 MS。

第 4 节 SCIEX TripleQuad 4500MD 液相色谱质谱联用仪校准程序	文件编号：LHJY－SOP－0ZP3501
	版本号：E/0
	页码：第 4 页 共 4 页

4）在左侧导航栏中双击"Manual Tuning"选项激活调谐程序，并在菜单栏中打开相应的负离子模式 Q1 或 Q3 的调谐文件（PPG－NEG－Q1 或 PPG－NEG－Q3），按照 8.4.5.2（1）中 5）~14)内容完成负离子模式调谐。

8.4.5.3　周期性校准的记录

在 4500MD 周期性校准完成后，临床质谱组设备管理员在"iLab 管理平台"的电子记录模块下"5.3 设备、试剂与耗材"条目下"07 仪器设备期间核查计划表"（PF6.5－TAB－02《仪器设备期间核查计划表》）中进行登记。

8.4.6　支持文件

［1］国家质量监督检验检疫总局.液相色谱-质谱联用仪校准规范：JJF1317－2011［S］.北京：国家质量监督检验检疫总局，2011.

［2］ABSciex 荷兰有限公司.4500MD 系列仪器用户指南［Z］.2019.

编写：纪　翔　　　　　审核：胡纪文　　　　　批准：张秀明

批准日期：2023 年 9 月 1 日

	文件编号：LHJY-SOP-0ZP4011
第5节 脂溶性维生素测定操作程序	版本号：E/0
	页码：第1页 共6页

8.5.1 目的

本操作程序规范了临床质谱组采用液相色谱-串联质谱法对脂溶性维生素测定的方法，确保检测工作有章可循，使检测工作规范化、统一化，保证检测数据和结果的质量。

8.5.2 范围

适用于利用浙江迪赛思诊断技术有限公司生产的脂溶性维生素检测试剂盒（液相色谱-串联质谱法）（浙械注准 20222401020）在 SCIEX TripleQuad 4500MD 液相色谱质谱联用仪（以下简称"4500MD"）上进行维生素 A、25-羟基维生素 D_2、25-羟基维生素 D_3、维生素 E 及维生素 K_1 检测。

8.5.3 职责

8.5.3.1 临床质谱组检验人员

负责对标本进行登记、前处理、上机检测、数据处理及上传。

8.5.3.2 临床质谱组质量管理员

负责检验结果的质量保证。

8.5.3.3 结果审核人

负责检验结果的检验提示撰写及审核。

8.5.4 实验原理

液相色谱-串联质谱（HPLC-MS/MS）法通过液相色谱法对待测物进行分离，较小其受其他干扰物的影响，并进一步利用串联质谱选择性地对待测物的质荷比信号进行检测，排除干扰成分离子信号，使检测结果更加灵敏、准确。

本方法以维生素 A 内标（VA-IS）、25-羟基维生素 D_2 内标[25(OH)VD2-IS]、25-羟基维生素 D_3 内标[25(OH)VD3-IS]、维生素 E 内标（以下称 VE-IS）和维生素 K_1 内标（以下称 VK_1-IS）作为待测物质维生素 A（VA）、25-羟基维生素 D_2[25(OH)VD2]、25-羟基维生素 D_3[25(OH)VD3]、维生素 E（VE）及维生素 K_1（VK_1）的内标物质，采用液相色谱-串联质谱法对经有机试剂提取的标本中的待测物质进行检测，并通过液相保留时间和质谱离子对的不同实现其与干扰物的分离。记录各检测标本中待测物的色谱图及峰面积与对应内标的峰面积，并计算各待测物与对应内标峰面积的比值。利用 5 个校准品中 VA、25(OH)VD2、25(OH)VD3、VE、VK_1 标示浓度与相应峰面积的比值绘制标准曲线，再将

| 文件编号：LHJY-SOP-0ZP4011 |
| 版本号：E/0 |
| 页码：第2页 共6页 |

第5节 脂溶性维生素测定操作程序

待测标本的各待测物的峰面积与内标峰面积的比值代入拟合的标准曲线方程，即可计算出标本中各待测物的浓度。

8.5.5 仪器和试剂

8.5.5.1 仪器及设备

1）液相色谱质谱联用仪（上海爱博才思分析仪器贸易有限公司，Jasper HPLC-SCIEX TripleQuad 4500MD）。

2）氮气发生器[毕克气体仪器贸易（上海）有限公司，Genius 1024]。

3）离心机（杭州奥盛仪器有限公司，LEGEND Micro 17R）。

4）超纯水机[威立雅水处理技术（上海）有限公司，PMRELAB Chorus 1]。

8.5.5.2 试剂

（1）试剂盒主要成分

试剂盒主要成分见表8.5.1，校准品和质控品的靶值见各批次赋值证书。同一组分不同批号的试剂盒不能混用。该校准品中 VA 溯源至 Cerilliant 维生素 A 标准溶液，25(OH)VD2 溯源至 Cerilliant 25-羟基维生素 D_2 标准溶液、25(OH)VD3 溯源至 Cerilliant 25-羟基维生素 D_3 标准溶液、VE 溯源至 Sigma 维生素 E，VK_1 溯源至中国食品药品检定研究院维生素 K_1。

表8.5.1 脂溶性维生素检测试剂盒主要成分表

序号	试剂盒组分	主要成分	装量
1	FV-内标液	VA-IS、25(OH)VD2-IS、25(OH)VD3-IS、VE-IS、VK1-IS	1×24.0 mL
2	FV-系统适用性溶液	VA、25(OH)VD2、25(OH)VD3、VE、VK1、VA-IS、25(OH)VD2-IS、25(OH)VD3-IS、VE-IS、VK1-IS	1×0.8 mL
3	FV-校准品1	VA、25(OH)VD2、25(OH)VD3、VE、VK1、基质	1×180 L(冻干粉)
4	FV-校准品2	VA、25(OH)VD2、25(OH)VD3、VE、VK1、基质	1×180 L(冻干粉)
5	FV-校准品3	VA、25(OH)VD2、25(OH)VD3、VE、VK1、基质	1×180 L(冻干粉)
6	FV-校准品4	VA、25(OH)VD2、25(OH)VD3、VE、VK1、基质	1×180 L(冻干粉)
7	FV-校准品5	VA、25(OH)VD2、25(OH)VD3、VE、VK1、基质	1×180 L(冻干粉)
8	FV-质控品1	VA、25(OH)VD2、25(OH)VD3、VE、VK1、基质	1×180 L(冻干粉)
9	FV-质控品2	VA、25(OH)VD2、25(OH)VD3、VE、VK1、基质	1×180 L(冻干粉)

第 5 节　脂溶性维生素测定操作程序	文件编号：LHJY-SOP-0ZP4011
	版本号：E/0
	页码：第 3 页　共 6 页

（2）储存条件及有效期

1）试剂盒在-30~-15℃未开封状态下可保存 24 个月。

2）生产日期和使用期限见产品标签。

3）试剂开瓶后应避光保存，在-30~-15℃可保存 15 天。

4）校准品和质控品经复溶后在-30~-15℃保存，15 天内可反复冻融 3 次。

8.5.6　标本要求

1）抽取静脉血 5.0 mL 于惰性分离胶促凝真空采血管（黄盖）中，并于 2 小时内分离出血清。

2）不合格标本遵循"不合格标本处理程序"处理，并在"iLab 管理平台"的电子记录模块下填写《不合格样本及处理情况登记表》。

3）标本在室温条件（20~30℃）可保存 24 小时；在冷藏条件（2~8℃）可保存 7 天；在冷冻条件（-30~-15℃）可保存 3 个月；在超低温条件（-95~-65℃）可保存 6 个月。标本至多可反复冻融 3 次。

8.5.7　检验程序

8.5.7.1　前处理程序

（1）校准品和质控品的处理

实验操作人在室温下精确量取 180 μL 超纯水到 FV-校准品或 FV-质控品试剂瓶中，漩涡混匀 5 分钟至冻干粉完全溶解后备用（如瓶塞上存在粉末，请加塞后上下颠倒数次至冻干粉溶解），瓶塞不得混用。

（2）标本的处理

1）精密移取 50 μL 标本（校准品、质控品、血清标本）于 96 孔深孔板中。

2）精密加入 250 μL FV-内标液。

3）置于 96 孔板振荡器，以 1 000 rpm 涡旋 10 分钟。

4）在 4 000 rpm 离心 10 分钟。

5）取上层清液至 96 孔低吸附板并覆膜待测。

8.5.7.2　标本检测程序

（1）液相色谱-串联质谱仪参数设置

仪器检测参数设置见脂溶性维生素检测试剂盒（液相色谱-串联质谱法）（浙械注准20222401020）说明书。仪器操作程序见 LHJY-SOP-0ZP3001《SCIEX TripleQuad 4500MD 液相色谱质谱联用仪操作程序》。

第5节 脂溶性维生素测定操作程序

（2）系统适用性测试

检验人员取 FV-系统适用性溶液，按照 LHJY-SOP-0ZP3001《SCIEX TripleQuad 4500MD 液相色谱质谱联用仪操作程序》编辑"batch"，并至少检测 FV-系统适用性溶液三次，3 次进样结果中待测物和内标的保留时间的偏差应在±0.2 分钟范围内，待测物与其内标的峰面积比值的变异系数应≤15.0%。如 FV-系统适用性溶液测试结果不满足上述要求，可对仪器进行适当维护，并重复进样 3 针。

（3）标本检测

检验人员将 7.1.2 中处理好的样品板放入 4500MD 的标本仓内，按照 LHJY-SOP-0ZP3001《SCIEX TripleQuad 4500MD 液相色谱质谱联用仪操作程序》进行标本检测操作。

8.5.8 性能参数

8.5.8.1 分析测量范围

1) 维生素 A 线性范围为 40.0~2 000.0 ng/mL，线性相关系数 $r \geq 0.990$，当标本中的维生素 A 低于 40.0 ng/mL 时报告为<40.0 ng/mL，高于 2 000.0 ng/mL 时报告>2 000.0 ng/mL。

2) 25-羟基维生素 D_2 线性范围为 2.00~100.00 ng/mL，线性相关系数 $r \geq 0.990$，标本中的 25-羟基维生素 D_2 低于 2.00 ng/mL 时报告为<2.00 ng/mL，高于 100.00 ng/mL 时报告>100.00 ng/mL；25-羟基维生素 D_3 线性范围为 3.00~150.00 ng/mL，线性相关系数 $r \geq 0.990$，当标本中的 25-羟基维生素 D_3 低于 3.00 ng/mL 时报告为<3.00 ng/mL，高于 150.00 ng/mL 时报告>150.00 ng/mL。25-羟基维生素 D 的浓度即 25-羟基维生素 D2 和 25-羟基维生素 D3 浓度之和。

3) 维生素 E 线性范围为 500~25 000 ng/mL，线性相关系数 $r \geq 0.990$，当标本中的维生素 E 低于 500 ng/mL 时报告为<500 ng/mL，高于 25 000 ng/mL 时报告>25 000 ng/mL。

4) 维生素 K_1 线性范围在 0.100~5.000 ng/mL，线性相关系数 $r \geq 0.990$，当标本中的维生素 K_1 低于 0.100 ng/mL 时报告为<0.100 ng/mL，高于 5.000 ng/mL 时报告>5.000 ng/mL。

8.5.8.2 精密度

1) 质控品批内不精密度应不大于 1/4TEa。
2) 实验室内精密度应不大于 1/3TEa。

8.5.8.3 生物参考区间

各待测物的生物参考区间及来源见表 8.5.2。

第5节　脂溶性维生素测定操作程序

文件编号：LHJY-SOP-0ZP4011

版本号：E/0

页码：第5页　共6页

表8.5.2　脂溶性维生素检测参考区间及来源

待测物	参考区间	来源
VA	0~6岁：113~647 ng/mL 7~12岁：128~812 ng/mL 13~17岁：144~977 ng/mL ≥18岁：325~780 ng/mL	美国梅奥诊所
25(OH)VD	30~100 ng/mL	《美国内分泌学会临床实践指南》
VE	0~17岁：3 800~18 400 ng/mL ≥18岁：5 500~17 000 ng/mL	美国梅奥诊所
VK_1	≥18岁：0.1~2.2 ng/mL	美国梅奥诊所

8.5.9　检验结果的解释

8.5.9.1　维生素A

1）维生素A升高可导致维生素A过剩症、肾功能不全、甲状腺功能减退症。

2）维生素A降低可导致维生素A缺乏症（夜盲症、干眼症、角膜软化病）、脂类吸收不良综合征、毛囊角化增生症、锌缺乏症、肝损害、阻塞性黄疸、甲状腺功能亢进症等。

8.5.9.2　维生素D

1）儿童期维生素D降低可导致营养缺乏性佝偻病。

2）成人期维生素D降低可导致骨软化症。

3）老年期维生素D降低可导致骨质疏松。

8.5.9.3　维生素E

1）维生素E升高可导致出血性脑卒中。

2）儿童期维生素E降低可导致维生素E缺乏病。

8.5.9.4　维生素K

1）维生素K升高可能导致溶血性贫血、新生儿高胆红素血症。

2）维生素K降低可能导致婴儿凝血障碍性疾病、孕妇出血难止、获得性凝血酶原减低症，还可能与肝脏疾病的发生相关。

第5节　脂溶性维生素测定操作程序	文件编号：LHJY-SOP-0ZP4011
	版本号：E/0
	页码：第6页　共6页

8.5.10　安全防护措施

血液样品在离心过程中,应将所有样品加盖。离心后,开启试管盖时应防止气溶胶污染环境。在进行检测分析过程中的一切操作活动,必须遵守相关安全规则。执行必要的防范措施,如佩戴防护性乳胶手套等。与血液样品接触的一切器皿、仪器组装/拆卸组合零件都应视为污染源,因此检验人员不小心接触了这种污染源时,应立即用清水冲洗、擦拭被污染区域并进行消毒处理。

8.5.11　支持文件

[1] Priego Capote F, Jiménez JR, Granados JM, et al. Identification and determination of fat-solublevitamins and metabolites in human serum by liquid chromatography/triplequadrupole mass spectrometry with multiple reaction monitoring[J]. Rapid Commun. Mass Spectrom, 2007, 21(11): 1745-1754.

[2] Johannes MW, Van Den Ouweland. Analysis of vitamin D metabolites by liquid chromatography-tandemmass spectrometry[J]. Teac-Trend Anal Chem, 2016, 84: 117-130.

[3] Maunsel LZ, Wright DJ, Rainbow SJ. Routineisotope-dilution liquid chromatography-tandem mass spectrometry assay for simultaneous measurement of the 25-hydroxy metabolites of vitamins D_2 and D_3[J]. Clin Chem, 2005, 51(9): 1683-1690.

编写：纪　翔　　　审核：胡纪文　　　批准：张秀明

批准日期：2023年9月1日

第9章 质量指标监测作业指导书

第1节 标本不合格率	文件编号：LHJY-SOP-0GL2001
	版本号：E/0
	页码：第1页 共9页

9.1.1 目的

标本采集、存储和运送不规范是引起检验结果误差的主要原因，并且这类误差在检验中阶段无法控制。因此通过横向监测各专业组和纵向监测各临床科室的标本不合格率，周期性汇总分析，并与临床医护人员、标本运输人员和患者深度沟通，降低标本不合格率，是确保检验质量的重要途径。本文件目的在于规范中心及各部门不合格标本的识别、登记和统计分析流程，建立监测关键指标标本不合格率的体系，控制和降低不合格标本量，提高检验质量。

9.1.2 范围

适用于中心各部门标本不合格率指标的建立、统计分析和持续改进等管理内容。

注：中心各部门包括医学检验实验室各专业组和检验一部、检验二部、检验三部、检验四部4个分部。

9.1.3 职责

9.1.3.1 检验人员

负责不合格标本的识别、登记。负责报告并传达质量指标管理系统相关故障、计算错误、功能需求等内容，提出优化系统功能的建议。负责标本不合格率不达标时，发起持续改进措施。

9.1.3.2 中心质量指标负责人

负责不合格标本质量目标适宜性评估。负责把控数据填报质量、撰写分析报告、监督持续改进流程落实情况。负责制定标本不合格率的统计规则。负责质量指标管理系统中标本不合格率统计功能的开发和完善。

9.1.3.3 中心质量主管

负责质量指标资料的汇总、上报。负责质量指标管理系统的开发及优化。负责组织

第 1 节 标本不合格率	文件编号：LHJY－SOP－0GL2001
	版本号：E/0
	页码：第 2 页　共 9 页

召开质量指标评审会，对指标设置适用性、统计规则正确性、改进流程完成度进行监督和评估。负责不合格标本识别和登记流程的培训。负责增加或减少质量指标的种类。

9.1.3.4　中心主任

负责审批标本不合格率的管理流程。负责协调组织相关部门优化工作流程，降低标本不合格率。

9.1.4　程序

中心参考《临床实验室质量指标（WS/T496－2017）》《临床检验专业医疗质量控制指标（2015 版）》及结合实验室实际需要，共制定 11 项标本不合格相关指标。

9.1.4.1　标本不合格相关指标

（1）标本类型错误率

1）指标定义：类型不符合要求的标本数占同期标本总数的比例。

2）监控周期：月度。

3）控制目标：0.02%。

4）计算公式：标本类型错误率＝标本类型不符合要求的标本数/同期标本总数×100%。

5）指标说明：

分子：临床检验中常用的标本类型有血液、尿液、粪便、阴道分泌物、脑脊液、胸腹水、精液等。标本类型错误指检验科收到的标本类型与申请检验项目要求的标本类型不一致，例如，申请项目细菌培养要求标本类型为痰液，但中心收到的标本为尿液；血气分析要求标本类型为动脉血，但检验科收到的标本为静脉血；粪便形态学分析要求标本类型为粪便，实际送检标本为尿液，依此类推。

分母：该月内所有标本类型的标本总数。

（2）标本容器错误率

1）指标定义：采集容器不符合要求的标本数占同期标本总数的比例。

2）监控周期：月度。

3）控制目标：0.02%。

4）计算公式：标本容器错误率＝采集容器不符合要求的标本数/同期标本总数×100%。

5）指标说明：

分子：临床检验中常用的标本容器有各种血液采样管、尿杯、尿培养管、粪便盒、各种拭子、各种无菌培养容器等。标本容器错误是指临床医生申请的检验项目和标本采集人

	文件编号：LHJY-SOP-0GL2001
第1节 标本不合格率	版本号：E/0
	页码：第3页 共9页

员采集的标本类型正确,但使用了错误的标本容器；① 明显的标本容器错误。如血常规检验采集的血液标本,正常情况下应该使用 EDTA 抗凝的采血管,但标本采集人员错误使用了枸橼酸钠血沉管(抗凝剂与血液的体积比为 1∶4)或枸橼酸钠凝血管(抗凝剂与血液的体积比为 1∶9)；又如尿液细菌培养应该使用无菌培养管,但标本采集人员错误地使用了尿常规采样管,等等均属于标本容器错误；② 标本容器错误,但不影响检测结果。粪便常规检查正确的容器是粪便采样盒,如果患者用尿杯采集粪便标本送检,且对检测结果无影响,则此时既不是标本类型错误,也不能算标本容器错误。又如,为了提高急诊生化或免疫学检验报告时效,某些医院使用了肝素抗凝血浆,但实践中针对该项目送检的红头血清管也做了让步检验,此类标本一般不纳入标本容器错误。因此,某些对标本容器要求不十分严格的检验项目,即便标本容器错误但不影响检验结果时,一般不应把这种情况判定为标本容器错误；③ 以导致标本不合格的根本原因划分。建议在分析不合格标本类型和原因时,应以导致标本不合格的根本原因为依据,如凝血检验错误地使用了血常规检验管,笼统地讲标本类型均为血液,不属于标本类型错误,但二者使用的抗凝剂类型不同,一个是 EDTA 抗凝全血,一个是枸橼酸钠抗凝全血,严格地讲又属于标本类型错误,但根本原因是护士采集标本时使用的采血管(容器)错误,此时应判断为标本容器错误；④ 其他,比如标本容器破损也归为标本容器错误。

分母：该月内所有标本类型的标本总数。

(3) 标本量不正确率

1) 指标定义：采集量不符合要求的标本数占同期标本总数的比例。

2) 监控周期：月度。

3) 控制目标：0.02%。

4) 计算公式：标本量不正确率=采集量不符合要求的标本数/同期标本总数×100%。

5) 指标说明：

分子：标本采集量不足或过多,不符合申请项目要求。主要包含以下情况：① 采集的标本量过少不能满足所有检测项目的最低要求；② 采集的标本量过多导致抗凝比例不当；③ 标本漏液(非容器损坏),导致标本量不足；④ 空管；⑤ 同一患者应送检标本容器数量不足。但有些标本对采集量要求不够严格,如粪便常规检查需要留取花生米大小或指头大小的粪便送检,如果留取量过多或过少,但不影响检验结果时,不能算作标本量不正确。

分母：该月内所有标本类型的标本总数。

(4) 抗凝标本凝集率

1) 指标定义：凝集的标本数占同期需抗凝的标本总数的比例。

2) 监控周期：月度。

3) 控制目标：0.08%。

第 1 节　标本不合格率	文件编号：LHJY-SOP-0GL2001
	版本号：E/0
	页码：第 4 页　共 9 页

4）计算公式：抗凝标本凝集率=凝集的标本数/同期需抗凝的标本总数×100%。

5）指标说明：

分子：由于未使用抗凝剂或抗凝剂比例不正确等原因导致标本完全或不完全凝集的标本数。临床检验项目中常用到抗凝标本的有全血细胞计数、凝血检查、ESR 测定、血液流变学检查、微量元素、分子生物学检验等，有时为了防止胸水、腹水等标本凝固后影响相关检验，会在容器中加入适量的抗凝剂以防止其凝固。抗凝标本凝集通常是指标本采集量正常的情况下发生了凝固或凝集，其主原因有两个，一是标本采集后混匀不充分，二是标本管质量有缺陷。如果是由于采样量过多导致的血液凝集则应判断为标本采集量错误，不应判断为抗凝标本凝集，只有当标本量正确时标本发生凝集的，才归为凝集标本，如前述的 2 mL 的凝血管采集了 3 mL 的血液导致标本凝集，属于标本采集量错误。

分母：需抗凝的标本类型包括枸橼酸的抗凝血、肝素抗凝全血、血浆、EDTA 抗凝全血，对应的标本数为该月内需抗凝的标本总数。

（5）标本标签不合格率

1）指标定义：标签不符合要求的标本数占同期标本总数的比例。

2）监控周期：月度。

3）控制目标：0.01%。

4）计算公式：标本标签不合格率=标签不合格的标本数/同期标本总数×100%。

5）指标说明：

分子：标本标签存在多种类型的不合格情况。① 无标签。采样容器上无任何识别该患者信息的标识；② 标识无法辨认。标识存在模糊、残缺或修改等情况导致无法识别患者信息或确立标本的唯一性；③ 标签携带的信息量不足。原始标本标签少于 2 个或虽然多于 2 个标识但仍无法唯一识别标本信息的情况；④ 标签携带的信息错误。标本标签信息与申请单信息不符，包括检验项目不符、姓名不符、年龄不符等情况；⑤ 标签携带的信息无法找到对应的医嘱。标本条码不包含任何患者信息，在所有信息系统中匹配不到该条码；⑥ 标签重复使用。标本标签已在信息系统中被其他标本使用，无法重复使用。

分母：该月内所有标本类型的标本总数。

（6）标本采集时机不正确率

1）指标定义：标本采集时机不正确的标本数占同期标本总数的比例。

2）监控周期：月度。

3）控制目标：0.01%。

4）计算公式：标本采集时机不正确率=采集时机不正确的标本数/同期标本总数×100%。

第1节　标本不合格率	文件编号：LHJY-SOP-0GL2001
	版本号：E/0
	页码：第5页　共9页

5) 指标说明：

分子：① 患者自身条件不符合检测项目要求,如孕中期唐氏筛查孕妇孕周未达到 $15\sim20^{+6}$ 周；② 标本采集时机不符合检测项目要求,如要求空腹血糖、血脂检测等患者未空腹,糖耐量试验患者未按规定时间采血、24 小时尿蛋白定量仅采集了随机尿等；③ 非检测日采样,标本无法保存,如精液常规在非工作时间采集,无法检测及保存。

分母：该月内所有标本类型的标本总数。

(7) 标本运输不当

1) 指标名称：标本运输丢失率。

a) 指标定义：丢失的标本数占同期标本总数的比例。

b) 监控周期：月度。

c) 控制目标：0.001%。

d) 计算公式：标本运输丢失率=运输丢失的标本数/同期标本总数×100%。

e) 指标说明：

分子：检验前运输途中的丢失,包括标本采样到送检、送检到送达、送达到核收三个环节中标本丢失的情况。

分母：该月内所有标本类型的标本总数。

2) 指标名称：标本运输时间不当率。

a) 指标定义：标本运输时间过长的标本数占同期标本总数的比例。

b) 监控周期：月度。

c) 控制目标：0.001%。

d) 计算公式：标本运输时间不当率=运输时间不合理的标本数/同期标本总数×100%。

e) 指标说明：

分子：检验前标本运输时间包括标本采样到送检、送检到送达、送达到核收三个时间段,运输时间指的是核收时间减去采样时间,运输时间不合理的标本数指的是运输时间超出规定时长的标本数。

分母：该月内所有标本类型的标本总数。

3) 指标名称：标本运输温度不当率。

a) 指标定义：标本运输温度不符合要求的标本数占同期标本总数的比例。

b) 监控周期：月度。

c) 控制目标：0.001%。

d) 计算公式：标本运输温度不当率=运输温度不符合要求的标本数/同期标本总数×100%。

第 1 节　标本不合格率	文件编号：LHJY－SOP－0GL2001
	版本号：E/0
	页码：第 6 页　共 9 页

e）指标说明：

分子：标本运输温度过高或过低导致标本不合格的标本数：① 未按要求冷藏运输的，如血氨、血儿茶酚胺、胃泌素、醛固酮等检测项目标本；② 未按要求常温运输的，如基因检测项目的干血片、唾液标本。

分母：该月内所有标本类型的标本总数。

（8）标本溶血率

1）指标定义：溶血的标本数占同期标本总数的比例。

2）监控周期：月度

3）控制目标：0.3%。

4）计算公式：标本溶血率＝溶血的标本数/同期标本总数×100%。

5）指标说明：

分子：由标本接收人员识别出的溶血标本，在 LIS 的拒收菜单中登记；由检验人员或仪器识别出的让步检验溶血标本在 LIS 的"标本状态"字段中登记；每月统计两种来源的标本总数。

分母：该月内所有标本类型的标本总数。

（9）标本不合格率

1）指标定义：不合格标本数占同期标本总数的比例。

2）监控周期：月度。

3）控制目标：0.13%。

4）计算公式：标本不合格率＝不合格的标本数/同期标本总数×100%。

5）指标说明：

分子：不合格的标本情况除了 9.1.4.1（1）～（8）描述的不合格情况，还包括由于医嘱不当、标本重新采集、检验结果与临床症状不符、标本污染、标本脂血和标本黄疸导致的标本不合格。

分母：该月内所有标本类型的标本总数。

9.1.4.2　数据采集方法

不合格标本的登记有两种方法，第一种是在《不合格标本及处理情况登记表》（附表 9.1.1）中登记；第二种是在 LIS 通过电子表格登记（图 9.1.1）。对于各专业组识别出的不合格标本可在 LIS"标本核收"页面，点击"拒收"按钮，填报拒收类型、拒收原因、标本所属专业组等信息后完成拒收流程。按照测试日期每月从 LIS 数据库中抓取拒收标本列表，去除重复条码，获得拒收标本数据。根据拒收类型和拒收原因字段统计出 11 种不合格标本的数量。按照测试日期从 LIS 数据库中抓取状态为"已发送"的标本数，加上拒收标本数为最终的标本总数。

| 文件编号：LHJY-SOP-0GL2001 |
| 版本号：E/0 |
| 页码：第7页 共9页 |

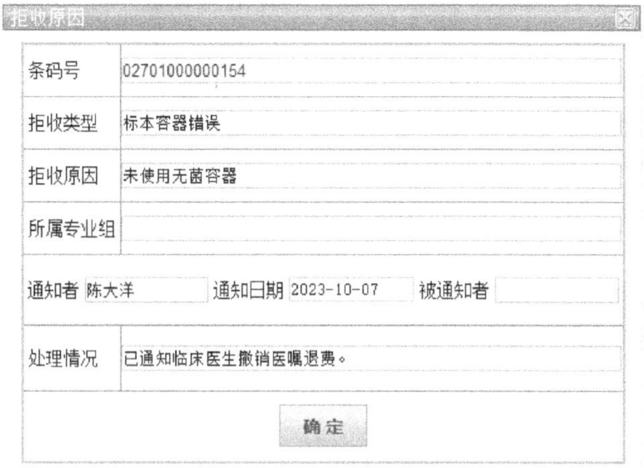

第1节　标本不合格率

图 9.1.1　LIS 中的拒收菜单

9.1.4.3　质量指标管理系统操作程序

（1）指标基础数据设置

在系统中设置指标负责人、指标监测周期、目标值、指标采集公式等指标基本信息，也可重新生成指标周期汇总数据。操作方法：质量指标管理系统→数据集管理→其他→质量指标定义→选择单个指标→修改。

（2）专业组开展检验项目维护

在"质量指标管理系统→业务管理→工作量统计→专业组统计项配置"菜单梳理在用检测项目信息，应及时删除停用仪器组或检测项目，不同专业组间不能共用仪器组。

（3）指标分析数据查看

质量指标管理系统→质量指标统计→检验前指标→标本不合格率，查看11个指标的各种维度统计图表，也可按照专业组、院区和是否新冠标本筛选展示数据。

（4）持续改进流程启动

在质量指标统计界面，对没有达标的专业组，系统会自动显示"发起持续改进流程"入口，各相关专业组可通过入口启动持续改进措施，启动后的持续改进措施可以在"持续改进流程"菜单查询和处理。

（5）形成质量指标汇总分析报告

按照指标统计周期，每月需形成一份质量指标分析报告，中心层面由质量指标负责人完成，专业组和分部层面由各专业组组长和分部负责人完成。操作方法：质量指标管理系统→首页→监测周期（月度）→输入月度→搜索。点击分析指标后的"生成指标分析报告"，输入分析评价内容和后续措施，点击保存和归档。

第 1 节　标本不合格率	文件编号：LHJY-SOP-0GL2001
	版本号：E/0
	页码：第 8 页　共 9 页

9.1.5　支持文件

［1］王治国,费阳,康凤凤.临床检验质量指标［M］.北京：人民卫生出版社,2016.

［2］国家卫生和计划生育委员会.临床实验室质量指标：WS/T496-2017［S］.北京：中国标准出版社,2017.

［3］王治国,费阳,康凤凤,等.国家卫生计生委发布临床检验专业 15 项医疗质量控制指标（2015 年版）内容及解读［J］.中华检验医学杂志,2015,38(11)：777-781.

［4］阚丽娟,张丽军,张秀明.正确理解和应用 15 项临床检验质量控制指标［J］.检验医学,2022,37(10)：907-914.

［5］LHJY-PF8.8-01 质量指标管理程序.

9.1.6　记录表格

PF8.8-TAB-03《不合格标本及处理情况登记表》,见附表 9.1.1。

编写：陈大洋　　　　审核：蔡钦泉　　　　批准：张秀明

批准日期：2023 年 9 月 1 日

		文件编号：LHJY-SOP-0GL2001
第1节 标本不合格率		版本号：E/0
		页码：第9页 共9页

附表9.1.1 不合格标本及处理情况登记表

编号：PF8.8-TAB-03

专业组		日　　期	
标本条码		标本类型	
患者姓名		科　　室	
检测项目		通知人	
不合格类型		不合格原因	
处理情况			
被通知者		通知时间	

	文件编号：LHJY-SOP-0GL2002
第2节 标本周转时间	版本号：E/0
	页码：第1页 共4页

9.2.1 目的

ISO 15189:2022 规定标本周转时间(TAT)指的是经历检验前、检验和检验后过程中的两个指定点之间所用的时间。本程序规定了检验前 TAT 中位数、检验前 TAT 第 90 位百分数、检验前 TAT 达标率、实验室内 TAT 中位数、实验室内 TAT 第 90 位百分数、实验室内 TAT 达标率、全过程 TAT 中位数、全过程 TAT 第 90 位百分数及全过程 TAT 达标率共计 9 个指标的数据采集、统计分析和实验室质量指标管理系统操作等内容，为提升实验室工作效率、保证检验结果及时性提供监控手段。

9.2.2 范围

适用于中心各部门 TAT 相关指标的建立、统计分析和持续改进等管理内容。

注：中心各部门包括医学检验实验室各专业组和检验一部、检验二部、检验三部、检验四部 4 个分部。

9.2.3 职责

9.2.3.1 检验人员

负责 TAT 相关指标的日常监控，对不达标或目标设置不适宜的项目提出改进措施。负责报告并转达质量指标管理系统相关故障、计算错误、功能需求等内容，提出优化系统功能的建议。负责检验项目各阶段 TAT 目标值的维护，并向用户转达。

9.2.3.2 中心质量指标负责人

负责 TAT 相关指标目标适宜性评估。负责把控数据填报质量、撰写分析报告、监督持续改进流程落实情况。负责制定 TAT 相关指标的统计规则。负责质量指标管理系统中 TAT 相关指标统计功能的开发。

9.2.3.3 中心质量主管

负责质量指标资料的汇总、上报。负责质量指标管理系统的开发及优化。负责组织召开质量指标评审会，对指标设置适用性、统计规则正确性、改进流程完成度进行监督和评估。负责 TAT 相关指标统计流程的培训。负责增加或减少质量指标的种类。

9.2.3.4 中心主任

负责审批 TAT 相关指标的管理流程。负责协调组织相关部门优化工作流程，缩短检验项目 TAT。

第2节 标本周转时间

文件编号：LHJY-SOP-0GL2002
版本号：E/0
页码：第2页 共4页

9.2.4 程序

9.2.4.1 TAT相关质量指标计算方法

见表9.2.1。

表9.2.1 TAT相关质量指标计算方法

序号	指标名称	计算方法
1	检验前TAT中位数	检验前TAT是指从标本采集到实验室接收标本的时间（以分钟为单位）。检验前TAT中位数是指将统计分析目标内所有标本的检验前TAT由短到长排序后取其中位数
2	检验前TAT第90位百分数	检验前TAT第90位百分数是指将统计分析目标内所有标本的检验前TAT由短到长排序后取其第90百分位数
3	检验前TAT达标率	将一组标本的总数作为分母，将检验前TAT满足质量目标要求的标本个数作为分子，分子与分母的比值以百分比形式显示即为该组标本的检验前TAT达标率
4	实验室内TAT中位数	实验室内TAT是指从标本核收到报告发送的时间（以分钟为单位）。实验室内TAT中位数是指将统计分析目标内所有标本的实验室内TAT由短到长排序后取其中位数
5	实验室内TAT第90位百分数	实验室内TAT第90位百分数是指将统计分析目标内所有标本的实验室内TAT由短到长排序后取其第90百分位数
6	实验室内TAT达标率	实验室内TAT达标率是在既定的质量目标下（如急诊血常规项目实验室内TAT≤30分钟），在一定时间段内，满足质量目标的标本数量占所有标本数的比例
7	标本全过程TAT中位数	检验报告发出的时间和标本采集时间之差值即为标本全过程TAT（以分钟为单位）。将所有标本的全过程周转时间由短到长排序后取其中位数为标本全过程TAT中位数
8	标本全过程TAT第90位百分数	全过程TAT第90位百分数是指将统计分析目标内所有标本的全过程TAT由短到长排序后取其第90百分位数
9	全过程TAT达标率	标本全过程TAT达标率是在既定的质量目标下，在一定时间段内，满足质量目标的标本数量占所有标本数的比例

第2节 标本周转时间	文件编号：LHJY-SOP-0GL2002
	版本号：E/0
	页码：第3页 共4页

9.2.4.2 TAT 相关质量指标统计方法

按照 CNAS-AL09《医学实验室认可领域分类》将中心检验项目归类到临床血液学、临床化学、临床免疫学等类别中，同时配置检验项目所属的专业组、检验前允许 TAT、实验室内允许 TAT 及急诊情况下允许的 TAT，是否包含非工作日等信息，以上时间用"年/月/日/时/分"格式计算。质量指标管理系统当天自动从 LIS 中提取检测标本的采样时间、核收时间、报告发送时间、科室、院区、患者类型等信息，用于计算 TAT 相关质量指标。每个条码只有一个采集时间和接收时间，计算两者时间差的中位数和第 90 位百分数即为相应指标。检验前 TAT 达标的标本指的是该标本所含检验项目实际检验前 TAT 小于等于允许 TAT。室内 TAT 指的是标本接收到报告发送的时间。考虑到单个标本可能含有多个检测项目，对应地会生成多个报告发送时间，因此用于计算室内标本 TAT 中位数和第 90 位百分数两个指标的 TAT 应为最晚的报告发送时间减去接收时间之差。室内 TAT 达标率为室内 TAT 达标的标本数占标本总数的比例，其中室内 TAT 达标的标本指的是该标本所含检验项目实际室内 TAT 小于等于允许 TAT。全过程 TAT 等于检验前 TAT 加上室内 TAT，若单个标本含有多个检测项目，对应多个报告发送时间时，以最晚的时间为准。通过质量指标管理系统可选择多个维度可视化统计结果。

1）按月份统计。
2）按患者类型统计：全部、住院、门诊、体检等。
3）按是否为加急标本统计。
4）按标本来源统计：检验一部、检验二部、检验三部等。
5）按申请项所属类别统计：临床血液学、临床化学、临床免疫学等。
6）按专业组统计：分子遗传组、临床质谱组、临床微生物组等。
7）按检验项目自定义统计组合。
8）按检验项目 TAT 达标率区间筛选：如筛出某月份 TAT 达标率在 0~20% 的检验项目开展有针对性的持续改进。
9）按不同时间段展示 TAT 达标率变化。
10）按检验项目允许的 TAT 区间展示 TAT 达标率变化，比如分别统计检验项目允许时长为 0~30 分钟、30~60 分钟、60~90 分钟等区间内的 TAT 达标率，可以挖掘某段时间内项目不达标的共性原因。统计数据以柱形图、折线图、堆积图等多种形式展现。

9.2.4.3 质量指标管理系统操作程序

（1）指标基础数据配置

在质量指标管理系统中配置检验项目检验前、检验阶段的允许 TAT，设置指标负责人、指标监测周期、目标值、指标采集公式等指标基本信息，也可自定义统计指标周期汇总

	文件编号：LHJY-SOP-0GL2002
第2节 标本周转时间	版本号：E/0
	页码：第4页 共4页

数据。操作方法：质量指标管理系统→数据集管理→其他→质量指标定义→选择单个指标→修改。

（2）指标分析数据查看

在质量指标管理系统的质量指标统计菜单中查看9个指标的各种维度统计图表，也可按照专业组、院区筛选展示数据。

（3）持续改进流程启动

在质量指标统计界面，对没有达标的专业组，系统会自动显示"发起持续改进流程"入口，各相关专业组可通过入口启动持续改进措施，启动后的持续改进措施可以在"持续改进流程"菜单查询和处理。

（4）形成质量指标汇总分析报告

按照指标统计周期，每月需形成一份质量指标分析报告，科室层面由指标负责人完成，专业组层面由各专业组组长负责完成。操作方法：质量指标管理系统→首页→监测周期（月度）→输入月度→搜索→点击分析指标后的"生成指标分析报告"→输入分析评价内容和后续措施→点击保存和归档。

9.2.5 支持文件

［1］王治国,费阳,康凤凤.临床检验质量指标［M］.北京：人民卫生出版社,2016.

［2］国家卫生和计划生育委员会.临床实验室质量指标：WS/T496-2017［S］.北京：中国标准出版社,2017.

［3］王治国,费阳,康凤凤,等.国家卫生计生委发布临床检验专业15项医疗质量控制指标（2015年版）内容及解读［J］.中华检验医学杂志,2015,38(11)：777-781.

［4］阚丽娟,张丽军,张秀明.正确理解和应用15项临床检验质量控制指标［J］.检验医学,2022,37(10)：907-914.

［5］中国合格评定国家认可委员会.医学实验室认可领域分类：CNAS-AL09［S］.北京：中国合格评定国家认可委员会,2020.

编写：纪　翔　　　　审核：蔡钦泉　　　　批准：张秀明

批准日期：2023年9月1日

第3节　血培养污染率和阳性率

文件编号：LHJY-SOP-0GL2003
版本号：E/0
页码：第1页　共4页

9.3.1　目的

血液培养是临床微生物学实验室最重要的检查之一，是诊断血流感染、菌血症的金标准。血培养污染率是为了对血培养标本是否污染进行监控，及时发现标本污染对检验结果的影响，确保检测工作的质量，为临床提供可靠的检测结果。定期统计血培养阳性率，对临床科室进行汇总反馈，是提高血流感染检出率的重要手段。本文件规定了血培养污染率和阳性率的计算方法和统计手段。

9.3.2　范围

适用于中心各部门血培养污染率和阳性率的日常管理，也可作为临床科室送检血培养标本的分析前质控和有效性评价依据。

注：中心各部门包括医学检验实验室各专业组和检验一部、检验二部、检验三部、检验四部4个分部。

9.3.3　职责

9.3.3.1　检验人员

负责血培养污染和阳性数据的登记。

9.3.3.2　中心质量指标负责人

负责汇总每月血培养标本总数、血培养污染标本总数，计算出污染率。负责汇总每月血培养阳性标本数，计算出阳性率。负责把控数据填报质量、撰写分析报告、监督持续改进流程落实情况。负责质量指标管理系统中血培养污染率和阳性率统计功能的开发和完善。负责血培养污染和阳性菌识别和登记流程的培训。

9.3.3.3　中心质量主管

负责质量指标资料的汇总、上报。负责质量指标管理系统的开发及优化。负责组织召开质量指标评审会，对指标设置适用性、统计规则正确性、改进流程完成度进行监督和评估。负责增加或减少质量指标的种类。

9.3.3.4　中心主任

负责审批血培养污染率和阳性率的管理流程。负责协调组织质控科、护理部、临床科室优化工作流程，降低血培养污染率，提高阳性率。

第3节 血培养污染率和阳性率

文件编号：LHJY-SOP-0GL2003
版本号：E/0

9.3.4 程序

9.3.4.1 血培养污染率/血培养阳性率的计算方法

1）指标名称：血培养污染率/血培养阳性率。

2）指标定义：血培养污染率指单位时间内（如每月、每季度、每年）血培养污染套数与血培养总套数的比值；血培养阳性率指单位时间内（如每月、每季度、每年）血培养阳性套数与血培养总套数的比值。

3）监控周期：每月。

4）控制目标：血培养污染率≤3%；血培养阳性率（中心各部门自行定义，建议≥10%）。

5）指标导向：血培养污染率为控制目标范围内平稳波动或降低；血培养阳性率为逐步提高。

6）指标说明：污染菌是指从血培养中分离到可能是标本采集或转运过程中进入血培养瓶的非致病微生物。常见污染菌包括痤疮丙酸杆菌、微球菌属、芽孢杆菌属（不包括炭疽芽孢杆菌）、棒杆菌属（不包括杰氏棒杆菌）、凝固酶阴性葡萄球菌（不包括路邓葡萄球菌）、气球菌属等。

血流感染病原菌确认和污染菌鉴别没有金标准，虽然微生物种类是目前最重要的鉴别依据，但还需综合分析细菌血症和真菌血症发生的可能性，结合其他临床、实验室或影像学发现，从身体其他部位分离的病原菌，治疗效果、临床症状和体征，主管医师的临床判断等。

7）计算公式：血培养污染率=单位时间内血培养污染套数/同期血培养总套数×100%。

分子：指培养出"污染菌"的套数，将血培养生长的棒状杆菌、芽孢杆菌考虑为"污染菌"，对于不确定是"污染菌"还是"病原菌"的培养结果要结合其他临床特征判断。

分母：指同时期接收血培养的总套数。

【示例】某月共接收血培养套数为100套，分离菌结果判断如表9.3.1所示，则该月血培养污染率=(2+1+2)/100=5%。

表9.3.1 某月血培养分离菌结果判断

分 离 菌	阳性套数	病原菌或污染菌
大肠埃希菌	3	病原菌
肺炎克雷伯菌	2	病原菌
铜绿假单胞菌	1	病原菌

第3节 血培养污染率和阳性率

文件编号：LHJY-SOP-0GL2003
版本号：E/0
页码：第3页 共4页

续 表

分 离 菌	阳性套数	病原菌或污染菌
金黄色葡萄球菌	5	病原菌
凝固酶阴性葡萄球菌(2套来自同一患者)	2	病原菌(可能)
凝固酶阴性葡萄球菌(2套中只有1套阳性的患者)	2	污染菌
微球菌	1	污染菌
芽孢杆菌	2	污染菌

血培养阳性率=单位时间内血培养阳性套数/同期血培养总套数×100%。

分子：指培养出"阳性菌"的套数，包括污染菌、致病菌等各种类型的阳性菌。

分母：指同时期接收血培养的总套数。

9.3.4.2 数据采集方法

首先配置污染菌数据库，用于自动匹配血培养结果中的污染菌，且应定期更新并具有人工修改功能。检测结果数据采集方式有两种，第一种是从LIS中采集，自动抓取专业组名称、条码号、申请科室、院区、检验结果等信息；第二种是下载Excel模板，填报数据后导入质量指标管理系统，并将数据锁定，防止被篡改，血培养污染套数及血培养总套数从上传的表格中直接计算。

9.3.4.3 质量指标管理系统操作程序

(1) 指标基础数据设置

在质量指标管理系统中设置指标负责人、指标监测周期、目标值、指标采集公式等指标基本信息，也可重新生成指标周期汇总数据。操作方法：质量指标管理系统→数据集管理→其他→质量指标定义→选择单个指标→修改。

(2) 专业组维护血培养污染菌列表

在质量指标管理系统的血培养污染菌列表中配置污染菌的种类，也可通过下载数据模板，批量导入，定期更新污染菌列表。

(3) 指标分析数据查看

在质量指标管理系统的质量指标统计菜单查看血培养污染率和阳性率的各种维度统计图表，也可按照专业组、院区、标本来源科室筛选展示数据。

(4) 持续改进流程启动

在质量指标统计界面，对没有达标的专业组，系统自动显示"发起持续改进流程"入口，

文件编号：LHJY-SOP-0GL2003
版本号：E/0
页码：第4页 共4页

第3节 血培养污染率和阳性率

各相关专业组可通过入口启动持续改进措施，启动后的持续改进措施可以在"持续改进流程"菜单查询和处理。

（5）形成质量指标汇总分析报告

按照指标统计周期，每月需形成一份质量指标分析报告，科室层面由指标负责人完成，专业组层面由各专业组组长负责完成。操作方法：质量指标管理系统→首页→监测周期（月度）→输入月度→搜索→点击分析指标后的"生成指标分析报告"→输入分析评价内容和后续措施→点击保存和归档。

9.3.5 支持文件

[1] 王治国,费阳,康凤凤.临床检验质量指标[M].北京：人民卫生出版社,2016.

[2] 国家卫生和计划生育委员会.临床实验室质量指标：WS/T496-2017[S].北京：中国标准出版社,2017.

[3] 王治国,费阳,康凤凤,等.国家卫生计生委发布临床检验专业15项医疗质量控制指标(2015年版)内容及解读[J].中华检验医学杂志,2015,38(11)：777-781.

[4] 阚丽娟,张丽军,张秀明.正确理解和应用15项临床检验质量控制指标[J].检验医学,2022,37(10)：907-914.

[5] LHJY-PF8.8-01.《质量指标管理程序》.

[6] 中国医疗保健国际交流促进会临床微生物与感染分会,中华医学会检验医学分会临床微生物学组,中华医学会微生物学和免疫学分会临床微生物学组.血液培养技术用于血流感染诊断临床实践专家共识[J].中华检验医学杂志,2022,45(2)：17.

编写：韦洁宏　　　　审核：蔡钦泉　　　　批准：张秀明

批准日期：2023年9月1日

第4节　实验室信息系统(LIS)故障数	文件编号：LHJY-SOP-0GL2004
	版本号：E/0
	页码：第1页　共4页

9.4.1　目的

建立监测 LIS 故障的指标体系，控制和减少 LIS 故障数，有利于提高实验室工作效率，减少设备故障的发生。本文件规定了中心各部门 LIS 故障的识别、登记和统计分析流程。

注：本文件中的 LIS 指实验室检验信息系统、实验室管理信息系统、微信公众号等各种与实验室运营相关的信息系统。

9.4.2　范围

适用于中心各部门 LIS 故障的识别、登记和统计分析等管理活动。

注：中心各部门包括医学检验实验室各专业组和检验一部、检验二部、检验三部、检验四部 4 个分部。

9.4.3　职责

9.4.3.1　检验人员

负责 LIS 故障的识别和登记。

9.4.3.2　中心质量指标负责人

负责 LIS 故障数目标适宜性评估。负责把控数据填报质量、撰写分析报告、监督持续改进流程落实情况。负责制定 LIS 故障数的统计规则。负责质量指标管理系统中 LIS 故障数统计功能的开发。

9.4.3.3　中心质量主管

负责质量指标资料的汇总、上报。负责质量指标管理系统的开发及优化。负责组织召开质量指标评审会，对指标设置适用性、统计规则正确性、改进流程完成度进行监督和评估。负责 LIS 故障数统计流程的培训。

9.4.3.4　中心主任

负责审批 LIS 故障数的管理流程。负责协调组织相关部门优化工作流程，降低 LIS 故障数。

第4节 实验室信息系统(LIS)故障数

文件编号：LHJY-SOP-0GL2004
版本号：E/0
页码：第2页 共4页

9.4.4 程序

9.4.4.1 LIS故障数的统计方法

1）指标名称：LIS故障数。
2）指标定义：LIS故障导致实验室活动无法正常开展的次数。
3）监控周期：年度。
4）指标导向：逐年降低。
5）计算方法：统计每年因LIS故障导致实验室活动无法正常开展的次数。
6）指标说明：LIS故障数据登记分为2类，第1类为LIS故障对整个科室的检验过程产生影响，此时由中心质量指标负责人填报，且只用填报1次，第2类为LIS故障只影响某个专业组的业务运转时，由专业组检验人员填报，且只用填报1次。

9.4.4.2 数据采集方法

在"iLab管理平台"《信息系统故障报告与维修记录表》（附表9.4.1）中填报数据，系统自动计数，并统计故障时长和故障原因的频率分布。

9.4.4.3 质量指标管理系统操作程序

（1）指标基础数据设置
在质量指标管理系统中设置指标负责人、指标监测周期、目标值、指标采集公式等指标基本信息，也可重新生成指标周期汇总数据。操作方法：质量指标管理系统→数据集管理→其他→质量指标定义→选择单个指标→修改。

（2）各专业组填报LIS故障数据
按照"质量指标管理→数据集管理→检验中指标→设备、系统故障"操作在质量指标管理系统中填报数据，也可按照"iLab管理平台→电子记录→实验室信息管理→信息系统故障报告与维修记录表"操作填报数据。

（3）指标分析数据查看
质量指标管理系统→质量指标统计→检验中指标→LIS故障数→选择数据填报年份，查看指标各种维度统计报表。

（4）持续改进流程启动
对于未达标的年度，按照"个人工作台-持续改进流程"操作，启动持续改进流程。

（5）形成质量指标汇总分析报告
根据指标统计周期，每年形成一份质量指标分析报告，由指标负责人完成，操作方法：质量指标管理系统→首页→监测周期（年度）→输入年份→搜索→点击指标"LIS故障数"

第 4 节　实验室信息系统(LIS)故障数	文件编号：LHJY-SOP-0GL2004
	版本号：E/0
	页码：第3页　共4页

一栏的"生成指标分析报告"→输入分析评价内容和后续措施→点击保存和归档。

9.4.5　支持文件

[1] 王治国,费阳,康凤凤.临床检验质量指标[M].北京：人民卫生出版社,2016.

[2] 国家卫生和计划生育委员会.临床实验室质量指标：WS/T496-2017[S].北京：中国标准出版社,2017.

[3] LHJY-PF8.8-01.《质量指标管理程序》.

9.4.6　记录表格

PF8.8-TAB-04《信息系统故障报告与维修记录表》,见附表9.4.1。

编写：陈大洋　　　　审核：蔡钦泉　　　　批准：张秀明
　　　　　　　　　　　　　　　　　　　　批准日期：2023 年 9 月 1 日

第4节 实验室信息系统(LIS)故障数

文件编号：LHJY-SOP-0GL2004
版本号：E/0
页码：第4页 共4页

附表9.4.1 信息系统故障报告与维修记录表

编号：PF8.8-TAB-04

系统名称	发现时间	恢复时间	专业组	报告人	故障描述	维修人	维修内容

| 文件编号：LHJY-SOP-0GL2005 |
| 版本号：E/0 |
| 页码：第1页 共5页 |

第5节 分析设备故障数

9.5.1 目的

通过分析每年实验室内设备故障导致检验报告延迟的次数，提高实验室在紧急情况下的反应速度和协调水平，保证仪器设备的安全运行，保障实验室各项检验工作的正常开展。

9.5.2 范围

适用于中心各部门分析设备故障数指标的建立、统计分析和持续改进等管理内容。

注：中心各部门包括医学检验实验室各专业组和检验一部、检验二部、检验三部、检验四部4个分部。

9.5.3 职责

9.5.3.1 检验人员

负责分析设备故障的识别和登记。

9.5.3.2 中心质量指标负责人

负责分析设备故障数目标适宜性评估。负责把控数据填报质量、撰写分析报告、监督持续改进流程落实情况。负责制定分析设备故障数的统计规则。负责质量指标管理系统中分析设备故障数统计功能的开发。

9.5.3.3 中心质量主管

负责质量指标资料的汇总、上报。负责质量指标管理系统的开发及优化。负责组织召开质量指标评审会，对指标设置适用性、统计规则正确性、改进流程完成度进行监督和评估。负责分析设备故障数统计流程的培训。

9.5.3.4 中心主任

负责审批分析设备故障数的管理流程。负责协调组织相关部门优化工作流程，降低分析设备故障数。

9.5.4 程序

9.5.4.1 分析设备故障数的统计方法

1）指标名称：分析设备故障数。
2）指标定义：设备故障导致检验报告延迟的次数。

第5节　分析设备故障数

文件编号：LHJY-SOP-0GL2005
版本号：E/0
页码：第2页　共5页

3）监控周期：年度。
4）控制目标：逐年下降。
5）计算方法：计算设备故障导致检验报告延迟的次数。
6）指标说明：直接用于检验的设备均可计算入内，设备故障包括设备故障导致检验报告延迟发放的；设备故障时间超过1小时的；设备故障后需工程师上门维修的；设备故障导致检验过程停止并造成经济损失的等情况。

9.5.4.2　数据采集方法

检验人员在"iLab管理平台"《仪器设备维修/维护记录表》（附表9.5.1）中填报数据，系统自动计数，并统计故障时长的频率分布。

9.5.4.3　质量指标管理系统操作程序

（1）指标基础数据设置
在质量指标管理系统中设置指标负责人、指标监测周期、目标值、指标采集公式等指标基本信息，也可自定义生成指标统计周期汇总数据。操作方法：质量指标管理系统→数据集管理→其他→质量指标定义→选择单个指标→修改。

（2）各专业组填报分析设备故障数据
在"iLab管理平台"《仪器设备维修/维护记录表》（附表9.5.1）中填写故障、维修处理及恢复使用的信息（包括但不限于故障仪器名称、故障简要描述、维修类型、故障原因等）。

（3）指标分析数据查看
操作方法：质量指标管理系统→质量指标统计→检验中指标→分析设备故障→选择数据填报年份，查看指标各种维度统计报表。

（4）持续改进流程启动
对于未达标的年度，按照"个人工作台→持续改进流程"操作，启动持续改进流程。

（5）形成质量指标汇总分析报告
根据指标统计周期，每年形成一份质量指标分析报告，由指标负责人完成，操作方法：质量指标管理系统→首页→监测周期（年度）→输入年份→搜索→点击指标"分析设备故障数"一栏的"生成指标分析报告"→输入分析评价内容和后续措施→点击保存和归档。

9.5.5　支持文件

[1] 王治国,费阳,康凤凤.临床检验质量指标[M].北京：人民卫生出版社,2016.
[2] 国家卫生和计划生育委员会.临床实验室质量指标：WS/T496-2017[S].北京：中国标准出版社,2017.

第5节　分析设备故障数	文件编号：LHJY－SOP－0GL2005
	版本号：E/0
	页码：第3页　共5页

9.5.6　记录表格

PF8.8－TAB－05《仪器设备维修/维护记录表》，见附表9.5.1。

编写：胡楚靖　　　　审核：蔡钦泉　　　　批准：张秀明

批准日期：2023年9月1日

	第5节 分析设备故障数	文件编号：LHJY-SOP-0GL2005
		版本号：E/0
		页码：第4页 共5页

附表9.5.1 仪器设备维修/维护记录表

编号：PF8.8-TAB-05

责任部门				
故障仪器名称		故障仪器编号		
故障简要描述				
	发现人		发现时间	
	报修电话		报修时间	
维修类型	□自行维修 □远程指导维修			
	□工程师维修/维护	工程师：	到达时间：	
故障原因				
维护原因	□周期性维护	□1月 □2月 □3月 □半年 □年		
	□潜在问题维护	问题描述		
指定执行人		去污染人员		
故障处理/维护内容				
	处理人		修复时间	
更换配件	□有 □无	登 记		
	附 件			
维修/维护后性能验证	□无须验证 □项目校准 □运行质控 □复测质评样本 □设备间比对 □室间比对 □其他			
	附 件			
	结 果	□合格 □不合格	处 理	
	验证人		时 间	
故障后应急措施	□使用其他仪器检测标本 □送其他实验室检测 □暂停检测 □报告管理层： □管理层答复： □发出延迟报告通知 电话： 接听人：			

		文件编号：LHJY-SOP-0GL2005
第5节 分析设备故障数		版本号：E/0
		页码：第5页 共5页

续 表

临床影响评估	□专业判断 □抽样重测（至少5个标本）结果：
	□无影响
	□有影响　　　　□告知临床　□追回报告　□重测标本
	上传附件
是否导致延迟报告	□是　□否
处理结果	□恢复　□未修复
是否同意恢复使用	□同意　□不同意
上传附件	
恢复使用时间		授权人签名	
审批结果	□同意　□不同意
中心技术负责人 签名		审批时间	

第6节 实验室信息系统(LIS)传输准确性验证符合率

文件编号：LHJY-SOP-0GL2006
版本号：E/0
页码：第1页 共4页

9.6.1 目的

规范中心各部门 LIS 传输准确性验证符合率的登记和统计分析流程，建立监测 LIS 传输准确性验证符合率的指标体系。

注：本文件中的 LIS 指实验室检验信息系统。

9.6.2 范围

适用于中心各部门 LIS 传输准确性验证符合率的开展、登记和统计分析等管理活动。

注：中心各部门包括医学检验实验室各专业组和检验一部、检验二部、检验三部、检验四部 4 个分部。

9.6.3 职责

9.6.3.1 检验人员

负责开展 LIS 传输准确性验证工作。

9.6.3.2 中心质量指标负责人

负责 LIS 传输准确性验证符合率目标适宜性评估。负责把控数据填报质量、撰写分析报告、监督持续改进流程落实情况。负责制定 LIS 传输准确性验证符合率的统计规则。负责质量指标管理系统中 LIS 传输准确性验证符合率统计功能的开发。

9.6.3.3 中心质量主管

负责质量指标资料的汇总、上报。负责质量指标管理系统的开发及优化。负责组织召开质量指标评审会，对指标设置适宜性、统计规则正确性、改进流程完成度进行监督和评估。负责 LIS 传输准确性验证符合率统计流程的培训。

9.6.3.4 中心主任

负责审批 LIS 传输准确性验证符合率的管理流程。负责协调组织相关部门优化工作流程，提高 LIS 传输准确性验证符合率。

9.6.4 程序

9.6.4.1 基本情况

1）指标名称：LIS 传输准确性验证符合率。
2）指标定义：LIS 传输准确性验证符合数占 LIS 传输准确性验证总数的比例。

第6节　实验室信息系统(LIS)传输准确性验证符合率	文件编号：LHJY-SOP-0GL2006
	版本号：E/0
	页码：第2页　共4页

3) 监控周期：年度。

4) 计算公式：LIS 传输准确性验证符合率 = LIS 传输准确性验证符合数/LIS 传输准确性验证总数×100%。

9.6.4.2　指标说明

分子：若 LIS 与 HIS、仪器、自助打印机、公众号、APP 等系统间传输的信息未发生变化则判定为准确性验证符合。若传输前后出现检测项目遗漏、检测结果错误、患者信息不全、检验数据不完整等情况的则判定为准确性验证不符合。验证链条为仪器-LIS-HIS/公众号/自助打印机/APP 等，整个过程数据一致才判定为准确性验证符合，有双向传输的需进行双向验证，但只计 1 次。

分母：每年各专业组开展 LIS 传输准确性验证的总数。

9.6.4.3　数据采集方法

各专业组在质量指标管理系统电子表单《仪器与信息系统间数据传输准确性验证记录表》(附表 9.6.1)中填报仪器验证信息，提取验证结论为"一致"的实验数为分子，总的验证数为分母，依此计算符合率。

9.6.4.4　质量指标管理系统操作程序

(1) 指标基础数据设置

通过该功能设置指标负责人、指标监测周期、目标值、指标采集公式等指标基本信息，也可自定义指标统计周期汇总数据。操作方法：质量指标管理系统→数据集管理→其他→质量指标定义→选择单个指标→修改。

(2) 各专业组填报数据

按照"质量指标管理→数据集管理→检验中指标→仪器、LIS 和 HIS 传输明细"操作在质量指标管理系统填报数据，也可按照"iLab 管理平台→电子记录→03 仪器与信息系统间数据传输准确性验证记录表"操作填报数据。

(3) 指标分析数据查看

操作方法：质量指标管理系统→质量指标统计→检验中指标→LIS 传输准确性验证符合率→选择数据填报年份，查看指标各种维度统计报表。

(4) 持续改进流程启动

对于未达标的年度，按照"个人工作台→持续改进流程"操作，启动持续改进流程。

(5) 形成质量指标汇总分析报告

按照指标统计周期，每年需形成一份质量指标分析报告，由指标负责人完成，操作方法：质量指标管理系统→首页→监测周期(年度)→输入年份→搜索→点击指标"LIS 传输

第6节 实验室信息系统(LIS)传输准确性验证符合率

文件编号：LHJY-SOP-0GL2006
版本号：E/0
页码：第3页 共4页

准确性验证符合率"→栏的"生成指标分析报告"→输入分析评价内容和后续措施→点击保存和归档。

9.6.5 支持文件

[1] 王治国,费阳,康凤凤.临床检验质量指标[M].北京：人民卫生出版社,2016.

[2] 国家卫生和计划生育委员会.临床实验室质量指标：WS/T496-2017[S].北京：中国标准出版社,2017.

[3] LHJY-PF8.8-01.《质量指标管理程序》.

9.6.6 记录表格

PF8.8-TAB-06《仪器与信息系统间数据传输准确性验证记录表》,见附表9.6.1。

编写：陈大洋　　审核：蔡钦泉　　批准：张秀明

批准日期：2023年9月1日

第6节 实验室信息系统(LIS)传输准确性验证符合率

文件编号：LHJY-SOP-0GL2006
版本号：E/0
页码：第4页 共4页

附表 9.6.1　仪器与信息系统间数据传输准确性验证记录表

编号：PF7.6-TAB-06

验证信息登记							
仪器名称	组内编号	专业组	岗位	验证类型	验证结论	验证日期	验证人

标本结果验证						
条码号	验证项目	仪器原始数据	LIS	HIS	公众号	自助打印机	验证结果

信息和注解是否一致						
条码号	姓名	性别	年龄	采集时间	申请医生	申请项目	其他报告内容

	文件编号：LHJY-SOP-0GL2007
第7节　室内质控项目开展率	版本号：E/0
	页码：第1页　共5页

9.7.1　目的

室内质控是保证检测结果准确性、稳定性并及时发现检测过程中实验偏差的管理体系。通过对室内质控项目开展率的持续监测，提升其开展率，确保实验室检测项目结果的长期稳定性和室间可比性。

9.7.2　范围

适用于中心各部门室内质控项目开展率的建立、统计分析和持续改进等管理内容。

注：中心各部门包括医学检验实验室各专业组和检验一部、检验二部、检验三部、检验四部4个分部。

9.7.3　职责

9.7.3.1　专业组组长

负责组织未达标原因的分析及相应措施的实施，数据填报。

9.7.3.2　中心质量指标负责人

负责监督落实专业组质量指标数据填报，撰写质量指标汇总分析报告，监督落实持续改进措施的完成。

9.7.3.3　中心质量主管

负责中心所有质量指标资料的汇总，每月召开指标评审会，对指标设置的适用性进行讨论评估。

9.7.3.4　中心主任

负责质量指标报告的审批。

9.7.4　程序

9.7.4.1　基本情况

1）指标名称：室内质控项目开展率。
2）指标定义：开展室内质控的检验项目数占同期检验项目总数的比例。
3）监控周期：年度。
4）计算公式：室内质控项目开展率＝开展室内质控的检验项目数/同期检验项目总数×100%。

	文件编号：LHJY-SOP-0GL2007
第7节　室内质控项目开展率	版本号：E/0
	页码：第2页　共5页

9.7.4.2　指标说明

1) 分子：开展室内质控的方式可以通过如下8种方式进行：利用第三方质控品、厂家质控品、自制质控品、基于患者结果的均差法、差值检查法、多参数核查法、患者标本的双份测定法、留样再测，8种方式开展任意1种以上，即可判断该项目开展室内质控；计算全科室室内质控开展率时，如果2个及以上专业组开展同一项目，只要其中一个专业组开展，则判断为该项目开展了室内质控。

2) 分母：分母指实验室周期内开展的总项目数，新启用的检测项目在启用当年开始纳入室内质控开展率计算，停用的项目在停用当年也应纳入开展率的计算。计算全科室的室内质控开展率时，如果存在一个项目在多个专业组开展，则只能计算为开展1个项目。

9.7.4.3　数据采集方法

各专业组进入质量指标管理→数据集管理→室内质控项目开展明细，手工勾选实验室内开展项目数据，完成数据采集。

9.7.4.4　质量指标管理系统操作程序

（1）指标基础数据设置

通过该功能设置指标负责人、指标监测周期、目标值、指标采集公式等指标基本信息，也可自定义指标统计周期汇总数据。操作方法：质量指标管理系统→数据集管理→其他→质量指标定义→选择单个指标→修改。

（2）专业组开展检验项目维护

"iLab管理平台"→"后台管理"→"检验项目配置"，系统在启用初期已维护实验室2022年5月以前的所有开展项目，各专业组如需在系统中新增或修改开展项目，需要在该菜单下进行操作。可新增、停用、修改、删除检验项目。每个项目的启用日期以及状态作为前置条件，系统通过前置条件判断是否在《室内质控项目开展明细》中显示，如项目启用日期为2019年4月1日，则在2019年及以后的《室内质控项目开展明细》中显示该项目；当项目状态改为停用并设置停用日期后，系统判断停用日期的下一年度的《室内质控项目开展明细》不显示，如2019年4月1日停用某一项目，则在2020年《室内质控项目开展明细》中不显示。

说明：在维护开展检验项目时，项目名称应该规范，参考《医疗机构临床检验项目目录（2013年版）》来建立项目字典库，以防止因为项目名称使用不一致而导致重复计算开展检验项目数。另外国家临检中心也以《医疗机构临床检验项目目录（2013年版）》来设置组织项目，这样也可防止因项目名称不一致而导致实验室和室间质评特定机构间共同拥有的项目无法统一。

	文件编号：LHJY-SOP-0GL2007
第7节 室内质控项目开展率	版本号：E/0
	页码：第3页 共5页

（3）勾选室内质控项目

操作方法：质量指标管理系统→数据集管理→检验中指标→室内质控项目开展明细→选择数据填报年份→选择专业组→搜索→修改，在查询结果中对每个项目的室内质控开展情况进行状态选择，蓝色为"是"，灰色为"否"，可以选择利用第三方质控品、厂家质控品、自制质控品、留样再测、数据分析5种方式。所有项目修改完毕后点击保存，填报表格见图9.7.1。

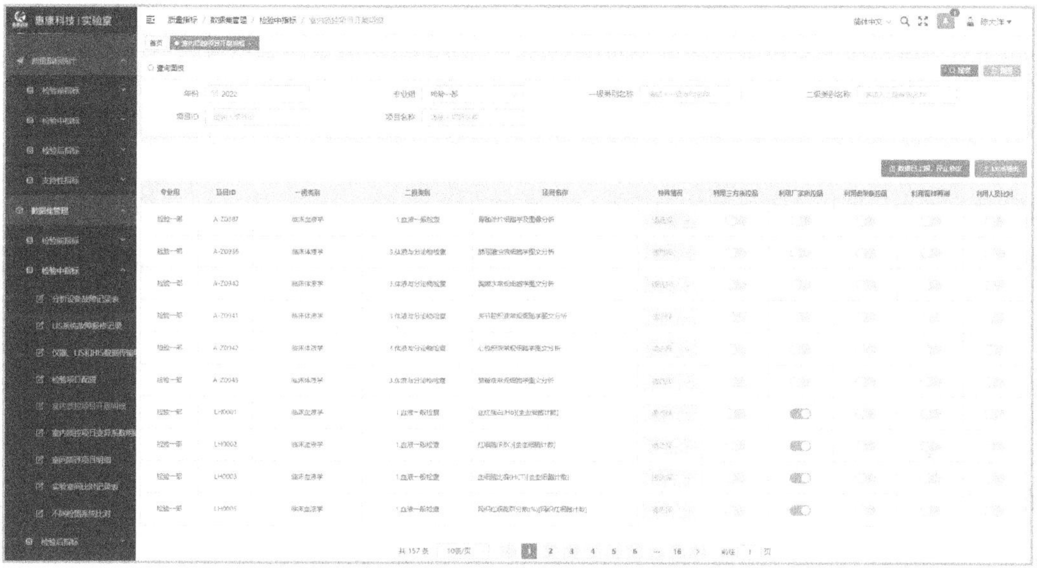

图9.7.1 室内质控项目填报电子表

（4）数据锁定

所有专业组填报完当年数据后，质量主管应对当年填报数据进行锁定，防止数据被篡改，保证数据有效性，只有质量主管及以上管理层人员有权限对数据进行解除锁定，操作方法：质量指标管理系统→数据集管理→检验中指标→室内质控项目开展明细→选择数据填报年份→锁定数据。

（5）指标分析数据查看

操作方法：质量指标管理系统→质量指标统计→检验中指标→室内质控项目开展率→选择数据填报年份，查看指标各种维度统计报表。

（6）持续改进流程启动

室内质控质量指标统计界面，对没有达标的专业组，系统自动会显示"发起持续改进流程"入口，各相关专业组可通过入口启动持续改进措施，启动后的持续改进措施可以在"持续改进流程"菜单中查询和处理。

	文件编号：LHJY-SOP-0GL2007
第7节 室内质控项目开展率	版本号：E/0
	页码：第4页 共5页

（7）形成质量指标汇总分析报告

按照指标统计周期,每年需形成一份质量指标分析报告,由指标负责人完成,操作方法：质量指标管理系统→首页→监测周期(年度)→输入年份→搜索→点击指标室内质控项目开展率后的"生成指标分析报告"→输入分析评价内容和后续措施→点击保存和归档。

9.7.5 支持文件

［1］王治国,费阳,康凤凤.临床检验质量指标［M］.北京：人民卫生出版社,2016.

［2］国家卫生和计划生育委员会.临床实验室质量指标：WS/T496-2017［S］.北京：中国标准出版社,2017.

［3］王治国,费阳,康凤凤,等.国家卫生计生委发布临床检验专业15项医疗质量控制指标(2015年版)内容及解读［J］.中华检验医学杂志,2015,38(11)：777-781.

［4］阚丽娟,张丽军,张秀明.正确理解和应用15项临床检验质量控制指标［J］.检验医学,2022,37(10)：907-914.

［5］LHJY-PF8.8-01《质量指标管理程序》.

9.7.6 记录表格

LHJY-0GL-TAB-2007-01《室内质控项目开展明细》,见附表9.7.1。

编写：张丽军　　　　审核：蔡钦泉　　　　批准：张秀明

批准日期：2023年9月1日

	文件编号：LHJY-SOP-0GL2007
第7节 室内质控项目开展率	版本号：E/0
	页码：第5页 共5页

附表9.7.1 室内质控项目开展明细

编号：LHJY-0GL-TAB-2007-01

年份：_____ 专业组：_____

项目ID	专业领域	项目名称	三方质控品	厂家质控品	自制质控品	均差法	差值检查法	多参数核查法	双份测定法	留样再测
			是□ 否□	是□ 否□	是□ 否□	是□ 否□	是□ 否□	是□ 否□	是□ 否□	是□ 否□

第8节　室内质控项目变异系数不合格率	文件编号：LHJY-SOP-0GL2008
	版本号：E/0
	页码：第1页　共4页

9.8.1　目的

通过对室内质控变异系数不合格率的监测，反映实验室检验结果精密度，提升实验室质控水平，保证检验结果的准确性。

注：室内质控变异系数指的是该项目室内质控品测定值（在控数据）的标准差/均值。其中当月室内质控变异系数指的是本月室内质控数据的变异系数。中心各部门应为其开展的各个项目制定室内质控允许不精密度的性能指标（即允许的变异系数），其来源可参照相关行业标准和国家标准、生物学变异导出的质量规范、试剂说明书等。

9.8.2　范围

适用于中心各部门室内质控变异系数不合格率的统计分析和管理。

注：中心各部门包括医学检验实验室各专业组和检验一部、检验二部、检验三部、检验四部4个分部。

9.8.3　职责

9.8.3.1　专业组组长

负责每月的数据填报、不达标原因分析及持续改进措施的实施。

9.8.3.2　中心质量指标负责人

负责室内质控变异系数不合格率目标适宜性评估。负责把控数据填报质量、撰写分析报告、监督持续改进流程落实情况。负责制定室内质控变异系数不合格率的统计规则。负责质量指标管理系统中室内质控变异系数不合格率统计功能的开发。

9.8.3.3　中心质量主管

负责质量指标资料的汇总、上报。负责质量指标管理系统的开发及优化。负责组织召开质量指标评审会，对指标设置适用性、统计规则正确性、改进流程完成度进行监督和评估。负责室内质控变异系数不合格率统计流程的培训。

9.8.3.4　中心主任

负责审批室内质控变异系数不合格率的管理流程。负责协调组织相关部门优化工作流程，降低室内质控变异系数不合格率。

第8节 室内质控项目变异系数不合格率

文件编号：LHJY-SOP-0GL2008
版本号：E/0
页码：第2页 共4页

9.8.4 程序

9.8.4.1 基本信息

1）指标名称：室内质控项目变异系数不合格率。
2）指标定义：室内质控项目变异系数高于要求的检验项目数占同期对室内质控项目变异系数有要求的检验项目总数的比例。
3）监控周期：月度。
4）控制目标：<5.0%（各专业组可根据自身情况制定相应目标,但不宜>5.0%）。
5）指标导向：逐步降低。
6）计算方法：室内质控项目变异系数不合格率=室内质控项目变异系数高于要求的检验项目数/同期对室内质控项目变异系数有要求的检验项目总数×100%。

9.8.4.2 指标说明

1）分子：指在统计周期内的室内质控变异系数高于实验室规定的允许变异系数的项目个数。以单个项目的单个质控浓度水平为基数。例如,当月10个质控项目,每个项目有3个质控水平,其中有2个项目各有2个质控浓度水平的变异系数高于要求,则分子计算为2×2=4。
2）分母：指所有检测系统的室内质控项目数对应的质控浓度水平数之和。例如,实验室有25个项目,每个项目有2个质控浓度水平,每个项目有4个检测系统,则实验室"对室内质控项目变异系数有要求的检验项目总数"为25×2×4=200。

9.8.4.3 数据采集方法

质量指标管理系统与伯乐质控软件对接,每月自动抓取质控项目的变异系数,通过与要求的变异系数对比判断该月内此项目变异系数是否合格,数据展示方式如附表9.8.1《室内质控项目变异系数汇总表》所示。

9.8.4.4 质量指标管理系统操作程序

（1）指标基础数据设置
通过该功能设置指标负责人、指标监测周期、目标值、指标采集公式等指标基本信息,也可自定义指标统计周期汇总数据。操作方法：质量指标管理系统→数据集管理→其他→质量指标定义→选择单个指标→修改。在伯乐质控软件中配置每个项目的允许变异系数。
（2）质控数据获取
质量指标管理系统从伯乐质控软件中抓取每个项目的允许变异系数、当月变异系数,

	文件编号：LHJY-SOP-0GL2008
第8节 室内质控项目变异系数不合格率	版本号：E/0
	页码：第3页 共4页

并判断是否达标。

（3）指标分析数据查看

操作方法：质量指标管理系统→质量指标统计→检验中指标→室内质控项目变异系数不合格率→选择专业组及统计时间，查看指标各种维度统计报表。

（4）持续改进流程启动

在质量指标统计界面，对没有达标的专业组，系统自动会显示"发起持续改进流程"入口，各相关专业组可通过入口启动持续改进措施，启动后的持续改进措施可以在"持续改进流程"菜单中查询和处理。

（5）形成质量指标汇总分析报告

按照指标统计周期，每月需形成一份质量指标分析报告，由指标负责人完成。操作方法：质量指标管理系统→首页→检测周期（月度）→输入统计月份进行查询→点击"室内质控项目变异系数不合格率"条目后的"生成指标分析报告"→输入分析评价内容和后续措施→点击保存和归档。

9.8.5 支持文件

[1] 王治国,费阳,康凤凤.临床检验质量指标[M].北京：人民卫生出版社,2016.

[2] 国家卫生和计划生育委员会.临床实验室质量指标：WS/T496-2017[S].北京：中国标准出版社,2017.

[3] LHJY-PF8.8-01.《质量指标管理程序》.

9.8.6 记录表格

LHJY-0GL-TBA-2008-01《室内质控项目变异系数汇总表》，见附表9.8.1。

编写：覃俊龙　　　审核：蔡钦泉　　　批准：张秀明

批准日期：2023年9月1日

第 8 节 室内质控项目变异系数不合格率	文件编号：LHJY-SOP-0GL2008
	版本号：E/0
	页码：第4页 共4页

附表 9.8.1 室内质控项目变异系数汇总表

编号：LHJY-0GL-TBA-2008-01

项目	质控浓度水平	允许的变异系数	1月	2月	3月	4月	5月	6月	7月	8月	9月	10月	11月	12月
质控变异系数不达标数														
质控变异系数总数														
质控变异系数不达标率														

第9节　室间质评项目覆盖率	文件编号：LHJY－SOP－0GL2009
	版本号：E/0
	页码：第1页　共5页

9.9.1　目的

通过对实验室室间质评覆盖率的持续监测,增加实验室室间质评参加项目数,从而保证检验结果的准确性。

9.9.2　范围

适用于中心各部门室间质评项目覆盖率的建立、统计分析和持续改进等管理内容。

注：中心各部门包括医学检验实验室各专业组和检验一部、检验二部、检验三部、检验四部4个分部。

9.9.3　职责

9.9.3.1　专业组组长

负责组织未达标原因的分析及相应措施的实施,数据填报。

9.9.3.2　中心质量指标负责人

负责监督落实专业组质量指标数据填报,撰写质量指标汇总分析报告,监督落实持续改进措施的完成。

9.9.3.3　中心质量主管

负责中心所有质量指标资料的汇总,每月召开指标评审会,对指标设置的适用性进行讨论评估。

9.9.3.4　中心主任

负责质量指标报告的审批。

9.9.4　程序

9.9.4.1　基本情况

1)指标名称：室间质评项目覆盖率。

2)指标定义：参加室间质评的检验项目数占同期特定机构(国家、省级等)已开展的室间质评项目总数的比例。

3)监控周期：年度。

4)计算公式：室间质评项目覆盖率=参加室间质评的检验项目数/同期对特定机构已开展的室间质评项目总数×100%。

	文件编号：LHJY-SOP-0GL2009
第9节　室间质评项目覆盖率	版本号：E/0
	页码：第2页　共5页

5）指标说明：

分子：参加室间质评的检验项目，该数据应与国家临检中心、省临检中心或者其他室间质评特定组织机构数据一致，填报数据可溯源；计算全科室室间质评项目参加率时，如果2个及以上专业组同时开展同一项目，只要其中1个专业组参加了室间质评，则判断为该项目参加了室间质评，如图9.9.1中条纹区域。

分母：所谓特定机构，是指有政府部门授权有资质开展室间质评的机构，例如，国家、省级和市级临检中心；如何判断为分母数据，如图9.9.1中深灰色区域，需要满足两个条件：首先是实验室开展的检验项目，其次室间质评特定机构项目目录中有该项目；如果实验室参加2个及以上的室间质评的特定机构组织的评价，在分母中只能算1项。

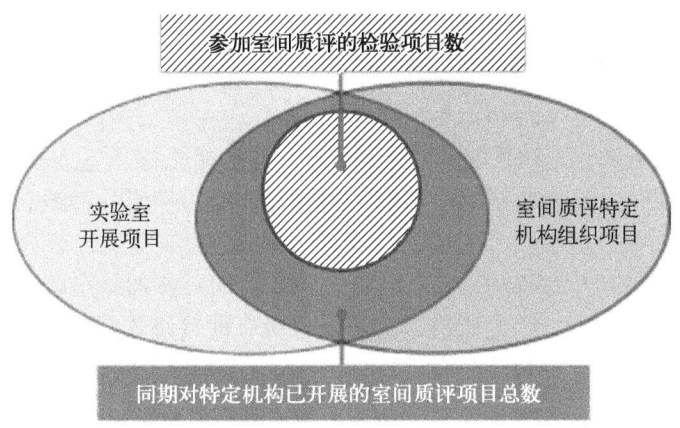

图 9.9.1　参加室间质评检验项目数示意图

6）数据采集方法：各专业组进入质量指标管理系统→数据集管理→检验中指标→室间质评项目明细，手工选择室间质评可参加和已参加数据，完成数据采集。

9.9.4.2　质量指标管理系统操作程序

（1）指标基础数据设置

通过该功能设置指标负责人、指标监测周期、目标值、指标采集公式等指标基本信息，也可自定义指标统计周期汇总数据。操作方法：质量指标管理系统→数据集管理→其他→质量指标定义→选择单个指标→修改。

（2）专业组开展检验项目维护

"iLab 管理平台"→"后台管理"→"检验项目配置"，系统在启用初期已维护实验室2022年5月以前的所有开展项目，各专业组如需在系统中新增或修改开展项目，需要在该菜单下进行操作。可新增、停用、修改、删除检验项目。每个项目的启用日期以及状态作

第9节　室间质评项目覆盖率	文件编号：LHJY-SOP-0GL2009
	版本号：E/0
	页码：第3页　共5页

为前置条件,系统通过前置条件判断是否在《室间质评项目明细》中显示,如项目启用日期2019年4月1日,则在2020年及以后的《室间质评项目明细》中显示该项目;当项目状态改为停用并设置停用日期,系统判断停用日期的下一年度的《室间质评项目明细》不显示。

说明：在维护开展检验项目时,项目名称应该规范,参考《医疗机构临床检验项目目录(2013年版)》来建立项目字典库,以防止因为项目名称使用不一致而导致的重复计算开展检验项目数。另外国家临检中心也以《医疗机构临床检验项目目录(2013年版)》来设置组织项目,这样也可防止因项目名称不一致而导致实验室和室间质评特定机构间共同拥有的项目无法统一。

（3）设置室间质评特定机构

操作方法：质量指标管理系统→数据集管理→检验中指标→室间质评项目明细→室间质评组织机构,可在界面新增组织机构、修改名称、状态、显示顺序。

（4）选择室间质评可参加和已参加项目状态

操作方法：质量指标管理系统→数据集管理→检验中指标→室间质评项目明细→选择室间质评组织机构→选择数据填报年份→选择专业组→搜索→修改,在查询结果中对每个项目的室间质评可参加和已参加状态进行选择,蓝色为"是",灰色为"否"。系统做了规则判断,若某项目的已参加为"是"状态,则该项目的可参加状态自动设定为"是",这样方便使用者操作以及防止产生逻辑上的错误。所有项目修改完毕后点击保存,填报表格见图9.9.2。

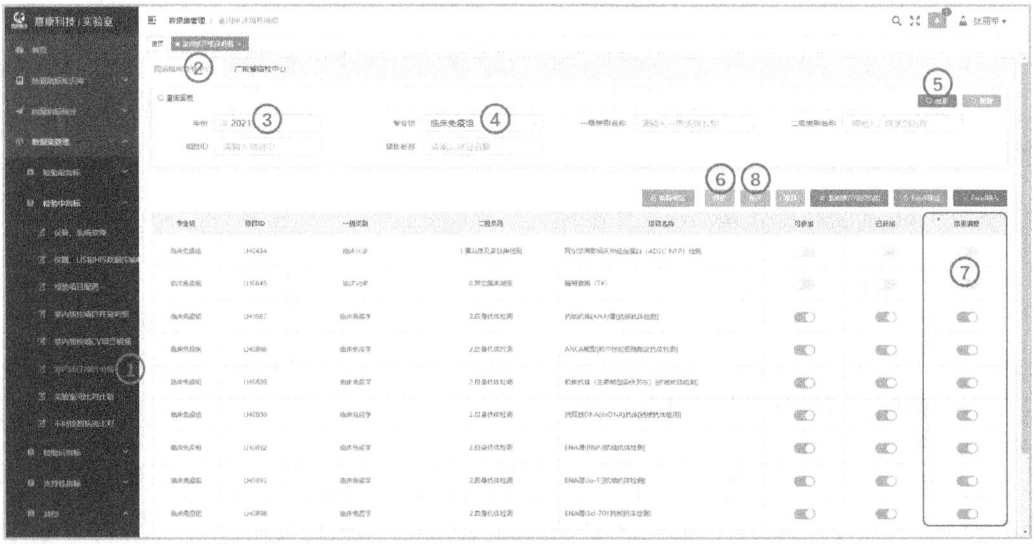

图9.9.2　参加室间质评项目登记电子表

	文件编号：LHJY-SOP-0GL2009
第9节　室间质评项目覆盖率	版本号：E/0
	页码：第4页　共5页

(5) 数据锁定

所有专业组填报完当年数据后,质量主管应对当年填报数据进行锁定,防止数据被篡改,保证数据有效性,只有质量主管及以上管理层人员有权限对数据进行解除锁定,操作方法：质量指标管理系统→数据集管理→检验中指标→室间质评项目明细→选择数据填报年份→锁定数据。

(6) 指标分析数据查看

操作方法：质量指标管理系统→质量指标统计→检验中指标→室间质评项目覆盖率和不合格率→选择数据填报年份,查看指标各种维度统计报表。

(7) 持续改进流程启动

室间质评项目覆盖率和不合格率统计界面,对没有达标的专业组,系统自动会显示"发起持续改进流程"入口,各相关专业组可通过入口启动持续改进措施,启动后的持续改进措施可以在"持续改进流程"菜单中查询和处理。

(8) 形成质量指标汇总分析报告

按照指标统计周期,每年需形成一份质量指标分析报告,由指标负责人完成,操作方法：质量指标管理系统→首页→监测周期(年度)→输入年份→搜索→点击指标"室间质评项目覆盖率"后面的"生成指标分析报告"→输入分析评价内容和后续措施→点击保存和归档。

9.9.5　支持文件

[1] 王治国,费阳,康凤凤.临床检验质量指标[M].北京：人民卫生出版社,2016.

[2] 国家卫生和计划生育委员会.临床实验室质量指标：WS/T496-2017[S].北京：中国标准出版社,2017.

[3] 王治国,费阳,康凤凤,等.国家卫生计生委发布临床检验专业15项医疗质量控制指标(2015年版)内容及解读[J].中华检验医学杂志,2015,38(11)：777-781.

[4] 阚丽娟,张丽军,张秀明.正确理解和应用15项临床检验质量控制指标[J].检验医学,2022,37(10)：907-914.

[5] LHJY-PF8.8-01《质量指标管理程序》.

9.9.6　记录表格

LHJY-0GL-TAB-2009-01《室间质评项目明细》,见附表9.9.1。

编写：张丽军　　　　　审核：蔡钦泉　　　　　批准：张秀明

　　　　　　　　　　　　　　　　　　　　　　批准日期：2023年9月1日

第9节 室间质评项目覆盖率	文件编号：LHJY-SOP-0GL2009
	版本号：E/0
	页码：第5页 共5页

附表9.9.1 室间质评项目明细

编号：LHJY-0GL-TAB-2009-01

年份：_____ 室间质评组织机构：_____

专业组	项目ID	专业领域	项目名称	可参加	已参加	回报结果
				是□ 否□	是□ 否□	合格□ 不合格□
				是□ 否□	是□ 否□	合格□ 不合格□

	文件编号：LHJY-SOP-0GL2010
第10节　室间质评项目不合格率	版本号：E/0
	页码：第1页　共4页

9.10.1　目的

通过对实验室室间质评不合格率的持续监测，提升实验室室间质评通过能力，从而保证检验结果的准确性。

9.10.2　范围

适用于中心各部门室间质评项目不合格率的建立、统计分析和持续改进等管理内容。

注：中心各部门包括医学检验实验室各专业组和检验一部、检验二部、检验三部、检验四部4个分部。

9.10.3　职责

9.10.3.1　专业组组长

负责组织未达标原因的分析及相应措施的实施，数据填报。

9.10.3.2　中心质量指标负责人

负责监督落实专业组质量指标数据填报，撰写质量指标汇总分析报告，监督落实持续改进措施的完成。

9.10.3.3　中心质量主管

负责中心所有质量指标资料的汇总，每月召开指标评审会，对指标设置的适用性进行讨论评估。

9.10.3.4　中心主任

负责质量指标报告的审批。

9.10.4　程序

9.10.4.1　基本情况

1）指标名称：室间质评项目不合格率。

2）指标定义：室间质评不合格的检验项目数占同期参加室间质评检验项目总数的比例。

3）监控周期：年度。

4）计算方法：室间质评项目不合格率=室间质评不合格的检验项目数/同期参加室间质评检验项目总数×100%。

	文件编号：LHJY-SOP-0GL2010
第10节　室间质评项目不合格率	版本号：E/0
	页码：第2页　共4页

9.10.4.2　指标说明

（1）分子

1）参加室间质评的检验项目中不合格的项目数应与国家临检中心、省临检中心或者其他室间质评特定组织机构数据一致，填报数据可溯源。

2）项目是否合格的评价标准以机构设定为准，如国家临检中心对评价结果的判断设定了2个标准：① 一个项目包含多个室间质评项目：如血清 TC 检测，在常规化学、干化学、脂类3个室间质评项目中都已开展，只需满足一个室间质评合格，即可判断为该项目合格，由于每个项目判断标准不一，具体判断标准请参考《国家卫生健康委临床检验中心发布的室间质评计划合格评价标准》；② 一个项目在一年中多次开展：例如常规化学项目在一年中参加3次质评，每次5个样本，需要满足至少2次得分都≥80%才能判断为该项目合格，而血型判断标准为一年中2次结果都达到100%，才能判断为该项目合格，因此具体判读标准请参考《国家卫生健康委临床检验中心发布的室间质评计划合格评价标准》。

3）在计算全科室室间质评项目不合格率时，如果2个及以上专业组同时开展同一项目，只有所有的专业组该项目都不合格的情况下才判断该项目不合格。

4）计算全科室室间质评项目不合格率时，如果1个项目参加了2个及以上的室间质评组织机构的评价，只有所有的组织机构评价结果都不合格时，该项目才判断为不合格。

（2）分母

为室间质评项目参加率的分子，参考《室间质评项目参加率》标准化操作程序4.7.1部分。

9.10.4.3　数据采集方法

各专业组进入质量指标管理→数据集管理→检验中指标→室间质评项目明细，手工选择室间质评"结果满意"状态，完成数据采集。

9.10.4.4　质量指标管理系统操作程序

（1）指标基础数据设置

通过该功能设置指标负责人、指标监测周期、目标值、指标采集公式等指标基本信息，也可重新生成指标周期汇总数据。操作方法：质量指标管理系统→数据集管理→其他→质量指标定义→选择单个指标→修改。

（2）专业组开展检验项目维护

"iLab 管理平台"→"后台管理"→"检验项目配置"，系统在启用初期已维护实验室2022年5月以前的所有开展项目，各专业组如需在系统中新增或修改开展项目，需要在该菜单下进行操作。可新增、停用、修改、删除检验项目。每个项目的启用日期以及状态作为

第 10 节　室间质评项目不合格率	文件编号：LHJY-SOP-0GL2010
	版本号：E/0
	页码：第3页 共4页

前置条件,系统通过前置条件判断是否在《室间质评项目明细》中显示,如项目启用日期2019年4月1日,则在2020年及以后的《室间质评项目明细》中显示该项目;当项目状态改为停用并设置停用日期,系统判断停用日期的下一年度的《室间质评项目明细》不显示。

说明：在维护开展检验项目时,项目名称应该规范,参考《医疗机构临床检验项目目录(2013年版)》来建立项目字典库,以防止因为项目名称使用不一致而导致的重复计算开展检验项目数。另外国家临检中心也以《医疗机构临床检验项目目录(2013年版)》来设置组织项目,这样也可防止因项目名称不一致而导致实验室和室间质评特定机构间共同拥有的项目无法统一。

（3）设置室间质评特定机构

操作方法：质量指标管理系统→数据集管理→检验中指标→室间质评项目明细→室间质评组织机构,可在界面新增组织机构、修改名称、状态、显示顺序。

（4）选择室间质评回报结果状态

操作方法：质量指标管理系统→数据集管理→检验中指标→室间质评项目明细→选择室间质评组织机构→选择数据填报年份→选择专业组→搜索→修改,在查询结果中对每个项目的室间质评"结果满意"状态进行选择,蓝色为"合格",灰色为"不合格"。系统做了规则判断,若某项目的"结果满意"状态为蓝色,则该项目的"可参加"和"已参加"状态自动设定为蓝色,这样方便使用者操作以及防止产生逻辑上的错误。所有项目修改完毕后点击保存,具体步骤如图9.10.1。

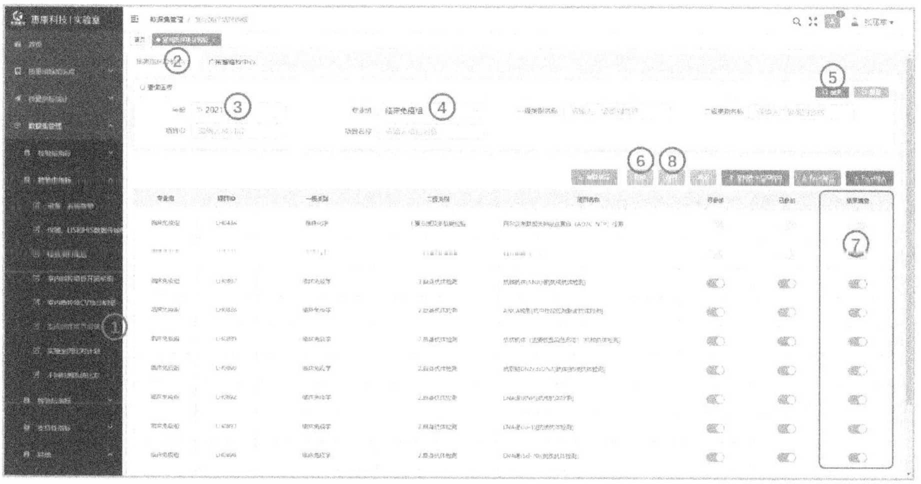

图9.10.1　参加室间质评项目登记电子表

（5）数据锁定

所有专业组填报完当年数据后,质量主管应对当年填报数据进行锁定,防止数据被篡

	文件编号：LHJY－SOP－0GL2010
第 10 节　室间质评项目不合格率	版本号：E/0
	页码：第 4 页　共 4 页

改,保证数据有效性,只有质量主管及以上管理层人员有权限对数据进行解除锁定,操作方法：质量指标管理系统→数据集管理→检验中指标→室间质评项目明细→选择数据填报年份→锁定数据。

（6）指标分析数据查看

操作方法：质量指标管理系统→质量指标统计→检验中指标→室间质评项目覆盖率和不合格率→选择数据填报年份,查看指标各种维度统计报表。

（7）持续改进流程启动

室间质评项目覆盖率和不合格率统计界面,对没有达标的专业组,系统自动会显示"发起持续改进流程"入口,各相关专业组可通过入口启动持续改进措施,启动后的持续改进措施可以在"持续改进流程"菜单中查询和处理。

（8）形成质量指标汇总分析报告

按照指标统计周期,每年需形成一份质量指标分析报告,由指标负责人完成,操作方法：质量指标管理系统→首页→监测周期(年度)→输入年份→搜索。点击指标"室间质评项目不合格率"后面的"生成指标分析报告",输入分析评价内容和后续措施,点击保存和归档。

9.10.5　支持文件

[1] 王治国,费阳,康凤凤.临床检验质量指标[M].北京：人民卫生出版社,2016.

[2] 国家卫生和计划生育委员会.临床实验室质量指标：WS/T496－2017[S].北京：中国标准出版社,2017.

[3] 王治国,费阳,康凤凤,等.国家卫生计生委发布临床检验专业 15 项医疗质量控制指标(2015 年版)内容及解读[J].中华检验医学杂志,2015,38(11)：777－781.

[4] 阚丽娟,张丽军,张秀明.正确理解和应用 15 项临床检验质量控制指标[J].检验医学,2022,37(10)：907－914.

[5] LHJY－QM－003《质量方针和目标》.

[6] LHJY－PF8.8－01《质量指标管理程序》.

[7] LHJY－SOP－0GL2009《室间质评项目参加率》.

9.10.6　记录表格

LHJY－0GL－TAB－2009－1《室间质评项目明细》,见附表 9.9.1。

编写：张丽军　　　　　审核：蔡钦泉　　　　　批准：张秀明

批准日期：2023 年 9 月 1 日

	文件编号：LHJY-SOP-0GL2011
第 11 节　实验室间比对开展率	版本号：E/0
	页码：第 1 页　共 3 页

9.11.1　目的

实验室间比对率是指执行实验室间比对的检验项目数占同期无室间质评（external quality assessment，EQA）计划检验项目总数的比例，通过对其开展率的持续监测，保证无 EQA 计划检验项目检验结果的可靠性。

9.11.2　范围

适用于中心各部门实验室间比对率统计分析和日常管理。

注：中心各部门包括医学检验实验室各专业组和检验一部、检验二部、检验三部、检验四部 4 个分部。

9.11.3　职责

9.11.3.1　专业组组长

负责开展无 EQA 评价计划项目的实验室间比对，并记录相关实验信息。负责不达标原因分析及持续改进措施的实施。

9.11.3.2　中心质量指标负责人

负责实验室间比对率目标适宜性评估。负责把控数据填报质量、撰写分析报告、监督持续改进流程落实情况。负责制定实验室间比对率的统计规则。负责质量指标管理系统中实验室间比对率统计功能的开发。

9.11.3.3　中心质量主管

负责质量指标资料的汇总、上报。负责质量指标管理系统的开发及优化。负责组织召开质量指标评审会，对指标设置适用性、统计规则正确性、改进流程完成度进行监督和评估。负责实验室间比对率统计流程的培训。

9.11.3.4　中心主任

负责审批实验室间比对率的管理流程。负责协调组织相关部门优化工作流程，提高实验室间比对率。

9.11.4　程序

9.11.4.1　基本信息

1）指标名称：实验室间比对开展率。

第 11 节　实验室间比对开展率	文件编号：LHJY-SOP-0GL2011
	版本号：E/0
	页码：第2页　共3页

2）指标定义：执行实验室间比对的检验项目数占同期无 EQA 计划检验项目总数的比例。

3）监控周期：年度。

4）指标导向：逐步提高。

5）计算方法：实验室间比对开展率＝执行实验室间比对的检验项目数/同期无 EQA 计划检验项目总数×100%。

9.11.4.2　指标说明

1）分子：实验室未参加 EQA 的检验项目，并且与集团外其他实验室（比较实验室）进行比对的检验项目数，不包括计算值和比值。

2）分母：实验室统计周期内无 EQA 计划的检验项目总数，不包括计算值和比值。

无 EQA 计划的检验项目指 EQA 组织者尚未开展，而实验室已开展的检验项目。EQA 包括能力验证试验、国家（省、市）组织的 EQA、参加国际或厂商组织的 EQA。未参加 EQA 的检验项目就需要与其他实验室（比较实验室）进行比对，比较实验室应选择区域内公认的质量有保证的权威实验室，每批次至少选择高中低 5 个标本进行比对。必须注意，实验室已开展且 EQA 组织方已有的检验项目，实验室就必须参加。

9.11.4.3　数据采集方法

实验室依据《医疗机构临床检验项目目录》在质量指标管理系统中列出所有已开展的检验项目，标记出已参加 EQA 的检验项目，剩余未标记项目即为无 EQA 计划的检验项目。

9.11.4.4　质量指标管理系统操作程序

（1）专业组开展检验项目维护

质量指标管理系统→后台管理→检验项目配置，系统在启用初期已维护实验室 2022 年 5 月以前的所有开展项目，各专业组如需在系统中新增或修改开展项目，需要在该菜单下进行操作。可新增、停用、修改、删除检验项目。后台自动选取未参与卫生部及广东省室间质评计划项目作为分母。

（2）勾选实验室间比对项目

操作方法：质量指标管理系统→数据集管理→实验室间比对计划→选择数据填报年份→选择专业组→查询→修改，在查询结果中对每个项目的实验室间比对开展情况进行勾选，所有项目修改完毕后点击保存。

（3）数据锁定

所有专业组填报完当年数据后，质量主管应对当年填报数据进行锁定，防止数据被篡

文件编号：LHJY-SOP-0GL2011
版本号：E/0
页码：第3页 共3页

第11节 实验室间比对开展率

改,保证数据有效性,只有质量主管及以上管理层人员有权限对数据进行解除锁定,操作方法：质量指标管理系统→数据集管理→实验室间比对计划→选择数据填报年份→锁定数据。

（4）指标分析数据查看

操作方法：质量指标管理系统→质量指标统计→检验中指标→实验室间比对计划→选择数据填报年份,查看指标各种维度统计报表。

（5）形成质量指标汇总分析报告

按照指标统计周期,每年需形成一份质量指标分析报告,由指标负责人完成,操作方法：质量指标管理系统→首页→监测周期(年度)→输入年份→搜索→点击指标"实验室间比对项目开展率"后的"生成指标分析报告"→输入分析评价内容和后续措施→点击保存和归档。

9.11.5 支持文件

［1］王治国,费阳,康凤凤,等.临床检验质量指标［M］.北京：人民卫生出版社,2016.

［2］国家卫生和计划生育委员会.临床实验室质量指标：WS/T496-2017［S］.北京：中国标准出版社,2017.

［3］LHJY-PF8.8-01《质量指标管理程序》.

编写：许晓清　　　　审核：蔡钦泉　　　　批准：张秀明

批准日期：2023年9月1日

第12节　检验报告不正确率	文件编号：LHJY-SOP-0GL2012
	版本号：E/0
	页码：第1页　共3页

9.12.1　目的

通过对检验报告不正确率的持续监测,提升实验室检验报告的质量,保证检验结果的准确性。

9.12.2　范围

适用于中心各部门检验报告不正确率的统计分析和日常管理。

注：中心各部门包括医学检验实验室各专业组和检验一部、检验二部、检验三部、检验四部4个分部。

9.12.3　职责

9.12.3.1　专业组组长

负责每月抽查组内50份检验报告,并审核其正确性,记录相关数据。负责不达标原因分析及持续改进措施的实施。

9.12.3.2　中心质量指标负责人

负责检验报告不正确率目标适宜性评估。负责把控数据填报质量、撰写分析报告、监督持续改进流程落实情况。负责制定检验报告不正确率的统计规则。负责质量指标管理系统中检验报告不正确率统计功能的开发。

9.12.3.3　中心质量主管

负责质量指标资料的汇总、上报。负责质量指标管理系统的开发及优化。负责组织召开质量指标评审会,对指标设置适用性、统计规则正确性、改进流程完成度进行监督和评估。负责检验报告不正确率统计流程的培训。

9.12.3.4　中心主任

负责审批检验报告不正确率的管理流程。负责协调组织相关部门优化工作流程,降低检验报告不正确率。

9.12.4　程序

9.12.4.1　基本信息

1) 指标名称：检验报告不正确率。
2) 指标定义：实验室发出的不正确检验报告数占同期检验报告总数的比例。

第12节 检验报告不正确率

文件编号：LHJY-SOP-0GL2012
版本号：E/0

3）监控周期：月度。
4）指标导向：逐步降低。
5）计算方法：检验报告不正确率＝实验室抽查发出的不正确检验报告数/同期抽查的检验报告总数×100％。

9.12.4.2 指标说明

1）分子：中心各部门从抽查的报告中审核出的不正确的报告数，包括结果不正确、患者信息不正确、标本信息不正确等。
2）分母：中心各检验分部/专业组抽查的报告总数。

9.12.4.3 数据采集方法

利用质量指标管理系统每月初随机从LIS中抽取50张上月的报告单，每组指定人员审核50张报告单是否存在结果不正确、患者信息不正确、标本信息不正确等问题，若存在问题则归为不正确检验报告，并在系统中标注。

9.12.4.4 质量指标管理系统操作程序

（1）指标数据集管理

质量指标管理系统每个月1号自动抽查中心各部门上个月发出的50份报告单，由各部门指定人员审核报告是否正确。操作方法：质量指标管理系统→数据集管理→检验后指标→检验报告记录表→选择月份及部门→搜索→查看报告数据→查看报告，若正确，则在报告状态处选择"正确"；若错误，则在报告状态处选择"错误"，并在备注栏填写原因保存。

（2）指标负责人汇总指标数据

操作方法：质量指标管理系统→数据集管理→其他→质量指标定义，监控周期选择月度→搜索→选择"检验报告不正确率"→点击"重新生成月度汇总数据"→选择"开始月份、结束月份"→点击"生成汇总数据"。

（3）指标分析数据查看

操作方法：质量指标管理系统→质量指标统计→检验后指标→检验报告不正确率→选择统计月份，查看指标各种维度统计报表。

（4）持续改进流程启动

查看指标各种维度统计报表，对检验报告不正确率失控的部门，由中心质量指标负责人"发起持续改进流程"，各相关部门可通过入口启动持续改进措施，启动后的持续改进措施可以在"持续改进流程"菜单中查询和处理。

第12节　检验报告不正确率	文件编号：LHJY-SOP-0GL2012
	版本号：E/0
	页码：第3页　共3页

（5）形成质量指标汇总分析报告

按照指标统计周期，每月需形成一份质量指标分析报告，由指标负责人完成，操作方法：质量指标管理系统→首页→监测周期（月度）→输入月份→搜索。点击指标"检验报告不正确率"后的"生成指标分析报告"，输入分析评价内容和后续措施，点击保存和归档。

9.12.5　支持文件

［1］王治国,费阳,康凤凤,等.临床检验质量指标［M］.北京：人民卫生出版社,2016.

［2］国家卫生和计划生育委员会.临床实验室质量指标：WS/T496-2017［S］.北京：中国标准出版社,2017.

［3］LHJY-PF8.8-01《质量指标管理程序》.

编写：王恩运　　　　审核：蔡钦泉　　　　批准：张秀明

批准日期：2023年9月1日

	文件编号：LHJY-SOP-0GL2013
第13节 报告召回率	版本号：E/0
	页码：第1页 共2页

9.13.1 目的

通过对实验室检验报告召回率的持续监测,持续提升检验质量,降低实验室检验报告召回率,避免召回前检验结果误导诊疗,造成不必要的投诉或纠纷,甚至医疗事故的可能。

9.13.2 范围

适用于中心各部门检验报告召回率的统计分析和日常管理。

注：中心各部门包括医学检验实验室各专业组和检验一部、检验二部、检验三部、检验四部4个分部。

9.13.3 职责

9.13.3.1 专业组组长

负责统计分析检验报告召回率。负责不达标原因分析及持续改进措施的实施。

9.13.3.2 中心质量指标负责人

负责检验报告召回率目标适宜性评估。负责把控数据填报质量、撰写分析报告、监督持续改进流程落实情况。负责制定检验报告召回率的统计规则。负责质量指标管理系统中检验报告召回率统计功能的开发。

9.13.3.3 中心质量主管

负责质量指标资料的汇总、上报。负责质量指标管理系统的开发及优化。负责组织召开质量指标评审会,对指标设置适用性、统计规则正确性、改进流程完成度进行监督和评估。负责检验报告召回率统计流程的培训。

9.13.3.4 中心主任

负责审批检验报告召回率的管理流程。负责协调组织相关部门优化工作流程,降低检验报告召回率。

9.13.4 程序

9.13.4.1 基本信息

1) 指标名称：检验报告召回率。
2) 指标定义：召回的报告数占同期发送报告总数的比例。
3) 监控周期：月度。

第13节 报告召回率

文件编号：LHJY-SOP-0GL2013
版本号：E/0
页码：第2页 共2页

4）指标导向：逐步降低。

5）计算方法：检验报告召回率＝召回的报告数/同期发送的报告总数×100%。

9.13.4.2 指标说明

1）分子：由于审核过快未核对结果、手工项目结果输入错误、检验报告不完整、医生或患者取消检验项目、删除医嘱外项目、标本不合格、仪器或信息系统故障、检验者与审核者相同、检验报告信息不正确、实验操作错误等原因需召回的检验报告总数。

2）分母：同期已发出的检验报告总数。

9.13.4.3 数据采集方法

采用 LIS 召回检验报告。质量指标管理系统每月自动抓取 LIS 中标本日志里标注有"标本结果召回"的报告数和报告总数。

9.13.4.4 质量指标管理系统操作程序

（1）指标分析数据查看

操作方法：质量指标管理系统→质量指标统计→检验后指标→检验报告召回率→选择数据统计月份，查看指标各种维度统计报表。

（2）持续改进流程启动

进入报告召回率质量指标统计界面，对没有达标的专业组，系统会自动显示"发起持续改进流程"入口，各相关专业组可通过入口启动持续改进措施，启动后的持续改进措施可以在"持续改进流程"菜单中查询和处理。

（3）形成质量指标汇总分析报告

按照指标统计周期，每月需形成一份质量指标分析报告，由指标负责人完成，操作方法：质量指标管理系统→首页→监测周期（月度）→输入月份→搜索→点击"报告召回率"后的"生成指标分析报告"→输入分析评价内容和后续措施→点击保存和归档。

9.13.5 支持文件

[1] 王治国,费阳,康凤凤,等.临床检验质量指标[M].北京：人民卫生出版社,2016.

[2] 国家卫生和计划生育委员会.临床实验室质量指标：WS/T496-2017[S].北京：中国标准出版社,2017.

[3] LHJY-PF8.8-01《质量指标管理程序》.

编写：韦洁宏　　审核：蔡钦泉　　批准：张秀明
批准日期：2023年9月1日

第14节　危急值通报及时率

文件编号：LHJY-SOP-0GL2014
版本号：E/0
页码：第1页　共4页

9.14.1　目的

危急值反应的是病理生理失调,与正常值相差悬殊,如不及时采取适当治疗会危及患者生命,实验室发现临床危急值应第一时间进行处理并及时报告,为临床决策提供依据。通过对实验室内危急值通报及时率的持续监测,提升实验室危急值通报及时率,保证临床对危急值接收的及时性。

9.14.2　适用范围

适用于中心各部门危急值通报及时率的统计分析和日常管理。

注：中心各部门包括医学检验实验室各专业组和检验一部、检验二部、检验三部、检验四部4个分部。

9.14.3　职责

9.14.3.1　专业组组长

负责统计分析危急值通报及时率。负责不达标原因分析及持续改进措施的实施。

9.14.3.2　中心质量指标负责人

负责检验危急值通报及时率目标适宜性评估。负责把控数据填报质量、撰写分析报告、监督持续改进流程落实情况。负责制定危急值通报及时率的统计规则。负责质量指标管理系统中危急值通报及时率统计功能的开发。

9.14.3.3　中心质量主管

负责质量指标资料的汇总、上报。负责质量指标管理系统的开发及优化。负责组织召开质量指标评审会,对指标设置适用性、统计规则正确性、改进流程完成度进行监督和评估。负责危急值通报及时率统计流程的培训。

9.14.3.4　中心主任

负责审批危急值通报及时率的管理流程。负责协调组织相关部门优化工作流程,提高危急值通报及时率。

9.14.4　程序

9.14.4.1　基本信息

1) 指标名称：危急值通报及时率。

	文件编号：LHJY-SOP-0GL2014
第14节　危急值通报及时率	版本号：E/0
	页码：第2页　共4页

2）指标定义：危急值通报时间是指结果确认（检验报告审核发出）时间到与临床医生或护士交流（收到危急值并确认）的时间。危急值通报及时率是指危急值通报时间符合规定时间的检验项目数占同期需要危急值通报的检验项目总数的比例。

3）监控周期：月度。

4）指标导向：逐步提高。

5）计算方法：危急值通报及时率=危急值通报时间符合规定时间的检验项目数/同期需要危急值通报的检验项目总数×100%。

9.14.4.2　指标说明和数据采集方法

1）分子的数据采集：一是统计 LIS 已发送的危急值报告中标本日志里"临床确认危急值记录"和"发送危急值"时间差小于 15 分钟的数据，二是统计《临床危急值报告记录表》（附表 9.14.1）中手工记录的"报告时间"和"接受"时间差小于 15 分钟的数据，合并以上两类数据，并对条码及项目重复的危急值进行去重，最终合并的数据为危急值通报时间符合规定时间的检验项目数。

2）分母的数据采集：一是从 LIS 中已发送的报告中标本日志标记为"发送危急值"的数据，二是统计《临床危急值报告记录表》（附表 9.14.1）中手工记录的危急值数据，对以上两类数据合并，并对条码及项目重复的危急值进行去重，最终合并的数据为同期需要通报危急值的检验项目总数。

危急值通报及时性的判定：临床 15 分钟内通过 HIS 对危急值进行确认判定为及时。实验室建立临床危急值报告的预警机制，当临床超过 10 分钟仍未对危急值进行确认时，实验室应电话通知临床并在《临床危急值报告记录表》中记录。手工发送的危急值通过电话通知临床并在《临床危急值报告记录表》中记录。《临床危急值报告记录表》中"报告时间"和"接受"时间差小于 15 分钟的危急值判定为通报及时。

9.14.4.3　质量指标管理系统操作程序

（1）指标基础数据的设置

质量指标管理系统可自动抓取危急值通报时间符合规定时间的检验项目数和同期需要危急值通报的检验项目总数并进行计算。

（2）指标分析数据查看

操作方法：质量指标管理系统→质量指标统计→检验后指标→危急值通报及时率→选择数据统计月份→选择专业组，查看指标各种维度统计报表。

（3）持续改进流程启动

危急值通报及时率质量指标统计界面，对没有达标的专业组，系统自动会显示"发起持续改进流程"入口，各相关专业组可通过入口启动持续改进措施，启动后的持续改进措

| 文件编号：LHJY-SOP-0GL2014 |
| 版本号：E/0 |
| 页码：第3页 共4页 |

第14节 危急值通报及时率

施可以在"持续改进流程"菜单中查询和处理。

（4）形成质量指标汇总分析报告

按照指标统计周期，每月需形成一份质量指标分析报告，由指标负责人完成，操作方法：质量指标管理系统→首页→监测周期（月度）→输入月份→搜索→点击"危急值通报及时率"后的"生成指标分析报告"→输入分析评价内容和后续措施→点击保存和归档。

9.14.5 支持文件

[1] 王治国,费阳,康凤凤,等.临床检验质量指标[M].北京：人民卫生出版社,2016.

[2] 国家卫生和计划生育委员会.临床实验室质量指标：WS/T496-2017[S].北京：中国标准出版社,2017.

[3] LHJY-PF8.8-01《质量指标管理程序》.

9.14.6 记录表格

PF7.4-TAB-04《临床危急值报告记录表》，见附表9.14.1。

编写：林 珊　　审核：蔡钦泉　　批准：张秀明
批准日期：2023年9月1日

文件编号：LHJY-SOP-0GL2014
第14节 危急值通报及时率
版本号：E/0
页码：第4页 共4页

附表9.14.1 临床危急值报告记录表

编号：PF7.4-TAB-04

序号	专业组	日期	患者姓名	院区	科室	床号（适用时）	登记号	标本条码	检验项目	报告值	报告人	接受人	报告时间	接受时间	备注

第15节　危急值通报率

文件编号：	LHJY-SOP-0GL2015
版本号：	E/0
页码：	第1页　共3页

9.15.1　目的

实验室检出临床危急值时应在第一时间审核发送并报告,为临床决策提供依据。通过对实验室内危急值通报率的持续监测,提升实验室危急值通报率,保证危急值通报的及时性。

9.15.2　范围

适用于中心各部门危急值通报率的统计分析和日常管理。

注：中心各部门包括医学检验实验室各专业组和检验一部、检验二部、检验三部、检验四部4个分部。

9.15.3　职责

9.15.3.1　专业组组长

负责统计分析危急值通报率。负责不达标原因分析及持续改进措施的实施。

9.15.3.2　中心质量指标负责人

负责检验危急值通报率目标适宜性评估。负责把控数据填报质量、撰写分析报告、监督持续改进流程落实情况。负责制定危急值通报及时率的统计规则。负责质量指标管理系统中危急值通报率统计功能的开发。

9.15.3.3　中心质量主管

负责质量指标资料的汇总、上报。负责质量指标管理系统的开发及优化。负责组织召开质量指标评审会,对指标设置适用性、统计规则正确性、改进流程完成度进行监督和评估。负责危急值通报率统计流程的培训。

9.15.3.4　中心主任

负责审批危急值通报及时率的管理流程。负责协调组织相关部门优化工作流程,提高危急值通报率。

9.15.4　程序

9.15.4.1　基本信息

1）指标名称：危急值通报率。

2）指标定义：已通报的危急值检验项目数占同期需要通报的危急值检验项目总数的比例。

第15节　危急值通报率	文件编号：LHJY-SOP-0GL2015
	版本号：E/0
	页码：第2页　共3页

3）监控周期：月度。
4）指标导向：逐步提高。
5）计算方法：危急值通报率=已通报的危急值检验项目数/同期需要通报的危急值检验项目总数×100%。

9.15.4.2　指标说明和数据采集方法

一是从LIS中已发送的报告中标本日志标记为"发送危急值"的数据，二是统计《临床危急值报告记录表》（附表9.14.1）中手工记录的危急值数据，对以上两类数据合并，并对条码及项目重复的危急值进行去重，最终合并的数据为同期需要通报危急值的检验项目总数。由于实验室已实现LIS与HIS的对接，通过LIS发送的危急值实现了危急值的自动通报，而手工发送的危急值已通过电话通报并记录在《临床危急值报告记录表》，因此可以实现危急值通报率100%。

9.15.4.3　质量指标管理系统操作程序

（1）指标基础数据的设置

质量指标系统可自动抓取已通报的危急值检验项目数及同期需要通报的危急值检验项目总数，并进行统计计算。

（2）指标分析数据查看

操作方法：质量指标管理系统→质量指标统计→检验后指标→危急值通报率→选择数据统计月份→选择专业组，查看指标各种维度统计报表。

（3）持续改进流程启动

危急值通报率质量指标统计界面，对没有达标的专业组，系统自动会显示"发起持续改进流程"入口，各相关专业组可通过入口启动持续改进措施，启动后的持续改进措施可以在"持续改进流程"菜单中查询和处理。

（4）形成质量指标汇总分析报告

按照指标统计周期，每月需形成一份质量指标分析报告，由指标负责人完成，操作方法：质量指标管理系统→首页→监测周期（月度）→输入月份→搜索→点击危急值通报率后的"生成指标分析报告"→输入分析评价内容和后续措施→点击保存和归档。

9.15.5　支持文件

［1］王治国,费阳,康凤凤,等.临床检验质量指标[M].北京：人民卫生出版社,2016.
［2］国家卫生和计划生育委员会.临床实验室质量指标：WS/T496-2017[S].北京：中国标准出版社,2017.
［3］LHJY-PF8.8-01《质量指标管理程序》.

第 15 节 危急值通报率	文件编号：LHJY-SOP-0GL2015
	版本号：E/0
	页码：第3页 共3页

9.15.6 记录表格

PF7.4-TAB-04《临床危急值报告记录表》，见附表9.14.1。

编写：林 珊　　　审核：蔡钦泉　　　批准：张秀明

批准日期：2023年9月1日

	文件编号：LHJY－SOP－0GL2016
第16节　医生、护士、患者满意度	版本号：E/0
	页码：第1页　共6页

9.16.1　目的

开展医生、护士和患者对于实验室工作的满意度调查,有利于提高实验室的服务质量,保证检验结果的临床符合性。

9.16.2　范围

适用于中心各部门医生、护士、患者满意度指标的建立、统计分析和持续改进等管理内容。

注：中心各部门包括医学检验实验室各专业组和检验一部、检验二部、检验三部、检验四部4个分部。

9.16.3　职责

9.16.3.1　专业组组长

负责调查问卷中不满意问题的原因分析及相应整改措施的实施。

9.16.3.2　中心质量指标负责人

负责调查问卷的发放和数据填报,撰写汇总分析报告,通知相关专业组发起持续改进措施。

9.16.3.3　中心质量主管

负责监督持续改进流程的完成,召开指标评审会,评估指标设置的适宜性。

9.16.3.4　中心主任

负责质量指标报告的审批。

9.16.4　程序

9.16.4.1　基本情况

1) 指标名称：患者满意度统计、医生满意度统计、护士满意度统计。
2) 指标定义：问卷得分占总有效问卷分数的比例。
3) 监控周期：季度。
4) 指标导向：逐步提高。
5) 计算方法：满意度＝问卷得分/总有效问卷分数×100%。

第16节 医生、护士、患者满意度

文件编号：LHJY-SOP-0GL2016
版本号：E/0
页码：第2页 共6页

9.16.4.2 指标说明

1）分子：指调查对象对检验服务做出评价的得分之和。调查对象为中心服务的群体或个人。

2）分母：指全部有效问卷的分值总和。

9.16.4.3 数据采集方法

调查对象通过扫描满意度调查二维码填写调查问卷，质量指标管理系统自动汇总统计分析调查结果。其中，评价等级分为五类，每类等级得分不同：满意为5分、较满意为4分、一般为3分、较不满意为2分、不满意为1分。

9.16.4.4 质量指标管理系统操作程序

（1）调查方法

在质量指标管理系统中自动生成医生、护士和患者专用的调查问卷，由实验室员工将所生成的二维码发放到病房或门诊，调查对象自行扫码填写。操作方法：质量指标管理系统→质量指标统计→支持性指标→满意度调查二维码（图9.16.1）。

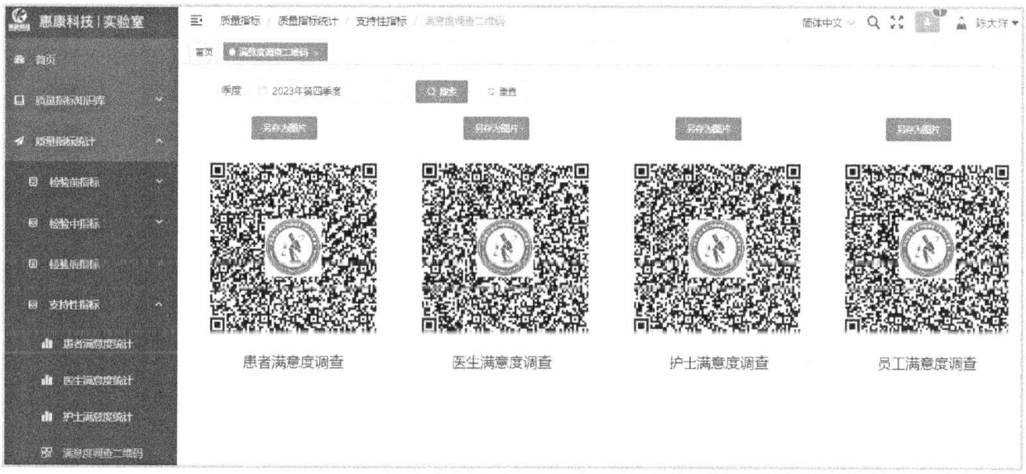

图9.16.1 满意度调查二维码

（2）指标数据查看

操作方法：质量指标管理系统→数据集管理→支持性指标→选择不同类别满意度调查表，查看满意度调查表内容。

第 16 节　医生、护士、患者满意度	文件编号：LHJY－SOP－0GL2016
	版本号：E/0
	页码：第 3 页　共 6 页

（3）指标数据统计

操作方法：质量指标管理系统→质量指标统计→支持性指标→选择不同类别满意度统计。

（4）形成质量指标汇总分析报告

每季度形成一份满意度指标分析报告，由中心质量指标负责人完成，操作方法：iLab 管理平台→电子记录→4.14 评估和审核→16 质量指标统计记录表→季度质量指标统计记录表→输入数据→上传分析报告→点击保存。

（5）持续改进流程启动

汇总医生、护士和患者提出的意见和建议，通知实验室相关业务责任人在系统中发起"持续改进流程"对调查对象的意见进行整改。

9.16.5　支持文件

［1］王治国,费阳,康凤凤.临床检验质量指标［M］.北京：人民卫生出版社,2016.

［2］国家卫生和计划生育委员会.临床实验室质量指标：WS/T496－2017［S］.北京：中国标准出版社,2017.

［3］王治国,费阳,康凤凤,等.国家卫生计生委发布临床检验专业 15 项医疗质量控制指标(2015 年版)内容及解读［J］.中华检验医学杂志,2015,38(11)：777－781.

［4］LHJY－QM－003《质量方针和目标》.

［5］LHJY－PF8.8－01《质量指标管理程序》.

9.16.6　记录表格

［1］PF8.4－TAB－02《医生满意度调查表》,见附表 9.16.1。

［2］PF8.4－TAB－03《护士满意度调查表》,见附表 9.16.2。

［3］PF8.4－TAB－04《患者满意度调查表》,见附表 9.16.3。

编写：李文海　　　审核：蔡钦泉　　　批准：张秀明

批准日期：2023 年 9 月 1 日

第16节 医生、护士、患者满意度

文件编号：LHJY-SOP-0GL2016
版本号：E/0
页码：第4页 共6页

附表9.16.1 医生满意度调查表

编号：PF8.4-TAB-02

调查目的	从服务的用户处获取正面和负面的反馈信息，改进服务质量，提高服务水平
填表说明	① 请填写您的基本信息。② 对于您认为是"一般"或"较不满意"或"不满意"的调查内容请在"您的宝贵意见或建议"栏中作补充说明。③ 对于表中未列出的内容评价，请在"您的宝贵意见或建议"栏中说明。④ "沟通情况记录"栏由医学检验中心相关人员根据需要填写
被调查者基本信息	名称：　　　　联系电话：　　　　科室：

调查内容

序号	内容	评价
1	检验人员的电话礼仪和服务态度	满意□　较满意□　一般□　较不满意□　不满意□
2	填写申请单的便捷性	满意□　较满意□　一般□　较不满意□　不满意□
3	检验项目满足临床诊疗要求的充分性	满意□　较满意□　一般□　较不满意□　不满意□
4	标本采集手册的适用性	满意□　较满意□　一般□　较不满意□　不满意□
5	不合格标本处理的合理性	满意□　较满意□　一般□　较不满意□　不满意□
6	检验报告单格式的合理性	满意□　较满意□　一般□　较不满意□　不满意□
7	检验结果与患者病情的合理性	满意□　较满意□　一般□　较不满意□　不满意□
8	检验报告周期的实际符合性	满意□　较满意□　一般□　较不满意□　不满意□
9	异常检验结果的临床联系	满意□　较满意□　一般□　较不满意□　不满意□
10	危急值项目及其标准的适用性	满意□　较满意□　一般□　较不满意□　不满意□
11	生物参考区间的适用性	满意□　较满意□　一般□　较不满意□　不满意□
12	急诊检验服务水平	满意□　较满意□　一般□　较不满意□　不满意□
13	与临床沟通主动及时	满意□　较满意□　一般□　较不满意□　不满意□
14	反映的问题及时答复解决	满意□　较满意□　一般□　较不满意□　不满意□
15	检验服务的总体满意度	满意□　较满意□　一般□　较不满意□　不满意□

您的宝贵意见或建议：

日期：　　年　　月　　日

沟通情况记录（需要时）：

记录人：　　　　日期：　　年　　月　　日

第16节 医生、护士、患者满意度	文件编号：LHJY-SOP-0GL2016
	版本号：E/0
	页码：第5页 共6页

附表9.16.2　护士满意度调查表

编号：PF8.4-TAB-03

调查目的	从服务的用户处获取正面和负面的反馈信息，改进服务质量，提高服务水平
填表说明	① 请填写您的基本信息。② 对于您认为是"一般"或"较不满意"或"不满意"的调查内容请在"您的宝贵意见或建议"栏中作补充说明。③ 对于表中未列出的内容评价，请在"您的宝贵意见或建议"栏中说明。④ "沟通情况记录"栏由医学检验中心相关人员根据需要填写
被调查者基本信息	名称：　　　　　联系电话：　　　　　科室：

调查内容

序号	内　容	评　价
1	检验人员的电话礼仪和服务态度	满意□　较满意□　一般□　较不满意□　不满意□
2	标本采集手册的适用性	满意□　较满意□　一般□　较不满意□　不满意□
3	咨询服务	满意□　较满意□　一般□　较不满意□　不满意□
4	标本交接流程的及时性和准确性	满意□　较满意□　一般□　较不满意□　不满意□
5	反映的问题及时答复解决	满意□　较满意□　一般□　较不满意□　不满意□
6	与检验人员的沟通反馈交流	满意□　较满意□　一般□　较不满意□　不满意□
7	检验服务的总体满意度	满意□　较满意□　一般□　较不满意□　不满意□

您的宝贵意见或建议：

日期：　　年　　月　　日

沟通情况记录（需要时）：

记录人：　　　　　日期：　　年　　月　　日

第16节　医生、护士、患者满意度	文件编号：LHJY-SOP-0GL2016
	版本号：E/0
	页码：第6页　共6页

附表9.16.3　患者满意度调查表

编号：PF8.4-TAB-04

调查目的	从服务的用户处获取正面和负面的反馈信息,改进服务质量,提高服务水平
填表说明	① 请填写您的基本信息。② 对于您认为是"一般"或"较不满意"或"不满意"的调查内容请在"您的宝贵意见或建议"栏中作补充说明。③ 对于表中未列出的内容评价,请在"您的宝贵意见或建议"栏中说明。④ "沟通情况记录"栏由医学检验中心相关人员根据需要填写
被调查者基本信息	名称：　　　　　　联系电话： 通信地址：

调查内容

序号	内　容	评　价
1	检验人员的电话礼仪和服务态度	满意□　较满意□　一般□　较不满意□　不满意□
2	采集标本的等候时间	满意□　较满意□　一般□　较不满意□　不满意□
3	采集标本的操作过程	满意□　较满意□　一般□　较不满意□　不满意□
4	采集标本的设备和环境条件	满意□　较满意□　一般□　较不满意□　不满意□
5	检验结果的临床符合性	满意□　较满意□　一般□　较不满意□　不满意□
6	检验报告获得的时间	满意□　较满意□　一般□　较不满意□　不满意□
7	反映的问题及时答复解决	满意□　较满意□　一般□　较不满意□　不满意□
8	检验服务的总体满意度	满意□　较满意□　一般□　较不满意□　不满意□

您的宝贵意见或建议：

日期：　　年　　月　　日

沟通情况记录（需要时）：

记录人：　　　　　　日期：　　年　　月　　日

	文件编号：LHJY－SOP－0GL2017
第 17 节 员工满意度	版本号：E/0
	页码：第1页 共4页

9.17.1 目的

员工满意度统计旨在充分调动员工积极性,提高员工工作效率,了解员工的真实想法及需求,及时发现实验室发展运营中存在的问题,分析采纳并有针对性地采取措施,持续改进,提高实验室管理水平,更好地为临床服务。

9.17.2 范围

适用于中心各部门员工满意度质量指标的建立、统计分析和持续改进等管理内容。

注：中心各部门包括医学检验实验室各专业组和检验一部、检验二部、检验三部、检验四部4个分部。

9.17.3 职责

9.17.3.1 专业组组长

负责组织组内检验人员填写《员工满意度调查表》。

9.17.3.2 中心质量指标负责人

负责监督落实员工满意度质量指标数据填报,并将分析报告和改进意见在指标评审会上进行讨论。

9.17.3.4 中心主任

负责质量指标报告的审批。

9.17.4 程序

9.17.4.1 基本情况

1）指标名称：员工满意度。
2）指标定义：员工满意度问卷分数占总有效满意度问卷分数的比例。
3）监控周期：年度。
4）指标导向：逐步提高。
5）计算方法：员工满意度=问卷得分/总有效问卷分数×100%。

9.17.4.2 指标说明

1）分子：所有检验人员填写的满意度调查问卷实际分数的总和。调查表中各调查内容的评价意见分为"满意""较满意""一般""较不满意""不满意"共5个级别,各级别赋

	文件编号：LHJY-SOP-0GL2017
第17节 员工满意度	版本号：E/0
	页码：第2页 共4页

值分别为5分、4分、3分、2分、1分。

2）分母：全部有效满意度调查问卷分数的总和。

9.17.4.3 数据采集方法

（1）扫码填写满意度调查问卷

1）调查表格式设计：由中心质量指标负责人负责设计，中心主任审批。其内容包括调查目的、被调查者的基本信息、调查表的填写说明和调查内容等四部分。

2）调查内容范围：科室管理、管理层的表现、个人能力培训机会的提供、个人继续教育机会的提供、实验室工作环境、实验室人员配置、实验室设备配置、工作岗位安排、实验室工作流程。

3）调查表的发放方式：质量指标管理系统→质量指标统计→支持性指标→满意度调查二维码，查看员工满意度调查二维码，中心质量指标负责人将员工满意度调查二维码发放到各专业组长，并组织组内检验人员扫码填写调查问卷。

（2）数据查看

操作方法：质量指标管理系统→数据集管理→支持性指标→员工满意度调查表。

9.17.4.4 质量指标管理系统操作程序

（1）指标基础数据设置

通过该功能设置指标负责人、指标监测周期、目标值、指标采集公式等指标基本信息，也可重新生成指标周期汇总数据。操作方法：质量指标管理系统→数据集管理→其他→质量指标定义→选择单个指标→修改。

（2）指标数据统计

操作方法：质量指标管理系统→质量指标统计→支持性指标→员工满意度统计→选择数据填报年份，查看指标各种维度统计报表。当评价中有"一般""较不满意""不满意"等级别时，中心质量指标负责人应与相关人员沟通，了解情况，并在调查表中记录相关情况。

（3）形成质量指标汇总分析报告

按照指标统计周期，每年需形成一份质量指标分析报告，由指标负责人完成，操作方法：质量指标管理系统→首页→监测周期（年度）→输入年份→搜索。点击"员工满意度"后的"生成指标分析报告"，中心质量指标负责人收集所有专业组检验人员提出建议并进行评估，输入分析评价内容和后续措施，点击保存和归档。

9.17.5 支持文件

[1] 王治国,费阳,康凤凤.临床检验质量指标[M].北京：人民卫生出版社,2016.

	文件编号：LHJY-SOP-0GL2017
第 17 节 员工满意度	版本号：E/0
	页码：第 3 页 共 4 页

［2］国家卫生和计划生育委员会.临床实验室质量指标：WS/T496-2017［S］.北京：中国标准出版社,2017.

［3］王治国,费阳,康凤凤,等.国家卫生计生委发布临床检验专业 15 项医疗质量控制指标(2015 年版)内容及解读［J］.中华检验医学杂志,2015,38(11)：777-781.

［4］LHJY-QM-003《质量方针和目标》.

［5］LHJY-PF8.8-01《质量指标管理程序》.

9.17.6 记录表格

PF8.4-TAB-07《员工满意度调查问卷》,见附表 9.17.1。

编写：李文海　　　　审核：蔡钦泉　　　　批准：张秀明
　　　　　　　　　　　　　　　　　　　　批准日期：2023 年 9 月 1 日

第17节 员工满意度	文件编号：LHJY-SOP-0GL2017
	版本号：E/0
	页码：第4页 共4页

附表9.17.1 员工满意度调查问卷

编号：PF8.4-TAB-07

分别/专业组		姓　名		年　份	
调查内容					

序号	内　　　容	评价意见(满意、较满意、一般、较不满意、不满意)
1	您对科室组织结构的设置是否满意	
2	您对科室管理文件编写是否满意	
3	您对科室各项规章制度的实施效果是否满意	
4	您对科室的发展前景是否满意	
5	您对科室文化建设、员工归属感建设是否满意	
6	您对科室领导管理者的管理能力与水平是否满意	
7	您对直接上级的管理能力与业务水平是否满意	
8	您对管理阶层对员工执行工作提供的支持是否满意	
9	您对领导的亲和力和决策力是否满意	
10	您对领导和员工之间的沟通交流情况是否满意	
11	您对科室个人能力培训注重程度是否满意	
12	科室是否能为您提供满意的平台来用于科研和论文撰写	
13	您对科室目前的进修、外出学习、科研机会是否满意	
14	科室的各项培训、进修、外出学习对您的职业发展规划是否满意	
15	您对科室的科研激励制度是否满意	
16	您对科室的仪器和设施配置数量及质量是否满意	
17	您对科室的工作环境、设施设备的健康和安全性是否满意	
18	您对科室文体、娱乐活动的安排是否满意	
19	您对科室人员配置数量是否满意	
20	您对所在岗位的工作强度是否满意	
21	您对科室人员分工是否满意	
…	…	…

	文件编号：LHJY-SOP-0GL2018
第18节　实验室投诉数	版本号：E/0
	页码：第1页　共4页

9.18.1　目的

通过每年分析实验室收到的有效投诉事件数量，促进实验室服务水平和服务质量提升，控制和减少实验室投诉数。

9.18.2　范围

适用于中心各部门实验室投诉数质量指标的建立、统计分析和持续改进等管理内容。

注：中心各部门包括医学检验实验室各专业组和检验一部、检验二部、检验三部、检验四部4个分部。

9.18.3　职责

9.18.3.1　检验人员

中心全体检验人员为"首诉负责制"第一责任人，负责接受、处理患者和医务人员投诉，及时答复投诉人。负责实验室投诉数据的记录。

9.18.3.2　中心质量指标负责人

负责监督投诉数据的填报，撰写年度汇总分析报告。

9.18.3.3　中心质量主管

负责评估指标设置的适宜性和审核分析报告。

9.18.3.4　中心主任

负责质量指标分析报告的审批。

9.18.4　程序

9.18.4.1　基本情况

1）指标名称：实验室投诉数。
2）指标定义：实验室收到的有效投诉数。
3）监控周期：年度。
4）指标导向：逐年下降。
5）计算方法：实验室收到的有效投诉数。

第18节　实验室投诉数

| 文件编号：LHJY-SOP-0GL2018 |
| 版本号：E/0 |
| 页码：第2页　共4页 |

9.18.4.2　指标说明

通过现场、电话、微信公众号、问卷调查、监管部门等途径收到的患者、临床科室、行政部门、员工等来源的投诉事件,且经实验室调查确定为有效投诉的,记录为1次投诉数。针对同一事件的多次有效投诉记录为1次投诉数。

9.18.4.3　数据采集方法

1) 采集方法一：各专业组进入"iLab 管理平台"→电子记录→投诉报告和处理→发起新流程→完成投诉报告和处理流程,数据自动采集。

2) 采集方法二：各专业组进入质量指标管理系统→数据集管理→《客户投诉记录表》(附表9.18.1)→登记客户投诉内容及投诉处理情况,完成数据采集。

9.18.4.4　质量指标管理系统操作程序

（1）指标基础数据设置

通过该功能设置指标负责人、指标监测周期、目标值、指标采集公式等指标基本信息,也可重新生成指标周期汇总数据。操作方法：质量指标管理系统→数据集管理→其他→质量指标定义→选择单个指标→修改。

（2）专业组开展投诉报告和处理流程

"iLab 管理平台"→电子记录→投诉报告和处理,各专业组在投诉报告和处理模块启动投诉报告和处理流程,根据流程任务逐步完成流程处理,质量指标管理系统自动抓取投诉报告和处理模块内的数据信息,并在质量指标管理系统→数据集管理→客户投诉记录表显示。

（3）客户投诉记录表登记

按照质量指标管理系统→数据集管理→客户投诉记录表→填报投诉内容。

（4）指标分析数据查看

"iLab 管理平台"→质量指标统计→支持性指标→实验室投诉数→选择统计年份,查看指标统计报表。

（5）形成质量指标汇总分析报告

按照指标统计周期,每年需形成一份质量指标分析报告,由指标负责人完成,操作方法："iLab 管理平台"→首页→监测周期(年度)→输入年份→搜索→点击指标"实验室投诉数"后的"生成指标分析报告",输入分析评价内容和后续措施,点击保存和归档。

9.18.5　支持文件

[1] 王治国,费阳,康凤凤.临床检验质量指标[M].北京：人民卫生出版社,2016.

	文件编号：LHJY-SOP-0GL2018
第18节　实验室投诉数	版本号：E/0
	页码：第3页　共4页

[2] 国家卫生和计划生育委员会.临床实验室质量指标：WS/T496-2017[S].北京：中国标准出版社,2017.

[3] LHJY-QM-003《质量方针和目标》.

[4] LHJY-PF8.8-01《质量指标管理程序》.

9.18.6　记录表格

LHJY-0GL-TAB-2018-01《客户投诉记录表》,见附表9.18.1。

编写：李文海　　　　审核：蔡钦泉　　　　批准：张秀明

批准日期：2023年9月1日

	文件编号：LHJY-SOP-0GL2018
第 18 节　实验室投诉数	版本号：E/0
	页码：第 4 页　共 4 页

附表 9.18.1　客户投诉记录表

编号：LHJY-0GL-TAB-2018-01

投诉对象		部　门	
投诉来源	○监管部门　○患者　○临床　○员工　○信访　○其他			
投诉者		联系电话		投诉日期	
投诉分类	□服务态度　□报告时间　□报告差错　□技术能力　□其他			
投诉内容					
	附　件				
投诉受理人			受理日期		
调查人			调查日期		
调查结果					
	附　件				
是否有效	○有效投诉		○无效投诉		
处理人			处理日期		
处理措施					
	附　件				
投诉人反馈意见					
是否满意	○满意　　○不满意 || 不满意原因		
科室意见					
	是否同意	○同意		○不同意	
质量主管/中心主任签名				日　期	

	文件编号：LHJY-SOP-0GL2019
第19节 医疗不良事件发生数	版本号：E/0
	页码：第1页 共2页

9.19.1 目的

通过质量指标管理系统上报实验室发生的医疗不良事件明细，持续监测实验室Ⅰ、Ⅱ级不良事件发生数，及时采取措施发起持续改进，避免因发生Ⅰ、Ⅱ级不良事件而侵害到医护和患者的人身安全。

9.19.2 范围

适用于中心各部门医疗不良事件发生数指标的建立、统计分析和持续改进等管理内容。

注：中心各部门包括医学检验实验室各专业组和检验一部、检验二部、检验三部、检验四部4个分部。

9.19.3 职责

9.19.3.1 检验人员

中心全体检验人员为处理不良事件的第一责任人，负责不良事件数据的记录。

9.19.3.2 中心质量指标负责人

负责监督数据填报的真实性和完整性，撰写年度汇总分析报告。

9.19.3.3 中心质量主管

负责评估指标设置的适宜性和审核分析报告。

9.19.3.4 中心主任

负责质量指标报告的审批。

9.19.4 程序

9.19.4.1 基本情况

1）指标名称：医疗不良事件发生数。
2）指标定义：工作人员在医疗活动中发生对患者造成或可能造成不良影响级的事件数。
3）监控周期：年度。
4）控制目标：杜绝发生Ⅰ、Ⅱ级不良事件。
5）计算方法：评估实验室不良事件级别，针对Ⅰ、Ⅱ级不良事件计算统计。

	文件编号：LHJY-SOP-0GL2019
第19节　医疗不良事件发生数	版本号：E/0
	页码：第2页　共2页

9.19.4.2　数据采集方法

实验室不良事件业务负责人定期登录集团各医疗机构安全（不良）事件管理系统查阅资料，及时处理不良事件流程，生成报告后同步上传实验室质量指标管理系统。

9.19.4.3　质量指标管理系统操作程序

（1）指标基础数据的设置

数据的设置分手工填入信息和Excel导入两种方式，手工填入流程：质量指标管理系统→数据集管理→支持性指标→医疗不良事件发生数→新增，针对不良事件报告内容要求填报并上传集团各医疗机构安全（不良）事件管理系统。Excel导入流程：质量指标管理系统→数据集管理→支持性指标→医疗不良事件发生数→下载Excel模板→（填写内容后）Excel导入。

（2）指标分析数据查看

操作方法：质量指标管理系统→质量指标统计→支持性指标→医疗不良事件发生数统计→选择数据统计年份，查看指标各种维度统计报表。

（3）持续改进流程启动

进入医疗不良事件发生数质量指标统计界面，对没有达标的专业组，系统会自动显示"发起持续改进流程"入口，各相关专业组可通过入口启动持续改进措施，启动后的持续改进措施可以在"持续改进流程"菜单中查询和处理。

（4）形成质量指标汇总分析报告

按照指标统计周期，每年需形成一份质量指标分析报告，由中心质量指标负责人完成，操作方法：质量指标管理系统→首页→监测周期（年度）→输入年份→搜索→点击"医疗不良事件发生数"后的"生成指标分析报告"→输入分析评价内容和后续措施，点击保存和归档。

9.19.5　支持文件

［1］王治国,费阳,康凤凤.临床检验质量指标［M］.北京：人民卫生出版社,2016.
［2］国家卫生和计划生育委员会.临床实验室质量指标：WS/T496-2017［S］.北京：中国标准出版社,2017.
［3］LHJY-QM-003《质量方针和目标》.
［4］LHJY-PF8.8-01《质量指标管理程序》.

编写：韦洁宏　　　审核：蔡钦泉　　　批准：张秀明
批准日期：2023年9月1日

第10章 标本采集手册

第1节 申请单的填写

文件编号：LHJY-CJ-001
版本号：E/0
页码：第1页 共2页

医生根据临床需要确定需要检测的项目，在 HIS 下医嘱开具电子申请单，HIS 经过数据对接将检验申请传输到 LIS，LIS 从 HIS 获取的内容如下。

10.1.1 通用要求

检验申请单的填写，包括但不限于以下内容。

1) 患者的唯一性标识身份识别号（identity document, ID）。
2) 临床医生或经授权提出检验申请的其他人员的姓名及其唯一性标识、申请日期以及检验报告最终送达的目的地。如果提出检验申请的医师的地址与接收检验申请的实验室所在的地址不同，则申请单应该注明申请者的地址。
3) 应注明原始解剖部位和原始样品类型。如"胸腔积液""静脉抗凝血""胸腔""静脉"表明原始解剖部位，"积液""抗凝血"表明原始样品类型。
4) 申请的检验项目应明确、具体，按患者病情需求选择医嘱项。
5) 患者的相关临床资料，至少应包括姓名、性别、年龄、科室、床号、住院号（门诊号）、临床诊断，以备解释检验结果用。
6) 原始样品的采集日期和时间、采集人，是非常重要的信息，因生物样品是不稳定的，检验结果与采集时间密切相关。时间越准确越好，对于一些试验，甚至应准确到秒，如进行静脉给药的药动力学试验。护士根据医嘱生成条码，采集原始样品，条码除临床患者资料外还需具备以下资料：原始样品的采集日期和时间、采集人。
7) 实验室收到样品的日期和时间，也是与检验结果准确与否直接相关的重要信息。

10.1.2 特殊检验申请单填写要求（示例）

10.1.2.1 骨髓细胞形态检查申请单填写要求

1) 涂片、送检要求：血片 2 张（注明"PB"），骨髓片 6 张，怀疑白血病涂 8 张骨髓片，髂骨注明"BM"，胸骨注明"TM"，涂片必须标注患者姓名，完全干燥后再包装常温送检，切忌冷藏，送检涂片包装及运输应远离含甲醛等固定液的组织。
2) 病例摘要：应填写全面，尤其是肝、脾、淋巴结肿大、发热、黄疸及出血等血液病相关的症状应填写清楚。

	文件编号：LHJY-CJ-001
第 1 节　申请单的填写	版本号：E/0
	页码：第 2 页　共 2 页

3）化验结果：近期的血常规结果必须填写，尤其是 WBC、Plt 及 Hb 这几项务必填写，如有可能 MCV、MCH、MCHC 及分类等结果也一并填上（建议附一张近期血常规报告单）。

4）临床诊断应合理，临床病史准确填写，包括病名、是否有治疗等。

5）申请目的明确，如患者贫血加做铁染色。

6）必须填写申请医生、科室联系电话（密切与临床相结合）。

7）出报告时间：3 个工作日（疑难病例 4~5 个工作日）。

10.1.2.2　产前筛查申请单填写要求

胎儿染色体非整倍体（T21、T18、T13）检测与唐氏综合征产前筛查申请单与知情同意书必须按事实、按申请单或知情同意书模板要求完整填写。

10.1.2.3　串联质谱遗传代谢病检测申请

医生和血纸片采集前应将新生儿遗传代谢检测的目的、意义、筛查疾病病种、方法、灵敏度、费用及存在风险等情况如实告知新生儿的监护人，并取得书面同意。新生儿采血应满足出生 3 天或哺乳 6 次以上。

10.1.3　支持文件

张秀明,李炜煊,陈桂山.临床检验标本采集手册[M].北京：人民军医出版社,2011.

编写：欧　铜　　　　审核：张丽军　　　　批准：张秀明
批准日期：2023 年 9 月 1 日

第2节　检验项目报告周期

文件编号：LHJY-CJ-002
版本号：E/0
页码：第1页　共4页

中心各检验项目分病房、门诊、急诊项目来源分别明确报告周期，示例见表10.2.1。

表10.2.1　医学检验中心检验项目报告周期表（示例）

项目名称	病　房	门　诊	急　诊
全血 CRP	当天下午4:00出结果	30分钟出结果	24小时送检，收到标本后30分钟出报告
血常规五分类	当天下午4:00出结果	30分钟出结果	24小时送检，收到标本后30分钟出报告
凝血四项（PT、APTT、FIB、TT）	平诊4小时出结果		24小时送检，收到标本后2小时出报告
易栓症（抗凝蛋白）	每周二、周五下午4:30后出报告		—
疟原虫	当天出结果	2小时出结果	24小时送检，收到标本后1.5小时出报告
降钙素原（PCT）	当天下午4:00出结果	2小时出结果	24小时送检，收到标本后2小时出报告
CK 同工酶质量法测定	当天下午4:00出结果	2小时出结果	24小时送检，收到标本后2小时出报告
各种囊肿穿刺液常规细胞学图文分析	1个工作日出结果		—
骨髓涂片细胞学及图像分析	3个工作日出结果		—
血清、尿液 AMY	每天下午4点前送检标本4小时出报告，4点后送检标本次日早上出报告		24小时送检，收到标本后2小时出报告
肝功能组合1	每天下午4点前送检标本4小时出报告，4点后送检标本次日早上出报告		24小时送检，收到标本后2小时出报告
肾功能组合1	每天下午4点前送检标本4小时出报告，4点后送检标本次日早上出报告		24小时送检，收到标本后2小时出报告
离子三项	每天下午4点前送检标本4小时出报告，4点后送检标本次日早上出报告		24小时送检，收到标本后2小时出报告
急诊生化七项	—		24小时送检，收到标本后2小时出报告
…	…		…

文件编号：LHJY-CJ-002
版本号：E/0
页码：第2页 共4页

第2节 检验项目报告周期

续表

项目名称	病 房	门 诊	急 诊
地中海贫血三项	第2个工作日下午4点出报告	—	
RF	每天下午4点前送检标本4小时出报告,4点后送检标本次日早上出报告	—	
PGⅠ、PGⅡ	每周一、三、五检测,检测日下午4点出报告	—	
脂蛋白相关磷脂酶A2	每天下午4点前送检标本4小时出报告,4点后送检标本次日早上出报告	—	
免疫固定电泳	每周四前送检标本,周四下午4点出报告	—	
微量元素	第2个工作日下午4点出报告（周六、周日不检测）	—	
β-HCG	每天下午4点前送检标本4小时出报告,4点后送检标本次日早上出报告		24小时送检,收到标本后2小时出报告
男性性激素五项	每天下午4点前送检标本4小时出报告,4点后送检标本次日早上出报告	—	
前列腺癌推荐组合	中午12点前送检标本下午4点出报告,12点后送检标本,下一检测日下午4点出报告	—	
肝炎三项（HAV-IgM、HCV-IgG、HEV-IgM）	每周一、周四16:00以前送检,次日16:30发报告	—	
吸入性及食入性过敏原特异性IgE抗体	周日、周二、周四16:30以前送检,周一、周三、周五16:30发报告	—	
阿尔茨海默病相关神经丝蛋白	周一16:00以前送检,周二16:30发报告	—	
…	…		…
一般细菌培养及鉴定	8:00~17:00点送检,采样日后3~5个工作日发报告	—	
药敏试验	有鉴定结果后,24小时发报告	—	

	文件编号：LHJY-CJ-002
第 2 节　检验项目报告周期	版本号：E/0
	页码：第 3 页　共 4 页

续　表

项 目 名 称	病　房	门　诊	急　诊
淋球菌培养	8:00~17:00 点送检，采样日后 3 个工作日发报告		—
结核菌培养	8:00~17:00 点送检，采样日后 1 个月发报告		—
…	…		…
HBV DNA 测定	每天送检，周一、三、五下午五点出报告，当天标本除外		—
感染病原微生物高通量基因检测（DNA）	每星期一、星期四检测，检测日次日下午发报告		—
β 地中海贫血基因检测	每天送检，周二、四检测前一天送达标本，周三、五下午五点出结果		—
染色体基因组拷贝数变异测序（copy number variation sequencing，CNV-seq）	收到标本后的 10~15 个工作日		—
Y 染色体微缺失检测	每周四下午五点出报告，当天标本除外		—
…	…		…
遗传代谢病尿液有机酸检测	每周四下午五点出报告，当天标本除外		—
维生素 6 项	每天送检，6 个工作日出报告		—
维生素 8 项	每天送检，6 个工作日出报告		—
维生素 14 项	每天送检，6 个工作日出报告		—
类固醇激素 5 项（质谱法）（总 TESTO、雄烯二酮、硫酸脱氢表雄酮、脱氢表雄酮、17-羟孕酮）	每周二、四检测。每次检测不包括实验当天送达的标本，接收标本之后的 5 个工作日出报告		—
HCY 及代谢物和辅酶检测（质谱法）	每天（工作日）检测，每次检测不包括实验当天送达的标本。5 个工作日出报告		—
…	…		…

文件编号：LHJY-CJ-002
版本号：E/0
页码：第4页 共4页

第2节 检验项目报告周期

续 表

项目名称	病　房	门　诊	急　诊
外周血染色体核型分析	每天送检,15个工作日出报告		—
脐血染色体核型分析	每天送检,10个工作日出报告		—
羊水染色体核型分析	每周三送检,15个工作日出报告		—

编写：欧　铜　　　　审核：张丽军　　　　批准：张秀明

批准日期：2023年9月1日

第 3 节　检验项目临床应用指引	文件编号：LHJY-CJ-003
	版本号：E/0
	页码：第1页　共4页

　　每种检验项目都有其不同的临床意义，有的用于筛查，有的用于诊断，有的用于疗效观察和预后判断。由于检验医学飞速发展，临床上认识常落后于检验医学的发展。临床实验室有责任向临床医生提供科学、合理和必要的临床应用指引，以便临床医生能更快速、更客观、更有针对性地做出检验申请，使患者能得到早期诊断、早期治疗及预后观察。表10.3.1是参考相关文献资料并结合日常工作的经验和体会，对需要进行实验检查的各种症状体征进行的汇总，供临床医生选择检验项目作参考。

表10.3.1　症状体征与检验项目表

症状体征	一般检验项目	特殊检验项目
腹痛	① 血常规、ESR、尿常规、粪便常规；② OBT、寄生虫卵检查；③ 肾功能试验、肝功能试验	① 血清及尿液 AMS、Myo、cTnT、CK-MB；② AFP、β-HCG、ASO、CRP；③ 尿液、粪便细菌培养
发热	血常规、尿常规、粪便常规	① 骨髓象检查；② CRP、血清淀粉样蛋白 A、甲型/乙型流感病毒抗原检测、伤寒杆菌、外斐反应、结核抗体、各型病毒性肝炎抗体(抗原)、支原体抗体、AFP、CEA；③ 涂片革兰氏染色找细菌、抗酸染色找抗酸杆菌；④ 各类标本培养加药敏试验(血及骨髓、痰及下呼吸道分泌物、尿液、粪便、脓液、胸水、腹水、脑脊液等)
头痛	① 血常规、疟原虫、尿常规、粪便常规、脑脊液常规及生化；② 葡萄糖(Glu)、肝功能试验、肾功能试验	① 狼疮细胞检查(examination of lupus erythematosis cell, LEC)；② 脑脊液涂片革兰氏染色找细菌、抗酸染色找抗酸杆菌、墨汁染色找新型隐球菌；③ 脑脊液细菌、结核杆菌及真菌培养
胸痛	① 血常规、ESR、胸水常规；② AST	① CK 及同工酶、LDH 及同工酶测定；② Myo、cTnT；③ 痰或胸水直接涂片找细菌、找抗酸杆菌；④ 胸水细菌培养、结核杆菌培养
咳嗽与咳痰	血常规、尿常规、粪便常规、ESR	① 呼吸道病原体抗体九项、呼吸道病毒抗原七项；② 痰涂片检查细菌、抗酸杆菌、真菌等，痰或咽拭子细菌培养+药敏试验、痰结核杆菌培养、下呼吸道分泌物厌氧菌培养；③ PCR 及其他基因诊断技术检测病毒及细菌 DNA 或 RNA；④ 痰液癌细胞检查

文件编号：LHJY-CJ-003
版本号：E/0
页码：第2页 共4页

第3节 检验项目临床应用指引

续 表

症状体征	一般检验项目	特殊检验项目
咯血	血常规、ESR	痰涂片抗酸染色找抗酸杆菌、痰找肺吸虫卵、痰找癌细胞、痰涂片找真菌、痰涂片革兰氏染色找肺炎链球菌
腹泻	① 血常规、粪便常规；② 血糖（Glu）	① 细菌培养、结核菌培养、真菌培养、厌氧培养、弧菌培养检测病原体；② 血清甲状腺素（T_3、T_4）、TSH、CEA、轮状病毒抗体检测、腹泻病毒四项检测
黄疸	① 血常规、RET、尿常规；② 肝功能试验	① 骨髓象检查；② 抗人球蛋白试验（Coombs 试验）；③ 血清TC；④ AFP、CEA 及甲、乙、丙、戊等肝炎病毒；⑤ PCR 技术检查各种肝炎病毒 DNA 或 RNA
少尿与无尿	① 血常规、尿常规；② 血糖（Glu）、肾功能试验	① 尿渗量/血浆渗量；② PSA
多尿	① 尿常规；② 肾功能试验、电解质	① 尿钙、Ccr；② OGTT；③ PTH；④ 甲状腺激素（T_3、T_4）、TSH
昏迷	① 血常规、尿常规、疟原虫（MP）、脑脊液常规；② 血糖、肝功能试验、肾功能试验、血钠（Na）	① 血气分析；② 脑脊液细菌、真菌、厌氧菌培养+药敏，墨汁染色找隐球菌，脑脊液找抗酸杆菌
呕血	① 血常规、RET、凝血常规；② 粪便常规、OBT；③ 肝功能试验、肾功能试验。	① 血清蛋白电泳；② CEA、AFP；③ 甲、乙、丙、戊等肝炎病毒标志物检查
便血	① 血常规、粪便常规、OBT；② 血糖（Glu）、肝功能试验、肾功能试验	① 骨髓象检查；② CEA、AFP；③ 粪便沙门菌、志贺菌培养、血液细菌培养、粪便结核杆菌培养
发绀	① 血常规、凝血常规、尿常规；② 肾功能试验、肝功能试验、血清电解质	① 血气分析；② LDH、AST、CK
腹水	① 血常规、凝血常规、ESR；② 尿常规、粪便常规、腹水常规；③ 血糖（Glu）、肾功能试验、肝功能试验	① 血清 AMY；② AFP、CEA、ANA、乙型、丙型肝炎标志物；③ LEC；④ 腹水涂片找癌细胞、腹水LDH、腹水细菌培养

	第3节 检验项目临床应用指引	文件编号：LHJY-CJ-003
		版本号：E/0
		页码：第3页 共4页

续 表

症状体征	一 般 检 验 项 目	特 殊 检 验 项 目
呼吸困难	① 血常规、ESR；② 尿常规；③ 血糖（Glu）	① 血清 IgE、CEA；② 痰中找癌细胞、痰培养+药敏、拭子涂片镜检
胸腔积液	胸水常规及生化	① 胸水 CEA、透明质酸；② 胸水涂片找癌细胞；③ 胸水涂片找细菌、细菌培养及药敏
心悸	① 血常规、RET、ESR；② 尿常规、粪便常规	① 血气分析、AST、CK 及 CK-MB、LDH 及同工酶；② CRP、ASO、甲状腺功能检查（T_3、T_4、TSH、FT_3、FT_4）；③ 心包穿刺液涂片、血培养
恶心与呕吐	① 血常规、ESR；② 尿常规、粪便常规、OBT；③ 脑脊液常规；④ 肝功能试验、肾功能试验、血清电解质	① 血清及尿液 AMS；② 血、尿绒毛膜促性腺激素（HCG）；③ 甲状腺功能检查（T_3、T_4、TSH、FT_3、FT_4）
吞咽困难	血常规、尿常规	① 局部分泌物涂片镜检及细菌培养；② 组织或脓液细菌、厌氧菌培养
血尿	① 血常规、尿常规、凝血常规；② 血糖（Glu）、肾功能试验、电解质	① 尿三杯试验；② 红斑狼疮细胞、24 小时尿蛋白总量、乳糜尿试验；③ 免疫球蛋白（IgA、IgG、IgM、IgE、IgD）测定、C3、ASO；④ ANA；⑤ 尿细菌培养
尿潴留	血常规、尿常规	① 血清 PSA、fPSA；② 尿道分泌物涂片镜检及细菌培养+药敏试验
贫血	① 血常规、外周血细胞形态、RET、尿常规；② 血清 TBIL、DBIL、IBIL	① 骨髓象检查；② 血红蛋白电泳、抗人球蛋白试验（Coombs）
消瘦	① 血常规、尿常规、粪便常规；② 血糖（Glu）、肝功能试验、电解质	① 血气分析、OGTT；② T_3、T_4；③ 胰岛素、血 CORT
眩晕	① 血常规、尿常规、脑脊液常规、脑脊液生化；② 血糖（Glu）、肝功能试验、肾功能试验	① 血脂、血清 AFP、脑脊液 AFP；② HCG

第3节 检验项目临床应用指引

文件编号：LHJY－CJ－003
版本号：E/0
页码：第4页 共4页

续　表

症状体征	一般检验项目	特殊检验项目
瘫痪	① 血常规、ESR、尿常规、粪便常规；② 脑脊液常规及生化；③ 血糖（Glu）、血钾（K）、肝功能试验、肾功能试验	① CK；② RF、ANA
水肿	① 血常规、尿常规；② 肾功能试验、肝功能试验	① 血脂；② 甲状腺功能检查（T_3、T_4、TSH、FT_3、FT_4）；③ 各种肝炎病毒抗体

编写：欧　铜　　　审核：张丽军　　　批准：张秀明
批准日期：2023年9月1日

| 文件编号：LHJY-CJ-004 |
| 版本号：E/0 |
| 页码：第1页 共2页 |

第4节 患者的自我准备

为了使检验结果有效地用于临床，临床医护人员和检验人员应了解标本收集前影响结果的非病理性因素，如饮食、标本采集时间、体力活动、患者用药等对标本采集的影响。提出要求患者予以配合和服从的内容，采取切实措施，保证采集的标本符合疾病的实际情况。主要考虑以下方面影响。

10.4.1 患者状态的影响

原则上患者应在平静、休息状态下采集标本，特别是血液标本。患者处于激动、兴奋、恐惧状态时，可使 Hb、WBC 增高。运动后，由于能量消耗、体液丢失、剧烈呼吸，可造成许多检验结果的变化，如 ALT、AST、LDH、CK 等一时升高，还可引起血中 K、Na、Ca、ALB、Glu 等成分的变化。

10.4.2 患者饮食的影响

多数实验尤其是血液化学的测定，采血前应禁食 12 小时，因脂肪食物被吸收后可能形成脂血造成光学干扰；同时食物成分也可改变血液成分，影响检验结果的准确性。

10.4.3 标本采集时间的影响

血液中不少成分存在周期性变化（表 10.4.1），因此掌握标本采集时间，才能对每次结果进行比较。

表 10.4.1 部分检验项目个体日变动差（最高与最低）

项　目	日变动差	单　位
Na	4.8	mmol/L
K	0.4	mmol/L
Cl	3	mmol/L
Phos	0.22	mmol/L
TP	0.6	mmol/L
ALB/GLB	0.3	mmol/L
Urea	1.2	mmol/L
UA	0.49	mmol/L
TC	0.52	mmol/L

文件编号：LHJY-CJ-004
版本号：E/0
页码：第2页 共2页

第4节 患者的自我准备

续 表

项　　目	日 变 动 差	单　　位
TRIG	0.33	mmol/L
ALT	3.6	U/L
AST	3.9	U/L
LDH	2.7	U/L

10.4.4 药物的影响

药物对血、尿等成分的影响是一个十分复杂的问题。某些药物会干扰实验，因此为保证结果准确，必须事先停止服用干扰实验结果的药物。临床医生阅读检验结果时要考虑到药物的影响。

不同检验项目患者自我准备要求详见本章第九节《检验项目标本采集指引》。

10.4.5 支持文件

张秀明,李炜煊,陈桂山.临床检验标本采集手册[M].北京：人民军医出版社,2011.

编写：欧　铜　　　　审核：张丽军　　　　批准：张秀明

批准日期：2023 年 9 月 1 日

	文件编号：LHJY-CJ-005
第5节 标本采集原则	版本号：E/0
	页码：第1页 共2页

标本采集是保证检验结果质量的关键一步，由于人体的生理变异和患者的状态存在周期变化，为了便于检验结果的比较，采集标本时应规范采集时间段，选择最佳的标本采集时机。微生物学标本还需选择能代表病情发展过程的标本种类和采集部位。具体应重视以下环节的控制。

10.5.1 采样标本最佳时间选择的基本原则

10.5.1.1 最具"代表性"的时间

原则上晨起空腹时采集血液标本，原因如下：
1）减少昼夜节律带来的影响。许多血液成分昼夜间变化很大，如血钾峰值期比谷值期增加5%~10%，促甲状腺素增加5%~15%，血红蛋白增加8%~15%，为减少昼夜节律带来的影响，使检验结果在不同患者间或同一患者不同时期之间具有可比性。
2）患者处于平静状态，减少患者由于运动带来的影响。
3）减少饮食带来的影响。
4）便于组织日常工作。
5）易与参考区间作比较，因参考区间通常是根据正常健康人的空腹血标本测定值确定的。

10.5.1.2 检出阳性率最高的时间

1）尿早孕试验在怀孕后35天送检阳性率达高峰。
2）细菌培养应尽可能在抗生素使用前采集标本。
3）尿常规检查应采集晨起第一次尿。

10.5.1.3 对诊断最有价值的时间

1）不同的心肌损伤标志物在心肌梗死时升高的速度和达到峰值的时间不同，如Myo、CTnT和CK，分别在发病2~4小时、4~12小时和6~9小时，阳性检出率最高。
2）药物监测应根据药物峰值效应，在药物分布期结束后监测，通常在药物输液结束后2~4小时进行，而地高辛、洋地黄毒苷在输液后6~8小时进行。
3）病毒性感染抗体检查，在急性期及恢复期，采取双份血清检查对诊断意义较大。

10.5.2 采取具有代表性的标本

检验标本的采集应具有代表性，要能反映疾病的病况。
1）粪便检查应取脓/血病理部分。
2）尿液检验的收集时间取决于所需检测的成分，所测成分若日内变异较大，则需收集24小时的尿，过夜尿或晨尿不仅可用于评价肾脏的浓缩能力，还可用于尿液细胞学及管型的检查。
3）脑脊液穿刺、骨髓穿刺应防止外伤性血液的渗入。

	文件编号：LHJY-CJ-005
第5节 标本采集原则	版本号：E/0
	页码：第2页 共2页

4）微生物学标本的留取或采集要选择正确的解剖部位，避免常居菌群随时可能造成的污染。

10.5.3 采集符合要求的标本应该控制的要点

10.5.3.1 正确应用抗凝剂

一些特殊检验项目需要使用抗凝剂时，应注意选择合适的抗凝剂并注意抗凝剂与血液的比例，防止标本凝血或红细胞形态的改变；采血后立即充分摇匀，防止凝血。

10.5.3.2 防溶血

在生化测定中，溶血、乳糜及黄疸是影响检验准确性的三个常见的主要因素，其中尤以溶血影响最大也最常见，首先溶血可干扰比色测定，特别影响光谱蓝色部分的吸光度，溶血后的血红蛋白还可能与化学试剂起反应，干扰测定结果，其影响可能使测定结果增高，也可能使测定结果降低，甚至出现负值。另外许多物质在红细胞内和血浆中的含量是不一样的，如血 K、ALT、AST、LDH，红细胞内含量比血浆中高出数倍乃至数百倍，一旦溶血，造成血浆（清）中这些物质测定值增高。而血 Na、Cl、Ca 等，又比血浆中含量低，特别是严重溶血，由于稀释作用而使血浆（清）中测定值降低。

10.5.3.3 防污染

防器皿不洁污染、化学物质污染、非病原菌污染等。同时还需防止接触空气如血气分析、厌氧菌培养等。其实不同的检验项目对容器的洁净度或无菌程度要求也不相同，如24小时或12小时尿中的某些成分分析需要加防腐剂，而细菌培养的容器绝对不能有防腐剂；微量元素测定对容器影响洁净度的要求要远高于其他检验项目等。

10.5.3.4 防止过失性采样

1）边输液边抽血，如输液时做钾、钠、血糖等测定。
2）采错部位。
3）用错真空管等。

10.5.3.5 其他

静脉采血时，止血带的松紧、患者的姿势（卧位、坐位或立位）都可影响某些检验结果，通常规定患者采取卧位或坐位采血，止血带使用后1分钟内采血，见回血后应立即松开。总之通过一些有效的措施来保证血标本质量。

编写：欧　铜　　　　审核：张丽军　　　　批准：张秀明
批准日期：2023年9月1日

	文件编号：LHJY-CJ-006
第6节　血液标本采集	版本号：E/0
	页码：第1页　共10页

10.6.1　材料准备

首先检查采血所需要的全部用品是否准备齐全,除了采血针和采血管,还应该在采血盘中备齐其他必需用品(如酒精或成品酒精棉片)、碘酒、止血带、无菌棉棍和棉球等。在离开采血准备室之前,全面检查化验单项目,确定带齐所需的各种采血管和必备的器械。

10.6.2　患者准备

10.6.2.1　确认患者身份

患者身份非常重要,抽血者必须确认,与被抽血者申请单上一致。不能仅依赖床卡的标识,床边的其他记录等(如仪器)。要根据化验单,仔细核对患者身份,认真询问其全名,确定患者身份。

1) 当患者清醒时,执行以下程序：请患者说出自己的姓名、登记号或出生日期；与申请单信息确认；如果有任何疑点,都要一一确认清楚,保证患者身份的准确无误。

2) 对于半意识、昏睡和睡眠患者,抽血者要确认他们的回答是正确的。

3) 无意识的、年幼的、低能的或语言障碍的患者：对于这类患者,抽血者执行医嘱时要按如下步骤进行：询问专门照看的护士、亲属或朋友。确认患者身份(姓名、登记号、出生年月日),如果都不能鉴别的患者,联系主管护士和医生；核对申请单和患者系在手镯上的身份证明,在采集标本前要确认患者身份。

4) 不能确认身份急症患者：必须标上暂时的标识,肯定能鉴别,若不能标识的分派一控制识别码(临时的)给患者,选择适当的试验申请单必须正确填上临时的控制识别号,再次手工或计算机校对标识申请标本。

10.6.2.2　协助患者摆好姿势

由于患者的姿势对一些检验结果有影响,应该统一患者的姿势,一般来说,病房患者宜采取卧位,门诊患者宜采取坐位。尽可能地保证同一患者每次采血都在同样的条件下进行。患者应处于心理平静和空腹状态,情绪紧张、激烈运动或饱食油腻食物都可能激活或抑制血小板、凝血因子和纤溶成分等,影响结果。

10.6.2.3　约定采血时间

采血尽可能在上午7~9点间进行,患者采血前应禁食12小时。如不能避免在其他时间急查一些项目,应标明采血时间和患者状态,在评价检验结果时应考虑并排除昼夜节律和患者饮食影响,采血尽量安排在其他检查和治疗前。

第6节 血液标本采集

文件编号：LHJY-CJ-006
版本号：E/0
页码：第2页 共10页

10.6.2.4 穿刺部位消毒

1）穿针的部位要进行消毒，预防细菌微生物对患者或者血液标本的污染。对采血处消毒并且让酒精自然风干，可以产生一块无菌区域。让消毒区域在空气中晾干，能防止消毒液引起血液标本溶血或者使患者在穿刺时感觉灼热。消毒时，用酒精拭子以静脉穿刺点为中心向外环状擦拭，消毒范围的直径至少为8~10 cm。消毒后风干过程中防止接触此处皮肤，否则静脉穿刺点可能被污染，必须重新消毒。

2）血液培养标本的采集，要更加小心穿刺点的消毒，对于年长、2个月以内的婴幼儿或对碘过敏的患者，最好用氯己定消毒剂来消毒，先用70%酒精消毒，再从中心开始用碘液或氯己定消毒，空气晾干，再用酒精洗去碘或去除氯己定消毒液，将血液标本注入培养瓶时，再按照厂商说明来消毒瓶盖。

3）如果穿刺困难需要再次接触皮肤寻找穿刺点时，接触后要再消毒一次。

10.6.3 静脉血标本穿刺采集程序

10.6.3.1 确定静脉

选择采血的血管时要很小心，因为血管同时也是输血、输液、治疗的一个途径。手臂分布有通过肘前横静脉区域的动脉，所以要小心不要刺到动脉上去。如果疑有动脉刺破，必须在针口处直接压迫至少5分钟以上或者直到出血停止，其后要告诉医生和护士。

血管定位要通过多次触诊和通过手指来找到血管走向，和静脉相比，动脉的搏动更有弹性，血管壁更薄。有血栓形成的血管，缺少弹性，感觉像被绑住，更易滚动，这些血管不要选。可借助止血带来帮助血管的寻找，除非某些检验要求不能使用（如乳酸检测）。

（1）使用止血带

止血带可使血管更加充盈，这会让血管更加明显和有利于进针，对于一些静脉压不明显的患者，需要在触摸静脉之前使用止血带。使用止血带的注意事项，使用止血带来初步寻找血管时不能在一个局部绑紧超过1分钟，以免使血液浓缩或者血液渗透进组织，因为这将会导致分析物蛋白测定值出现错误偏高。如果患者的皮肤有问题，止血带要隔着患者的睡衣或者垫一块纱垫或一些棉签来绑，不至于使皮肤勒得过紧。止血带应绑在肩肘之间，在进针的血管以上7.5~10 cm处绑止血带，如果止血带绑得过高，压力可能不够；如果绑得过低，压力过大可能导致穿刺处形成血肿，且止血带的末端可能污染静脉穿刺点。止血带应尽量松紧适度，仅仅压迫静脉，避免拧痛患者皮肤，尽量使患者舒适些。如果使用止血带后仍然存在寻找选择静脉的困难，请在使用止血带的情况下从腕部向肘部轻轻按摩患者前臂。让患者反复缓慢握拳和张开，禁止拍打手臂。对于一些特殊患者，使用血压计的压力套比止血带更好。使用血压计时，可将压力调至40 mmHg，一旦找到静脉，

	文件编号：LHJY-CJ-006
第6节 血液标本采集	版本号：E/0
	页码：第3页 共10页

应立即释放对静脉的压力。由于止血带能干扰血流速度和流向，破坏体液和血细胞平衡，止血带使用时间过长会激活血小板和纤溶酶，因此在采集凝血试验标本时应尽可能缩短止血带使用时间，止血带至多绑两分钟。在皮肤消毒时，尤其是消毒时间较长时（如采集血液细菌培养标本），应解开止血带，穿刺时再绑上即可。

（2）请患者紧握拳头

患者紧握拳头时血管将更突出，有利于进针，但不要做有力的手部运动，那样会使血液中某些分析物浓缩发生改变。

（3）选择血管

一般选择静脉采集静脉血标本，动脉穿刺不要轻易作为静脉穿刺困难时的一种替代穿刺，如果无法避免，则在医生共同操作下完成。更大更充盈的头静脉和肘正中静脉常用于静脉穿刺，手背的静脉也是可以用来静脉穿刺的，而腕关节下面的静脉绝对不能用。肘正中静脉是最常用的静脉采血部位，因为肘正中静脉往往比较粗大表浅，穿刺成功率相对较高，对患者造成的痛苦最小。它们接近皮肤，更加固定，穿针时不那么痛，而且针的位置偏斜时不那么容易损伤神经。对于曾经行乳房切除术的女性患者，可能会因潜在并发淋巴腺炎影响血液成分，故不宜在切除乳房的那侧手臂采集标本。在血肿的区域取血将会导致检验结果的误差，穿刺取血要避免在血肿位置的任何部位，如果没其他血管可供选择，则在血肿的末梢穿针，另外，要避免在医疗损伤的地方取血管抽血。

10.6.3.2 穿刺程序

（1）使用静脉血真空采血管采集标本的穿刺程序

1）一般来说真空采集管都是预置好的容量和抗凝剂，并用不同的颜色标识分类，如果厂家未对血液真空管进行分类时，要按说明书事先将试管分类。

2）如果厂家没有事先装配好针头和持针器，就需要把针头和持针器连接好，确保安全不脱落。

3）如果要采集血液培养标本，用合适的消毒液擦拭盖子，并确保擦拭位置晾干才能注入血液。

4）调整好患者坐姿：患者采取坐姿，上身与地面垂直，肘部置于稳固的操作台面，采用枕垫置于肘关节下，使患者上臂与前臂呈直线，手掌略低于肘部，使肘部静脉伸直以防止针头穿透静脉，叮嘱患者握拳，然后在距离消毒部位上方 7.5~10 cm 处缚上止血带（脉带松紧程度须根据患者自身静脉充盈程度而定，止血带压力适中，注意不可污染消毒部位），充分暴露静脉穿刺点。确保患者的手或穿刺的部位向下放，防止血液倒流或回流。

5）在进针前用一只手握住患者胳膊，不仅可以防止患者移动手臂造成静脉移位，而且可有助于降低患者恐惧感，增加穿刺成功率，减少血肿形成的机会，抽血者用手指在穿刺点下 2.5~5 cm 处把患者皮肤绷紧，固定好血管。

第6节　血液标本采集

文件编号：LHJY-CJ-006
版本号：E/0
页码：第4页　共10页

6）给患者思想准备，告知患者穿刺就要开始了，注意不要突然或者患者没思想准备下进针。

7）以30°或小于30°倾斜角进针刺破血管，尽量快地进针，缓慢进针会使患者疼痛难忍。针尖穿透静脉壁的瞬间会有突破落空感，采血员会感到针头前端的阻力突然消失。采血人员应该技术熟练，"一针见血"，尽量使针头直接快速进入静脉，尽量减轻组织损伤，减少组织液或外源性凝血因子进入试管，影响某些试验结果。如果针尖没有完全进入静脉，血液会从静脉穿刺点渗出到周围组织，形成血肿。针头移动次数过多、范围过大都可能使穿刺点扩大或穿透静脉，可造成严重的组织创伤和血肿，小角度进针可以减少这些情况的发生。另外，保持采血针平稳固定在血管上，持针器的一端连上试管采血，要确保采血管位置在穿刺点下方。

8）一旦针头进入患者静脉，立刻可见回血。此时，可让患者松开拳头并松开止血带（视患者静脉压具体情况而定，束臂时间不可过长，否则可造成局部血液浓缩或激活凝血系统；止血带作用时间超过两分钟后可使钾的血清浓度增加 1.0~1.5 mmol/L），可单手继续固定持针器，在拔掉采血针之前不要改变采血管的位置，在收集过程中，不要让采血管的内容物接触到盖子，从采血管里把血推回去会导致血液逆流，可能会引起患者不良反应。

9）管内真空自动将血标本缓慢柔和地吸入采血管让血液充满直到真空耗尽或血流停止，如果额外连试管，要保证一定的血流率来充满试管。由于有些采血管内部有添加剂，建议采血过程中采血管的底部应低于采血针前端，防止地球引力作用使管内添加剂或血液接触采血针后端；否则，可能导致前面采血管添加剂污染下一个采血管标本，或者由于血样快速凝固，堵塞采血针后端，使采血量减少或干扰下一个标本的采集。

10）观察采血管内液面波动，血液完全停止后，单手严格固定持针器，另一只手拔出采血管，需抗凝管立刻颠倒 5~10 次，充分混合血液，避免溶血，不要晃得太大力。如果需要采多管血，再向持针器内插入另一根采血管，然后重复相同的步骤。

11）采血管采集足量标本：由于真空采血管内真空度决定采血量，与管内预制的添加剂比例准确，满足临床检验对标本的要求。若在真空耗尽之前将采血管拔离持针器，必然会导致采血量不足，抗凝剂浓度相对过大，管内异常的渗透压和剩余真空都会直接破坏血球。

（2）使用注射器采集静脉标本的穿刺程序

一般来说，基于生物安全原因，不建议使用注射器进行静脉穿刺采集标本，如果需要，则要按以下程序穿刺。

1）组装好针头和注射器。

2）从穿刺点远端牢固地抓住患者的手，抽血者用手指在穿刺点下 2.5~5 cm 处把患者皮肤绷紧，暴露血管。

3）给患者思想准备，告诉患者穿刺就要开始了。

4）以30°或小于30°倾斜角进针。

第6节　血液标本采集

文件编号：LHJY-CJ-006
版本号：E/0
页码：第5页　共10页

5）把采血针稳定地固定在血管上，慢慢地回抽注射器直至血量足够。

6）在血液开始流入注射器时立刻松开止血带。

7）将血注入采集管：注射器多管采集的顺序与封闭的静脉采血试管系统采血顺序相同；转移血液至多个试管时，不能用打开采集管的橡胶塞子把血注入的方法；采血针穿过采集管塞子，注入血液，不要施加压力直到血液停止流血，这种转移方式可以保证标本的采集量和血液与添加物的比例；倒转试管混合血液。

（3）采集困难的情况处理

当所需的血液标本难以采集时，按以下程序处理。

1）改变针的位置，如果针插进血管太深，则往回抽出一点，如果插得不够深，则推进一些，旋转针头半周。刺针推针时注意不要刺进重要静脉，因为相邻的有许多神经和臂动脉。

2）更换采集管，确保采集管不具缺陷。

3）不建议采用探查术来解决上述问题，因为它会对患者造成更大的疼痛，大多数情况下，建议在原来的位置下方或换一个血管来进行穿刺。

4）一般不要在患者身上穿刺尝试超过2次，如果穿刺不顺利，可考虑换一个技术更娴熟的采血人员来采集。

10.6.3.3　血液标本注入采集管的顺序

当临床需要采集多种血液检查标本时，可以在同一静脉一次穿刺完成标本的采集，按以下顺序注入采集管以将对标本污染和结果误差减至最低。

1）血培养管/血培养瓶。

2）凝血项目采集管（蓝色盖管）。

3）无添加物管或只含促凝剂、分离胶试管（黄色盖管）。

4）肝素管含或无血浆分离胶（绿色盖管）。

5）EDTA抗凝管（紫色盖管）。

6）糖酵解抑制剂管（灰色盖管）。

7）假如没有血培养管，应先注入无添加物管，再注入凝血检测管。

如果用蝶翼采血针进行标本采集，应该注意蝶翼采血针中段连接软管内空气会进入第一支真空采血管，减少其采血量，影响添加剂和血液的比例，建议将不含添加剂的真空采血管（黄头管）排列在第一位，即使采血量减少，对试验结果影响最小。若仅仅用蓝色盖管采集凝血试验标本，为有效避免空气对血量的干扰，应废弃第一个标本，采用第二个标本。

10.6.3.4　采血后续处理

1）拔出针头后，在穿刺点放一块干净的纱垫，轻轻压住穿刺点，不要用棉球，因为会抽出血小板聚集物质。

第 6 节　血液标本采集	文件编号：LHJY-CJ-006
	版本号：E/0
	页码：第 6 页　共 10 页

2）移走并处理采血针，拿开针头后，要保证生物安全，针头应根据国际通用安全操作规程与中心损伤性医疗废物处置要求丢到专用利器盒里，要丢弃的针头不要重新上套、弯曲、破坏或折断，抽血者要有生物安全意识和熟悉并严格执行制度规定。

10.6.3.5　其他注意事项

（1）婴幼儿或者穿刺困难患者的标本采集

如果标本采集对象是小于 1 岁的婴幼儿，除遵循以上操作要求外，要邀请儿科有经验的医护人员进行操作。针对婴幼儿或者穿刺困难患者，可考虑用蝶翼采血针在婴幼儿的颞浅静脉或其他穿刺困难患者的手背静脉采血，减少穿刺时对患者血管的压力，防止血管坍塌。

（2）监控血液标本采集量

最好有装置来检测儿科或重症患者的抽血容量，防止因抽血过多引起失血性贫血。

（3）防止因穿刺引起血肿

1）穿刺针要完全穿过血管第一层内壁进入到血管腔里面，如果部分进入的话，会引起血液通过针的斜面渗出到周围的软组织，形成血肿。

2）在抽出针头之前，先拿开止血带。

3）选择表浅的大血管进行穿刺。

4）在松开止血带之前，要保持针头位置不要移动。

5）在收集血液的全程中，固定好标本采集装置。

6）包扎绷带时确保血管穿刺孔被密封。

7）在用绷带绑紧纱垫时，在穿刺点周围要稍微加点压力。

（4）防止溶血

1）消毒后，要先在空气晾干后才进针。

2）不要在血肿位置抽血。

3）如果用注射器抽血，要确保针头和针筒间没有泡沫。

4）在混匀血液和采集管中的添加物时，动作要轻柔。

（5）暴露处理

进行静脉穿刺术的患者均有可能发生刺破或被其他感染因子污染的事件，采血者应马上采取处理措施避免产生生物危害，处理方法遵循实验室生物安全的规定。

10.6.4　动脉血标本穿刺采集程序

10.6.4.1　穿刺部位选择的准则

1）存在足够的侧支循环血液流注的部位，减少因缺乏末梢血液流经而使穿刺部位发生的并发症。

第6节　血液标本采集	文件编号：LHJY-CJ-006
	版本号：E/0
	页码：第7页　共10页

2）容易触到的动脉和动脉的大小。

3）动脉周围组织（考虑动脉的固定和伤害邻近组织的危险）。

10.6.4.2　穿刺操作

（1）桡动脉穿刺

在选择这个部位之前，评估有足够的侧支循环经过尺动脉，可采用改良的艾伦试验（Allen's test）或多普勒超声波来评定，或两者同时使用。

1）改良艾伦试验：清醒患者可用改良艾伦试验评定。操作步骤如下：患者若手部寒冷，应先将手浸于温水中，使动脉搏动更清楚，且便于查看手掌部的颜色；测试者用手指压迫桡动脉，终止血流；嘱患者将手举过头部并作握拳、放松动作数次，然后紧紧握拳；保持对桡动脉的压迫，叮嘱患者将手下垂，并自然伸开；统计手、掌部颜色由苍白转红的时间。若尺动脉畅通和掌浅弓完好，转红时间多在3秒左右，最长也超不过6秒。若颜色恢复延迟至7~15秒为可疑，说明尺动脉充盈延迟、不畅。当手部颜色在15秒以上仍未变红，说明尺动脉血液供应有障碍。

2）如果艾伦试验是阳性的，桡动脉将作为穿刺点。常选用左侧桡动脉，穿刺时患者仰卧，左上肢外展于托手架上，腕部垫高使腕背伸，拇指保持外展，消毒铺巾，保持无菌技术。穿刺者右手示指、中指与拇指持针，于腕横线桡骨茎突旁桡动脉搏动最清楚处进皮。在左手示指、中指摸清桡动脉搏动行踪的引导下向着动脉进针。

3）在手腕邻近的皮肤皱褶处查找动脉，用导光纤维光源透视手腕，可帮助寻找婴儿的桡动脉，并描述了掌弓的轮廓，小心地放手指在动脉上和触诊它的大小、方向和深度。应注意导光纤维光源会灼烧婴儿的皮肤。

4）对穿刺部位进行无菌消毒，确保经过清洗后，穿刺部位不能再被触摸，除非用戴手套的手指。

5）一般针杆与皮肤呈30°~50°角，针尖抵达动脉表面略带冲击的力量将针尖刺入动脉，此时有鲜红的血液喷射至针蒂，表明内针已进入动脉。

6）血液会自发地回流至注射器管腔，除非针头小于23号，如果使用玻璃注射器，血压力将柱塞向后推动，在柱塞末端施加温和的压力，以防止柱塞被推出。

7）在获得所需的血液后，放一个干的纱布在穿刺部位，同时迅速撤回针头和收集装置。

8）立即用手紧紧按压血管穿刺部位至少3~5分钟。当一只手按住血管时，立即检查注射器或其他装置有没有气泡，并小心排除任何混入的气泡，以防止职业暴露，在标本采集后立即丢入装利器的容器中。旋转或颠倒充分混合标本多次保证均匀抗凝，以防止标本有凝块。按压用敷料是不可代替。如果患者在抗凝治疗，或有延长的凝血时间，不能仅用敷料，要在穿刺部位施加更大的压力，需要更长的时间。在释放压力后，立即评估穿刺

第 6 节　血液标本采集	文件编号：LHJY-CJ-006
	版本号：E/0
	页码：第 8 页　共 10 页

部位,如果没有止血或血肿正在形成,再按压两分钟,持续这个过程,直到止血为止。如果在一个合理的时间没有止血,应采取医疗措施。

(2) 肱动脉穿刺

1) 患者的手臂应该充分扩展,旋转腕关节,直至触诊到最大脉搏,用食指在略高于肘窝的皮肤皱褶处触诊。如有必要,可以使用一个卷毛巾固定末端位置,然后用中指沿着接近 2~3 cm 处触诊动脉脉搏。

2) 穿刺技巧要熟练必须避免碰到正中神经,因其载有感觉纤维并非常接近肱动脉。

3) 消毒穿刺部位。

4) 沿着经过脉搏触诊定位的动脉伸展两根手指,在手指下方的皮肤 45°角斜面瞄准动脉进针,动脉深藏于组织中,尤其是肥胖者。

5) 穿刺后,倚着肱骨压紧动脉,如果可能,至少压 5 分钟或更长时间,为了防止出血,有效地压紧肱动脉往往很困难,但很重要。

(3) 股动脉穿刺

1) 股动脉位于腹股沟三角的浅表面,仅低于腹股沟韧带。患者应平躺伸长两条腿,用两个手指触诊搏动的血管。

2) 彻底清洁穿刺部位,这个区域经常有严重的污染,有必要穿刺部位的周边都进行清洁。

3) 触诊的手指展开 2~3 cm 沿着动脉走向停留在脉管上,穿刺的针应该垂直皮肤表面,或者与血流形成一定的角度。

4) 在穿刺后压迫动脉。

10.6.4.3　其他注意事项

(1) 危险因素/动脉穿刺的并发症

动脉穿刺有一定的危害风险,并会产生并发症,常见情况及处理方法如下:

1) 血管迷走神经性反应(迷走神经作用于血管循环系引起的):患者会有血管迷走神经性反应,导致失去知觉或突然地失去反应,其处理过程如下:立即停止穿刺活动,呼唤患者,观察患者生命体征,并及时通知急诊科;将患者平躺,如果是坐着的,将其头部和手臂放低;松解紧的衣服。

2) 动脉痉挛:这是一种对疼痛或其他刺激的反射性动脉收缩反应,偶尔也可能诱发焦虑,尽管它是短暂的,但它可能导致无法获取血液,即使针头的确插入管腔。

3) 血肿:与静脉相比,动脉内具较高的压力,血液更易于通过穿刺部位漏出,另一方面,动脉壁的弹性组织使穿刺孔迅速封闭,弹性组织功能减退与年龄和某些疾病状况有关。因此,血肿的风险在老人身上更大。用越大直径的针穿刺,血液漏出的概率就越大,血肿或外部出血在患者接受抗凝治疗或个别严重疾病(如晚期肝病、肿瘤患者)中发生概率更高。

	文件编号：LHJY-CJ-006
第6节　血液标本采集	版本号：E/0
	页码：第9页　共10页

4）血栓形成和栓塞：如果针头或导管停留在一个位置一段时间最有可能引起血栓形成，血管的内膜（内壁）被损伤，血栓（血块附着）就会形成。血栓会逐渐变大，并完全阻塞整个血管腔（栓塞）和针头，导致血管栓塞，动脉血栓的发生率直接关联导管的大小和插入时持续时间，并与动脉直径和血液在动脉中流动速率成反比。血栓可能发生在动脉和静脉，但发生在动脉有更严重的后果，由于大部分穿刺的浅部静脉有侧支血管确保有充分的循环量，而一些动脉是没有侧支循环的，远方的栓塞可能导致血栓症。有无侧支血管决定了采集过程的安全性，并应作为选择动脉穿刺部位的首要考虑因素。

（2）采集安全性

无论如何，都要实施动脉血采集的利器与利器操作的安全保护措施，以减少意外利器伤害的风险。

10.6.5　末梢血标本采集程序

10.6.5.1　采血部位

推荐以左手中指或无名指指尖内侧为宜，婴幼儿手指太小可用拇指或足底部内外侧缘。严重烧伤患者，可选择皮肤完整处采血。

10.6.5.2　采血器材

专用"采血针"、微量定量吸管、吸头、标本容器、75%酒精、消毒棉签等。

10.6.5.3　采血步骤

1）用手指按摩采血部位，使中指或无名指指尖自然充血。

2）75%酒精棉球由内向外作环状消毒皮肤，待挥发干燥后，用左手拇指和食指固定采血部位。

3）右手持消毒刺针，自指尖腹侧迅速刺入 2~3 mm，立即出针，让血液自然流出。

4）用消毒棉球擦去第一滴血后，按需要依次采血。

5）采血完毕，用消毒干棉球压住伤口片刻即可。

6）应将用过的棉签放在指定的黄色医疗垃圾袋内，采血针放在指定的盛放利器的黄色医疗垃圾桶内，由专人收集后焚烧处理，切勿任意丢弃，污染环境。

10.6.5.4　采集要求

1）所选择的采血部位，不能有冻疮、发绀、水肿、炎症等。

2）皮肤消毒后，一定要乙醇挥发干燥后采血，否则流出的血会四处扩散而不成滴。

3）为避免交叉感染，应使用一次性采血针，并严格实行一人、一针、一管。

	文件编号：LHJY-CJ-006
第6节　血液标本采集	版本号：E/0
	页码：第10页　共10页

4）如穿刺后血液不易流出，可于伤口远端稍加压力，或重新穿刺。切忌用力挤压，以免混入大量组织液，使血液稀释影响检验结果，且血液更易凝固。

5）进行多项检查时，采集标本用于检测项目的顺序为 Plt、RBC、Hb 测定、WBC 及分类和血涂片制作等。

10.6.6　支持文件

［1］国家卫生健康委员会.静脉血液标本采集指南：WS/T661-2020[S].北京：中国标准出版社,2020.

［2］国家卫生健康委员会.临床血液与体液检验基本技术标准：WS/T806-2022[S].北京：中国标准出版社,2022.

［3］张秀明,李炜煊,陈桂山.临床检验标本采集手册[M].北京：人民军医出版社,2011.

［4］国家市场监督管理总局.医学实验室样品采集、运送、接收和处理的要求：GB/T42060-2022[S].北京：国家市场监督管理总局,2022.

编写：欧　铜　　　　审核：张丽军　　　　批准：张秀明

批准日期：2023年9月1日

第7节 微生物学标本采集

文件编号：LHJY-CJ-007
版本号：E/0
页码：第1页 共8页

10.7.1 血液及骨髓培养标本

10.7.1.1 采集时间

（1）一般原则

患者发热初期或发热高峰、使用抗生素前，已经用药者，应在下次用药前。

（2）针对性采样

1）布鲁杆菌感染：最佳时间为发热期，可多次采血，24小时抽3~4次。

2）沙门菌感染：可在不同时间采集标本，肠热症患者在病程1~3周内采集标本。

3）亚急性心内膜炎：除发热期外，应多次采集。

4）急性心内膜炎：治疗前1~2小时内分别在3个不同部位抽血样培养。

5）急性败血症：脑膜炎、骨髓炎、关节炎、急性未处理的细菌性肺炎和肾盂肾炎除在发热期采血外，应在治疗前短时间内在身体不同部位采血，分别作需氧、厌氧培养。

6）不明原因发热：发热期内多次采血，如果24小时培养为阴性结果，应继续采集2~3份或更多次血样进行培养。

7）肺炎链球菌感染：最佳时期为高热、寒战或休克时。

8）分枝杆菌感染：感染初期采血。

9）导管相关性血流感染：对怀疑有导管相关性血流感染，需要保留导管的患者至少做2套血培养。

10.7.1.2 采集部位及频率

成人不明原因发热、血流细菌感染时应在不同部位（左、右侧）抽血2套，每套2瓶（需氧、厌氧各一瓶），例如以下情形。

1）急性败血症：24小时内抽血3次或更多，在不同部位如左、右手臂或颈部采集。

2）急性心内膜炎：治疗前1~2小时内，在三个不同部位采集血标本。

3）亚急性心内膜炎：第一天在身体不同部位取三次标本。如果24小时培养为阴性结果，应继续采集2~3份或更多次多部位采集血样进行培养。

4）无名热：不定期多次、多部位。24小时内不超过3次，如果培养为阴性结果，应继续采集送检。

5）导管相关性血流感染：对怀疑有导管相关性血流感染，需要保留导管的患者至少做2套血培养：即外周血至少一套，导管血一套，并标记明确。两个来源的采血时间必须接近(<5分钟)即采血时间尽可能一致。

	文件编号：LHJY-CJ-007
第7节　微生物学标本采集	版本号：E/0
	页码：第2页　共8页

10.7.1.3　采集方法

（1）静脉血采集

消毒肘静脉穿刺部位皮肤及周围，选择静脉和穿刺点，用75%乙醇从中心点向外消毒皮肤，再用碘酊按同样的方法消毒，待干（0.5~1分钟），再用酒精棉球擦去碘迹，不能用手再摸穿刺点，用双针采血系统直接穿刺肘静脉。

（2）骨髓标本采集

对穿刺一侧的准备工作如同外科切口一样，穿刺取到的骨髓注入儿童培养瓶内送检。

（3）留置导管血标本采集

1）对怀疑有导管相关性血流感染，需要保留导管的标本采集方法（适合隧道式/非隧道式中心静脉导管和静脉输液管）至少做2套血培养：经外周无菌操作静脉穿刺采血至少一套并标记明确，标本类别为外周血；另一套从导管中心或输液港（venous access port，VAP）隔膜无菌操作采血并标记明确，标本类别为导管血。两个来源的采血时间必须接近（<5分钟）即采血时间和采血量尽可能一致。

2）对怀疑有导管相关性血流感染，需要移除导管的标本采集方法（适合隧道式/非隧道式中心静脉导管和静脉输液管）：无菌操作静脉穿刺采血，获得2套独立的血培养（两个部位左侧和右侧做好标记）；拔掉可疑的导管，无菌方式剪取导管尖端5~7 cm片段，放入无菌痰液杯送实验室，用Maki半定量培养法对导管尖端片段进行培养。

10.7.1.4　采集量

成人推荐采血量为每套16~20 mL（每瓶8~10 mL），婴儿和儿童推荐采血量1~3 mL。

10.7.1.5　采集注意事项

1）用75%酒精消毒瓶盖，不用碘酒消毒，待干30秒以上。

2）严格做好抽血部位的无菌操作。

3）若采血量充足，注射器采集的血液先注入厌氧瓶，后注入需氧瓶，碟形针采集的血液反之。若采血量不足，优先注入需氧瓶。需氧瓶可更有效分离出真菌、铜绿假单胞菌、嗜麦芽窄食假单胞菌。

4）注入标本的培养瓶应尽快送检，如不能尽快送检时，放室温保存，切勿放冰箱或培养箱内。

	文件编号：LHJY-CJ-007
第7节　微生物学标本采集	版本号：E/0
	页码：第3页　共8页

10.7.2　尿液微生物学标本

10.7.2.1　采集时间

宜采集晨尿，嘱患者睡前少喝水或不喝水，尿液在膀胱内潴留至少4小时以上，可降低假阴性率。

10.7.2.2　采集方法

（1）清洁中段尿采集

清晨起床后用肥皂水清洗会阴部，女性应分开大阴唇，男性应上翻包皮，仔细清洗，再用清水冲洗尿道口周围。留取中段尿10 mL于无菌容器中立即送检。

（2）留置导尿管采集

采用无菌技术用注射器经导尿管抽取尿液。先消毒导尿管采样口，按无菌操作方法用注射器穿刺导尿管吸取尿液。如果需要，将导管夹闭在管中采集尿标本，但夹闭时间不能超过0.5小时。

（3）导尿法

采用无菌技术用注射器经导尿管抽取尿液。用注射器穿刺导尿管留尿10 mL于无菌容器中立即送检。

10.7.2.3　注意事项

1）收集尿液容器为广口的无菌防漏容器，收到尿液标本后应立即接种。

2）标本采集后，应尽快送检，若不能尽快送检，置4℃冰箱保存，不得超过24小时。

3）冷藏的标本不能用于淋病奈瑟菌培养。

4）尿液标本应尽快送到实验室，若不能及时送达，应4℃冷藏或添加防腐剂（含0.5 mL的硼酸-甘油或硼酸-甲酸钠），但均不能超过24小时。

5）尿液标本不能通过收集袋引流管口流出的方式采集。

6）中段尿液标本不能进行厌氧菌培养。

10.7.3　粪便微生物学标本

10.7.3.1　送检原则

1）在感染急性期采集腹泻粪便标本。

2）排除一些病原体的携带状态，需要连续3份标本阴性。若需要连续采集3份标本，则两次采集6份标本间隔48小时。

3）艰难梭菌感染：住院超过3天或入院诊断不是胃肠炎的患者出现腹泻宜进行艰难梭菌的检验。

第7节　微生物学标本采集

文件编号：LHJY-CJ-007
版本号：E/0
页码：第4页　共8页

10.7.3.2　采集方法

1）自然排便法：自然排便后，用无菌竹签挑取有异常部分（脓血、黏液和血液部位）的粪便于无菌螺帽容器中，立即送检。

2）直肠拭子法：婴儿或重症患者腹泻时且暂时没有粪便时，才可采集直肠拭子检验腹泻病原菌。

10.7.3.3　注意事项

1）标本新鲜，置于无菌无渗漏的密闭容器中。
2）标本采集后，应尽快送检，若不能尽快送检，置4℃冰箱保存，不得超过24小时。
3）粪便标本常规不进行厌氧培养。
4）肠炎和发热患者应同时送检血培养。

10.7.4　痰液及上呼吸道微生物学标本

10.7.4.1　采集时间

1）痰液：最好选择晨起漱口后，咳出的深部痰送检。
2）鼻咽拭子：用于细菌学检验的拭子，插回采样装置或适宜的转运装置中，不推荐鼻咽拭子做普通细菌培养。

10.7.4.2　采集方法

1）自然咳痰液法：清晨起床后，清水反复漱口后用力深咳第一口痰液于无菌容器中立即送检。
2）上呼吸道标本：采用无菌拭子转运培养基。

10.7.4.3　注意事项

1）标本需置密闭的无渗漏的容器内送检。
2）标本采集后，应尽快送检，若不能尽快送检，置4℃冰箱保存，不得超过24小时。
3）若需培养流感嗜血杆菌的标本，必须立即送检，不可冷藏。
4）常规涂片找抗酸杆菌标本应取晨痰液，并应至少连续三日送检。

10.7.5　化脓和创伤部位微生物学标本

10.7.5.1　采集方法

1）开放性脓肿：用无菌生理盐水或75%酒精擦拭去除表面分泌物，尽可能采集抽吸物，或将采样拭子插入至病灶的底部或脓肿壁取其新鲜边缘部分。

	文件编号：LHJY-CJ-007
第7节 微生物学标本采集	版本号：E/0
	页码：第5页 共8页

2）闭合性脓肿：消毒皮肤后，用注射器抽取脓肿物，无菌转移所有抽吸物至厌氧和需氧转运装置。

10.7.5.2 注意事项

1）尽量在使用抗生素前采集标本。
2）若不能尽快送检标本，放4℃冰箱保存，采用血培养瓶培养的脓液标本，需室温保存，勿放冰箱，但培养淋病奈瑟菌和脑膜炎奈瑟菌标本必须立即送检，不可冷藏。

10.7.6 穿刺液微生物学标本

10.7.6.1 脑脊液

1）采集时间：怀疑为脑膜炎的患者，在用药前应立即采集脑脊液进行培养。
2）采集方法：用腰穿方法采集脑脊液 2~5 mL 于无菌管中立即送检，第二管用于微生物学检验。
3）注意事项：细菌检测标本在收集脑脊液后15分钟内送检；行腰穿过程中，严格无菌操作。怀疑隐球菌感染的脑脊液标本：宜同时选择墨汁染色、隐球菌荚膜多糖抗原检验和隐球菌培养。

10.7.6.2 胆汁及其他穿刺液

1）检测时间：怀疑感染存在，应尽早在用药之前或停止用药后 1~2 天采集标本。
2）采集方法：无菌穿刺抽取标本于无菌管中立即送检，量不少于 1 mL。
3）注意事项：标本量少的标本应加快送检，须在 15~30 分钟内到达。

10.7.7 烧伤部位微生物学标本

10.7.7.1 采集时间

1）早期：深Ⅱ度烧伤溶痂和Ⅲ度焦痂分离期。
2）后期：每天采集烧伤标本于无菌管中立即送检。

10.7.7.2 采集方法

用无菌拭子，直接从烧伤创面的脓汁多部位采集。

10.7.7.3 注意事项

严格无菌操作。

	文件编号：LHJY-CJ-007
第7节　微生物学标本采集	版本号：E/0
	页码：第6页　共8页

10.7.8　生殖道微生物学标本

10.7.8.1　采集方法

阴道分泌物、宫颈分泌物、宫腔内容物、前列腺液、精液等严格无菌操作留取于无菌管中立即送检。

10.7.8.2　注意事项

1）严格无菌操作。
2）采取宫颈标本避免触及阴道壁。

10.7.9　组织微生物学标本

10.7.9.1　采集时间

1）浅表皮肤黏膜：使用抗生素之前采用。
2）深部组织：手术或内窥镜检查时采集。
3）尸检标本：死后迅速采集。

10.7.9.2　采集方法

1）谨慎处理组织标本，因其很重要、很难获取。
2）采集足够量的组织标本，微生物学检验所需的标本量≥1 cm^3为宜。
3）特别小块的组织标本宜放在一个方形润湿的无菌纱布里送检。

10.7.9.3　注意事项

1）严格无菌操作。
2）各种活检组织标本，立即送到实验室。
3）甲醛固定的组织块标本不用于病原微生物分离。

10.7.10　导管标本

用75%乙醇清洁导管周围的皮肤，无菌操作将导管尖端约5 cm长放入无菌杯中送检，需立即送检，以防导管干燥。尖端与皮端导管标本送检需分开在不同的无菌杯中放置，并清晰注明。

	文件编号：LHJY-CJ-007
第 7 节　微生物学标本采集	版本号：E/0
	页码：第 7 页　共 8 页

10.7.11　真菌 D-葡聚糖检测标本

10.7.11.1　采集时间

常规患者早上用药治疗前空腹采血。由于应用纤维膜进行血液透析患者、某些纱布或其他医疗物品中含有葡聚糖、某些品牌的静脉制剂（ALB、凝血因子、Ig 等）含有葡聚糖，某些细菌败血病患者（尤其是链球菌败血症）、抗肿瘤药物（香菇多糖、裂殖菌多糖）等，会造成结果假阳性。故采集标本应该在用药治疗、血透患者透析前空腹采血。

10.7.11.2　采集方法

1）无菌操作采集静脉血液、脑脊液、胸腔积液、腹水 4 mL，放入无热源专用真空采血管，轻轻混匀。

2）标本保存：标本采集后应尽量在半小时内送达实验室离心，并在 2 小时内使用，若不能及时检测，应无菌操作，转移到无热源转移管，-20℃冰箱中进行冷冻保存，1 周内使用。

10.7.11.3　注意事项

1）由于脂血、溶血、黄疸的标本对结果有干扰，建议临床不要送检脂血、溶血、黄疸的标本。

2）检测值<60 pg/mL，为阴性；检测值介于 60~100 pg/mL 之间，为临床观察期，建议 1~2 周后再次采血检测；检测值>100 pg/mL，阳性，建议再次采血以确诊。

10.7.12　内毒素鲎定量测定标本

10.7.12.1　采集时间

常规患者早上用药治疗前空腹采血/取样（血透患者透析前采血）。

10.7.12.2　采集方法

1）无菌操作采集静脉血液、脑脊液、胸腔积液、腹水 4 mL，放入无热源专用真空采血管，轻轻混匀。

2）标本保存：标本采集后应尽量在半小时内送达实验室离心，并在 2 小时内使用，若不能及时检测，应无菌操作，转移到无热源转移管，-20℃冰箱中进行冷冻保存，1 周内使用。

10.7.12.3　注意事项

1）由于脂血、溶血、黄疸的标本对结果有干扰，建议临床不要送检脂血、溶血、黄疸的标本。

	文件编号：LHJY-CJ-007
第7节　微生物学标本采集	版本号：E/0
	页码：第8页　共8页

2）检测值<10 pg/mL，为阴性；检测值介于10~20 pg/mL之间，为临床观察期，建议1~2周后再次采血检测；检测值>20 pg/mL，阳性，建议再次采血以确诊。

10.7.13　支持文件

［1］国家卫生健康委员会.临床微生物学检验标本的采集和转运：WS/T640－2018［S］.北京：中国标准出版社,2018.

［2］中华预防医学会医院感染控制分会.临床微生物标本采集和送检指南［J］.中华医院感染学杂志,2018,28(20)：9.

［3］张秀明,李炜煊,陈桂山.临床检验标本采集手册［M］.北京：人民军医出版社,2011.

［4］国家市场监督管理总局.医学实验室样品采集、运送、接收和处理的要求：GB/T42060－2022［S］.北京：国家市场监督管理总局,2022.

编写：欧　铜　　　　审核：张丽军　　　　批准：张秀明

批准日期：2023年9月1日

	文件编号：LHJY－CJ－008
第8节　其他类型标本采集	版本号：E/0
	页码：第1页　共4页

10.8.1　骨髓形态标本采集

10.8.1.1　骨髓标本采集

临床医生采集，量不得超过 0.2 mL，取材应避免混血。

10.8.1.2　血涂片采集（包括血细胞形态检查和疟原虫检查）

1）由临床护士用五分类管采血，采血后标本应尽快送检，标本不可放置过久，应在 2 小时内制成血涂片。

2）制成血涂片送检（应在 2 小时内制成血涂片），在未制作血涂片前，标本严禁放入冰箱内保存。

10.8.2　粪便标本采集

粪便标本的采集方法直接影响检验结果的准确性，通常采取自然排出的粪便。

1）留取新鲜指头大小（3~5 g）的粪便，放入干燥、清洁、无吸水性的容器内送检。不要混入其他杂物，容器上应贴好条码或注明患者姓名、科别、床号、收集时间及检测项目。

2）应选择具有病理意义的粪便（如浓血、血黏液、水样等）应在 1 小时内送检，2 小时内检测完毕，否则因 pH 变化及消化酶的影响可使粪便的细胞成分破坏分解，最多不应超过 4 小时。阿米巴滋养体检查取脓血或稀软部分立即保温送检。或无法排便而又必须检查时，可经肛门用肛拭子采便。相关核酸检测须采样后保存于无菌杯密封送检，肛拭子也须保证密封送检。

3）OBT 应嘱咐患者在采集标本前 3 天禁食动物性食物，并禁服铁剂和维生素 C。且连续检查 3 天，采集后须迅速送检。

4）寒冷时应保持温度，避免冻融防止有形成分破坏。

10.8.3　尿液标本采集

10.8.3.1　尿液标本选择

根据不同检验目的，留取晨尿、随机尿与 24 小时尿。

（1）新鲜晨尿和随机尿检测

1）新鲜晨尿，这时的尿标本较浓缩和酸化，不受运动及进餐等影响，适用于尿蛋白、尿沉渣、尿 NIT 及尿 HCG 检测。

2）随机尿（尿液可能被稀释或受进餐、药物以及新陈代谢等影响），尿中成分检出情况不尽相同，餐后尿检测易出现糖尿。

	文件编号：LHJY-CJ-008
第8节　其他类型标本采集	版本号：E/0
	页码：第2页　共4页

（2）尿胆原检测

下午2~4点时间段内留取的尿液。

（3）尿液定量检查

24小时尿适用于代谢产物24小时定量测定或24小时尿沉渣抗酸杆菌检查。

10.8.3.2　尿液标本采集

应用清洁、干燥的一次性容器，应用时贴上条码。避免经血、白带、精液、粪便混入。标本留取后及时送检，以免因光线、细菌滋生造成化学物质和有形成分的改变和破坏。核酸检测留取新鲜尿液（随机尿和晨尿均可）置于无菌尿杯密封送检。作细菌检验的标本，在微生物学标本采集注意事项介绍。

10.8.3.3　尿标本的冷藏与防腐

1）冷藏：2~8℃冰箱保存，最好不要超过6小时。因为冷藏时间太久，尿液中有些成分可自然分解、变质等，而且磷酸盐或尿酸盐等易析出结晶沉淀，影响有形成分的镜检。

2）防腐：甲醛对尿液有形成分的形态结构有较好的固定作用，每升尿液中加浓度为400 g/L的甲醛5~10 mL；甲苯常用于尿糖、尿蛋白等化学成分的检查，每升尿液中加甲苯5~20 mL；麝香草酚可用于尿液显微镜检查，尤其是尿浓缩结核杆菌检查及化学成分分析的标本保存，每升尿液中加麝香草酚0.1 g；浓盐酸用作定量测定尿17-羟、17-酮、肾上腺素、儿茶酚胺等标本的防腐，每升尿液加浓盐酸1 mL。

10.8.4　前列腺标本采集

通常由临床医生用前列腺按摩法采集前列腺液标本，弃去第1滴标本液，直接将标本滴于干净载玻片上，立即送检，以防干涸。

10.8.5　精液标本采集

10.8.5.1　标本采集

1）手淫法：采精者由本人手淫将一次射出的全部精液收集于洁净、干燥的容器内。如需微生物培养标本，则注意无菌操作。

2）体外排精法：仅适用于手淫法不成功者。

10.8.5.2　注意事项

1）标本采集的时机：在采集精液标本前，必须禁欲3~5天，一般不超过7天。

2）标本采集的次数：一般应间隔1~2周检查1次，连续检查2~3次。

	文件编号：LHJY-CJ-008
第8节 其他类型标本采集	版本号：E/0
	页码：第3页 共4页

3）标本运送：标本应装在洁净、消毒的塑料试管内，加盖，但不能用乳胶或塑料避孕套盛标本。精液采集后应立刻保温送检，送检时间不超过1小时。

10.8.6 浆膜腔穿刺液采集

由临床医生进行，穿刺必须注意无菌操作，勿使细菌污染穿刺部位及标本。采取量按检验目的条码要求而定。为防止细胞变性、凝块发生或细胞溶解，应及时送检及检验。如不能送检，可根据需要加适量的抗凝剂予以抗凝[常规检查及细胞学检查加入 EDTA-K_2抗凝剂(紫色管)，化学检查加入肝素抗凝剂(绿色管)]，混匀后立即送检。如观察标本有无凝固现象，则不能加抗凝剂。

10.8.7 胃液标本采集

采用插胃管法，由临床医生进行。

10.8.8 脑脊液标本采集

1）标本由临床医生通过腰椎穿刺采集。穿刺应顺利，避免有血液混入标本。

2）标本一般收集3管，每管2 mL。第1管做细菌培养，第2管做化学或免疫检查，第3管做常规及细胞计数。

3）标本应及时送检，及时检验。久置可致细胞破坏、变性、自溶、糖分解及病原菌破坏或溶解等，影响检验结果。

10.8.9 咽拭子标本采集

1）嘱患者张口发"啊"音，暴露咽喉部，必要时可使用压舌板。

2）仔细观察咽喉及扁桃体和腭弓，用少量0.9%氯化钠溶液浸润咽拭子棉签，手持咽拭子培养管内的无菌长棉签外侧端试管塞部分，用拭子轻柔、迅速地擦拭两腭弓、咽及扁桃体，或在咽峡部病变处反复涂抹数次，取出时避免接触舌和口腔黏膜等处。

3）取出后将拭子迅速插进咽拭子培养管中，旋紧盖管，保证拭子密封送检。

10.8.10 鼻拭子标本采集

1）将拭子放入生理盐水中湿润。

2）以拭子测量鼻孔到耳根的距离并以手指做标记。

3）将拭子以垂直鼻子(面部)方向插入鼻孔，直至手指触及鼻子，使拭子在鼻内停留15~30秒，然后轻轻旋转3次。

第8节 其他类型标本采集

文件编号：LHJY-CJ-008
版本号：E/0
页码：第4页 共4页

10.8.11 宫颈脱落细胞采集

1）标本采集时机：非月经期，取材前24小时禁止性生活、盆腔检查、阴道B超检查、阴道灌洗和上药等。

2）患者取膀胱截石位，用阴道扩张器扩张阴道，充分暴露宫颈，用专用取样刷，以宫颈外口为圆心，在宫颈鳞柱上皮交界处和宫颈管内，将宫颈取样刷逆时针旋转3圈，停留10秒。取样过程中尽量避免损伤宫颈引起出血。分泌物过多者，先用无菌干棉球轻轻擦净分泌物后再行取材。

3）取材后，将宫颈刷上部手柄折断，宫颈刷置于装有宫颈细胞保存液的专用无菌小瓶中，旋紧瓶盖，密封送检。

10.8.12 阴道及宫颈分泌物采集

1）标本采集时机：非月经期，取材前24小时禁止性生活、盆腔检查、阴道B超检查、阴道灌洗和上药等。

2）患者取膀胱截石位，用阴道扩张器扩张阴道，用长的无菌棉签采集阴道分泌物，或先用长拭子擦去宫颈口及其周围的多余分泌物，换用另一无菌拭子伸进宫颈管内1~2 cm处缓缓旋转数周。

3）取样后，迅速将棉拭子插进配套专用的无菌长管中，旋紧盖管，密封送检。

10.8.13 尿道拭子标本采集

1）清洗尿道口，使用尿道专用无菌拭子插入尿道口1.5~3 cm，停留10秒，然后轻轻旋转采集标本。

2）标本采集后迅速将尿道拭子插进专用无菌管中，旋紧盖管，密封送检。

10.8.14 支持文件

［1］国家卫生健康委员会.临床体液检验技术要求：WS/T662-2020［S］.北京：中国标准出版社，2020.

［2］张秀明，李炜煊，陈桂山.临床检验标本采集手册［M］.北京：人民军医出版社，2011.

［3］国家市场监督管理总局.医学实验室样品采集、运送、接收和处理的要求：GB/T42060-2022［S］.北京：国家市场监督管理总局，2022.

编写：欧 铜　　　审核：张丽军　　　批准：张秀明

批准日期：2023年9月1日

		文件编号：LHJY-CJ-009
第9节　检验项目标本采集指引		版本号：E/0
		页码：第1页　共6页

　　中心对各检测项目的标本类型、容器及添加剂、标本量、标本采集要求(含患者自我准备、送检要求及采集时机等信息)以列表(示例如表10.9.1)的形式进行说明，指引检验项目标本采集。

表10.9.1　检验项目标本采集指引表

项目名称	标本类型	容器及添加剂	标本量	标本采集要求
常规检验					
血常规五分类	静脉血	EDTA-K_2抗凝管(紫色盖)	2 mL	采集以肘正中静脉血为宜，室温保存送检
尿干化学+沉渣定量分析	晨尿	有盖尿管	10 mL，特殊情况不<5 mL	先对采集部位进行适度的清洁、消毒，并使自然排尿，室温保存送检。门诊和急诊可用随机尿
粪便常规+OBT	粪便	有盖塑料杯	3~5 g	OBT患者应素食3天后送检标本，消化道大出血除外
…	…	…	…	…
血液学检验				
骨髓涂片细胞学及图像分析	静脉血或末梢血、骨髓	血片2张，骨髓片6张	/	由临床医生无菌穿刺取材
淋巴细胞亚群检测	静脉血	EDTA-K_2抗凝管(紫色盖)	2 mL	采集以肘正中静脉血为宜，室温保存送检
细胞亚群功能检测	静脉血	EDTA-K_2抗凝管(紫色盖)	2 mL	采集以肘正中静脉血为宜，室温保存送检
凝血四项	静脉血	柠檬酸钠抗凝管(蓝色盖)	1.8 mL	建议空腹，特殊情况下非空腹也可
血红蛋白电泳检测	静脉血	肝素锂抗凝管(绿色盖)	3 mL	采集以肘正中静脉血为宜，室温保存送检
…	…	…	…	…

第9节　检验项目标本采集指引

文件编号：LHJY-CJ-009
版本号：E/0
页码：第2页　共6页

续　表

项目名称	标本类型	容器及添加剂	标本量	标本采集要求
内分泌学检验				
甲状腺功能五项（T_3、T_4、FT_3、FT_4、TSH）	静脉血	促凝分离胶管（黄色盖）	3 mL	建议空腹，特殊情况下非空腹也可
血清 Cor	静脉血	促凝分离胶管（黄色盖）	3 mL	建议空腹，特殊情况下非空腹也可
血清 HGH	静脉血	促凝分离胶管（黄色盖）	3 mL	建议空腹，特殊情况下非空腹也可
…	…	…	…	…
孕妇保健系列检验				
HCG 定量	静脉血	促凝分离胶管（黄色盖）	3 mL	建议空腹，特殊情况下非空腹也可
性激素六项（PRL、LH、FSH、TESTO、PROG、E_2）	静脉血	促凝分离胶管（黄色盖）	3 mL	建议空腹，特殊情况下非空腹也可
…	…	…	…	…
优生优育系列检验				
优生五项	静脉血	促凝分离胶管（黄色盖）	3 mL	建议空腹
中期唐氏筛查（AFP、Free-βhCG）	静脉血	促凝分离胶管（黄色盖）	2 mL	空腹采血，采血时间为孕周16~20周
生殖抗体三项（ACA-IgG、ASA-IgG、EMA-IgG）	静脉血	分离胶管（黄盖）	4 mL	建议空腹
…	…	…	…	…
肿瘤系列检验				
尿本周氏蛋白定性	尿液	有盖尿管	10 mL	先对采集部位进行适度的清洁、消毒，并使自然排尿，室温保存送检
糖类抗原（CA-125）	静脉血	促凝分离胶管（黄色盖）	3 mL	建议空腹

第9节 检验项目标本采集指引

文件编号：LHJY-CJ-009
版本号：E/0
页码：第3页 共6页

续 表

项目名称	标本类型	容器及添加剂	标本量	标本采集要求
EBV-Rta IgG ELISA 法检测	静脉血	分离胶管(黄盖)	4 mL	建议空腹
STK1 测定	静脉血	分离胶管(黄盖)	4 mL	空腹采血，尤以早晨空腹为佳
……	……	……	……	……
心血管系列检验					
PCT	静脉血	分离胶管(黄色)	4 mL	采集以肘正中静脉血为宜，室温保存送检
心肌肌钙蛋白 T(cTnT) 肌红蛋白(MyO)联合检测	静脉血	分离胶管(黄色)	4 mL	采集以肘正中静脉血为宜，室温保存送检
……	……	……	……	……
血脂系列检验					
血脂组合(TC、TRIG、HDL、LDL、Apo-A1、Apo-B)	静脉血	促凝分离胶管(黄色盖)	3 mL	1. 受试者抽血前应处于稳定代谢状态，空腹12小时(可少量饮水)后取前臂静脉血 2. 取血前应有2周时间保持平时的饮食习惯和保持体重稳定，避免近期内进食高脂肪、高胆固醇膳食或大量酒。测定前24小时内不饮酒、不做剧烈运动 3. 近期内无急性病、外伤、手术等意外情况 4. 取血前最好停止应用影响血脂的药物(如血脂调节药、避孕药、某些降压药、激素药等)数天或数周，否则应记录用药情况
TC	静脉血	促凝分离胶管(黄色盖)	3 mL	
TRIG	静脉血	促凝分离胶管(黄色盖)	3 mL	
HDL-C	静脉血	促凝分离胶管(黄色盖)	3 mL	
LDL-C	静脉血	促凝分离胶管(黄色盖)	3 mL	
Apo-A	静脉血	促凝分离胶管(黄色盖)	3 mL	
Apo-B	静脉血	促凝分离胶管(黄色盖)	3 mL	

第9节 检验项目标本采集指引

文件编号：LHJY-CJ-009
版本号：E/0
页码：第4页 共6页

续 表

项目名称	标本类型	容器及添加剂	标本量	标本采集要求
胃黏膜相关疾病检验					
胃功能四项（HP、PGⅠ、PGⅡ、PGⅠ/PGⅡ）	静脉血	促凝分离胶管（黄色盖）	3 mL	建议空腹
PGⅠ	静脉血	促凝分离胶管（黄色盖）	3 mL	建议空腹
…	…	…	…	…
肝胆疾病系列检验				
肝功能组合1（ALT、AST、DBIL、IBIL、TBIL）	静脉血	促凝分离胶管（黄色盖）	3 mL	建议空腹，特殊情况下非空腹也可
HBV两对半定性（酶免法）	静脉血	分离胶管（黄盖）	4 mL	无须空腹
…	…	…	…	…
肾病系列检验				
尿液Cr	尿液	有盖尿管	10 mL，特殊情况不小于5 mL	先对采集部位进行适度的清洁、消毒，并使自然排尿，室温保存送检。门诊和急诊可用随机尿
肾功能组合1（UREA、UA、Cr）	静脉血	促凝分离胶管（黄色盖）	3 mL	建议空腹，特殊情况下非空腹也可
24小时尿蛋白	24小时尿	有盖试管	5 mL	患者避免过量限制或摄入水，禁止使用抗利尿或利尿药物。留取24小时尿后，记录总尿量，摇匀后抽取5 mL尿量送检，冰箱保存
Ccr	24小时尿液、静脉血	有盖尿管取24小时尿、促凝分离胶管（黄色盖）抽血	尿液5 mL、血液3 mL	患者应禁食肉类3天，不饮咖啡和茶，停用利尿剂，试验前避免剧烈运动，饮足量的水，使尿量不少于每分钟1 mL；准确收集24小时尿液，于收集尿样的同时抽静脉血3 mL
…	…	…	…	…

				文件编号：LHJY-CJ-009
第 9 节　检验项目标本采集指引				版本号：E/0
				页码：第5页 共6页

续　表

项目名称	标本类型	容器及添加剂	标本量	标本采集要求
风湿病系列检验				
C3	静脉血	促凝分离胶管（黄色盖）	3 mL	建议空腹，特殊情况下非空腹也可
C4	静脉血	促凝分离胶管（黄色盖）	3 mL	建议空腹，特殊情况下非空腹也可
ASO	静脉血	促凝分离胶管（黄色盖）	3 mL	建议空腹，特殊情况下非空腹也可
…	…	…	…	…
糖尿病系列检验				
空腹血糖	静脉血	促凝分离胶管（黄色盖）	3 mL	采血前禁食 8 小时，但不长于 16 小时，禁食咖啡、可乐等高糖类饮料
血清 C 肽、胰岛素测定	静脉血	促凝分离胶管（黄色盖）	3 mL	空腹采血
…	…	…	…	…
感染性疾病系列检验				
肺炎支原体抗体 IgM	静脉血	分离胶管（黄盖）	4 mL	建议空腹
B 群链球菌（无乳链球菌）培养及鉴定	阴道分泌物、肛周拭子	无菌拭子	尽量粘满拭子	严格无菌操作并于采样后 2 小时内送达实验室
…	…	…	…	…
…				
其他检验				
精液常规及精子运动轨迹凝集度分析	精液	有盖无菌杯	所有量	在采集精液标本前，必须禁欲 3~5 天，一般不超过 5 天，用有盖无菌杯收集精液，不宜贮存精液于避孕套内送检
精液四项	精液	有盖无菌杯	所有量	
精子顶体酶活性检测	精液	有盖无菌杯	所有量	

				文件编号：LHJY－CJ－009
第9节　检验项目标本采集指引				版本号：E/0
				页码：第6页　共6页

续　表

项目名称	标本类型	容器及添加剂	标本量	标本采集要求
前列腺液常规	前列腺液	清洁玻片	1滴	由临床医生做前列腺按摩术后，采集标本于清洁玻片上，立即送检
胸、腹水常规检查	胸、腹水	无抗凝管（无色透明管）	3~5 mL	由临床医生按无菌操作留取，标本要及时送检，为防止凝固，可加入含量为 100 g/L 的 EDTA 钠盐 0.1 mL 可抗凝 5 mL
关节腔液常规	关节腔液	无抗凝管（无色透明管）	3~5 mL	
尿妊娠试验	尿液	有盖尿管	10 mL	先对采集部位进行适度的清洁、消毒，并使自然排尿，室温保存送检。门诊和急诊可用随机尿
尿液冰毒检测	尿液	有盖尿管	10 mL	先对采集部位进行适度的清洁、消毒，并使自然排尿，室温保存送检。门诊和急诊可用随机尿
血气分析	动脉血	肝素抗凝注射器	1 mL	采血后立即送检（去除针头，用专用塑胶头封口）
微量元素六项（钙、镁、锌、铁、铜、铅）	静脉血	微量元素检测专用肝素钠抗凝管（绿色盖）	2 mL	建议空腹，特殊情况下非空腹也可
…	…	…	…	…
脐血染色体核型分析	脐血	肝素锂抗凝管（绿色盖）	1 mL	由临床医生按无菌操作留取
绒毛染色体核型分析	绒毛	无菌离心管	15 mg	由临床医生按无菌操作留取

注：HP 即幽门螺杆菌（helicobacter pylori）；EMA 即抗子宫内膜抗体（antiendometrium antibody）。

检测项目的标本类型、采集要求、容器及添加剂相同情况下，可共管抽血。项目具体按 LIS 或 HIS 出具条码进行抽血。

编写：欧　铜　　　　审核：张丽军　　　　批准：张秀明

批准日期：2023 年 9 月 1 日

	文件编号：LHJY-CJ-010
第 10 节　采集标本用具的废弃	版本号：E/0
	页码：第1页　共1页

　　医护人员标本采集完毕先将用具按医疗废物分类要求分类，涉及的医疗废物主要为感染性医疗废物与损伤性医疗废物。损伤性医疗废物放利器盒，感染性医疗废物用黄色带盖医疗垃圾桶收集，并套专用黄色医疗垃圾袋，密封移交医疗废物运送员送医疗废物暂贮点，委托有资质的医疗废物处理公司运走集中处理。具体严格按照国家《医疗废物管理条例》《医疗卫生机构医疗废物管理办法》和《深圳市罗湖区人民医院医疗废物安全处置制度》要求处理。临床标本采集过程中主要医疗废物分类处置流程示意图见图 10.10.1。

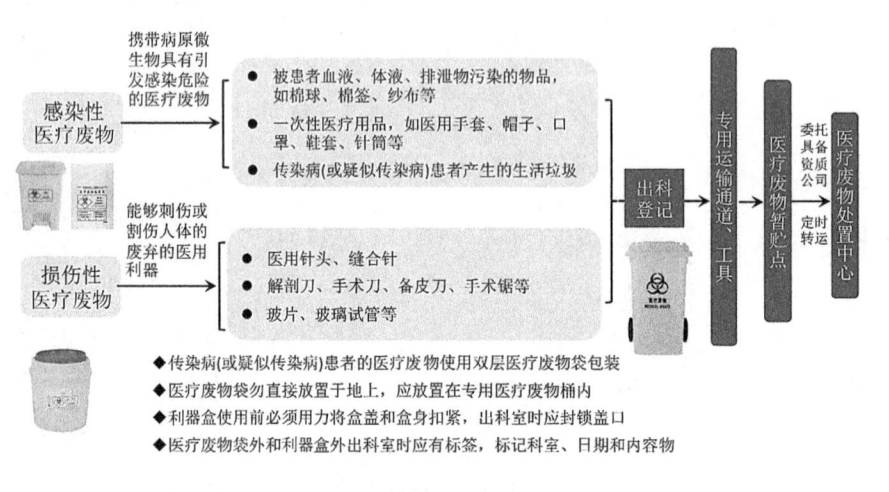

图 10.10.1　临床标本采集过程中主要医疗废物分类处置流程图

编写：欧　铜　　　　审核：张丽军　　　　批准：张秀明

批准日期：2023 年 9 月 1 日

	文件编号：LHJY-CJ-011
第 11 节　标本的唯一性标识	版本号：E/0
	页码：第 1 页　共 1 页

10.11.1　原始标本的识别

原始样品的识别，是指如何辨别原始样品，建立起原始样品的 ID 系统。要清楚辨别一份原始样品的身份，需做到以下两方面的保证。

10.11.1.1　保证患者资料的唯一性

检验申请单上应至少具备以下信息：患者姓名、性别、年龄、唯一性标识。唯一性标识可采用患者身份证号、社会保障卡号、集团各医疗机构自建的门诊病历号或住院病历号等。

10.11.1.2　保证被检测的原始样品属于该患者

患者的原始检测标本容器上始终贴有代表该患者具有唯一性标识。

1）如果使用手写检验申请单，申请单应具有一式两份的唯一性标识，其中一份粘贴于样品容器上，并一直伴随到样品作废。

2）如果使用条码系统，则将生成的条码标识纸一直粘贴于样品容器上，直到样品作废，条码系统保存其原始记录，不得撤销。

3）对于急查标本，还应在条码上标有"急"等字样以便于检验人员对这类标本进行识别并快速处理。

10.11.2　条码标识使用

1）条码标识的内容：患者科别、病床号、姓名、性别、年龄、唯一性标识，以及标本类型、检查项目。

2）在采集标本前，临床医生正确录入患者资料和检验信息，护士负责打印条码，条码必须是唯一性标识，护士打印条码粘贴在相应的标本容器上，条码要沿试管壁垂直粘贴，要完全紧贴管壁，不能出现皱褶，待标本采集人认真核对患者信息无误后采集标本，防止贴错标签。

3）采集标本后，住院患者标本用手持个人数字助理（personal digited assistant，PDA）系统的程序及时扫描条码，系统自动生成采集人及采集时间信息。对于门诊标本，程序自动将条码打印时间作为标本采集时间。

编写：欧　铜　　　　　审核：张丽军　　　　　批准：张秀明

批准日期：2023 年 9 月 1 日

第12节 标本的运送

文件编号：LHJY-CJ-012
版本号：E/0
页码：第1页 共6页

10.12.1 标本运送要求

10.12.1.1 生物安全要求

1）所有标本应以防止污染员工、患者或环境的方式运送到各实验室。

2）标本应置于被承认的、本质安全、防漏的容器中运输。

3）对于疑有高致病性病原微生物的标本，应按《病原微生物实验室管理条例》的相关要求输送。

4）除门诊患者自行采集的某些标本允许患者自行送往实验室外，其他情况原则上一律由医护人员或经训练的护工输送。

10.12.1.2 血液标本的运送要求

（1）及时送检

标本采集后应按规定的时间尽快运送到各检验分部，标本采集后至标本开始检测的时间应不超过检测项目的稳定期。表10.12.1为部分检验项目的原始标本在室温中的稳定时间。血液标本送至医学检验实验室（总部）标本前处理组应及时离心，分离血清或血浆再送往医学检验实验室（总部）各专业组或把标本放置在冰箱，具体依据检验项目标本稳定条件及时间操作。

表10.12.1 部分检验项目的原始标本在室温中的稳定时间

项 目	稳定时间	项 目	稳定时间	项 目	稳定时间
杆状核中性粒细胞	2小时	MYO	1小时	Ca^{2+}	15分钟
分叶核中性粒细胞	3小时	cTnT	8小时	Cl	1天
Eos	9小时	TBIL	不稳定	K	1小时
Lym	3小时	DBIL	不稳定	Phos	1小时
Mon	2小时	C3	1小时	氨	15分钟
ESR	2小时	C4	1小时	pH	<15分钟
PT	24小时	Fe	2小时	PCO_2	<15分钟
APTT	4小时	Zn	30分钟	PO_2	<15分钟
FIB	8小时	FDP	不稳定	TM	24小时

文件编号：LHJY-CJ-012
版本号：E/0
页码：第2页 共6页

第12节 标本的运送

续　表

项　目	稳定时间	项　目	稳定时间	项　目	稳定时间
凝血酶-抗凝血酶Ⅲ复合物	24 小时	PIC	24 小时	t-PAI.C	24 小时
全血葡萄糖（普通试管）	10 分钟	全血葡萄糖（草酸钾/氟化钠抗试管）	8 小时		

注：TM 即血栓调节蛋白(thrombomdulin)；PIC 即纤溶酶 α2 纤溶酶抑制剂复合物(plasmin-α2-plasmininhibitor-complex)；t-PAI.C 即组织纤溶酶原激活物/纤溶酶原激活物抑制剂 1 复合物(tissue plasminogenactivator/plasminogenactivator inhibitor1 complex)。

（2）试管放置

试管必须加管塞，管口朝上垂直放置，因为垂直放置能促进凝血完全、减少试管内容物的振动、外溅，可以避免溶血、减少污染、防止打翻。

（3）避免标本管的振荡及溶血

因为标本管的振荡可能造成溶血，所以应温和地处理已收集的标本以减少红细胞的破坏。中度溶血（有 1% 的红细胞破坏）血清或血浆即可见红色。

（4）应避免标本暴露于光线下

部分检测对光线敏感，应使用黑纸、铝箔或类似物包裹保护，以避免使标本暴露于人造光、太阳光或紫外线照射下。此类分析物有：胆红素、维生素 A、维生素 B_6、β-胡萝卜素、卟啉。

10.12.1.3　尿液标本的运送要求

（1）及时送检

尿液标本应在收集后 2 小时内送至中心。如不能立即送检或检测，应放置于 2~8℃ 冷藏保存。2~8℃ 冷藏保存仅适合部分项目，不适合于胆红素和尿胆原，而且冷藏保存可令无定形尿酸盐和无定形磷酸盐沉淀，影响显微镜检查。如果尿液还要用于做细菌培养，运送过程也应冷藏，冷藏过程应保持到标本接种为止。由于尿液标本的组成多样，所以冷藏保存的时间至今没有达成共识。

（2）避光保存

由于有些分析物（如胆红素）对光敏感，进行此类项目的检测标本应避光保存和运送。

（3）运送容器

盛放标本的容器要有盖，以防止尿液漏出。在运送过程中，最好放置在第二个容器内以防止溅出液体。

	文件编号：LHJY-CJ-012
第12节 标本的运送	版本号：E/0
	页码：第3页 共6页

10.12.1.4　微生物学标本的运送要求

1) 所有的标本应在2小时内送往医学检验实验室(总部)。如果不能及时运送,应将标本按表10.12.2中规定的条件保存。

2) 细胞学检验标本的保存,即使在冷藏条件下,一般不能超过24小时;而病毒检测标本在4℃条件下可保存2~3天。

3) 最佳的临床标本送检(包括厌氧菌培养标本)首先取决于所获取标本的量,量少的标本应在采集后15~30分钟内送检。活检组织如果采用厌氧运送方式,于25℃可保存20~24小时。

4) 可能分离出对周围环境敏感细菌的标本,采集后立即送检。对周围环境敏感的细菌如百日咳鲍特菌、志贺菌属、淋病奈瑟菌、脑膜炎奈瑟菌、流感嗜血杆菌、肺炎链球菌和厌氧菌。可能分离出对低温敏感细菌的标本,采集后不宜冷藏,如脑脊液、生殖道、眼部、中耳及呼吸道标本。

5) 从病房或中心各检验分部将临床标本运往另一个医学检验实验室(总部)或其他检验分部,不论距离长短,都要求严格注意标本的包装和标签说明。所要运送的标本必须正确标记、包装和保护;运送工具上也应该标明运送生物材料,贴上生物危害标记,运送途中要注意安全防护。夜班则应在各中心各检验分部完成标本的接种。

表10.12.2　各种运送系统的保存条件

运送系统	2~8℃保存	室温保存
普通培养	外耳道、粪便、胃液、胃粘膜组织活检、支气管肺泡灌洗液、支气管毛刷或洗液、支气管吸引物、咳痰、吸痰、诱导痰、肺组织、中段尿液、导尿管尿液、留置导尿管、婴幼儿尿袋尿	脓液、骨髓(接种血培养瓶)、脑脊液、无菌部位体液(腹水、胸水、关节液、心包液等)、中耳、眼结膜、角膜刮片/角膜刮取物、羊水、子宫内膜组织和分泌物、后穹隆穿刺液、宫颈分泌物、女性生殖道分泌物、阴道分泌物、男性前列腺液、男性尿道分泌物、腹膜透析液
厌氧运送(厌氧转运培养基)	抽取物(用注射器)、支气管镜保护性毛刷、尿液(耻骨上穿刺膀胱尿液)、培养艰难梭菌的粪便标本	后穹隆穿刺液、输卵管液或组织(抽吸/活检标本)、胎盘组织(通过剖腹产手术)、宫内节育器(针对放线菌属)、前庭大腺分泌物、眼部标本(泪道/结膜等结石、房水、前房液(穿刺)、玻璃体洗液(术中采集)、鼻窦(抽取)
直接接种于培养基	—	血培养

	文件编号：LHJY-CJ-012
第12节 标本的运送	版本号：E/0
	页码：第4页 共6页

10.12.2 标本运送方式

10.12.2.1 专人运送和专用运送物流

1）从中心各检验分部送往医学检验实验室（总部）的标本应该由经过培训的人员进行运送和接收，标本运送人员必须接受过相应的培训，具备一定的专业知识，且有中心主任的授权；保证标本及时运送至医学检验实验室（总部），确保运送途中标本质量不影响检验结果；保证运送途中标本的安全性并制定应急处理措施。

2）确保运送过程中不对运送者、公众及接收实验室造成危害，并遵守国家和地方的法律法规；确保标本根据申请项目的性质和实验室相关规定在规定时间内运达；确保原始样品在规定的温度范围内运送。

10.12.2.2 专用标本运送储存箱

1）标本在运送的过程中可能发生丢失、污染、过度振荡、容器破损、唯一识别丢失或混淆，以及高温、低温或者阳光直射等使标本变质等情况，为避免标本在运送过程中出现以上情况，运送时需使用专用的储存箱。

2）对于疑为高致病性病原微生物的标本，应按照《病原微生物实验室生物安全管理条例》要求进行传染性标识、运送和处理。

10.12.3 标本的运送与交接

10.12.3.1 血液标本的运送

1）医学检验实验室（总部）标本前处理组工作人员在接收到血液标本后立即运送或分离血清/血浆，严格按规定的时间尽快运送到医学检验实验室（总部）各专业组，标本采集后至标本开始检测的时间应不超过检测项目的稳定期。

2）试管类标本必须加管塞，管口朝上垂直放置，因为垂直放置能促进凝血完全、减少试管内容物的振动、外溅，可以避免溶血、减少污染、防止打翻。

3）部分检测对光线敏感，应使用黑纸、铝箔或类似物包裹保护，以避免标本暴露于人造光、太阳光或紫外线照射下。

10.12.3.2 尿液标本的运送

1）盛放尿液标本的容器要有盖以防止尿液漏出，在运送过程中，放置在第二个容器内以防止溅出液体。

2）尿液标本用于做细菌培养，运送过程也应冷藏，冷藏过程应保持到标本接种为止。

	文件编号：LHJY-CJ-012
第12节 标本的运送	版本号：E/0
	页码：第5页 共6页

10.12.3.3 其余标本的运送

1）所有的标本应在2小时内送往实验室。

2）对环境敏感的微生物如淋病奈瑟菌、脑膜炎奈瑟菌、志贺菌和流感嗜血杆菌（对低温敏感）应立即处理，禁止冷藏脊髓液和生殖道、眼部、内耳道标本。

3）所要运送的标本必须正确标记、包装和保护，运送箱上应该标明运送生物材料，贴上生物危害标记，并由专业运送人员运送，运送途中要注意安全防护，确保运送过程中不对运送者、公众及接收实验室造成危害，并遵守国家和地方的法律法规。

4）确保标本根据申请项目的性质和实验室相关规定在规定时间内运达。

10.12.3.4 标本交接

各临床科室标本由外勤送至中心各检验分部，各检验分部员工分拣出在检验分部检验的标本后将所需转运至医学检验实验室（总部）检验的标本在LIS上生成相应的单号与送检记录，外勤运送与中心各检验分部员工交接由LIS生成的记录完成，对于中心各检验分部送至医学检验实验室（总部）的标本由专职运输人员运送，各检验分部检验人员与专职运输人员的交接、专职运输人员与医学检验实验室前处理人员的交接均依据LIS记录填写《医学检验中心标本数量交接登记表》（附表10.12.1），专职运输人员将标本运回实验室后，由前处理人员将特殊标本（-20℃保存）放置在冰箱指定位置，将其他临检标本摆放在操作台，凭《医学检验中心标本数量交接登记表》与专职运输人员点数确认，并记录。

10.12.4 支持文件

［1］张秀明,李炜煊,陈桂山.临床检验标本采集手册［M］.北京：人民军医出版社,2011.

［2］国家市场监督管理总局.医学实验室样品采集、运送、接收和处理的要求：GB/T42060-2022［S］.北京：国家市场监督管理总局,2022.

10.12.5 记录表格

PF5.4-TAB-03《医学检验中心标本数量交接登记表》，见附表10.12.1。

编写：欧铜　　　　审核：张丽军　　　　批准：张秀明
批准日期：2023年9月1日

	文件编号：LHJY-CJ-012
第12节 标本的运送	版本号：E/0
	页码：第6页 共6页

附表 10.12.1　医学检验中心标本数量交接登记表

编号：PF5.4-TAB-03

送检部门	日期	运送时间	送达时间	单号	标本总数	运送箱号	运送箱温度（℃）	送检人	运送人	接收人

	文件编号：LHJY-CJ-013
第13节 标本的验收	版本号：E/0
	页码：第1页 共3页

标本送至中心窗口与前处理组检验人员进行当面交接，双方共同核实标本的资料和初步数量。

10.13.1 验收基本内容

1）唯一性标识是否正确无误。
2）申请检验项目与标本是否相符。
3）标本容器是否正确、有无破损。
4）检查标本的外观及标本量，其中标本外观包括有无溶血、血清有无乳糜状、抗凝血中有无凝块等；细菌培养的标本有无被污染的可能。
5）检查标本采集时间到接收时间之间的间隔。

10.13.2 接收流程

用中心检验人员用户名进入"检验科 LIS"→扫描每一个标本，出现标本的详细信息→完成签收。

10.13.3 拒收流程

确认拒收原因，拒收人员致电至采样科室，告知临床工作人员拒收原因，酌商是按要求重采或是取消检测，并记录接听人员工号，在 LIS 上登记拒收：用中心员工用户名进入"检验科 LIS"→"标本核收"→扫描或手工输入拒收条码号→"F2（拒收）"→下拉选择"拒收类型"，下拉选择"拒收原因"→"确认"完成拒收。

10.13.4 拒收类型（该字段为固定字段，用于标本不合格率分类统计）

1）标本类型错误。
2）标本标签不合格。
3）标本容器错误。
4）标本量不正确（包括空管）。
5）标本采集时机不当。
6）标本运输不当。
7）抗凝标本凝集。
8）标本溶血。
9）医嘱不当。
10）其他。

第13节 标本的验收

文件编号：LHJY-CJ-013
版本号：E/0

10.13.5 拒收原因（用于反馈临床拒收理由）

1) 实际采集的为血清/全血/血浆/分泌物/粪便/痰液/尿液/其他类型标本，与检测项目要求不符。
2) 标签缺失/无法辨认/重复使用。
3) 标签携带的信息量不足/错误/无法找到对应的医嘱。
4) 标本容器破损。
5) 未使用无菌容器。
6) 未使用申请项目要求的血液/尿液/粪便/痰液/分泌物/穿刺液等采集管。
7) 采集的标本量过少不能满足所有检测项目的最低要求/过多导致抗凝比例不当。
8) 标本漏液，导致标本量不足。
9) 空管。
10) 标本管数量不足。
11) 非检测日采样，标本无法保存。
12) 标本采集时机不符合检测项目要求。
13) 患者自身条件不符合检测项目要求。
14) 标本运输丢失/送检时间不当/运输温度不当。
15) 抗凝管质量问题。
16) 血液标本与抗凝剂未充分混匀。
17) 患者自身原因。
18) 采血管质量原因。
19) 标本采集操作原因。
20) 医生/患者取消医嘱。
21) 医嘱重复/项错误。
22) 标本重新采集。
23) 检验结果与临床症状不符。
24) 标本污染/脂血/黄疸。

10.13.6 标本状态的更改

LIS中标本状态分为：正常、黄疸、脂血、溶血、严重溶血，专业组根据标本实际情况人工判断标本状态，也可通过仪器自动化检测判断（拍照图像判断或血清状态指标指数检测）。

10.13.6.1 人工判断标本状态

检验人员发现标本状态异常，通过"标本登记检验"→"标本状态"进行更改。

	文件编号：LHJY-CJ-013
第13节 标本的验收	版本号：E/0
	页码：第3页 共3页

10.13.6.2 自动判断

目前罗氏标本前处理系统、罗氏 cobas c 702 全自动生化分析仪、贝克曼 AU5821 全自动生化分析仪均有血清状态判定功能,能自动判断血清脂血、溶血、黄疸三个状态,并对异常程度进行标识。

10.13.7 标本拒收后的处理

不合格标本按标本保存的要求被保存在标本前处理组存放拒收标本的冰箱内(除非临床客户明确提出处理要求),超过保存期后按医用垃圾处理程序处理。

10.13.8 支持文件

[1] 张秀明,李炜煊,陈桂山.临床检验标本采集手册[M].北京：人民军医出版社,2011.

[2] 国家市场监督管理总局.医学实验室样品采集、运送、接收和处理的要求：GB/T42060-2022[S].北京：国家市场监督管理总局,2022.

编写：欧 铜　　　　审核：张丽军　　　　批准：张秀明
批准日期：2023年9月1日

	文件编号：LHJY-CJ-014
第14节　检验后标本的保存	版本号：E/0
	页码：第1页　共1页

10.14.1　检验后标本保存周期

中心根据专业特点保存检验标本、制定保存周期，具体如下：
1）血液常规检验标本、凝血检验标本保存1周。
2）尿液常规、粪便常规标本检验后及时处理不保存。
3）脑脊液、胸腹水等尿液以外的体液标本保存1周。
4）一般生化检验标本保存1周，血气标本分析后及时处理不保存，产前筛查标本保存2年。
5）一般免疫学检验标本保存1周，肝炎阳性标本保存3个月，梅毒阳性标本保存1年。
6）地中海贫血基因检验标本保存1年。
7）血培养瓶送检标本，阳性标本待结果发出后处理，微生物学标本接种培养后封口置于2~8℃冰箱保存7天，再进行高压蒸汽灭菌处理。

10.14.2　标本保存条件

血常规、凝血标本按原始样品管置于2~8℃冰箱保存；生化、免疫学标本检验后按原始样品管置于2~8℃冰箱保存；肝炎、梅毒阳性标本置于-20℃以下冰箱保存；地中海贫血基因检验标本置于-70℃冰箱保存。保存的标本应按日期和专业组分别保存，并有明显标识，以易于查找，到保存期后才可处理。

10.14.3　标本保存后处理

所有检查标本按上述保存周期放置到期后，统一收集于高压蒸汽灭菌室高压蒸汽灭菌处理。

10.14.4　支持文件

张秀明,李炜煊,陈桂山.临床检验标本采集手册[M].北京：人民军医出版社,2011.

编写：欧　铜　　　　审核：张丽军　　　　批准：张秀明
　　　　　　　　　　　　　　　　　　　　批准日期：2023年9月1日

	文件编号：LHJY-CJ-015
第15节 标本的附加检验	版本号：E/0
	页码：第1页 共1页

10.15.1 标本的复查或核对

检验后标本的保存主要是为了对有疑问的结果进行复查或核对标本的患者信息，超出标本稳定期的复查结果只能用于核实，不能用于纠正以前的报告。中心仅对在保存期内的样品进行复检或核对，不负责对超过保存期或无保存价值的样品进行复检或核对。若对检验结果有疑问者，在保存期内联系中心，逾期不受理。中心不对超出保存时间的标本的真实性和检验结果的正确性负责。

10.15.2 附加检验项目申请

特殊情况下，标本采集送出后需附加检验项目的，由临床医生提出申请，电话联系中心相关专业组检验人员，由其根据检验项目在当前保存条件下的稳定性来确定已接收标本是否适宜附加检验。符合检验项目要求后填写附加电子申请单，打出条码送达中心。

10.15.3 因分析失败而需再检验或对同一原始样品做进一步检验

1）如果检验失败，将对同一原始标本进行再检验；如仍不能发出报告者，分析原因并告知临床医护人员或受检者，重新采样。

2）如遇检验目的以外的阳性结果，需对同一原始样品做进一步检验时，及时电话通知临床医生，告知标本检验情况，临床医生根据需要填写电子申请单，打出条码送达实验室。

编写：欧　铜　　　　审核：张丽军　　　　批准：张秀明

批准日期：2023年9月1日

第 11 章　实验室安全手册

第 1 节　前　言	文件编号：LHJY-SW-001
	版本号：E/0
	页码：第 1 页　共 1 页

　　为加强中心安全管理,保障检验服务的质量、安全,以及工作人员、患者和来访者的健康和安全。中心建立并落实安全管理制度,科学设置实验室布局和环境,合理优化工作流程,科学设置工作流程,保证仪器设备、有毒和易燃、易爆试剂的安全使用,保障工作人员在安全的环境和条件下完成日常工作。

　　依照国家颁布的法令、法规,中心安全包括生物安全、化学品安全、辐射安全、电气安全、消防安全、信息安全等,制定了适合中心的实验室安全管理制度,内容着重规定了实验室环境、设备及工作人员安全的一般要求,明确防火、用电、化学危险物品、微生物的安全要求,以保证实验室的安全运作,将事故控制在最低限度。制定生物以及其他安全防范措施、安全规则和应急措施,对所有工作人员进行实验室生物安全保障知识培训,使工作人员做到严格遵守安全管理制度与安全操作规程为各级临床实验室的安全管理提供依据。本书制度为最低要求,实验室还应同时符合国家其他相关规定的要求。

编写：豆小文	审核：卢文深	批准：张秀明
		批准日期：2023 年 9 月 1 日

	文件编号：LHJY－SW－002
第 2 节 定义和术语	版本号：E/0
	页码：第 1 页 共 3 页

11.2.1 目的

为维护实验室安全环境工作要求，需掌握和理解医学实验室涉及的生物安全、消防、电气、化学品、辐射安全等问题的专业定义与术语，规范日常工作中安全用语。本书制定如下安全定义和术语，适用于实验室管理安全手册。

11.2.2 定义与术语

下列定义和术语适用于本书：

11.2.2.1 生物因子（biological agents）

一切微生物和生物活性物质。

11.2.2.2 气溶胶（aerosols）

悬浮于气体介质中的粒径一般为 0.001～100 μm 的固态或液态微小粒子形成的相对稳定的分散体系。

11.2.2.3 实验室生物安全（laboratory biosafety）

避免危险生物因子造成实验室人员暴露、向实验室外扩散并导致危害的综合措施。实验室的生物安全条件和状态不低于容许水平，避免实验室人员、来访人员、社区及环境受到不可接受的损害，符合相关法规、标准等对实验室生物安全责任的要求。

11.2.2.4 病原体（pathogens）

可使人、动物或植物致病的生物因子。

11.2.2.5 危险废物（hazardous waste）

有潜在生物危险、可燃、易燃、腐蚀、有毒、放射和起破坏作用的对人、环境有害的一切废物。

11.2.2.6 危险（hazard）

可能导致死亡、伤害或疾病、财产损失、工作环境破坏或这些情况组合的根源或状态。

11.2.2.7 危险识别（hazard identification）

识别存在的危险并确定其特性的过程。

	文件编号：LHJY-SW-002
第2节 定义和术语	版本号：E/0
	页码：第2页 共3页

11.2.2.8 风险(risk)

危险发生的概率及其后果严重性的综合。

11.2.2.9 风险评估(risk assessment)

评估风险大小以及确定是否可容许的全过程。

11.2.2.10 事故(accident)

造成死亡、疾病、伤害、损坏或其他损失的意外情况。

11.2.2.11 事件(incident)

导致或可能导致事故的情况。

11.2.2.12 生物安全柜(biological safety cabinet, BSC)

具备气流控制及高效空气过滤装置的操作柜,可有效降低实验过程中产生的生物性气溶胶对操作者和环境污染的风险。

11.2.2.13 个体防护装备(personal protective equipment, PPE)

用于防止人员个体受到化学性、生物性或物理性等危险因子伤害的器材和用品。

11.2.2.14 实验室分区(laboratory area)

按照生物因子污染概率的大小,实验室可进行合理的分区。

11.2.2.15 缓冲间(buffer room)

设置在清洁区、半污染区和污染区相邻两区之间的缓冲密闭室,具有通风系统,其两个门具有互锁功能,且不能同时处于开启状态。

11.2.2.16 实验室(laboratory)

涉及生物因子操作的实验室。

11.2.2.17 防腐(antisepsis)

使用化学制剂如防腐剂以防止伤口或临床处置中受感染的方法。

	文件编号：LHJY－SW－002
第2节　定义和术语	版本号：E/0
	页码：第3页　共3页

11.2.2.18　防腐剂（antiseptic）

用于皮肤或组织杀菌的化学制剂。

11.2.2.19　清洁（净化）（cleaning）

去除可见或不可见的各类污染的过程。

11.2.2.20　去污染（decontamination）

将微小生物体或毒物去除或减少至感染性或其他有害性达到一定安全水平的过程。

11.2.2.21　消毒（disinfection）

减少微生物（通常不包括细菌芽孢）数量的过程，无须杀灭或清除全部的微生物。

11.2.2.22　消毒剂（disinfectant）

具有消毒作用的制剂。

11.2.2.23　灭菌（sterilization）

使物品不存在微生物的有效过程。

11.2.3　支持文件

[1] 国家质量监督检验检疫总局,中国国家标准化委员会.实验室生物安全通用要求：GB19489－2008[S].北京：中国标准出版社,2008.

[2] 国家质量监督检验检疫总局,中国国家标准化管理委员会.医学实验室-安全要求：GB19781—2005/ISO15190：2003[S].北京：中国标准出版社,2005.

[3] International Organization for Standardization. Medical laboratories-requirements for safety：ISO15190：2020[S].Geneva：International Organization for Standardization,2020.

编写：豆小文　　　审核：卢文深　　　批准：张秀明
　　　　　　　　　　　　　　　　　　批准日期：2023年9月1日

第3节 生物安全管理

文件编号：LHJY-SW-003
版本号：E/0
页码：第1页 共9页

11.3.1 目的

为了保障中心的生物安全条件和状态不低于容许水平,避免实验室员工、来访人员及环境受到不可接受的损害,生物安全管理需明确生物安全管理的组织结构和岗位责任,确保生物安全措施组织实施等,保障医学实验室员工、公众健康和生命财产的安全。

11.3.2 组织结构

中心生物安全管理由集团各医疗机构院感科、中心管理层、中心生物安全委员会及所有中心工作人员构成生物安全管理组织主体。

11.3.3 岗位职责

11.3.3.1 院感科

中心生物安全的职能管理和督导部门。审核院感管理制度；组织各科室院感相关的生物安全理论、技能培训和考核；负责督导医学实验室无菌操作、消毒隔离、手卫生、医疗废物管理制度的落实；监督多重耐药菌的监测及上报等。

11.3.3.2 中心管理层

组织管理层制定实验室的安全策略、生物安全管理方针、生物安全管理目标。负责中心安全管理体系设计、实施、维持及持续改进,承担包括并不限于以下职责。

1) 成立生物安全管理委员会,明确组织和管理结构,规定所有工作人员生物安全职责、权力和相互关系。

2) 任命专业组安全员,赋予其监督所有安全活动的职责和权力,包括制定、维持和监督实验室安全计划的责任。

3) 制定涉及生物安全机密信息防止泄露的政策程序。

11.3.3.3 中心生物安全管理委员会

中心生物安全管理委员会由医院法人代表、中心主任、中心技术负责人、中心质量主管、安全员、各专业组组长组成。其中医院法人代表为中心生物安全第一责任人,授权中心主任具体负责。中心生物安全管理委员会承担包括并不限于以下职责。

1) 对所有工作人员、来访者、合同方、社区和环境的安全负责,主动告知所有工作人员、来访者、合同方可能面临的生物安全风险。

2) 为员工提供生物安全的持续培训及继续教育机会,确保员工按照生物安全规范操作完成所分配的工作；提供必要的免疫计划、定期的健康检查和医疗保障；提供符合安全

第3节　生物安全管理	文件编号：LHJY-SW-003
	版本号：E/0
	页码：第2页　共9页

要求的实验环境、防护用品、医疗器材、设施设备等，并定期检查、维护、更新，确保不降低其设计性能。

11.3.3.4　医院法人代表

医院法人代表即集团各医疗机构法人，指导制定集团各医疗机构及中心的生物安全规章制度、操作规范和标准操作程序等。负责中心的生物安全。

11.3.3.5　中心主任

在医院法人代表授权下负责中心的生物安全；任命中心安全员，具体落实中心生物安全管理工作。

11.3.3.6　中心技术负责人、质量主管

协助中心主任，组织和实施生物安全技术指导、生物安全计划的实施和效果评价。

11.3.3.7　中心安全员

中心安全员为中心主任授权，负责中心所有的生物安全管理工作的指导、监督与计划落实情况；制定、维持、监督实验室安全计划，阻止不安全行为或活动，具有直接向决定中心政策和资源的管理层报告相关安全事件的权力。中心安全员负责督导中心的生物安全计划执行、安全检查、生物安全培训和安全应急处理工作。

11.3.3.8　专业组组长及安全员

专业组组长及安全员，负责协助和配合中心安全员完成本组生物安全管理工作包括：定期培训及监督生物安全操作、安全应急处理第一责任人职责落实、识别生物安全风险并提供对策、对发生的感染事件进行及时处理等。

11.3.3.9　所有工作人员

1）必须通过生物安全培训及考核方可上岗，充分认识和理解所从事工作的安全风险，自觉遵守实验室的安全管理规定和要求。

2）在身体状态许可的情况下，接受中心的免疫计划和其他的健康管理规定，按规定正确使用设施、设备和个体防护装备。

3）主动报告可能不适于从事特定任务的个人状态，不因人事、经济等任何压力而违反安全管理规定，有责任和义务避免因个人原因造成生物安全事件或事故。

4）如果怀疑个人受到感染，应立即报告，主动识别任何危险和不符合规定的工作，并立即报告。

	文件编号：LHJY-SW-003
第3节　生物安全管理	版本号：E/0
	页码：第3页　共9页

11.3.4　生物安全管理要求

11.3.4.1　安全策略

由中心主任授权，中心管理层负责编制《实验室生物安全手册》并且每年进行一次评审，确保制定一系列有效的安全规则和应急措施适应实验室安全需求；指定生物安全管理人员进行生物安全工作管理，确保安全措施的有效实施。

11.3.4.2　管理方针

安全第一，预控为主，严格控制。

11.3.4.3　管理目标

确保中心检测活动或行为的安全性，实现零事故率。

11.3.5　生物安全措施组织实施

11.3.5.1　制定生物安全计划

中心安全员每年年底制定下一年度的生物安全计划，报中心主任审批。安全计划包括但不限于以下内容：中心年度工作安排的说明和介绍；安全和健康管理目标；风险评估计划；安全培训计划；危险物品使用计划；消毒计划；废物处置计划；演习计划（包括泄漏处理、人员意外伤害、设施设备失效、消防、应急预案等）；监督及安全检查计划（包括核查表）；人员健康监督及免疫计划；风险评估、持续改进计划等。

11.3.5.2　实施生物安全计划

中心安全员组织并督导各专业组实施审批后的生物安全计划，并对中心工作人员进行生物安全培训每年至少一次，并对培训的内容进行考核，监督生物安全行为或活动风险的持续改进执行及效果评价情况。

11.3.5.3　安全检查要求与实施

（1）检查频率

① 系统性安全检查：由中心生物安全委员会每年至少组织一次，对影响安全的关键控制点可根据风险评估报告适当增加检查频率。② 月安全检查：由中心安全员组织中心实验室、各专业组及检验分部安全员对日常工作环境、安全设施及应急物资储备等进行检查。

（2）检查目的

通过安全检查确保工作环境、工作人员及设施设备安全有保障，识别不符合项，提出

	文件编号：LHJY-SW-003
第3节 生物安全管理	版本号：E/0
	页码：第4页 共9页

纠正和预防安全管理措施,持续改进生物安全管理,最大程度降低安全风险点,确保中心安全有效运行状态。

（3）检查内容

为保证安全检查工作的质量,在系统性检查前由中心安全员编制核查表,依据核查表实施检查。月安全检查须填写安全检查记录表。检查包括并不限于以下内容。

1）安全设施功能及状态,如电力、消防栓、灭火器是否在有效期内、可否正常使用,有无隐患,确保消防、警报、应急设备功能持续有效。

2）防护物资是否齐全,能正常使用,溅洒包和职业暴露箱内所需物品是否在效期内和数量是否能满足需要,如不完整需及时补充,并每月填写《生物安全物品记录表》。

3）危险物品的正确存储、使用是否符合实验室管理要求。

4）废物处理及处置是否符合安全管理要求。

5）安全计划是否如期实施,安全检查风险点是否纠正或持续改进。

（4）不符合项识别来源

不符合项识别来源包括：系统或每月安全检查快速识别；内审,根据安全管理体系定期对生物安全管理进行内审；管理评审,管理层及中心生物安全委员会组织实验室管理评审,对设备、工作人员、活动、事件及事故等进行评审发现不符合项或潜在风险因素。

（5）不符合项控制

当发现不符合规定的工作、发生事件或事故时,应立即查找原因并评估后果；必要时,停止工作。将解决不符合项目的责任落实到人；评估不符合项的危害程度、产生原因、影响范围,根据适用性,采取纠正措施、预防措施或持续改进措施,并追踪落实情况。

11.3.6 支持文件

[1] 国家卫生和计划生育委员会.临床实验室生物安全指南：WS/T442-2014[S].北京：国家卫生和计划生育委员会,2014.

[2] 国家卫生和计划生育委员会.病原微生物实验室生物安全通用准则：WS/T233-2017[S].北京：国家卫生和计划生育委员会,2018.

11.3.7 记录表格

[1] LHJY-SW-TAB-0301《安全检查记录表》,见附表11.3.1。

[2] LHJY-SW-TAB-0302《安全检查明细记录表》,见附表11.3.2。

[3] LHJY-SW-TAB-0303《生物安全物品记录表》,见附表11.3.3。

编写：豆小文　　　审核：卢文深　　　批准：张秀明

批准日期：2023年9月1日

第3节　生物安全管理

文件编号：LHJY-SW-003
版本号：E/0
页码：第5页　共9页

附表 11.3.1　安全检查记录表

编号：LHJY-SW-TAB-0301

检查日期：

检　查　项　目		符合情况 (备注：符合打"√"， 不符合打"×")	存在隐患	备　注
消防 安全	易燃易爆、腐蚀性物品保管符合安全			
^	易燃易爆物品正确使用			
^	消防栓完好			
^	灭火器、防烟面罩完好、在有效期			
^	不存在电力隐患			
生物 安全	医疗废物管理检查			
^	实验室消毒检查			
设备安全				
中心安全员签名：　　　　　　　　　　中心主任签名：				
存在隐患纠正落实情况：				
中心安全员签名：　　　　　　　　　　中心主任签名：　　　　　日期：				

注：安全检查包括消防安全、生物安全、设备安全。

		文件编号：LHJY－SW－003
第3节　生物安全管理		版本号：E/0
		页码：第6页　共9页

附表11.3.2　安全检查明细记录表

编号：LHJY－SW－TAB－0302

检查日期：

检查内容(备注：符合打"√"，不符合打"×")	符合情况	存在隐患
一、消防安全		
1. 危险化学品(易燃易爆、腐蚀性等)储存情况符合安全		
2. 危险化学品(易燃易爆、腐蚀性等)使用情况符合安全		
3. 相关警示标识(危化品、消防等)明显		
4. 消防器材(灭火器、消防沙、消防栓、防烟面罩)完好并相关产品在有效期内		
5. 安全疏散通道畅通		
6. 实验室用水用电情况		
6.1　实验室地面上所有连接水管及出水装置运行正常，无漏水现象		
6.2　地面上排水口及洗手盆下水口通畅，无堵塞现象		
6.3　天花板、吊顶、空调无滴水漏水现象		
6.4　用电情况，包括线路、地线、插座、照明、电器等符合相关的安全标准要求		
7. 防盗设施：门、窗等符合要求		
二、生物安全		
1. 实验室环境、设施和设备		
1.1　实验室入口处张贴生物危害标识		
1.2　实验室内部生物安全等各类标识		
1.3　紧急撤离路线标识		
1.4　实验室内干净整洁，无杂物，无与实验活动无关的物品		
1.5　门禁系统使用		
1.6　消毒溶液(有效期内)		

	文件编号：LHJY-SW-003
第3节　生物安全管理	版本号：E/0
	页码：第7页　共9页

续　表

检查内容（备注：符合打"√"，不符合打"×"）	符合情况	存在隐患
1.7　洗眼装置（包括员工正确使用、状态正常）		
1.8　生物安全柜		
1.8.1　放置位置位于远离人员活动、物品流动及可能扰乱气流的地方		
1.8.2　生物安全柜台面整洁		
1.8.3　生物安全柜内不使用明火		
1.8.4　生物安全柜前后回风格栅无阻塞		
1.8.5　生物安全柜经过检测合格（物理检测）		
1.9　高压蒸汽灭菌器		
1.9.1　高压蒸汽灭菌器检测合格报告		
1.9.2　高压蒸汽灭菌器从业人员经培训（持证上岗）		
1.10　压缩气体钢瓶		
1.10.1　存放于阴凉、干燥、远离热源的地方		
1.10.2　气瓶固定		
1.10.3　易燃气体钢瓶与氧气钢瓶不能混放		
1.10.4　减压阀和压力表状态良好		
2. 个体防护		
2.1　实验室应个人防护用品储备，急救箱，急救用品充足，并在有效期内		
2.2　正确使用防护用品，包括工作服、戴手套、口罩、帽子、胸牌等		
3. 菌（毒）种和标本的储藏与管理		
3.1　储藏环境合乎规范并具备相应等级保藏的基本设备		
3.2　储藏有生物安全保障设施（专门房间、防盗监控等）		
3.3　储藏设施双人双锁		

	文件编号: LHJY-SW-003
第3节 生物安全管理	版本号: E/0
	页码: 第8页 共9页

续 表

检查内容(备注:符合打"√",不符合打"×")	符合情况	存在隐患
3.4 有详细来源、保存、使用管理和销毁记录等相关资料		
3.5 处理菌(毒)种及其样品的培养物泄漏所需消毒剂		
4.实验室废物管理		
4.1 实验室废物分类存放		
4.2 专用和有警示标识和警示说明的危险废物容器		
4.3 利器(包括针头、小刀、金属和玻璃等)弃置于利器盒内		
4.4 废弃的化学试剂依不同性质分别存放		
4.5 实验室内废物处理记录		
4.6 高压蒸汽灭菌室内废物处理记录		
4.7 前述两者记录一致		
4.8 高压蒸汽灭菌室内未高压和已高压的物品分区放置,且标识清楚		
4.9 废物由专业公司定期运走		
4.10 废物交接记录		
三、仪器安全		
1.仪器使用状态标识		
2.仪器指示状态与实际相符		
3.大型仪器设备安全使用		
检查人员签名: 中心主任签名:		
存在隐患纠正落实情况:		
中心安全员签名: 中心主任签名: 日期:		

注:安全检查包括消防安全、生物安全、设备安全。

第 3 节　生物安全管理	文件编号：LHJY－SW－003
	版本号：E/0
	页码：第9页　共9页

附表 11.3.3　生物安全物品记录表

编号：LHJY－SW－TAB－0303

日期 物品 (溅洒包)	医疗废物专用袋	口罩	帽子	产褥垫	隔离衣	一次性清洁手套	职业暴露箱	0.9%生理盐水	安尔碘0.5%	无菌棉签	一次性无菌纱布	一次性注射器	一次性医用口罩	一次性清洁手套	创可贴	记录者

注：各专业组安全员每月检查生物安全用品有效期、物品数量，发现过期或数量不足请及时补充。如正常请"√"。

	文件编号：LHJY-SW-004
第4节 实验室安全风险评估	版本号：E/0
	页码：第1页 共15页

11.4.1 目的

识别和评价医学实验室存在的安全风险因素，对安全危害发生概率和严重程度与参考标准进行比较，确定安全风险是否可接受，是否需要采取必要措施，实现实验室安全风险处于可接受或可控的范围。

11.4.2 适用范围

适用于对中心所有涉及实验室安全的活动，包括涉及病原微生物的操作、化学、物理、电气、水灾、火灾、自然灾害和噪声等区域的安全活动等进行风险评估。

11.4.3 安全评估分类

按照实验室的工作流程（从采样到报告、样品保存与处理）和工作性质，分解出不同环节，针对其所涉及的风险及严重程度进行评估，并制定适当的防护措施及应急措施。实验室安全风险评估内容主要但不限于以下内容。

11.4.3.1 生物危害

生物源、化学源、物理源等危害评估，生物源危害风险评估主要包括临床实验室生物危害性评估；可疑高致病菌上报、消毒和感染物处理；标本与废物处置以及菌（毒）种和感染性样品的管理；实验室重要生物因子（结核分枝杆菌、HIV、HBV、金黄色葡萄球菌）危害评估；重要微生物风险评估报告等。

11.4.3.2 工作岗位安全风险

实验室工作岗位的安全风险评估，包括标本运送岗位、标本检测岗位、微生物接种、鉴定和药敏岗位、报告审核发出岗位、库房管理等岗位；实验室员工的要求和措施；事件、伤害、事故以及突发事件的应急处理措施。

11.4.3.3 设施、环境和设备因素

评估实验室设计和环境、用水用电、实验室安全保障设施和设备等符合医学实验室的二级生物安全防护需求，存在的安全风险是否有有效控制措施。

11.4.3.4 消防安全

评估实验室的消防物资储备、消防设施等安全风险。

	文件编号：LHJY-SW-004
第4节 实验室安全风险评估	版本号：E/0
	页码：第2页 共15页

11.4.4　安全评估内容及措施

11.4.4.1　生物危害评估

（1）生物源危害

生物源危害主要是由微生物，尤其是病原微生物引起的，包括细菌、病毒、寄生虫等。检验人员需要处理大量的病原微生物，很容易引起污染。根据生物污染的对象，分为空气污染、水污染、人体污染、物体表面污染等种类。

1）对空气的污染根据污染空间，可分为实验室内环境空气污染、实验室外环境空气污染。许多操作可产生气溶胶，是悬浮于气体介质中粒子。当气溶胶不能安全有效地限定在一定范围内，便导致实验室内空气污染。下述操作可能产生气溶胶：使用涡旋振荡器、用力拍干反应板、超声波处理、菌种开封、开启冰箱和离心机及舍弃离心后的上清液等，另外清洗注射器、调整液量等也可产生。

2）对水的污染：实验中会产生大量污水，医院污水尤其是传染性疾病医院、综合医院传染性疾病病房的污水，有大量的有机悬浮物和固体残渣，还不同程度地含有多种细菌、病毒和寄生虫虫卵。当人们接触或食用污染水时，可能使人致病或引起传染性疾病的流行。

3）对人体的感染：人是实验室污染最容易侵袭的对象。其污染途径包括接触污染物或吸入病原微生物气溶胶：实验室事故引起的污染，通过器械、破碎且污染的玻璃器皿、针头刺破伤而发生；气溶胶引起的感染，通过吸入被污染的气溶胶而感染；其他工作区与生活区相混，下班或餐前不洗手而感染；对物体表面的污染：检验人员的皮肤、鞋底、感染性物质溢出或溅出后处理不当可造成墙壁、地面、台面、仪器和其他物体表面的污染。

（2）化学源危害

化学源危害主要指临床实验室的操作过程中所使用的危险性化学品引起的危害，包括易燃、易爆、易腐蚀、有毒、有害化学品等。在临床实验中对危险化学品的存放、处理、应用、处置应符合化学实验室的行为标准，并有明显标识。

（3）物理源危害

物理源危害主要来自放射性核素的辐射、紫外线、激光源照射、电磁物、噪声等。

1）中心不涉及放射性核素的使用，也不牵涉外来放射性核素的影响，故危害风险评估不涉及放射性核辐射的评估。

2）对于紫外线和激光源的使用，应提供适用的个人防护装备，应当有适当的标识公示。

（4）建立工作人员培训及相关安全制度

对全科人员进行安全防护培训，具体要求如下：

第4节　实验室安全风险评估	文件编号：LHJY-SW-004
	版本号：E/0
	页码：第3页　共15页

1) 中心安全设备：生物安全柜；其他安全设备需设置配有排风净化装置；使用安全密封的专用离心管用于离心机；个人防护用品，必须结合中心检验人员配备必要的个体防护用品，帽子、口罩、手套、隔离衣、鞋套、防护眼镜等；上班穿工作服，避免污染衣服；上班戴手套，防止接触污物、传染源；需要时戴口罩，隔离衣和防护眼镜等；实验室中应设有开启窗户设置纱窗；中心应设洗手池、洗眼器、紧急喷淋装置等；中心墙面、地面，应易于清洗、无缝隙、不铺设地毯；中心工作台面应易于清洁、防水、耐热、耐磨损、耐酸碱、消毒剂的腐蚀，并能承受预期的重量；实验设备应固定，设备间应保持一定空间便于清洁。

2) 中心安全操作规程

a) 标准的微生物操作规程：在进行有关病原微生物培养实验时，未经同意限制出入中心；禁止在工作区内饮食、饮水、吸烟，不许放置食物和生活用品；离开中心时应脱掉手套洗手；每天至少消毒一次台面；活性物溅出后要及时消毒台面和可能污染的表面；所有污物、培养物、储存物及废物在出实验前高压蒸汽灭菌消毒处理；所有操作均应严格遵守实验室安全操作规程，尽力避免污染物溅出和气溶胶产生。

b) 常规安全操作规程：中心检验人员进行常规操作的安全措施的培训及教育包括实验室生物污染的原因方式、气溶胶产生的原理、废物危害及处理方式、个人的防护用品使用方法及原则、离心机的使用方法及污染处理；标本收集运送过程中应防溢、防漏、防传染；处理血液和体液的操作时，检验人员都应戴手套和口罩；中心使用机械加样装置，绝对禁止用口吸取；使用注射器和针具应防止刺伤，所有利器在使用后装入利器盒内；血液和其他体液发生泄露后，均应使用消毒剂对工作区表面消毒；手或其他部位的皮肤在接触血液或其他体液后必须立即彻底清洗，在中心工作结束后或取下手套后应立即洗手。

11.4.4.2　工作岗位风险评估

(1) 检验分部

实验活动内容：急诊全血细胞分析、体液常规检验、凝血功能检验等；离心处理、血清分离；全血细胞分析、体液常规检验、凝血功能检验、溶血性贫血的相关检查等；实验室活动可能造成不良后果、危险因素与预防措施。

1) 多种传染性疾病是通过血液传染的，而血液检验中的职业暴露大多数来自中心检验工作人员在实验操作和标本采集过程中，意外被带病原体的血液污染破损的皮肤或被病原体污染的针头、血常规采血针、采血玻璃管、吸头等利器刺破皮肤，呼吸道吸入气溶胶也是传播方式之一。因此，工作人员面临着严峻的职业暴露危险。

2) 检验人员感染性疾病的一般传染途径有：皮肤破损，带有 HIV、HBV、HCV、梅毒等病原体的血液，长时间接触小伤口、溃疡、擦伤等破损皮肤，将会造成机体的感染；穿刺，

第 4 节　实验室安全风险评估	文件编号：LHJY-SW-004	
	版本号：E/0	
	页码：第 4 页　共 15 页	

由于针头、刀片、破碎的玻璃等对皮肤的意外损伤，使带有病原体的血液、血清或血浆进入皮下或循环系统，造成感染，针头意外损伤是职业性 HBV 和 HIV 感染最重要的原因；黏膜，由于试管未封闭、离心意外等造成的血液飞溅，带有病原体的血液与口腔、鼻腔黏膜或眼结膜等接触，可以造成感染。还有被 HIV、HBV、HCV、梅毒等病原体污染的电话、仪器、工作台面等接触，也可以造成感染；吸入含病原体的气溶胶引起感染：在发放化验单时，直接与患者面对面接触交谈，易感染呼吸道疾病。此外可产生气溶胶的操作或事故有离心、溢出或溅洒、混合、混旋、研磨、超声处理及开瓶时两个界面的分离等；呼吸道、接触及节肢动物叮咬危害因素病原微生物感染：病原微生物实验室，特别是高致病性病原微生物实验室内操作的任何疏忽、失误都可能造成难以弥补的损失。常见感染：结核分枝杆菌、肠道致病菌等。临床实验室可能造成不良后果的因素与预防措施见表 11.4.1。

表 11.4.1　临床实验室危险因素与预防措施

实 验 活 动	可能造成不良后果的因素	预 防 措 施
1. 血液、尿液、胸腹水等标本的接收和处理	1. 倾倒尿标本时，产生气溶胶 2. 接收白带、脑脊液、胸腹水、呕吐物、粪便标本等时，造成手部及工作台面污染 3. 标本离心时产生气溶胶	1. 接收、倾倒标本时戴手套、口罩，动作要轻，避免标本污染手 2. 待检标本要用盖子盖好避免产生生物气溶胶。处理完的标本按医疗废物处理程序处理 3. 标本离心时待离心机完全停止 30 秒后再开盖，如有标本溢出用含氯消毒剂 1 000～2 000 mg/L（75% 酒精）消毒浸泡 30 分钟后再清洁 4. 标本溢出用 2 000 mg/L 含氯消毒液消毒物表 5. 特殊标本处理，戴护目镜，如标本溅到眼睛里立即用洗眼装置冲洗眼部
2. 末梢血标本的采集	1. 造成利器刺伤 2. 发生血标本的溢出 3. 废弃血液标本处置不当，造成工作人员及环境污染	1. 采集血液标本务必遵守操作程序，防止针刺伤 2. 熟练掌握针刺伤处理流程 3. 使用后针头放在利器盒内 4. 采血所产生废物严格按医疗废物处置程序进行处理
3. 尿常规检查	1. 倾倒、涂片、上机时，发生溢出、溅洒	1. 按要求进行个人防护 2. 小心倾倒尿液标本避免溢出

文件编号：	LHJY-SW-004
版本号：	E/0
页码：第5页 共15页	

第4节　实验室安全风险评估

续　表

实验活动	可能造成不良后果的因素	预防措施
	2. 倾倒、离心、涂片时，产生气溶胶 3. 尿液未经处置排入下水道，造成环境污染 4. 个人防护不当，造成污染	3. 涂片动作要轻 4. 尿液标本离心时，离心机完全停止30秒后再开盖，避免气溶胶污染 5. 准备好合适的消毒剂如有标本污染及时消毒处理 6. 废弃尿液标本及时消毒处理 7. 每天对实验室空气消毒并做好记录
4. 全血细胞分析常规检查	1. 标本溢出、溅洒污染仪器、工作台面以及工作人员 2. 做血涂片时，发生泄漏及产生气溶胶 3. 血液标本放置不当，造成污染	1. 工作时，一定要精力集中，动作轻柔避免血液标本溢出 2. 涂片血量适当，动作要轻 3. 废弃血液标本收集按医疗废物处理程序处理 4. 使用完毕后对仪器表面和接触标本处用75%乙醇或含氯消毒剂消毒
5. 血液、尿液、胸腹水、脑脊液、粪便等细胞形态学检查	1. 涂片、离心时产生气溶胶 2. 镜检及废弃时，造成手部污染 3. 废物处置不当，造成工作人员及环境污染	1. 涂片动作要轻 2. 离心机完全停止30秒后再开盖，避免气溶胶污染 3. 标本溅到眼睛里立即用洗眼装置冲洗 4. 用后管子、杯子等消毒后装入医用垃圾袋内密封按医疗废物处理程序处理

（2）临床生化组、临床免疫组、临床分子诊断组、细胞遗传组

实验活动内容：血液、体液生化检测；血液、体液免疫检测；HBV DNA 检测、HCV RNA 检测；HIV 确认检测；离心处理、血清分离。可能造成不良后果的因素与预防措施见表11.4.2。

表11.4.2　临床生化组、临床免疫组、临床分子诊断组、细胞遗传组
可能造成不良后果的因素与预防措施

实验活动	可能造成不良后果的因素	预防措施
1. 标本的接收和处理	1. 针刺伤、容器破碎、标本溅洒 2. 离心时产生气溶胶 3. 标本运送、保存	1. 工作人员应了解标本对身体的危害，接受预防措施的培训 2. 操作前穿好工作服、戴手套、帽子、口罩等做好个人防护

		文件编号：LHJY-SW-004
第 4 节　实验室安全风险评估		版本号：E/0
		页码：第 6 页　共 15 页

续　表

实 验 活 动	可能造成不良后果的因素	预　防　措　施
		3. 准备好消毒剂、镊子便于标本污染时的消毒处理 4. 采集血液的注射器针头能回套，用过针头放入利器盒内 5. 标本离心时严格按操作规程操作，离心机停稳后 30 秒再开盖。标本有泄漏立即用 2 000 mg/L 含氯消毒离心机 6. 标本溢出用 2 000 mg/L 含氯消毒液消毒物表 7. 疑似 HIV 等高传染性标本处理时要戴双层手套、戴口罩、帽子和隔离衣 8. 如标本溅到眼睛里立即用洗眼器冲洗眼部 9. 离心血液血清分离应注意安全防护 10. 标本应装入标本箱运送 11. 检测后的标本放到专用冰箱保存
2. 标本的生化检验	1. 操作中或转移时标本溢出、溅洒 2. 生化仪样品加样针刺伤 3. 配置和装载试剂时发生溅洒，造成面部暴露或食入 4. 操作时，仪器、实验用品、工作台面、文件资料等被污染 5. 标本处理不正确，造成环境污染 6. 未使用或未正确使用个人防护装备造成污染 7. 仪器安装或使用不当，造成触电或火灾	1. 对所有工作人员进行标本溢出处理、个人防护、工作行为、操作程序、废物处置及仪器使用培训 2. 操作前需做好个人防护 3. 准备适当的溢出处理工具、消毒液 4. 清洗样品加样时务必小心，避免刺伤 5. 操作时，取放样品要小心，避免标本打倒，造成人员和环境污染 6. 仪器安装或使用一定按照规程进行，避免造成触电或火灾 7. 工作完毕后对仪器表面消毒清洁 8. 配置和装载试剂时一定要小心，避免化学试剂溅到脸、身体上，如溅到身体上立即用清水冲洗 9. 每天对检测室空气消毒并做好记录
3. 免疫学检验：手工血清免疫学检验及 HBV DNA、HCV RNA 检测	1. 操作中或转移时标本溢出、溅洒 2. 洗涤、振荡时，产生气溶胶 3. 个人防护不当，造成污染	1. 正确使用个人防护品、操作前做好个人防护 2. 工作时，一定要精力集中，动作轻柔避免气溶胶产生和标本溢出和打倒

		文件编号：LHJY-SW-004
第 4 节　实验室安全风险评估		版本号：E/0
		页码：第 7 页　共 15 页

续　表

实 验 活 动	可能造成不良后果的因素	预 防 措 施
	4. 废物处置不当，造成人员及环境污染	3. HIV 检测标本的血清分离、加样、显色操作须在生物安全柜中进行，整个检测过程在 HIV 检测室进行，并做好相应安全防护工作。实验完毕后对整个中心空气、地面、桌面、安全柜、仪器设备进行消毒处理，包括基因扩增实验室（PCR 室） 4. 操作时避免标本打倒，造成人和环境污染 5. 标本溢出用 1 000 ~ 2 000 mg/L 含氯消毒液消毒物表对不同病原菌采取相应预防性治疗
4. 免疫学检验及仪器免疫学检验	1. 操作中或转移时标本溢出、溅洒造成人和环境污染 2. 配置和装载试剂时发生溅洒，造成面部暴露或食入 3. 个人防护不当 4. 仪器安装或使用不当，造成触电或火灾	1. 正确使用个人防护品、操作前做好个人防护 2. 工作时，一定要精力集中，动作轻柔避免气溶胶产生和标本溢出和打倒 3. 标本血清分离须戴防护眼睛，做好个人防护 4. 操作时放样品要小心，避免标本打倒，造成人和环境污染 5. 配制和装载试剂时一定要小心，避免化学试剂溅到脸、身体上，如溅到身体上立即用水冲洗或紧急喷淋器冲洗 6. 标本试剂溅到眼睛里立即用洗眼器冲洗眼部
5. 生物化学、免疫学、分子生物学检验后废弃标本处理	1. 废弃血液等其他体液标本溅洒造成人和环境污染 2. 废物处置不当，造成人员及环境污染	1. 废弃标本装入双层黄色塑料袋内送到暂存处，由后勤按感染性医疗废物统一收集处置 2. HIV 阳性患者血清由中心工作人员确认后保存 3. 中心反复对废弃标本处理工作人员进行《生物安全个人防护和废物处理流程、消毒灭菌知识、操作》的培训，使其能很好地完成此项工作

（3）临床微生物组

实验活动内容：细菌、真菌涂片显微镜检查；细菌、真菌培养及药敏试验；抗酸杆菌涂片显微镜检查；离心处理、血清分离。可能造成不良后果的危险因素与预防措施见表 11.4.3。

文件编号：LHJY-SW-004
版本号：E/0
页码：第8页 共15页

第4节 实验室安全风险评估

高压蒸汽灭菌室活动内容：处理检验后的血液、体液、细菌培养物等废弃标本。可能造成不良后果的因素与预防措施见表11.4.4。

表 11.4.3 临床微生物组可能造成不良后果的因素与预防措施

实验活动	可能造成不良后果的因素	预防措施
1. 标本采集、运送与开启盖子	1. 转运过程中标本盖子脱落标本泄漏 2. 采集痰液、吸痰等标本时产生气溶胶	1. 标本采集前做好个人防护 2. 用能密封的容器盛装标本，运送时用有盖子的标本箱小心运送标本，如有泄漏，现场用2 000 mg/L含氯剂消毒处理并报告实验负责人 3. 开启盖子要在安全柜内进行
2. 标本、涂片	1. 标本涂片：涂片时，黏液丝断裂可产生气溶胶 2. 固定和染色时产生气溶胶	1. 涂片在生物安全柜内操作 2. 动作轻柔 3. 标本涂片放30℃烤箱干燥固定10~20分钟 4. 及时染色
3. 标本接种培养、菌液调配、稀释	1. 揭开标本盖子、标本转移、吸管吹吸、混合等都可产生气溶胶 2. 培养物的溅出、泼洒及容器的破碎造成严重污染 3. 在粗糙的培养基表面涂布菌液时产生气溶胶 4. 用接种环去沾液体时，液柱断裂时产生气溶胶 5. 打开培养皿盖时，盖内壁有传染性的凝结水薄膜，因破裂而播散气溶胶	1. 备好消毒用品 2. 尽可能使用塑料容器 3. 尽可能保持容器直立 4. 动作轻柔 5. 操作全过程要在生安全柜内进行
4. 培养物分离培养及药敏实验 5. 保存菌株的制备 6. 菌种保存	1. 培养物刮取时易产生气溶胶 2. 培养物的稀释混匀可能产生气溶胶 3. 含活菌的玻璃器皿破损可产生气溶胶 4. 注射器的误伤可造成血液传播 5. 注射器操作时，当抽吸后或者拔出时，注射器针头由于颤动而散发出液体微粒。以及针头突然脱落时也可产生气溶胶	1. 标本稀释、培养物刮取在生物安全柜内操作 2. 尽可能使用塑料容器 3. 注射器针头应牢固，动作轻柔 4. 使用后的所有器材应放入医疗废物专用袋，针头放在利器盒内 5. 做好个人防护 6. 菌种保存做到双人双锁管理、做好菌种出入库登记，不保存高致性病菌（毒）种

文件编号：	LHJY-SW-004
版本号：	E/0
页码：第9页 共15页	

第4节　实验室安全风险评估

续　表

实验活动	可能造成不良后果的因素	预防措施
7. 实验仪器设备	1. 离心机：离心沉淀时，沉淀管装量太满，管盖未盖或不严，可产生气溶胶 2. 容器的破碎和倾洒造成污染 3. 检测未经灭菌的标本对仪器与环境可造成污染	1. 离心机完全停止30秒后再开盖、标本有泄漏立即用2 000 mg/L含氯消毒剂消毒离心机 2. 每周对培养仪箱内部进行清洁消毒 3. 尽可能使用塑料容器
8. 废物处置与销毁	1. 转移时，培养物发生溅出、泼洒造成污染 2. 转移时，容器破碎造成污染 3. 废物容器外表污染病原微生物转移易造成污染 4. 高压蒸汽灭菌器不符合要求，灭菌不彻底造成污染	1. 严格按废物处置程序操作 2. 废弃的有菌培养皿和分枝杆菌及时高压蒸汽灭菌，并做好记录 3. 尽可能用塑料容器装废物 4. 每天做好高压蒸汽灭菌消毒记录 5. 每周用嗜热脂肪芽孢杆菌监测高压蒸汽灭菌器消毒效果
9. 实验室内空气、用品及操作台面污染	微生物操作过程可能对室内空气、用品及操作台面造成污染	1. 每天用紫外线灯消毒空气一次、用1 000 mg/L含氯剂消毒物体表面和地板 2. 标本污染桌面立即2 000 mg/L含氯消毒剂处理
10. 个人防护装备	1. 手污染造成感染性物质的食入 2. 操作不当会造成皮肤、眼睛和黏膜的接触感染 3. 个人防护装备未彻底消毒造成污染 4. 操作产生气溶胶	1. 养成良好的工作习惯，操作时戴手套、口罩、帽子、隔离衣 2. 规范洗手 3. 按要求更换口罩、帽子 4. 必要时戴护目镜，鞋套 5. 正确使用生物安全柜 6. 标本溅到眼睛里立即用洗眼器冲洗，必要时进行针对性治疗

表 11.4.4　临床微生物组高压蒸汽灭菌室可能造成不良后果的因素与预防措施

实验活动	可能造成不良后果的因素	预防措施
1. 废弃标本的接收、运送与开启 2. 废弃标本的处理	1. 标本转运过程中标本箱未密封，试管塞子脱落或破碎 2. 血液标本管、痰杯、开启时产生气溶胶	1. 对工作人员进行废弃标本分类处理流程培训，掌握其操作技术 2. 接受常规预防措施、职业暴露的应急处理培训，处理标本前务必穿戴好防护物品（戴手套、口罩、穿隔离衣等）防护物品，做好个人防护。如发生了职业暴露，严

| 文件编号：LHJY-SW-004 |
| 版本号：E/0 |
| 页码：第10页 共15页 |

第4节 实验室安全风险评估

续 表

实验活动	可能造成不良后果的因素	预防措施
	3. 消毒液浓度不标准 4. 高压蒸汽灭菌器压力和温度不符合要求 5. 工作人员消毒、洗涤时未戴目镜、手套、穿隔离衣等防护物品或穿戴不规范 6. 不小心被利器刺伤 7. 洗涤工作人员标本处理完毕后未及时认真洗手 8. 处理后的废弃标本未送到指定地点交接进行无害化处理 9. 加强水电管理	格按照职业暴露应急处理程序处理并及时报告中心主任 3. 血液标本管、细菌培养物等及时进行高压蒸汽灭菌 4. 处理废弃标本小心利器刺伤，玻片、空针与标本分开处理 5. 每天测试消毒剂浓度，浓度不得低于规定的浓度 6. 标本消毒处理完后装入黄色塑料袋里密封，按规定放到中心医疗废物储存点，认真做好交接签字，避免医疗废物丢失，造成环境污染，危害公众健康 7. 工作完毕后关好水龙头和高压蒸汽灭菌器，保证中心安全

（4）标本前处理组

实验活动内容：标本接收。可能造成不良后果的因素与预防措施见表11.4.5。

表 11.4.5 标本接收组可能造成不良后果的因素与预防措施

实验活动	可能造成不良后果的因素	预防措施
标本接收	标本盖子脱落或申请单污染	1. 检验人员应视患者标本均有感染性，接受预防措施的培训；做好自我防护 2. 准备好消毒剂、镊子，如有试管破碎、标本泄露应及时进行消毒处理

11.4.4.3 实验室其他危险评估

化学品、电器设备、火灾等给实验室带来的可能造成不良后果的因素与预防措施见表11.4.6。

表 11.4.6 化学品、电器设备、火灾可能造成不良后果的因素与预防措施

内容	可能造成不良后果的因素	预防措施
1. 化学品	1. 存放和使用不当而引起火灾、爆炸或中毒	1. 指定专人负责；危险化学品双人双锁管理 2. 按手册要求存放并经常检查

		文件编号：LHJY-SW-004
第4节　实验室安全风险评估		版本号：E/0
		页码：第11页 共15页

续　表

内　容	可能造成不良后果的因素	预　防　措　施
	2. 易燃物品未按规定量使用而引起火灾	3. 建立出库、入库、使用登记制度 4. 实验室只留少量化学品 5. 安装洗眼器、淋浴器
2. 电器设备	1. 使用不合格产品导致员工触电或发生火灾 2. 检验人员操作不当导致伤害 3. 电器设备安装不当	1. 应定期检查和测试电源、设备 2. 电器设备安装一定按照说明书安装 3. 配置防火器材
3. 火灾	1. 电器设备使用保养不良 2. 电线过长 3. 电器设备在不用时未关闭电源 4. 易燃物品使用、保存不当 5. 灭火器材使用不当	1. 严格按要求使用和保养仪器 2. 加强防火救火演练 3. 加强易燃物品使用、保存的管理 4. 配置灭火器材 5. 工作人员熟悉实验室安全通道，掌握自救的方法
4. 紫外线和超声波	直接照射眼部和皮肤	经培训后正确使用消毒器材，做好个人防护
5. 激光光源	直接照射眼部或皮肤灼伤	经培训后正确使用激光设备，激光光源冷却后更换
6. 试剂评估	1. 通过口腔、眼部和接触损伤 2. 有毒化学成分对人体的危害	1. 经培训后严格按使用说明装载试剂 2. 配制、添加或更换试剂时要小心操作，做好适当防护

11.4.4.4　防护措施

（1）增强检验人员的防护意识及防护行为

为了最大限度地减少危害，检验人员应主动地从多方面了解关于 HBV、HCV、HIV 等相关的知识，了解各种病毒的传播方式，使自己知道采取什么样的防护措施。中心应高度重视，定期加强教育，让检验人员都意识到自我防护的重要性，自觉地养成良好的工作习惯。

（2）规范操作程序

各类医疗废物、垃圾必须分类放置，及时消毒后，再由卫生清洁工作人员取走。特别注意对损伤性医疗废物的及时处理。严格防止感染或致病因子外泄而污染环境。要严格

第4节　实验室安全风险评估

| 文件编号：LHJY-SW-004 |
| 版本号：E/0 |
| 页码：第12页　共15页 |

规章制度，养成良好的工作习惯。中心应制定一套有关卫生防护的规章制度，人人都应自觉遵守。如在实验室内禁止吸烟、吃东西、接听手机；在临床免疫组和临床微生物组工作，要戴口罩和手套。防止各种液体飞溅，必须避免手或皮肤直接接触，若有意外污染应及时消毒、冲洗并擦干飞溅出的液体。在离心机停止转动前，不要打开顶盖子，以减少气溶胶的产生。更不要用手去使离心机减速，避免机械损伤的发生。

(3) 避免利器损伤

熟练掌握利器的使用，被污染的各种针管、吸管、吸头、试管、玻片等用后及时放在专用的容器内；用过的针头不要套回针帽，避免刺伤。利器损伤后，立即挤出伤口处的血液，用洗手液和流水清洗伤口，用75%酒精和2%碘伏消毒后纱布包扎，可套下乳胶手套，下班前洗手后再重新消毒包扎，并准确记录上报，确认利器是否来自有传染性疾病患者，以使受伤者及时得到监测和治疗。

(4) 重视手部清洁

院感病原体传播最主要媒介是污染的手。戴医用乳胶手套可以为工作人员提供很好的保护。乳胶手套尽管不能避免针头造成的机械损伤，但可以在很大程度上减少皮肤与血液的接触。而且，当针头造成意外损伤后，乳胶手套还可以起到一种阻挡、封闭作用，减少进入伤口的血量，从而降低感染。正确的洗手方法可使手表面的暂居菌减少1 000倍，用洗手液和清水擦揉15秒以上，可清除暂居菌或降低其在皮肤上的密度，搓洗15秒，手表面的金黄色葡萄球菌可下降77%，洗2分钟可降低85%；对铜绿假单胞菌效果更好，搓洗15秒便可去除92%，洗2分钟可去除97.8%。

(5) 职业暴露的局部处理

工作中职业暴露后现场急救处理非常重要，若黏膜暴露应用生理盐水或清水反复冲洗干净；皮肤意外接触到血液等污染物，应立即以洗手液和清水冲洗，若被血液污染的针头或仪器等利器刺伤，对伤口进行轻轻挤压，尽可能挤出损伤处的血液，用洗手液和流水清洗伤口，75%酒精、0.5%碘伏等浸泡或涂抹消毒，并包扎伤口、戴手套等，发生意外伤害暴露后，要立即进行伤口局部处理，并立即报告专业组组长、中心主任和集团各医疗机构院感科，受伤者及患者进行HBV、HCV、HIV和梅毒等检测。依据检测结果尽快采取相应的处理措施，减少职业感染率的发生。

11.4.4.5　设施、环境和设备因素的要求和措施

(1) 设施、环境

中心的设计应保证对技术工作区域中微生物、化学、放射和物理危害的防护水平控制与经过评估的风险程度相适应，并为关联的办公区域和邻近的公共空间提供安全的工作环境，以降低周围社区的风险。通向出口的走廊和通道应无障碍。

中心的设计应保证将标本接收区、管理区和分析区明确分开。每个区域都应有适于

	文件编号：LHJY-SW-004
第 4 节　实验室安全风险评估	版本号：E/0
	页码：第 13 页　共 15 页

在区内开展工作的受控环境以及设施、家具、工作台和地面。应有足够的无障碍空间以安全工作，包括大型设备周围应有空间以便于维修工作人员工作。应在中心工作区邻近（但应安全隔开）设计适宜且足够的空间，以安全、保险地存放标本、化学品、记录，以及用于垃圾和特定的实验室废物在处置前的存放。

应在所有处理生物源性材料的区域内安装专用洗手池，应是自动的。处理生物源性材料的区域内安装的洗手池下水系统应无阻碍地排水（即池内不设存水塞）。所供应热水的温度应使手放在水流中时感到舒适。中心通风系统的设计应考虑污染区彼此之间的有效隔离。每个区域应有各自独立的通风系统。应提供个人防护装备，应将产生过多热量或冷气的设备与普通工作区隔离。包括手套和服装，保证人员的安全与舒适。应将可能产生过多烟雾、热量、蒸汽、气味或有害物质的所有设备与普通工作区隔离并安装适当的排风罩。中心的每个出口和入口应可分辨，紧急出口应有标记以和普通出口区别。标记应包括国际或国家通用的危险标识（如生物危险标识、火灾标识和放射性标识）以及其他有关的规定标记。实验室入口应有可锁闭的门。门锁应不妨碍紧急疏散。进入实验室应仅限于获得授权的人员。房间内的门按需要安装门锁；正在检验高风险标本时应有进入限制。存放高风险标本、培养物、化学试剂或供应品还需采取其他的安全措施，如可锁闭的门、可锁闭的冷冻箱、特殊人员的进入限制等。应评估生物材料、标本、药品、化学品和机密资料被偷盗和被不正当使用的危险，并采取相应措施防范其发生。

（2）设备

在实验室内应至少有下列用于急救和紧急程序的设备可供使用：急救箱、急救设备、眼部冲洗设备、实施急救的工作人员使用的防护服及安全设备（如防护服、面罩）、医疗救助呼叫及需要时立即送医院的设备（轮椅、急救板床）。设备要求如下：

1）洗眼器：洗眼器应位于使用酸、苛性碱、腐蚀剂和其他危险化学品、危险生物材料或放射性材料附近的地方。洗眼器应是经核准的固定设施或是经核准的以软管连接于水源或等渗盐水的简易喷淋型装置。存在喷溅风险而无水管可用的地方，连接于供应充足且开启方便的无菌水容器的简易喷淋型装置也是可接受的替代装置。应每周测试与水供应连接的装置以确保其功能正常并冲掉积水。

2）紧急喷淋装置：应有可供使用的紧急喷淋装置并安装在使用苛性碱和腐蚀性化学品附近的地方。应定期测试喷淋装置以保证其功能正常，其数量依实验室的复杂程度和规模而定。应尽可能提供舒适的水温。地面排水通常应设在紧急喷淋装置附近。

3）生物安全柜、化学安全罩及柜：如果实验室工作人员接触Ⅰ级、Ⅱ级风险的标本，则生物安全柜内的空气只有在排放前通过高效过滤器（high efficiency particulate air，HEPA）才可以再循环。

4）消防设备现场：应配备适当的设备用于扑灭可控制的火灾及帮助工作人员从主火

第4节 实验室安全风险评估	文件编号：LHJY-SW-004
	版本号：E/0
	页码：第14页 共15页

场撤离。应确保工作人员安全有序地撤离而不是试图去灭火。应依据实验室可能失火的类型选择、放置和维护适当的灭火器材和消防栓，并符合地方消防主管部门的要求。

11.4.4.6 消防安全管理措施

（1）编写《安全手册》

要求所有员工阅读的《安全手册》应放在工作区内便于得到。《安全手册》应针对实验室的需要，主要包括（但不限于）以下几方面：消防、电气安全、化学品安全、辐射、微生物危险、危险废物处置。《安全手册》应包括从工作区撤离和事件处理方案的详细说明。中心管理层每年至少应对《安全手册》评审和更新一次。

（2）注意防火

建筑防火规格应以实验室所含危险的类型而定。应指定主出口路线。应备有辅助出口确保工作人员可从实验室安全撤离。指定的消防出口应通向防火区。应在使用或存放可燃气体或液体的所有实验室区内备有自动烟雾和热量探测及报警系统。应定期检测报警系统以确保其功能正常并使所有工作人员熟知其运行。应对中心工作人员及建筑物内所有人员进行消防指导和培训。指导和培训内容包括：

1）培训火险的识别及评估。

2）指导制定减少火险的计划。

3）指导失火时应采取的全部行动，现场应配备符合相关要求的适当设备用于扑灭可控制的火灾及帮助人员撤离火场。告知工作人员应安全有序地撤离而不是试图去灭火。应寻求消防部门援助。

（3）电器设备

要求电器设备的设计及制造应符合相关安全标准的要求。为确保安全，某些设备应连接备用电源。新的、改装过的或维修过的电器设备在未经合格的人员（如有资质的电工或生物医学工程师）完成电器安全测试和设备符合安全使用要求之前，不允许使用。电器设备使用人员应接受正确操作的培训，操作方式应不降低电器安全性。电器设备使用人员应定期检查设备的可能引起电器故障之破损。只有合格的人员许可从事电器设备和电路工作。禁止未经授权的工作。应采取措施对设备去污染以减少维护人员受化学或生物性污染的风险。

（4）水灾和其他自然灾害

水灾和其他自然灾害应制定灾害应急预案。如可能，救援人员应事先了解危险物的性质、数量和存放位置，应熟悉实验室的布局和设备。当遇水灾、地震或其他自然灾害时，视建筑物或实验室遭破坏程度，应采取隔离污染区域和污染源、有效消毒、疏散人员等紧急措施。应对危害进行评估，并采取进一步措施。应有灾害报告制度。

	文件编号：LHJY-SW-004
第4节　实验室安全风险评估	版本号：E/0
	页码：第15页　共15页

11.4.5　评估结论

经过对中心实验活动所涉及的安全风险(包括病原微生物、化学、物理、电气、水灾、火灾等)评估,确立了中心二级生物安全实验室的防护等级,建立了相应的有效的生物安全防护机制,配备了适当的防护设施和用品,采取了相应的防护措施,能将实验室危害源降到最低风险。

11.4.6　支持文件

[1] 国家质量监督检验检疫总局,中国国家标准化委员会.实验室生物安全通用要求：GB19489-2008[S].北京：中国标准出版社,2008.

[2] 中国合格评定国家认可委员会.实验室生物安全认可准则：CNAS-CL05[S].北京：中国合格评定国家认可委员会,2009.

[3] 中国合格评定国家认可委员会.医学实验室安全认可准则：CNAS-CL36[S].北京：中国合格评定国家认可委员会,2007.

[4] 中国合格评定国家认可委员会.医学实验室安全应用指南：CNAS-GL14[S].北京：中国合格评定国家认可委员会,2007.

[5] LHJY-SW-2023《实验室安全手册》.

编写：豆小文　　　　　审核：卢文深　　　　　批准：张秀明
批准日期：2023年9月1日

第5节 实验室建筑、设施和设备要求

文件编号：LHJY-SW-005
版本号：E/0
页码：第1页 共3页

11.5.1 目的

明确中心的建筑、设施和设备要求，确保中心的建设、设施和设备，以生物安全为核心，符合国家及相关标准规范，切实保障实验环境和工作人员安全。

11.5.2 范围

本手册规定中心建筑设计、必备设施和设备的基本原则和要求。

11.5.3 基本原则

中心的建筑、设施和设备设计和实施，需要根据实验室从事活动或行为的生物安全防护水平进行布局，严格遵守实验室生物安全国家标准的规定。依照实验室生物安全国家标准的规定，将实验室分为：

1）一级生物安全(BSL-1)：处理的微生物在通常情况下不会对人类或者动物致病。

2）二级生物安全(BSL-2)：适用于操作能够引起人类或者动物疾病，但一般情况下对人、动物或者环境不构成严重危害，传播风险有限，实验室感染后很少引起严重疾病，并且具备有效治疗和预防措施的微生物。按照中心是否具备机械通风系统，将BSL-2实验室分为普通型BSL-2实验室、加强型BSL-2实验室。

11.5.4 中心建筑、设施和设备基本要求

11.5.4.1 中心建筑

中心建筑设计和实施基本要求需要满足但不限于以下内容。

1）选址、建设应符合国家和地方的规划、环境保护和建设主管部门的规定和要求。

2）防火和安全通道设置应参照国家的消防规定和要求，同时应考虑生物安全的要求；必要时，应事先征询消防主管部门的建议。

3）安全保卫应符合国家相关部门对该类设施的安全管理规定和要求。

4）建筑材料和设备等应符合国家相关部门对该类产品生产、销售和使用的规定和要求。

5）设计应保证对生物、化学、辐射和物理等危险源的防护水平控制在经过评估的容许程度，为关联的办公区和邻近的公共空间提供安全的工作环境，及防止危害环境。

6）入口和出口应可区分，通向出口的走廊和通道应不妨碍工作人员和物品通过。

7）应设计紧急撤离路线，紧急出口应有明显的标识，可以和普通出口区别。

8）房间的门按需要安装门锁，门锁应便于内部快速打开；需要时（如正在操作危险标本时），房间的入口处应有警示和进入限制。

第 5 节　实验室建筑、设施和设备要求	文件编号：LHJY-SW-005
	版本号：E/0
	页码：第 2 页　共 3 页

9）应评估生物材料、标本、药品、化学品和机密资料等被误用、被偷盗和被不正当使用的风险，并采取相应的物理防范措施。

10）应有专门设计以确保存储、转运、收集、处理和处置危险物料的安全。

11）室内温度、湿度、照度、噪声和洁净度等室内环境参数应符合工作要求和卫生等相关要求。

12）设计还应考虑节能、环保及舒适性要求，应符合职业卫生要求和人机工效学要求。

13）建筑应有措施防范非实验室动物（如野鼠、昆虫等）进入。

11.5.4.2　中心设施和设备

中心设施和设备基本要求需要满足但不限于以下内容。

1）门应有可视窗并可锁闭，门锁及门的开启方向应不妨碍室内人员逃生。实验室主入口的门、放置生物安全柜实验间的门应可自动关闭。

2）应有防止节肢动物和啮齿动物进入的措施。

3）应设洗手池，宜设置在靠近实验室的出口处。

4）在门口处应设存衣或挂衣装置，可将个人服装与工作服分开放置。

5）墙壁、天花板和地面应易清洁、不渗水、耐化学品和消毒剂的腐蚀。地面应平整、防滑，不应铺设地毯。

6）台柜和座椅等应稳固，边角应圆滑。

7）台柜等和其摆放应便于清洁，实验台面应防水、耐腐蚀、耐热和坚固。

8）应有足够的空间和台柜等摆放实验室设备和物品，实验室工作区域外应有存放大量的备用物品的条件。

9）应根据工作性质和流程合理摆放实验室设备、台柜、物品等，避免相互干扰、交叉污染，并应不妨碍逃生和急救。

10）可以利用自然通风。如果采用机械通风，应避免交叉污染。

11）如果有可开启的窗户，应安装可防蚊虫的纱窗。

12）室内应避免不必要的反光和强光。

13）应在工作区配备洗眼装置。若操作刺激或腐蚀性物质，应在 30 m 内设洗眼设施，必要时应设紧急喷淋装置。

14）若操作有毒、刺激性、放射性挥发物质，应在风险评估的基础上，配备适当的负压排风柜。

15）若使用高毒性、放射性等物质，应配备相应的安全设施、设备和个体防护装备，应符合国家、地方的相关规定和要求。

16）若使用高压气体和可燃气体，应有安全措施，应符合国家、地方的相关规定和要求。

	文件编号：LHJY-SW-005
第5节 实验室建筑、设施和设备要求	版本号：E/0
	页码：第3页 共3页

17）应设应急照明装置，应有足够的、可靠的电力供应。必要时，重要设备如培养箱、生物安全柜、冰箱等应配置备用电源；应有足够的固定电源插座，避免多台设备使用共同的电源插座。应有可靠的接地系统，应在关键节点安装漏电保护装置或监测报警装置。

18）供水和排水管道系统应不渗漏，下水应有防回流设计。

19）应配备适用的应急器材，如消防器材、意外事故处理器材、急救器材等。

20）应配备适用的通信设备。

21）应在室内配备高压蒸汽灭菌器或其他适当的消毒设备，所配备的消毒设备应以风险评估为依据。应在操作经空气传播致病性生物材料的实验间内配备生物安全柜。生物安全柜的安装和使用应遵循制造商的建议。如果生物安全柜的排风在室内循环，室内应具备通风换气的条件；如果使用需要管道排风的生物安全柜，应通过独立于建筑物公共通风系统的管道排出。

11.5.5 支持文件

[1] 国家卫生和计划生育委员会.临床实验室生物安全指南：WS/T442-2014[S].北京：国家卫生和计划生育委员会，2014.

[2] 国家卫生和计划生育委员会.病原微生物实验室生物安全通用准则：WS/T233-2017[S].北京：国家卫生和计划生育委员会，2018.

编写：豆小文　　　审核：卢文深　　　批准：张秀明

批准日期：2023年9月1日

第6节 实验室标识系统	文件编号：LHJY-SW-006
	版本号：E/0
	页码：第1页 共2页

11.6.1 目的

对中心的工作区域、设备进行必要的标识，以识别危险。

11.6.2 标识分类

根据中心从事临床检验工作相关活动，对涉及中心存在风险的区域、场所及设备进行标识，其标识共分为禁止标识、警告标识、指令标识、提示标识和说明标识五种标识系统组成。

11.6.2.1 禁止标识

禁止工作人员不安全行为的图形标识。

11.6.2.2 警告标识

提醒工作人员对周围环境引起注意，以避免可能发生危险的图形标识。

11.6.2.3 指令标识

强调工作人员必须做出某种动作或采用防范措施的图形标识。

11.6.2.4 提示标识

向工作人员提供某种信息（如标明安全设施或场所等）的图形标识。

11.6.2.5 说明标识

向工作人员提供特定指示信息（标明安全分类或防护措施等）的标识，由几何图形边框和文字构成。

11.6.3 标识系统要求

11.6.3.1 通用要求

1）中心用于标示危险区、警示、指示、证明等的图文标识是管理体系文件的一部分，包括用于特殊情况下的临时标识，如"污染""消毒中""设备检修"等。

2）标识应明确、醒目和易区分。只要可行，应使用国际、国家规定的通用标识。

11.6.3.2 专用要求

1）应系统而清晰地标示出危险区，且应适用于相关的危险。在某些情况下，宜同时

	文件编号：LHJY-SW-006
第6节　实验室标识系统	版本号：E/0
	页码：第2页　共2页

使用标识和物理屏障标示出危险区。

2）应清楚地标示出具体的危险材料、危险,包括生物危险、有毒有害、腐蚀性、辐射、刺伤、电击、易燃、易爆、高温、低温、强光、振动、噪声、动物咬伤、砸伤等；需要时,应同时提示必要的防护措施。

3）应在须验证/校准的中心设备的明显位置注明设备的可用状态、验证周期、下次验证/校准的时间等信息。

4）在临床微生物组所在实验室主入口处应有标识,明确说明生物防护级别、操作的生物因子、中心主任姓名、紧急联络方式和国际通用的生物危险符号；适用时,应同时注明其他危险。

5）中心所有房间的出口和紧急撤离路线应有在无照明的情况下也可清楚识别的标识。

6）中心的所有管道和线路应有明确、醒目和易区分的标识。

7）所有操作开关应有明确的功能指示标识,必要时,还应采取防止误操作或恶意操作的措施。

8）中心安全员负责组织定期(至少每12个月一次)评审中心标识系统,需要时及时更新,以确保其适用现有的危险。

11.6.4　支持文件

国家卫生和计划生育委员会.病原微生物实验室生物安全标识：WS589-2018[S].北京：国家卫生和计划生育委员会,2018.

编写：豆小文　　　　审核：卢文深　　　　批准：张秀明
批准日期：2023年9月1日

第 7 节　有毒有害化学品的储存和使用	文件编号：LHJY-SW-007
	版本号：E/0
	页码：第 1 页　共 4 页

11.7.1　目的

规范中心有毒有害化学品的储存和使用，保护工作人员人体健康。

11.7.2　有毒有害化学品的种类

有毒有害化学品是指：重铬酸钾、硫酸、冰乙酸、盐酸，以及其他腐蚀性有害化学品。应根据危险度和不相容性来分类摆放，将其危险度降至最小。

11.7.3　有毒有害化学品的管理要求

11.7.3.1　有毒有害化学品存放要求

1）中心应该只保存满足日常使用量的化学品。

2）大量的化学品应储存在专门指定的房间或建筑物内，严禁与其他物资共同存放。

3）有毒有害化学品专用仓库应当符合国家标准对安全、消防的要求，库房要远离生活区，库房门窗牢固，防盗、防火、防雷、防晒、防泄漏等措施完备，通风良好、空气干燥、温度适宜；设置明显标识，应贴上明显的有毒品或剧毒品标识（图 11.7.1）。

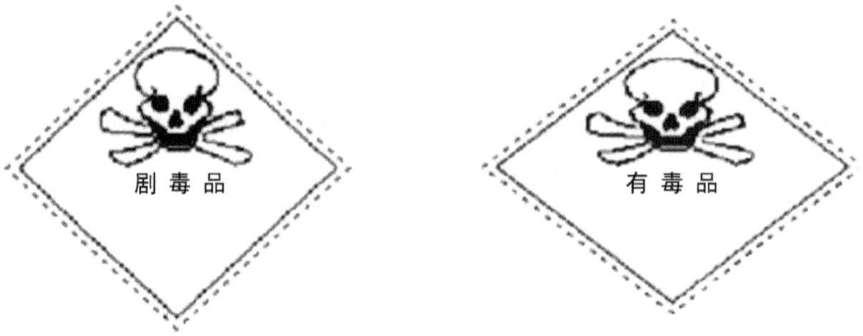

图 11.7.1　剧毒品和有毒品标识

4）实验室的有毒有害化学品维持能满足日常工作的最小量，且必须储存在带锁的专柜里，储存柜和瓶子上都须注明"有毒"，并且储存地方应通风良好，使用时用多少领多少。

11.7.3.2　有毒有害化学品使用管理要求

1）安全员对贮存区的安全隐患定期检查，检查各种预防装置是否安全有效，并及时在"iLab 管理平台""电子记录"填报《危险化学品仓库安全检查记录表》，如发现有问题及时向上级领导报告。

2）有毒有害化学品出入库时须及时在"iLab 管理平台"填报《危险化学品使用记录》。剧毒化学物品应严格实行双人收发、双人记账、双岗双锁、双人运输、双人使用的"五双"制

第7节 有毒有害化学品的储存和使用

文件编号：LHJY-SW-007
版本号：E/0
页码：第2页 共4页

度，必须在"iLab 管理平台"填报《危险化学品使用记录》如实记录剧毒化学品的数量、流向、储存量和用途；记录应当至少保存3年。

11.7.4 有毒有害化学品的使用要求

11.7.4.1 有毒有害性化学品防护措施

工作人员在配制和使用有毒有害性化学品应该熟悉其性质、特点，注意防护措施：穿上工作服、戴手套、口帽，必要时可戴上护目镜或呼吸保护装置等。

11.7.4.2 有毒有害性化学品使用注意事项

1）由于在有毒有害性物质中，有一部分能挥发出强烈毒害性的气体，工作人员在处理时必须保证空气的通畅，需要在通风良好的抽风橱中，最好在二级生物安全柜内操作，以防止吸入雾滴或蒸汽引起呼吸系统的不良影响或其他严重损害。

2）避免和有毒有害性化学品的直接接触，避免有任何机会造成吸入、口服、泼溅化学品等，严禁用口吸液，可用移液装置小心吸取溶液。

3）配制或稀释有毒有害化学品时必须了解其化学特性，安全操作。

4）必须保持容器的密封。

5）勿剧烈摇晃，振荡容器，引起不必要的危险。

6）容器不能装得太满。

7）有些有毒有害性化学品会产生气体，在开瓶时应小心里面的压力，可用适当的方法防止开瓶时里面的溶液的喷溅或溢出。

8）保持工作区的干净和整洁。

9）工作完成后，须清洗双手和皮肤暴露处。

10）处置废弃剧毒化学品，依照液体废物污染环境防治法和国家有关规定执行。

11.7.5 有毒有害化学品溢出事件的处理

参照 LHJY-SW-025《化学品泄漏事故的处理》中相关内容。

11.7.6 发生有毒有害化学品有关职业暴露的处理

参照 LHJY-SW-024《职业暴露的防护处理措施》中相应的处理方法。

11.7.7 支持文件

[1] 国家质量监督检验检疫总局,中国国家标准化委员会.实验室生物安全通用要求：GB19489-2008[S].北京：中国标准出版社,2008.

	文件编号：LHJY－SW－007
第7节　有毒有害化学品的储存和使用	版本号：E/0
	页码：第3页　共4页

[2] International Organization for Standardization.Medical laboratories-requirements for safety：ISO15190：2020[S].Geneva：International Organization for Standardization，2020.

[3] LHJY－SW－2023 实验室安全手册.

11.7.8　记录表格

LHJY－SW－TAB－0701《危险化学品使用记录》，见附表11.7.1。

编写：韦洁宏　　　　　审核：卢文深　　　　　批准：张秀明

批准日期：2023 年 9 月 1 日

文件编号：LHJY-SW-007
版本号：E/0
页码：第4页 共4页

第7节 有毒有害化学品的储存和使用

附表 11.7.1 危险化学品使用记录

编号：LHJY-SW-TAB-0701

序号	实验室	危险化学品名称	库存量(mL)	入库量(mL)	取用量(mL)	剩余量(mL)	领取人	管理员	领取日期	备注

第 8 节　易燃易爆化学品的储存和使用	文件编号：LHJY-SW-008
	版本号：E/0
	页码：第 1 页　共 3 页

11.8.1　目的

规范中心易燃易爆化学品储存和使用,保障安全生产,保护工作人员人身健康。

11.8.2　易燃易爆化学品的定义

易燃易爆化学品系指国家标准 GB12268-2012《危险货物品名表》中以燃烧爆炸为主要特性的压缩气体、液化气体、易燃液体、易燃固体、自燃物品和遇湿易燃物品、氧化剂和有机过氧化物以及毒害品、腐蚀品中部分易燃易爆化学品,如硝酸、重铬酸钾、甲醇、乙醇、甲苯等。

11.8.3　易燃易爆化学品的管理要求

11.8.3.1　易燃易爆化学品存放要求

易燃易爆化学品的储存应当遵守《仓库防火安全管理规则》,同时还应当符合下列条件。

1) 仓库、中心挂有明显的易燃易爆标识(图 11.8.1~图 11.8.3)及规章制度、警言、标语,库房结构应该合理、符合消防的要求。

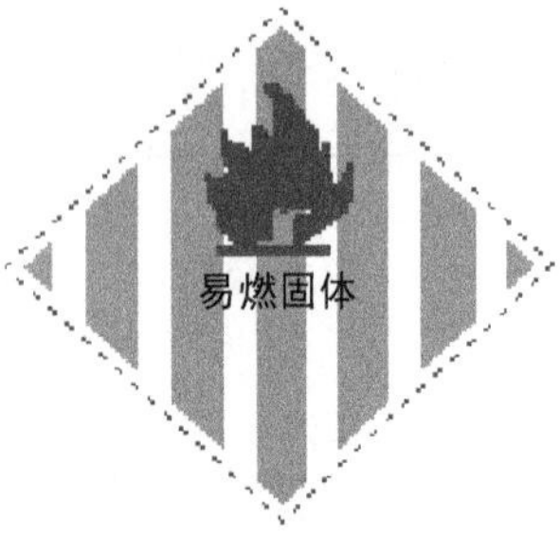

图 11.8.1　易燃固体标识 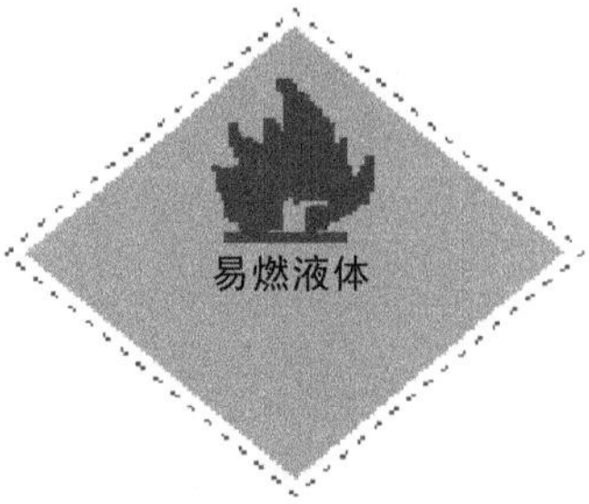　　　图 11.8.2　易燃液体标识 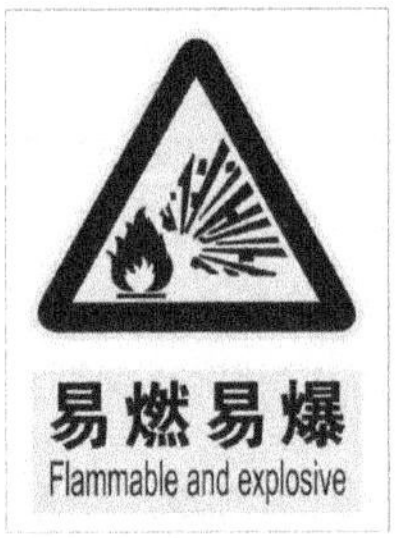　　　图 11.8.3　易燃易爆标识

2) 化学易燃易爆物品分类贮存,堆垛之间以及堆垛与墙壁之间留有通道及通风,不得与其他物品混合储存。

3) 受阳光照射或热感应容易发生燃烧、爆炸的化学易爆品,应作低温和通风储存。

4) 互相接触,容易引起爆炸、燃烧的物品及灭火方法不同的物品隔离储存。

5) 化学性质相抵触或灭火方法不同的易燃易爆化学品,不在同一库房储存。

6) 中心少量瓶装易燃液体设危险品柜,按性质分格储放,同一格内不得混放氧化剂等性质相抵触的物品,并贴上明显标签。

	文件编号：LHJY-SW-008
第8节　易燃易爆化学品的储存和使用	版本号：E/0
	页码：第2页　共3页

11.8.3.2　易燃易爆化学品使用管理要求

1）性质不稳定、容易分解、挥发的物品由中心安全员作定期检查，防止燃烧、爆炸，并及时在"iLab 管理平台"→"电子记录"→"5.3 设备、试剂和耗材"→填报《危险化学品仓库安全检查记录表》。

2）专用仓库、货场或其他专用储存设施，由经过消防安全培训合格的工作人员管理。

3）易燃易爆物品仓库、实验室，非工作人员严禁进入，工作结束后，进入防火检查，切断电源。

4）消防通道定期检查，不准堆放杂物，保持畅通。

5）易燃易爆物品指派专人购买、保管和发放，出入库时须及时在"iLab 管理平台"→"电子记录"→"5.3 设备、试剂和耗材"填报《危险化学品使用记录》。

6）使用时必须严格责任制和操作规程，使用过程中必须采取安全防范措施，杜绝事故和人身伤亡事故的发生。

7）不超量储存，尽量储存能满足日常工作的最小量。

8）结合自燃物品的不同特性和季节气候，经常检查存放区有无异状及异味，包装有无渗漏、破损或不安全摆放，如有应作及时妥善处理。

9）大多数易燃液体的蒸汽具有一定的毒性，会从呼吸道侵入人体造成危害，易燃液体的包装必须完好。

10）在储存易燃液体建筑的内外应有明显的"禁止吸烟"标识（图 11.8.4）。

11）易燃易爆物品仓库，应配备相应的消防器材，进入工作人员禁止吸烟。

12）所有容器的标签都应正确描述所装的物品。

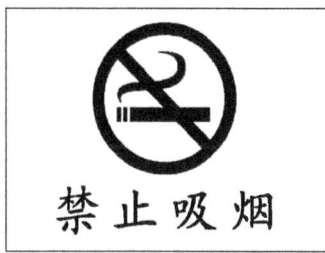

图 11.8.4　禁止吸烟标识

11.8.4　易燃易爆化学品的使用要求

11.8.4.1　易燃易爆化学品防护措施

工作人员在配制和使用易燃易爆化学品时，应该熟悉其性质、特点和潜在危险，注意防护措施：穿上工作服、戴手套、口帽，必要时可戴上护目镜或呼吸保护装置等。

11.8.4.2　易燃易爆化学品使用注意事项

1）由于在易燃易爆物质中，有一部分能挥发出有腐蚀和毒害性的气体，工作人员在处理时必须保证空气的通畅，如无法开窗，可在通风橱或二级生物安全柜内打开抽风机，以防止雾滴或蒸汽从呼吸道侵入人体造成危害，以及暴露在空气中引起火灾。

第8节　易燃易爆化学品的储存和使用	文件编号：LHJY-SW-008
	版本号：E/0
	页码：第3页 共3页

2）严禁用口吸液,可用移液装置小心吸取溶液。

3）使用时应充分认识其火灾危害性,小心操作。

4）必须保持容器的密封,包装必须完好。

5）勿剧烈摇晃,振荡容器,引起不必要的危险。

6）容器不能装得太满。

7）易燃易爆化学品沸点较低,容易产生蒸汽,在开瓶时应小心里面的压力,可用适当的方法防止开瓶时里面的溶液的喷溅或溢出。

8）易燃易爆化学品沸点较低,应避免太阳直晒和热辐射。

9）工作完成后须清洗双手及皮肤暴露处。

11.8.5　易燃易爆化学品溢出事件的处理

参照 LHJY-SW-025《化学品泄漏事故的处理》中相关内容。

11.8.6　发生易燃易爆化学品有关职业暴露的处理

参照 LHJY-SW-024《职业暴露的防护处理措施》中相应的处理方法。

11.8.7　支持文件

[1] 国家质量监督检验检疫总局,国家标准化管理委员会.GB19489-2008 实验室生物安全通用要求[S].北京：中国标准出版社,2008.

[2] International Organization for Standardization. Medical laboratories-requirements for safety：ISO15190:2020[S].Geneva：International Organization for Standardization, 2020.

[3] 国家质量监督检验检疫总局,中国国家标准化管理委员会.危险货物品名表：GB12268—2012[S].北京：中国标准出版社,2012.

编写：韦洁宏　　　审核：卢文深　　　批准：张秀明

批准日期：2023 年 9 月 1 日

第9节 腐蚀性化学品的安全管理和防护

文件编号：LHJY-SW-009
版本号：E/0
页码：第1页 共3页

11.9.1 目的

规范中心腐蚀性化学品的储存和使用，保护工作人员人体健康。

11.9.2 腐蚀性化学品的定义

腐蚀性化学品是指接触人体后会出现不可逆的反应或可见的损伤，以及对实验室的设备和仪器造成损害。中心使用的腐蚀性化学品有浓硫酸、浓盐酸、次氯酸钠、冰乙酸。

11.9.3 腐蚀性化学品的管理要求

11.9.3.1 腐蚀性化学品存放要求

1) 中心保存最小的储存量，一般用多少买多少，用多少领多少。

2) 腐蚀性化学品应配置一个专用、合适的储存柜分类摆放，并贴上腐蚀性化学品危险标识，与其他有毒有害和易燃易爆的化学品分开储存。

3) 所有腐蚀性化学品的容器外应有详细的说明：性质、浓度、危险性、配制日期，并贴上腐蚀性化学品危险标识(图 11.9.1)。

4) 在储存腐蚀性化学品时应该熟悉其性质、特点分类摆放，不将不相容的腐蚀性化学品摆放在一起，如硫酸与高锰酸钾、碱金属、高氯酸盐；硫化氢和硝酸等。

5) 腐蚀性化学品应在离地面近处储存，以减小掉下的危险。

6) 酸性试剂瓶的搬运：搬运体积超过 500 mL 的浓酸试剂时，必须用运载拖车或托盘。

7) 不要在同一区域内存放互相不能共存的化学品。

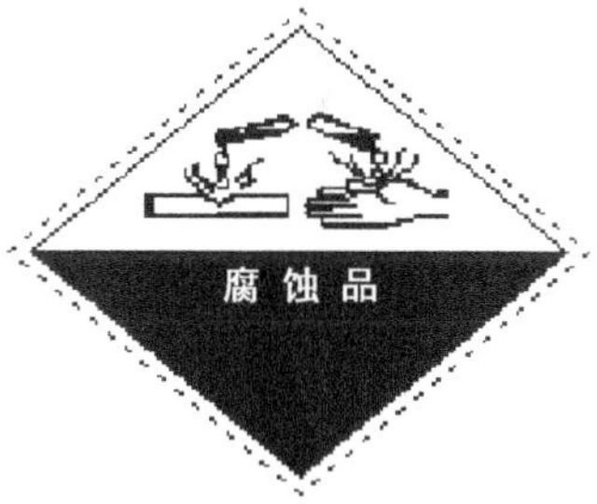

图 11.9.1 腐蚀性化学品危险标识

11.9.3.2 腐蚀性化学品使用管理要求

1) 由中心安全员定期对化学品的摆放和完整性进行检查，并及时在"iLab 管理平台"→"电子记录"→"5.3 设备、试剂和耗材"填报《危险化学品仓库安全检查记录表》。

2) 严格执行"双岗双锁"制度，出入库时须及时在"iLab 管理平台"→"电子记录"→"5.3 设备、试剂和耗材"填报《危险化学品使用记录》。即使是领取到中心的小剂量的腐蚀性化学品，也应该放在专门的摆放柜内，存放在托盘上并贴上防腐蚀化学品危险标志。

第 9 节　腐蚀性化学品的安全管理和防护	文件编号：LHJY－SW－009
	版本号：E/0
	页码：第 2 页　共 3 页

11.9.4　腐蚀性化学品的使用要求

11.9.4.1　腐蚀性化学品防护措施

检验人员在配制和使用腐蚀性化学品应该熟悉其性质、特点,注意防护措施:穿上工作服、戴手套、口,必要时可戴上护目镜或呼吸保护装置等。

11.9.4.2　腐蚀性化学品使用注意事项

1) 由于在腐蚀性物质中,有一部分能挥发出有强烈腐蚀和毒害性的气体,检验人员在处理腐蚀性化学品时必须保证空气的通畅,如无法开窗,可在净化台或生物安全柜内打开抽风机,以防止吸入雾滴或蒸汽引起呼吸系统的烧灼伤。

2) 严禁用口吸液,可用移液装置小心吸取溶液。

3) 配制或稀释时不能将水加入浓硫酸中,会引起局部暴沸,须将浓硫酸缓慢加入水中。

4) 必须保持容器的密封。

5) 勿剧烈摇晃,振荡容器,引起不必要的危险。

6) 容器不能装得太满。

7) 有些腐蚀性化学品会产生气体,在开瓶时应小心里面的压力,可用适当的方法防止开瓶时里面的溶液的喷溅或溢出。

8) 工作完成后须清洗双手及皮肤暴露处。

11.9.5　腐蚀性化学品溢出事件的处理

参照 LHJY－SW－025《化学品泄漏事故的处理》中相关内容。

11.9.6　发生腐蚀性化学品有关职业暴露的处理

参照 LHJY－SW－024《职业暴露的防护处理措施》中相应的处理方法。

11.9.7　腐蚀性化学品废物的处理

腐蚀性化学品废物是指 pH<2.1 或 pH>12.5 的物质。废弃危险化学品应专人负责分类收集,妥善贮存,容器外加贴废物品标签,容器封闭可靠,废弃剧毒品、危险化学品的处理,应向后勤保障科提出书面申请,上报公安局获准后,由后勤保障科定期回收,送至有资质单位处理。

11.9.8　支持文件

[1] 国家质量监督检验检疫总局,国家标准化管理委员会.GB19489－2008 实验室　生

第 9 节　腐蚀性化学品的安全管理和防护	文件编号：LHJY-SW-009
	版本号：E/0
	页码：第 3 页　共 3 页

物安全通用要求[S].北京：中国标准出版社,2008.

　　[2] International Organization for Standardization.Medical laboratories-requirements for safety：ISO15190:2020[S].Geneva：International Organization for Standardization, 2020.

　　[3] 国家质量监督检验检疫总局,中国国家标准化管理委员会.危险货物品名表：GB12268—2012[S].北京：中国标准出版社,2012.

编写：韦洁宏　　　　审核：卢文深　　　　批准：张秀明

批准日期：2023 年 9 月 1 日

	文件编号：LHJY－SW－010
第 10 节　医疗利器的安全使用和防护	版本号：E/0
	页码：第1页　共2页

11.10.1　目的

规范中心医疗利器的安全使用和防护程序，减少职业危害，保护员工人体健康。

11.10.2　医疗利器的定义

医疗利器是指各种医用的针、刀、剪、钉、安瓿玻璃片等。

11.10.3　医疗利器安全使用的要求

11.10.3.1　医疗利器安全管理

1）集团各医疗机构院感科采取有效的职业卫生防护措施，规范使用防护用品，对全体员工进行医疗废物管理的培训，对从事医疗废物分类收集、运送、暂时储存、处置等工作的人员进行相关法律和专业技术、安全防护、紧急处理等知识的培训。

2）集团各医疗机构院感科定期进行健康检查，并设立健康档案，必要时，对工作人员进行免疫接种。

3）员工工作时按要求穿工作服、戴帽子、口罩，必要时戴防护手套、穿防水鞋。

4）严禁拆开已封装的废物容器或污物袋（箱）。运送医疗废物应当使用防渗漏、防遗撒、无锐利边角、易于装卸和清洁的专用运送工具。

11.10.3.2　医疗利器使用注意事项

1）凡是医疗利器放入专用的利器盒，并有明显标签。
2）严禁针头回套。
3）发生被医疗利器刺伤、擦伤等伤害时，及时报告集团各医疗机构院感科，由院感科报集团各医疗机构主管领导，并进行登记及相应追踪处理。
4）增强自我安全防护意识，规范操作行为，小心谨慎使用医疗利器，掰安瓿时用纱布包裹，并防止针头、安瓿玻璃刺伤。要注意利器传递的正确方法，减少利器刺伤的发生。

11.10.3.3　中心医疗利器的操作要求

1）在对患者进行末梢采血时，应注意防止患者手指挣脱，造成采血针对员工的意外刺伤。
2）在血气分析的测定中，针头的取下和回套都必须使用镊子来完成。
3）玻璃碎片的处理，必须使用镊子或其他工具，切勿用手操作。
4）中心的剪刀镊子等应定期消毒，以减少使用时感染因子的危害。

第 10 节　医疗利器的安全使用和防护	文件编号：LHJY-SW-010
	版本号：E/0
	页码：第 2 页　共 2 页

11.10.4　医疗利器损伤的紧急处理

参照 LHJY-SW-024《职业暴露的防护处理措施》中相应的处理方法。

11.10.5　支持文件

[1] 国家质量监督检验检疫总局,中国国家标准化委员会.实验室生物安全通用要求：GB19489-2008[S].北京：中国标准出版社,2008.

[2] International Organization for Standardization.Medical laboratories-requirements for safety：ISO15190:2020[S].Geneva：International Organization for Standardization,2020.

编写：韦洁宏　　　　审核：卢文深　　　　批准：张秀明

批准日期：2023 年 9 月 1 日

	文件编号：LHJY-SW-011
# 第11节　压缩气体的安全使用原则	版本号：E/0
	页码：第1页　共2页

11.11.1　目的

规范中心压缩气体的安全使用原则，保护员工人身安全。

11.11.2　压缩气体的危险性

压缩气体具有不同的危险性，任何阀门破损的压缩气瓶都具有可穿透墙壁的爆炸力。有些气体具有毒性和/或可燃性，气瓶受热可导致爆炸。中心使用的压缩气体为 CO_2、氮气、氩气及液氮。

11.11.3　压缩气体的管理要求

11.11.3.1　压缩气体的存放注意事项

1）气瓶不得与其他易燃易爆物共同存放，或距离太近，并应远离易燃易爆物。

2）只有与中心设备直接连接的气瓶才能放置在中心内，无关的气瓶严禁摆放。

3）气瓶随时随地都应垂直放、最好靠墙存放，并有固定以防止倾倒。

4）气瓶的底座应有 30 cm 以上，在气瓶的周围有固定支架，以确保钢瓶不会因为自然灾害而移动。

5）中心的气体容器应在专门的房间内保存，易燃气体存放区内的电器设备应符合有关防爆规定。

6）最好存放在中心的非中心位置，离灭火器材不远。

7）使用易燃气体钢瓶的房间应在门上用警示标识标明。

8）不应放置在散热器、明火或其他热源或会产生电火花的电器附近，也不应置于阳光下直晒。

11.11.3.2　压缩气体的使用注意事项

1）只有在安装压力调节器后，才能取下安全帽。

2）所有的阀门都应缓慢开启，工作人员应站在计量仪表的一侧。不得强行打开已粘连的阀门。

3）要检查所有接口有无泄漏。

4）阀门扳手必须安装在气瓶上。

5）容器必须清晰地标明内容物品的名称。

6）打开气瓶阀门时，最好使用抽风系统，以防止泄漏出来的气体形成较高的浓度。

7）需要长期使用的气瓶，应经常检查指示表，压力是否达到要求。

8）运送过程中，由高发公司员工用手推车或专用车运送气瓶，必须戴好盖帽，禁止滚

	文件编号：LHJY-SW-011
第 11 节　压缩气体的安全使用原则	版本号：E/0
	页码：第2页　共2页

动或拖拽气瓶。

11.11.3.3　压缩气体的维护要求

1）不得使用油类、脂类或润滑剂来维护阀门、调节器或其他配件。

2）不要修复损坏的气瓶，也不要强行打开气瓶阀门。

3）使用前应全面检查管道泄漏情况，并定期验证安全操作条件。

4）针阀和调节器通常是专门为不同种类的气（瓶）设计的，必须使用配套产品。阀门安装必须按压缩气体操作规程进行。

5）纹和接口表面必须清洁且紧密吻合。阀门处不能使用润滑剂。

6）最大流速应由瓶上的高压阀门决定。

7）只能使用适当的工具紧固调节器和阀门。

8）空瓶或不用的气瓶必须尽快归还给制造商。

9）所有使用的工作人员必须严格按说明书操作，并进行培训，提高安全意识。

10）严禁超量灌装，防止钢瓶受热。

11）各种钢瓶必须严格按照国家规定，进行定期技术检验。钢瓶在使用过程中，如发现有严重腐蚀或其他严重损伤，应提前进行检验。

11.11.4　支持文件

[1] 国家质量监督检验检疫总局,中国国家标准化委员会.实验室生物安全通用要求：GB19489-2008[S].北京：中国标准出版社,2008.

[2] International Organization for Standardization. Medical laboratories-requirements for safety：ISO15190:2020[S].Geneva：International Organization for Standardization,2020.

编写：韦洁宏　　　　审核：卢文深　　　　批准：张秀明

批准日期：2023 年 9 月 1 日

	文件编号：LHJY-SW-012
第12节 设备的安全使用	版本号：E/0
	页码：第1页 共5页

11.12.1 目的

规范中心设备的安全使用原则，减少职业危害，保护工作人员人体健康。

11.12.2 适用范围

适用于中心各部门对设备的安全使用。

11.12.3 设备的安全使用原则

1）严格按照设备的操作程序进行操作。

2）应制定在发生事故或溢漏（包括生物、化学或放射性危险材料）时，对设备去污染、清洁和消毒的专用方案。

3）设备维护、修理、报废或被移出中心前应先去污染、清洁和消毒；但应意识到，可能仍然需要要求工作人员穿戴适当的个体防护装备。

4）应明确标示出设备中存在危险的部位。

11.12.4 中心通用设备的安全使用

应根据以上设备的安全使用原则，制定和执行安全措施。

11.12.4.1 生物安全柜的安全使用

（1）生物安全柜的分类

生物安全柜的分类分为Ⅰ级生物安全柜和Ⅱ级生物安全柜。Ⅰ级生物安全柜能够为人员和环境提供保护，也可用于操作放射性核素和挥发性有毒化学品，对操作对象不能提供切实可行的保护。Ⅱ级生物安全柜能提供个体防护而且保护工作台面的物品不受房间空气污染，可用于操作危险度2级和3级的感染性物质，在使用正压防护服的条件下，Ⅱ级生物安全柜也可用于操作危险度4级的感染性物质。

（2）生物安全柜的正确使用

1）新安装或长期未使用的生物安全柜，使用前必须用超净真空吸尘器或不产生纤维的物品认真进行清洁工作。

2）接通电源，使用前后应同时开启紫外灯和风机工作15~30分钟。

3）当需要调节风机风速时，用工作台操作面板上的风速调节钮进行调节。风机、照明均由指示灯指示其工作状态，工作时，发光。

4）工作台面上禁止存放不必要的物品，禁止在工作台面上记录书写，以保持工作区的洁净气流不受干扰。

5）使用结束后，用清水对工作台和周围面板进行擦拭，待干后，再用0.1%次氯酸钠

	文件编号：LHJY-SW-012
第 12 节　设备的安全使用	版本号：E/0
	页码：第 2 页　共 5 页

消毒液擦拭清理工作台面。

6）消毒完后打开风机系统净化空气 30 分钟，并把玻璃面板全部放下。

7）长期不使用的生物安全柜要拔下电源插头。

8）生物安全柜如超过 24 小时未使用，而需再次使用时，需让风机组开足 3 小时以上，空气方能达到生物安全的百级要求。

（3）生物安全柜的维护保养

1）高效过滤器（HEPA）为生物安全柜的核心部分，在如下情况时：移动后、检修后、更换后、每年的常规检测中都必须通过测试和认可。

2）每天下班前用清水喷湿抹布，擦拭清洁生物安全柜的工作台和不锈钢面板，待干后再用消毒剂擦拭消毒。回风槽每天下班后必须掀开进行清除碎片和擦拭等的清洁。

3）工作前后必须开风机工作 30 分钟，下班后必须把玻璃面板完全放下，以保证里面的环境清洁。

4）每天对紫外线灯用 75% 酒精棉球擦拭。

5）如果操作过程中出现液体不慎泄漏，立即用软布蘸浓度 1 000 mg/L 有效氯溶液反复清洗，然后再用 75% 酒精擦拭。

6）空气过滤器框的清洁必须是用湿布擦拭，禁止对其进行喷射消毒，定期将初效空气过滤器框拆下用清水冲洗，清洗周期一般为 3 个月。

7）定期（每半年 1 次）计测工作区风速，如发现不符合技术参数要求，则可调大风机供电电压。当风机组电压调到最大时，工作区风速仍达不到每秒 0.3 m，则必须更换高效空气过滤器。（由厂家或设备维修室人员进行）。

8）做好各种相关的维护记录。

11.12.4.2　高压蒸汽灭菌器的安全使用

1）正确使用：

a）加水量必须达到其要求。

b）消毒物品在放置时，不可堆压过紧，以免妨碍蒸汽穿透。

c）在旋紧螺栓时，必对称平均旋转，方能使器盖与器身密闭而不漏气，开启时，须将锁紧螺栓全部松开，即可将盖提起。

d）消毒完毕后，应立即切断电源，待器内蒸汽放尽，压力表指针降至"0"位后，才可开启器盖，将消毒物品全部取出。

e）工作进行时必须有"高热""消毒中"的警示标识。

2）消毒时间：134℃ 3 分钟；126℃ 10 分钟；121℃ 20 分钟；115℃ 25 分钟。

3）质控：每周用嗜热脂肪芽孢杆菌进行一次灭菌器的灭菌效果监测，并监测结果。

	文件编号：LHJY-SW-012
第12节　设备的安全使用	版本号：E/0
	页码：第3页　共5页

11.12.4.3　离心机的安全使用

1）安全控制：
a）由于离心机的速度和离心力较大,在工作中所产生的机械故障容易造成安全隐患,而且在离心过程中容易产生传染性的气溶胶,对环境和工作人员造成生物危害。
b）所有的工作人员应熟悉离心机操作规程,严格按照说明书来操作。
c）在离心时应检查离心管或标本容器的盖是否密闭,若有液体飞溅的危险,必须更换离心管或标本容器,以保证足够的安全。
d）离心管或标本容器不可过满。
e）离心盖有保护和固定离心管的作用,离心时要检查离心盖是否盖好。
f）要保证对称的两边重量的平衡,并对称放置于转头孔内。
g）离心前应检查标本容器是否有破裂、液体渗出的现象。
h）在离心机停止转动前,请勿打开离心机的盖子。
i）在离心机未停止以前,不要试图用任何物体按住离心机转轴,令其停止转动,这是非常危险的行为。
j）每天下班时,例行对离心机的内壁和附件用消毒剂进行擦拭和消毒。
2）运转前的检查为确保离心机的安全运行,须进行下列几方面运转前检查。
a）电源：电压、频率、电流（保险）是否符合要求。
b）确保转头安装牢靠,转动灵活,检查转头锁母是否旋紧。
c）检查离心腔,驱动轴和转头的安装表面,确保清洁。
d）检查分离物与试管的化学兼容性。
e）使用自配的离心管及附件必须保证其安装到位,不影响正常旋转。
f）确保试样配平,对称放置,严禁在不经平衡状态下进行运转。
g）确保良好的工作环境,如必要的通风和隔离。
3）发生生物危害时的处理若离心过程中发生试管破裂时,按如下程序操作：
a）首先关闭电源。
b）提醒其他工作人员注意安全防护。
c）待离心机停止转动30分钟后,再打开盖子,目的是等气溶胶沉降。
d）戴上手套,用镊子夹出破碎的玻璃,放进利器盒中。
e）破裂后有血液、体液和微生物悬液渗透至离心管,必须将离心管整个浸泡至浓度1 000 mg/L有效氯溶液中30分钟。
f）用非腐蚀性的消毒剂浸泡离心机部件：转轴、转子,再擦干。
g）用浓度1 000 mg/L有效氯溶液擦拭离心机的内壁和附件,达到生物安全要求。
h）同一批离心的其他标本用浓度1 000 mg/L有效氯溶液擦拭外管壁,继续下一步操作。

	文件编号：LHJY-SW-012
第 12 节　设备的安全使用	版本号：E/0
	页码：第 4 页　共 5 页

11.12.4.4　酒精灯的安全使用

1）长期未用时,应排空里面的空气,再点燃。
2）生物安全柜内禁止点燃酒精灯。
3）处理高温试管时应使用试管夹。
4）严禁酒精灯之间互相点燃。

11.12.4.5　水浴箱的安全使用

1）应注意工作时的水量,若低于警戒水量,引起干烧,容易引起火灾。
2）每天应登记温度。
3）注意定期用消毒液浸泡消毒。
4）定期给水浴箱的外壳进行消毒擦拭。

11.12.4.6　冰箱的安全使用

1）每天坚持对其温度和湿度进行记录。
2）定期对其外壳和内壳进行消毒剂擦拭。
3）对有漏水等现象出现时应进行检修,以防出现电线短路的问题。
4）内存物勿堆积过多,以免温度无法平均。
5）无须要勿经常打开,注意节约用电。
6）对于低温冰箱,必须贴有"低温"的警示标识。

11.12.4.7　恒温箱的安全使用

1）箱内不应放入过热或过冷物品,取物品时,应随手关闭箱门,以维护恒温。
2）箱内可以放入装水盛器一只,以维持箱内湿度和减少培养物中的水分大量蒸发,并保持一定的水量。
3）电热培养箱最底层温度较高,培养物不宜与其直接接触。箱内培养物不应放置过挤。以保证培养物受温均匀。各层金属孔架上放置物品不应过重,以免将金属孔架压弯滑脱,打碎培养标本。
4）定期消毒,清洁箱内,每月一次。方法为断电后,先用 75% 酒精涂布消毒,再用清水抹布擦净。
5）每天上班和下班时注意其温度和湿度,并记录。

11.12.4.8　冷库的安全使用

1）使用前将冷库电源打上（电箱内三极空气开关）,此时冷库内温度、湿度将在电箱

	文件编号：LHJY-SW-012
第 12 节　设备的安全使用	版本号：E/0
	页码：第 5 页　共 5 页

上显示出来,温湿度记录仪即通电工作。

2）将电箱门上两个旋钮开关打开,制冷系统即开始进入全自动工作状态,冷库开始制冷。

3）冷库温度可随意设定,包括上限下限、延时开机、化霜程序等,具体操作请阅读温控仪操作说明。

4）冷库的门锁是安全门锁,如有人有冷库内而外面把门锁住了,则只需要用手将库内的安全把手逆时针旋转,把门打开。

5）制冷机组运行后,在电箱表面有相应指示灯,指示出目前运行状态,如出现故障则要通知专业维修人员维修。

6）冷库温湿度记录由温度监控系统完成。

7）冷库使用过程中,1 年必须清洗 1~2 次冷凝器。

11.12.5　支持文件

［1］国家质量监督检验检疫总局,中国国家标准化委员会.实验室生物安全通用要求：GB19489-2008［S］.北京：中国标准出版社,2008.

［2］国家卫生和计划生育委员会.微生物和生物医学实验室生物安全通用准则：WS233-2017［S］.北京：国家卫生和计划生育委员会,2017.

［3］国家市场监督管理总局,国家标准化管理委员会.生物安全柜：GB41918-2022［S］.北京：中国标准出版社,2022.

编写：韦洁宏	审核：卢文深	批准：张秀明
		批准日期：2023 年 9 月 1 日

	文件编号：LHJY-SW-013
第13节　实验室用电安全原则	版本号：E/0
	页码：第1页　共2页

11.13.1　目的

规范中心用电安全准则，消除由于用电不当引起的不必要的危害。

11.13.2　适用范围

适用于中心各部门对实验室的用电安全。

11.13.3　职责

1）中心主任负责落实中心用电安全措施和日常规范使用。
2）集团各医疗机构后勤保障部负责中心配电箱及配电箱前线路的维护管理，负责实验室内电路维修改造和增容方案的审批。
3）安全员负责制定中心用电安全管理办法，建立健全用电安全制度和操作规程。

11.13.4　程序

11.13.4.1　实验室用电的安全要求

1）所有照明和电器设备在装修完毕后已得到专业人员的质量验收。
2）设有中心专用配电箱。
3）中心内的电源已设置漏电检测报警装置和断路器，当发生漏电时，会自动断电。
4）所有电器插座均有可靠接地线的双联插座。
5）每隔一段的距离应备有足够的插座。
6）所有插座必须与其相应的熔断丝编有相同的号码。为了便于紧急时切断电源，熔断丝插座板必须安装在就近位置，且有不用钥匙即可开启熔断丝插座板的小窗。
7）不能使用超长电线的插头。
8）每个电源的插座仅供一台设备使用。
9）按照国家电器安全规范来进行新电器的安装以及所有电器的更换、调整和维修。
10）中心内如有爆炸物品和易燃气体，放置的位置应与电器设备、配电板开关保持一定距离，保证安全，防止事故的发生。
11）中心内的电源开关、保险、布线、插头、调压器等控制设备，要严格按照安装规程、运行规程、安全规程安装、维护和使用，有关部门要及时维修和有权监督工作人员计划用电、节约用电和安全用电。
12）做完实验和离开中心，要关掉水龙头和用电总开关，防止发生事故。
13）用电应严禁超负荷运行。不准乱拉乱接电线。
14）室内的用电线路和配电盘、板、箱、柜等装置及线路系统中的各种开关、插座、插头

第 13 节　实验室用电安全原则	文件编号：LHJY-SW-013
	版本号：E/0
	页码：第2页　共2页

等均应经常保持完好可用状态。

11.13.4.2　中心用电的安全维护

1) 安全用电情况,由电力工作人员定期派人来检查电源开关、保险、布线、插头、调压器等控制设备,并验收签名。

2) 若发现有安全隐患问题,应及时解决。

3) 中心工作人员应懂得用电的基本安全知识。

4) 若出现漏电跳闸的情况,及时通知电工班同事前来检修。

5) 在每天的日常工作中,对于冰箱、水浴箱等设备有可能出现的安全隐患进行检查。

6) 作为仪器维护措施的一部分,建立安全用电档案记录,每年对所有电插座的接地和极性、电缆的完整性进行检查,并记录在案。

7) 所有设备的维修与维护只能由取得正式资格的专业维修人员进行。

8) 除校准仪器外,仪器不得接电维修,维修时要确保手干燥,然后谨慎操作。

11.13.5　支持文件

中华人民共和国电力法.北京：中国法制出版社,2019.

编写：韦洁宏　　　　审核：卢文深　　　　批准：张秀明

批准日期：2023 年 9 月 1 日

	文件编号：LHJY-SW-014
第 14 节　激光的安全使用	版本号：E/0
	页码：第 1 页　共 2 页

11.14.1　目的

规范实验室激光的安全使用原则，减少职业危害，保护员工人体健康。

11.14.2　范围

适用于中心各部门对激光的安全使用。

11.14.3　职责

相关专业组负责激光安全防护对策的制定及对作业者进行培训。

11.14.4　激光的分类

1）Ⅰ级：低输出激光（功率<0.4 mW），不论何种条件下对眼睛和皮肤，都不会超过最大允许照射量（maximum per missible exposure，MPE），可以保证设计安全，不必特别管理。

2）Ⅱ级：低输出的可视激光（功率0.4~1 mW），不能说完全安全，不要直接在光束内观察，也不要用Ⅱ级激光直接照射眼睛。

3）Ⅲ级：中输出激光，光束若直接射入眼睛，会产生伤害，基于某些安全的理由，进一步分为ⅢA和ⅢB级。ⅢA级为可见光的连续激光，输出为1~5 mW的激光束，光束的能量密度不要超过25 W/m-m，避免用远望设备观察ⅢA激光，这样可能增大危险。ⅢA的典型应用和Ⅱ级有很多相同之处，如激光教鞭，激光扫描器等。ⅢB级为5~500 mW的连续激光，直接在光束内观察有危险。但最小照射距离为13 cm，最大照射时间10秒以下为安全。ⅢB级激光的典型应用如光谱测定和娱乐灯光表演等。

4）Ⅳ级：高输出连续激光（>500 mW），高过Ⅲ级，有火灾的危险，扩散反射也有危险。

11.14.5　激光的危害性

在实验过程中工作人员可能使用到条码激光扫描器，其产生的光辐射可能引起眼损伤，大多不可治愈，严重者可导致永久性失明。

11.14.6　激光的使用

1）中心在使用激光的地方，应有明显的激光标识。

2）严防直接凝视激光或凝视镜面反射的激光束。

3）严禁将激光束瞄准他人。

4）激光束必须容易控制和限制：将激光束限制在光学平台的平面范围内；不允许光束越过光学平台边缘，使用消光器终止偏离的光束或者主光束；不允许光束垂直偏转。

5）避免意外的镜面反射或散射：注意潜在的反射并确信光路是干净的；在光路中移

	文件编号：LHJY-SW-014
第14节　激光的安全使用	版本号：E/0
	页码：第2页　共2页

入或移出光学器件时应关闭激光器；用激光器工作时摘下手表、首饰及能够产生反射的衣物，避免引起意外的光泄露。

6）防止激光束意外反射和偏离：严禁将头低到光学工作台的高度；严禁将身体靠在光学工作台上。

11.14.7　激光的防护

实验室条码激光扫描器的激光强度为：波长 $0.650\ \mu m$，功率 $2\ mW$。激光分类属于ⅢA级，应遵循以下防护。

1）必须用封闭罩包住整个激光器，安装安全联锁和钥匙开关。

2）激光器触发前应有警告信号。

3）面板醒目位置注有警告标识(图 11.14.1)。

4）对各类激光器还应提供波长范围、最大输出能量和功率、脉冲宽度、重复脉冲频率、光束发散角等物理参数。

5）激光束除接近目标处外不应外漏。

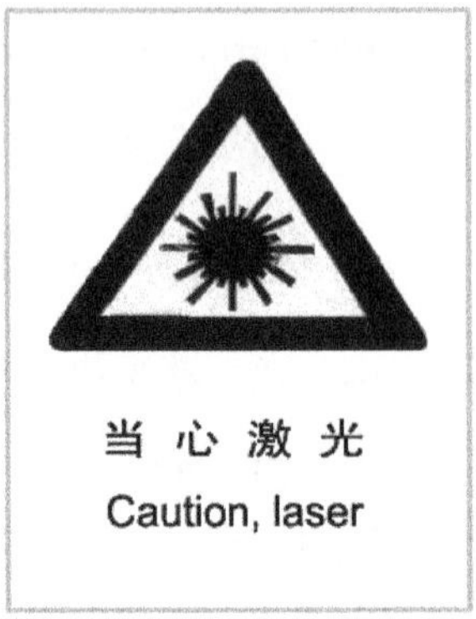

图 11.14.1　激光警告标识

11.14.8　支持文件

［1］国家质量监督检验检疫总局，中国国家标准化委员会.实验室生物安全通用要求：GB19489-2008［S］.北京：中国标准出版社，2008.

［2］国家卫生和计划生育委员会.病原微生物实验室生物安全通用准则：WS/T233—2017［S］.北京：国家卫生和计划生育委员会，2014.

编写：韦洁宏　　　审核：卢文深　　　批准：张秀明
批准日期：2023年9月1日

	文件编号：LHJY-SW-015
第 15 节 消 防 安 全	版本号：E/0
	页码：第1页 共3页

11.15.1 目的

规范中心消防安全措施，减少火灾隐患。

11.15.2 适用范围

适用于中心各部门对消防安全采取的措施。

11.15.3 职责

中心主任为消防安全责任人，全面承担消防安全管理责任，落实消防安全管理工作，并接受保卫处（科）的监督检查。

11.15.3.1 中心主任的消防职责

1）贯彻执行《中华人民共和国消防法》和其他消防法规，在保卫处（科）的指导下，具体负责本科室的消防安全管理工作。

2）开展消防安全管理工作，把消防工作纳入中心行政管理的范围，做到同计划、同布置、同检查、同总结、同评比。

3）对工作人员进行消防安全教育，组织工作人员开展消防业务知识的学习和训练，不断提高员工的防火意识，保证科室内员工会报警、会正确引导人员安全疏散、会正确使用灭火器材、会扑救初起火灾。

4）熟悉中心辖区内灭火器材的分布情况和灭火扑救措施，安全员分管灭火器材.以防丢失和损坏，并确保其处于完好有效状态。

5）落实科室内各部位的防火职责和防火制度，并经常检查执行情况。

6）完成保卫处（科）布置的各项消防工作，按《火险隐患整改通知书》指定的限期和项目，负责组织工作人员整改火灾隐患。

7）对工作人员违反消防制度和安全操作规程的行为进行处理，情节严重的报保卫处（科）处理；对能及时消除火险隐患，避免火灾事故发生的个人提出奖励和表彰。

8）中心辖区一旦发生火灾，立即按应急预案的要求，组织扑救和应急疏散，同时协助相关部门调查起火原因及处理善后工作。

11.15.3.2 工作人员防火职责

1）全体工作人员要把消防安全放在头等重要的位置，不断提高消防安全意识，保持清醒头脑。

2）不在工作区域抽烟或给电动车电瓶充电。

	文件编号：LHJY-SW-015
第15节 消防安全	版本号：E/0
	页码：第2页 共3页

3）全体工作人员要认真学习"三懂四会"内容：懂场所的火灾危险性，懂预防火灾的措施，懂扑救火灾的方法；会拨打火警电话"119"，会使用灭火器材扑救初级火灾，会组织工作人员安全疏散，会开展日常消防安全教育。

4）不在消防通道堆放商品和杂物，保证其畅通无阻。

11.15.4　实验室的消防安全措施

1）中心的消防设计和所用建筑材料应符合国家的相关要求，需要时，实验室应向消防主管部门征询意见和建议。

2）制定火灾的预防措施和人员疏散程序，并使所有人员理解，以确保人员安全和防止实验室内的危险扩散。

3）应制订年度消防计划，内容至少包括（不限于）：

a）对工作人员的消防指导和培训，内容至少包括火险的识别和判断、减少火险的良好操作规程、失火时应采取的全部行动。

b）中心消防设施设备和报警系统状态的检查。

c）消防安全定期检查计划。

d）消防演习，每年至少1次。

4）如果需要，在中心内只应存放最少量的可燃气体或液体（注"最少量"可解释为一个工作日的消耗量）。

5）应在适用的排风罩或排风柜中操作可燃气体或液体。

6）应将可燃气体或液体放置在远离热源或打火源之处，避免阳光直射。

7）输送可燃气体或液体的管道应安装紧急关闭阀。

8）应配备控制可燃物少量泄漏的工具包。如果发生明显泄漏，应立即寻求消防部门的援助。

9）可燃气体或液体应存放在经批准的储存柜或库中。储存量应符合国家相关的规定和标准。

10）需要冷藏的可燃液体应存放在防爆（无火花）的冰箱中。

11）需要时，实验室应使用防爆电器。

12）应配备适当的设备用于扑灭可控制的火情及帮助工作人员从主火场撤离，中心所有工作人员应安全有序地撤离和防止实验室内的危险扩散，而不是试图去灭火。

13）应依据中心可能失火的类型配置适当的灭火器材并定期维护，应符合消防主管部门的要求。

14）如果发生火警，应立即寻求消防部门的援助，并告知实验室内存在的危险。

第15节 消防安全	文件编号：LHJY-SW-015
	版本号：E/0
	页码：第3页 共3页

11.15.5 支持文件

［1］全国人民代表大会常务委员会.中华人民共和国消防法（新修订）［Z］.2022.
［2］国卫办.医疗机构消防安全管理九项规定（2020年版）［Z］.2020.

编写：韦洁宏　　　　审核：卢文深　　　　批准：张秀明
　　　　　　　　　　　　　　　　　　　　批准日期：2023年9月1日

	文件编号：LHJY－SW－016
第 16 节 生物安全操作要求	版本号：E/0
	页码：第1页 共3页

11.16.1 目的

规范中心生物安全操作要求，减少生物危害。

11.16.2 生物安全的个人要求

11.16.2.1 免疫接种和检测要求

工作人员应接受必要的免疫接种和检测（如乙型肝炎疫苗、卡介苗等）。

11.16.2.2 潜在危险知识的培训

工作人员要接受有关的潜在危险知识的培训，掌握预防暴露以及暴露后的处理程序。每年在安全手册重新评估和修改后接受一次最新的培训。

11.16.2.3 正确使用适当个体防护装备

1）工作人员在普通实验室工作要戴手套、穿工作服。

2）在中心内不得穿露脚趾的鞋，必须穿专门的工作鞋，工作用鞋要防水、防滑、耐扎、舒适。

3）进入微生物实验室和 HIV 初筛实验室必须穿戴隔离衣、医用外科口罩、卫生帽、防护手套。

4）所有个人防护装备只限于在工作区穿着，不允许穿着个人防护装备到工作区外的任何场所，在离开工作区之前应脱下所有的个人防护装备。

5）防护服可以在中心内处理，也可以在洗衣房中洗涤，但不能带回家中。中心用过的防护服（蓝色和黄色）不得和工作服（白色）放在同一收集箱内，要分开清洗，用完的防护服要消毒后再洗涤。

11.16.3 生物安全操作要求

11.16.3.1 生物安全准入操作制度

建立并执行准入制度，禁止外来人员进入实验室，或必须经中心主任同意后方可进入。免疫耐受或正在使用免疫抑制剂的工作人员必须经中心主任同意方可在实验室内工作。

11.16.3.2 生物安全严禁操作制度

禁止在实验室工作区饮食、抽烟、处理隐形眼镜、使用化妆品、存放食用品等。

第16节　生物安全操作要求

文件编号：LHJY-SW-016
版本号：E/0
页码：第2页　共3页

11.16.3.3　血液、体液等生物安全操作规范

1）进行可能直接或意外接触到血液、体液以及其他具有潜在感染性材料或感染性动物的操作时，戴手套工作。每当污染、破损或戴一定时间后，更换手套；每当操作危险性材料的工作结束时，除去手套并洗手；离开实验间前，除去手套并洗手。严格遵守六步法洗手。不要清洗或重复使用一次性手套。戴手套工作后不能接触"洁净"的表面，也不应当戴着到实验室外。

2）如果微生物或其他有害物质有可能溅出，佩戴防护眼镜。

3）安全使用移液管，要使用机械移液装置，严禁用口吸移液管，操作过程必须小心，避免引起发泡或飞溅的动作，尽可能沿着瓶口或试管口注进液体，不得从高处滴下。

11.16.3.4　利器生物安全操作规范

1）不要试图弯曲、截断、破坏针头等利器，不要试图从一次性注射器上取下针头或套上针头护套。必要时，使用专用的工具操作。

2）禁止用手处理破碎的玻璃器具，必须用其他工具处理，如刷子和簸箕、夹子或镊子，尽量避免使用易碎的器具。

3）在微生物实验中使用各种塞盖时，不允许沾上培养物，在盖上或取出塞盖时防止瓶口破碎伤害手指。

11.16.3.5　培养物冻干管生物安全操作规范

1）打开培养物冻干管感染性物质的安瓿时，因其中的内容物可能处于负压状态，空气的突然涌入会使内容物的一部分扩散到空气中，所以应该在生物安全柜内进行。

2）用75%乙醇消毒安瓿的外表面。

3）将安瓿先用酒精浸透的纱布裹紧，以免扎伤或污染手部，并减少干燥物料气溶胶的释放，然后手持安瓿于刻痕处打开。

4）用无菌镊子轻轻移去安瓿顶部的碎片并将其按利器污染物处理。

5）向安瓿内缓慢地加入液体以重悬内容物，避免产生泡沫。含有残余液体的安瓿应按污染利器处理。

11.16.3.6　离心机生物安全操作规范

1）离心机应放在合适的位置和高度，便于进行更换转子、放置离心管、拧紧转头盖等操作。

2）用于离心的离心管和标本容器尽量使用塑料制品，使用螺旋盖，使用前需检查有无破损。

第 16 节　生物安全操作要求	文件编号：LHJY-SW-016
	版本号：E/0
	页码：第 3 页　共 3 页

3）注意离心管可以承受所设定的离心力或速度，离心管的装载量不能超过厂家的设计重量。

4）离心管、离心桶要配平。操作病原微生物时，离心后开盖必须在生物安全柜内操作。

5）离心结束后，至少等候 5 分钟再打开离心机盖。

6）为保证安全，对于高致病性病原微生物，必须警惕离心过程中产生的气溶胶风险。大型离心机应安装负压罩，微型离心机则可放在生物安全柜内，但要注意对气流的影响。如果不能在生物安全柜内也无负压罩，则必须将密封的离心桶在安全柜内打开。

7）每次使用后应用 75%乙醇对离心桶、转子和离心机腔进行擦拭消毒，再用清水进行清洁。把离心桶倒放，以排尽液体。

8）定期检查离心转头和离心桶有无腐蚀或裂缝，以确保安全。

9）如果离心期间发生离心管破碎，立即关机，不要打开盖子，切断离心机的电源，至少 30 分钟后开始清理工作。按本书中规定的程序对离心机内溢洒进行处理。

11.16.3.7　病原性微生物安全操作规范

1）在工作时，必须穿着符合防护要求的防护装备，如手套、口罩、帽子等。

2）不允许在敞开的实验台上操作病原性微生物时，应该在生物安全柜内操作，特别是调配菌悬液时，可避免气溶胶的污染。

3）离开实验室前，都必须洗手。

11.16.3.8　危险材料溢洒生物安全操作规范

发生危险材料溢洒后，要及时使用适当的消毒剂，按本手册中规定的程序对危险材料溢洒进行处理。

11.16.3.9　设备在运出修理或维护前生物安全操作规范

实验设备在运出修理或维护前必须进行消毒，无法彻底消毒设备必须贴上生物危害的标识。

编写：韦洁宏　　　　审核：卢文深　　　　批准：张秀明
批准日期：2023 年 9 月 1 日

第17节　实验室消毒和灭菌管理程序

文件编号：LHJY-SW-017
版本号：E/0
页码：第1页　共9页

11.17.1　目的

规范中心消毒和灭菌的要求，减少生物危害。

11.17.2　消毒和灭菌的定义

11.17.2.1　消毒的定义

指杀灭或清除病原微生物，使之达到无害化的处理，达到生物安全要求。根据有无已知的传染源可分预防性消毒和疫源性消毒；根据消毒的时间可分为随时消毒和终末消毒。

11.17.2.2　灭菌的定义

是指杀灭或清除传播媒介上的所有微生物（包括芽孢），使之达到无菌程度。

11.17.3　常用的消毒和灭菌方法

包括消毒液浸泡；消毒液擦拭、清洗；紫外线照射；通过生物安全滤膜过滤；高压蒸汽灭菌；燃烧法、干烤法干热消毒灭菌。

11.17.3.1　实验室常用消毒方法

（1）有效氯消毒液消毒

每天用500 mg/L有效氯消毒液拖地面1次。实验室环境操作台表面每天用含500 mg/L有效氯消毒液擦拭物体表面1次。有血液、体液、分泌物、排泄物等污染环境表面时，应先采用可吸附的材料将其清除，再根据污染的病原体特点选用适宜的消毒剂（如1 000 mg/L含氯消毒剂）进行消毒（详见生物危险物质溢洒事件的处理流程）。有必要时使用循环风紫外线空气消毒机进行空气消毒。

（2）75%医用酒精消毒

常规用于仪器设备、玻璃的表面消毒及日常消毒，工作人员身体表面和双手消毒。

（3）紫外线灯或移动式紫外线车照射消毒

用于中心环境空气消毒。

（4）高压蒸汽灭菌

中心使用121℃，20分钟对微生物培养物及物品进行灭菌，定期进行生物监测，每批次放置灭菌指示卡标识，以确认灭菌效果，每周进行一次生物监测，对灭菌效果进行验证。

第 17 节　实验室消毒和灭菌管理程序	文件编号：LHJY-SW-017
	版本号：E/0
	页码：第 2 页　共 9 页

11.17.3.2　工作环境

每天工作前用含 500 mg/L 有效氯消毒液对实验台面进行消毒。下班后开紫外线灯（至少 30 分钟）进行空气消毒。

11.17.3.3　仪器设备、生物安全柜使用后台面及玻璃窗的表面等

用除含氯消毒液之外的消毒液（如 75% 酒精）擦拭消毒，开启紫外线照射 30 分钟以上。

11.17.3.4　使用后的细菌标本玻片，盖片、平皿、试管及废物等物品

应高压蒸汽灭菌后，再进行处理。

11.17.3.5　中心所有微生物培养物（细菌，真菌，支、衣原体等）

无论标本阴性或阳性，都应行高压蒸汽灭菌处理。对微生物培养物进行 121℃，20 分钟的高压蒸汽灭菌后按《废物处理程序》处理。

11.17.3.6　血液、体液、分泌物、排泄物等污染

应先采用可吸附的材料将其清除，再根据污染的病原体特点选用适宜的消毒剂（如 1 000 mg/L 含氯消毒剂）进行消毒（详见 LHJY-SW-023《生物危险物质溢洒事件的处理流程》）。每天使用移动循环风紫外线空气消毒机进行空气消毒。如污染工作服，应立即脱下，高压蒸汽灭菌。

11.17.3.7　工作人员手卫生

工作结束后工作人员均须用肥皂或洗手液流水洗手（按洗手 6 步法）。检验人员操作时应戴手套，如手被病原菌污染应先洗手再快速手消毒。

11.17.4　常用的消毒剂：健之素（三氯异氰尿酸钠，浓度 0.05%~0.5%）

在临床微生物组内必须保证在实验期间每天进行消毒，在操作过程中根据不同的病原微生物实验选择相应的有效消毒液或消毒方法。

11.17.5　消毒和灭菌的操作要求

11.17.5.1　自配消毒液

中心所有的自配消毒液都必须有相应的标准化文件，并在使用的容器外注明浓度、配制日期和失效日期。

第17节　实验室消毒和灭菌管理程序	文件编号：LHJY-SW-017
	版本号：E/0
	页码：第3页　共9页

11.17.5.2　处理高风险的生物危险性材料

若处理完高风险的生物危险性材料后，洗手会引起水源性的污染，可进行消毒液浸泡灭菌后再用清水冲洗。

11.17.5.3　工作台面及生物安全柜

在工作前后必须用消毒液擦拭消毒。

11.17.5.4　工作完成后

用紫外线照射作空气消毒。

11.17.5.5　生物安全柜的紫外线灯

为了不影响其消毒效果，必须每周用75%酒精进行擦拭，并每个月对其强度进行监测，辐照强度低于70 $\mu W/cm^2$或累计使用时间超过1 000小时应更换。

11.17.5.6　微生物室高风险感染性医疗废物处理

必须先高压蒸汽灭菌，再作下一步处理。

11.17.5.7　在工作过程中如发生血液、体液、分泌物等喷溅、溢出的意外

不管是有无已知的传染源，都必须视为潜在感染性物质进行有效预防，具体操作参照LHJY-SW-023《生物危险物质溢洒事件的处理》程序。

11.17.6　影响消毒效果的因素

11.17.6.1　微生物的种类

不同类型的病原微生物对消毒剂抵抗力不同，因此，进行消毒时必须区别对待。

（1）细菌繁殖体易被消毒剂消灭

一般革兰氏阳性细菌对消毒剂较敏感，革兰氏阴性杆菌则常有较强的抵抗力。繁殖体对热敏感，消毒方法以热力消毒为主。

（2）细菌芽孢

芽孢对消毒因子耐力最强，杀灭细菌芽孢最可靠的方法是热力灭菌，电离辐射和环氧乙烷熏蒸法。在化学消毒剂中，戊二醛、过氧乙酸能杀灭芽孢，但可靠性不如热力灭菌法。

（3）病毒

对消毒因子的耐力因种类不同而有很大差异，亲水病毒的耐力较亲脂病毒强。

第 17 节　实验室消毒和灭菌管理程序	文件编号：LHJY－SW－017
	版本号：E/0
	页码：第 4 页　共 9 页

（4）真菌

对干燥、日光、紫外线以及多数化学药物耐力较强,但不耐热(60℃ 1 小时可杀灭)。

11.17.6.2　微生物的数量

污染的微生物数量越多需要消毒的时间就越长,剂量越大。

11.17.6.3　有机物的存在

（1）有机物和微生物作用

有机物在微生物的表面形成保护层妨碍消毒剂与微生物的接触或延迟消毒剂的作用,以至于微生物逐渐产生对药物的适应性。

（2）有机物和消毒剂作用

形成溶解度比原来更低或杀菌作用比原来更弱的化合物。

（3）一部分消毒剂与有机物发生作用

对微生物的作用浓度降低。

（4）有机物可中和一部分消毒剂

消毒剂中重金属类、表面活化剂等受有机物影响较大,对戊二醛影响较小。

11.17.6.4　温度

随着温度的升高,杀菌作用增强,但温度的变化对各种消毒剂影响不同。如甲醛、戊二醛、环氧乙烷的湿度升高 1 倍时,杀菌效果可增加 10 倍。而酚类和酒精受温度影响小。

11.17.6.5　pH

（1）pH 对消毒剂的作用

改变其溶解度和分子结构。

（2）pH 过高或过低对微生物的生长均有影响

在酸性条件下,细菌表面负电荷减少,阴离子型消毒剂杀菌效果好。在碱性条件下,细菌表面负电荷增多,有利于阳离子型消毒剂发挥作用。

11.17.7　支持文件

[1] 卫生部.各种污染对象的常用消毒方法(试行)[Z].2003.
[2] 国务院.病原微生物实验室生物安全管理条例[Z].2018.

11.17.8　记录表格

[1] LHJY－SW－TAB－0801《含氯消毒剂使用登记表》,见附表 11.17.1。

第 17 节　实验室消毒和灭菌管理程序	文件编号：LHJY-SW-017
	版本号：E/0
	页码：第 5 页　共 9 页

［2］LHJY-SW-TAB-0802《高风险感染性医疗废物高压蒸汽灭菌记录表》，见附表 11.17.2。

［3］LHJY-SW-TAB-0804《紫外线消毒灯辐照度值测定记录表》，见附表 11.17.3。

编写：韦洁宏　　　　审核：卢文深　　　　批准：张秀明

批准日期：2023 年 9 月 1 日

文件编号：LHJY-SW-017
版本号：E/0
页码：第6页 共9页

第17节 实验室消毒和灭菌管理程序

附表11.17.1 含氯消毒剂使用登记表

编号：LHJY-SW-TAB-0801

日　期									
时　间		上午	下午	上午	下午	上午	下午	上午	下午
配制浓度	2 000 (0.200%)								
	50 (0.005%)								
	100 (0.010%)								
	300 (0.030%)								
	500 (0.050%)								
	1 000 (0.100%)								
	1 500 (0.150%)								
试剂配制人签字									

	文件编号：LHJY－SW－017
第 17 节　实验室消毒和灭菌管理程序	版本号：E/0
	页码：第7页　共9页

附表 11.17.2　高风险感染性医疗废物高压蒸汽灭菌记录表

编号：LHJY－SW－TAB－0802

科室：医学检验中心　　　　　　　　　　　　　　　　　　日期：＿＿＿年＿＿＿月
仪器名称：高压蒸汽灭菌器 GR85DP；仪器编号：BJ－XJ－B－122
医疗废物去向：病原体培养物、培养原始标本及高风险感染性血清按感染性医疗废物处理，利器盒按损伤性医疗废物处理。

消毒时间	医疗废物种类	装载量(≤80%)	物理监测情况/(每次)			化学监测情况/(每次)		生物学监测/周	操作者
			温度(℃)	压力(Mpa)	时间(分钟)	化学指示胶带	化学指示卡		
日 时 分	①病原体培养物( ) ②培养原始标本( ) ③高风险感染性血清( ) ④利器盒( ) ⑤其他( )		121( )	0.11( )	20( )				
日 时 分	①病原体培养物( ) ②培养原始标本( ) ③高风险感染性血清( ) ④利器盒( ) ⑤其他( )		121( )	0.11( )	20( )				
日 时 分	①病原体培养物( ) ②培养原始标本( ) ③高风险感染性血清( ) ④利器盒( ) ⑤其他( )		121( )	0.11( )	20( )				
日 时 分	①病原体培养物( ) ②培养原始标本( ) ③高风险感染性血清( ) ④利器盒( ) ⑤其他( )		121( )	0.11( )	20( )				

		文件编号：LHJY-SW-017
第 17 节 实验室消毒和灭菌管理程序		版本号：E/0
		页码：第8页 共9页

续 表

消毒时间	医疗废物种类	装载量(≤80%)	物理监测情况/(每次)			化学监测情况/(每次)		生物学监测/周	操作者
			温度(℃)	压力(Mpa)	时间(分钟)	化学指示胶带	化学指示卡		
日 时 分	①病原体培养物( ) ②培养原始标本( ) ③高风险感染性血清( ) ④利器盒( ) ⑤其他( )		121( )	0.11( )	20( )				
日 时 分	①病原体培养物( ) ②培养原始标本( ) ③高风险感染性血清( ) ④利器盒( ) ⑤其他( )		121( )	0.11( )	20( )				

本月高风险感染性医疗废物高压蒸汽灭菌分析：

第 17 节　实验室消毒和灭菌管理程序	文件编号：LHJY-SW-017
	版本号：E/0
	页码：第9页　共9页

附表 11.17.3　紫外线消毒灯辐照度值测定记录表
编号：LHJY-SW-TAB-0804

实验室：								
1	2	3	4	5	6	7	8	
强度：	强度：	强度：	强度：	强度：	强度：	强度：	强度：	强度：
合格□/ 不合格□	合格□/ 不合格□	合格□/ 不合格□	合格□/ 不合格□	合格□/ 不合格□	合格□/ 不合格□	合格□/ 不合格□	合格□/ 不合格□	合格□/ 不合格□
测定时间：					检定人：			

测定方法： 开启紫外线灯 5 分钟后，将指示卡置于紫外线灯下 1 m 处，照射 1 分钟后，关掉紫外线灯，观察指示卡颜色，进行判定，将指示卡色块的颜色与"灯管强度 90 μW/cm²""灯管强度 70 μW/cm²"标准色块进行比较，判定测定结果。≥70 μW/cm² 时，可继续使用，<70 μW/cm² 时，应更换新灯管。至少每半年检测一次。

	文件编号：LHJY-SW-018
第 18 节　实验室的清洁程序	版本号：E/0
	页码：第 1 页　共 1 页

11.18.1　目的

规范中心的清洁要求,减少生物危害。

11.18.2　实验室清洁的要求

11.18.2.1　清洁工作人员

由受过培训的工作人员负责中心的清洁工作。

11.18.2.2　清洁区和污染区

清洁用品要分开使用,污染区的抹布和各种用品,清洁完后用 500 mg/L 的含氯消毒剂浸泡达生物安全水平后方可再次使用,预防再次使用后造成二次污染。

11.18.2.3　实验室地面和工作台

每天都要对实验室地面和工作台表面进行清洁并消毒。用浸有清洁剂的湿拖把清洗地板,不要使用扫帚扫地。用浸有健之素溶液的湿拖把和湿毛巾进行地面和台面的清毒。

11.18.2.4　墙面

定期清洁墙面,如果墙面有可见污物时,及时进行清洁和消毒。不宜无目的或强力清洗,避免破坏墙面。

11.18.2.5　易积尘的部位

定期清洁易积尘的部位,不常用的物品最好存放在抽屉或箱柜内。

11.18.2.6　工作结束

每天工作完毕后,实验室生物安全柜及微生物实验室标本接收台用紫外灯照射 30 分钟。

11.18.2.7　医疗废物

按 LHJY-SW-019《医疗废物的处理》程序进行废物的处理。

编写：韦洁宏　　　　审核：卢文深　　　　批准：张秀明

批准日期：2023 年 9 月 1 日

	文件编号：LHJY-SW-019
第 19 节 医疗废物的处理程序	版本号：E/0
	页码：第1页 共5页

11.19.1 目的

检验后需废弃的医疗废物和其他医疗废物被认为是有潜在传染性的。因此中心有必要建立有效的处理程序减少其危险性，以避免造成相关人员伤害和对环境的污染。

11.19.2 范围

适用于所有检验后保存到期后需废弃的标本和其他的医疗废物。

11.19.3 职责

11.19.3.1 员工

按要求对医疗废物进行处理，并做好交接记录。

11.19.3.2 医疗废物运送人员

负责医疗废物的集团各医疗机构内部运送。

11.19.3.3 集团各医疗机构医疗废物处理部门

负责医疗废物的安全销毁。

11.19.4 处理原则

1）将操作、收集、运输、处理及处置医疗废物的危险减至最小。
2）将其对环境的有害作用减至最小。
3）只可使用被承认的技术和方法处理和处置医疗废物。
4）排放符合国家规定和标准的要求。

11.19.5 工作程序

11.19.5.1 医疗废物的分类

（1）非感染性医疗废物
主要包括未被患者血液、体液、排泄物、放射源等污染的试剂包装盒、包装袋、一次性塑料袋等。
（2）感染性医疗废物
包括患者的血液、体液、排泄物污染的物品，如棉球、棉签、纱布、用过的口罩、帽子、一次性吸头等；病原微生物的培养基、标本、菌种保存液；各种废弃的患者标本；使用后的一次性使用医疗用品及一次性医疗器械。

第 19 节　医疗废物的处理程序	文件编号：LHJY-SW-019
	版本号：E/0
	页码：第 2 页　共 5 页

（3）化学性医疗废物

包括废弃的过氧乙酸、戊二醛等消毒剂；废弃的汞温度计；废弃的化学试剂。

（4）药物性医疗废物

包括药物敏感试验所废弃的药敏纸片、混入药物的肉汤、药敏试验 E 试验法（epsilometer test, E-test）试验条。

（5）损伤性医疗废物

包括医用注射器、末梢血采血针头、刀片、玻片、玻璃试管、玻璃安瓿等。

11.19.5.2　医疗废物的收集

（1）非感染性医疗废物

用黑色塑料袋收集。

（2）感染性医疗废物

用防渗漏、防破裂、防穿孔黄色塑料袋收集。

（3）微生物实验室进行微生物培养处理后的标本、培养物、使用过的培养基、菌株毒株以及高风险感染性医疗废物

必须放在专用的耐高压蒸汽灭菌的塑料袋储存并高压蒸汽灭菌（121℃/103.4 kPa,20 分钟）后，再包装好运出实验室。

（4）损伤性医疗废物

使用后（直接接触微生物的利器高压蒸汽灭菌后）都应放入贴有清晰标签、不会被刺破的利器盒内，不要超过规定的盛放容量。利器盒应符合以下特点：① 防漏防刺，质地坚固耐用；② 便于运输，不易倒出或泄漏；③ 有手柄，手柄不会影响使用；④ 有较大进物孔缝，进物容易，且不会外移；⑤ 有盖；⑥ 在装入 3/4 容量处设有"注意,请勿超过此线"的水平标识；⑦ 为较坚固的硬纸板材料,当采用焚烧处理时,可焚化；⑧ 标以较明显的黄色警示颜色；⑨ 用文字清晰标明"利器盒,只能盛装锐物"；⑩ 有清晰的国际标识符号,如"生物危险品"。

（5）对无法进行密封保存的感染性医疗废物和重复利用的移液管、玻片、试管等物品

使用后放到浸满消毒剂（1 000 mg/L 健之素）的器皿内。由于消毒剂容易与有机物残渣反应而使消毒剂作用逐步衰减,应每天予以更换。

（6）集团各医疗机构科室医疗废物

集团各医疗机构科室医疗废物放置在固定的区间,感染性医疗废物桶上标有明显的警示标识（图 11.19.1）。各医疗机构配备回收废物专用密封推车和必要的防护设施,工作人员应进行防护培训。

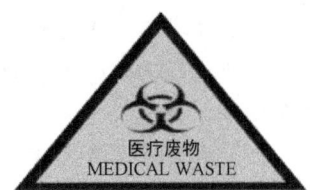

图 11.19.1　医疗废物警示标识

	文件编号：LHJY-SW-019
第 19 节　医疗废物的处理程序	版本号：E/0
	页码：第 3 页　共 5 页

（7）实验室二级病原微生物阳性标本（如 HIV）

需收于前处理统一收集，交接于临床微生物组工作人员，统一高压蒸汽灭菌处理。

11.19.5.3　医疗废物的处理

（1）非感染性医疗废物的处理

按照普通废物进行处理。

（2）感染性医疗废物的高压蒸汽灭菌处理

须放在专用的耐高压蒸汽消毒的塑料袋储存并高压蒸汽灭菌后，再包装好送出实验室（实验内所有标本均高压处理）。

（3）化学性医疗废物的处理

实验室过期试剂和一些消毒剂必须经稀释和无害化处理后再排入集团各医疗机构污水处理站处理后排放。有些危险化学性废物应做好标记，集中收集，交专业机构统一处理。

（4）药物性医疗废物的处理

较少量的药物性废物可以混入感染性医疗废物进行统一处理，但应在标签上注明。

（5）损伤性医疗废物的处理

对收集到警示线的利器盒利器盒进行封口，贴上标签，注明专业组和日期。

（6）医疗废物的移交

经培训的员工负责实验室医疗废物的收取，废弃的标本每天下午一次。运出实验室的医疗废物通过医疗废物转运通道进行转运，不得通过员工通道。收取后统一运送到集团各医疗机构内的医疗废物临时存放点，再由各医疗机构指定的医疗废物处理公司进行处理。发生泄漏时应立即设置隔离区，采取有效措施防止扩散并进行消毒或无害化处理。发生意外流失应向院感科报告并尽快设法追回。中心各专业组医疗废物移交时，交接双方要对医疗废物的包装和种类进行检查和清点称重，保障其得到妥善处理，使用集团《废物回收》手机 APP 进行扫码交接，现场打印识别码粘贴于《医疗废物交接登记表》（附表 11.19.1），需要高压蒸汽灭菌的标本，填写《高压蒸汽灭菌标本交接记录表》（附表 11.19.2）。记录保存至少 2 年。

11.19.6　记录表格

［1］LHJY-SW-TAB-0803《医疗废物交接登记表》，见附表 11.19.1。

［2］LHJY-SW-TAB-0805《高压蒸汽灭菌标本交接记录表》，见附表 11.19.2。

编写：韦洁宏　　　　审核：卢文深　　　　批准：张秀明

批准日期：2023 年 9 月 1 日

文件编号：LHJY-SW-019
版本号：E/0
页码：第4页 共5页

第19节 医疗废物的处理程序

附表11.19.1 医疗废物交接登记表

编号：LHJY-SW-TAB-0803

识别码粘贴处	识别码粘贴处	识别码粘贴处	识别码粘贴处	识别码粘贴处
日期 | 交付人 | 接收人	日期 | 交付人 | 接收人	日期 | 交付人 | 接收人	日期 | 交付人 | 接收人	日期 | 交付人 | 接收人
识别码粘贴处	识别码粘贴处	识别码粘贴处	识别码粘贴处	识别码粘贴处
日期 | 交付人 | 接收人	日期 | 交付人 | 接收人	日期 | 交付人 | 接收人	日期 | 交付人 | 接收人	日期 | 交付人 | 接收人

文件编号：LHJY-SW-019
版本号：E/0
页码：第5页 共5页

第19节 医疗废物的处理程序

附表 11.19.2　高压蒸汽灭菌标本交接记录表

编号：LHJY-SW-TAB-0805

交接时间	姓名	科室	检测项目	交接人	接收人	处　理

第20节 标本采集、运送和处理的生物安全防护程序	文件编号：LHJY-SW-020
	版本号：E/0
	页码：第1页 共3页

11.20.1 目的

规范中心标本采集、运送和处理的生物安全防护要求，减少生物危害。

11.20.2 标本对人的感染途径

11.20.2.1 经口食入

通过口腔食入感染性物质，如工作后不洗手、在实验室进食都会经由手-口途径传播。

11.20.2.2 空气传播

空气是病原体传播的重要途径之一，尤其是在医疗机构，空气中的病原体来源于患者呼吸道分泌物、伤口脓液、排泄物、皮肤屑等，干燥后形成菌尘，通过讲话、咳嗽、喷嚏、清扫整理病房、人员走动、物品传递、空气流动等扬起而污染空气，污染的空气可直接引起呼吸道感染、传播呼吸道疾病。被感染的危险也会由不遵守安全操作引起的，如无盖离心管离心、高温烧灼等气溶胶的产生，都容易引起传染因子的空气传播。

11.20.2.3 皮肤黏膜感染

当工作人员的皮肤黏膜暴露于患者的血液或体液时，病原菌能够通过皮肤黏膜直接感染。

11.20.2.4 利器刺伤

在操作中被带有感染因子的利器刺伤时，可将感染因子直接注入人体，引起感染。

11.20.2.5 手污染

手是工作人员工作中被感染的重要传播媒介。

11.20.3 标本采集的生物安全防护

11.20.3.1 工作人员标本采集前后安全防护

工作人员在采集标本前应穿防护衣和佩戴手套，采集完毕及时洗手。

11.20.3.2 标本采集时安全防护

标本采集时，做到采用一人一针、一巾、一管等，每个患者标本采集完后操作人员均用消毒剂擦拭手套表面。

第20节 标本采集、运送和处理的生物安全防护程序	文件编号：LHJY-SW-020
	版本号：E/0
	页码：第2页 共3页

11.20.3.3 采集后标本防病原微生物扩散安全防护

每一份生物标本采集完都置于被承认的、本质安全、防漏的、带盖的密封容器里，有效防止病原微生物扩散的感染。

11.20.4 标本运送的生物安全防护

11.20.4.1 运送人员运送标本前安全防护

标本由经培训的专业人员运送，运送人员严格按照生物安全要求，戴手套、穿工作服，若有可能发生血液或体液等标本的飞溅或渗出时还需要戴上口罩或护目镜。

11.20.4.2 标本运送时安全防护

所有的血液和体液等标本应视为传染源或有潜在的传染源，为了防止渗漏，除检查所有容器的盖帽外，还应将标本置于防水、防倒、防挤的盒子里。

11.20.4.3 标本运送的安全方式

所有标本应以防止污染工作人员、患者或环境的安全方式运送到实验室。

11.20.4.4 危险标本的运送

危险标本应置于被批准的本质安全的防漏容器中运输。

11.20.5 标本处理的生物安全防护

11.20.5.1 工作人员在处理常规标本时安全防护

应戴手套及穿着防护服装。

11.20.5.2 工作人员在处理高传染风险标本时安全防护

应在生物安全柜内打开，并准备好消毒剂，需要时进行消毒。

11.20.5.3 非保存和保存的安全防护

不作保存的标本，进行包装后作为感染性医疗废物统一处理；需保存的标本处理完后按照保存期限放进低温冰箱保存，用扎带密封，以防止血清和危险因子产生气溶胶，达到生物安全目的。

	文件编号：LHJY-SW-020
第 20 节 标本采集、运送和处理的生物安全防护程序	版本号：E/0
	页码：第 3 页 共 3 页

11.20.5.4 保存高风险感染性医疗废物安全防护

应设立专门的地方存放，并贴上明显的标识和生物危害警告标识。

11.20.5.5 菌（毒）株保存的安全防护

不可保存超过二级生物安全允许范围之外的菌（毒）株，在必要的实验完成后必须进行销毁。菌株的保存应由专人负责，按照双人双锁，必须有详细的入库、出库以及复苏，复苏后有何用途、使用后以何种方式销毁的记录。

11.20.5.6 标本处理时发生溢洒的安全防护

标本处理时发生溢洒，参照 LHJY-SW-023《生物危险物质溢洒事件的处理》进行处理。

11.20.5.7 员工职业暴露的安全防护

员工在标本处理时发生职业暴露，参照 LHJY-SW-024《职业暴露的防护处理措施》中相应的处理方法。

编写：韦洁宏　　　　审核：卢文深　　　　批准：张秀明

批准日期：2023 年 9 月 1 日

	文件编号：LHJY-SW-021
第 21 节　个人防护用品使用操作程序	版本号：E/0
	页码：第 1 页　共 7 页

11.21.1　目的

标准预防是针对中心工作人员采取的一组预防感染措施。中心工作场所包括普通检验窗口、普通检验室、微生物室、PCR实验室等，依据生物安全风险，工作场所不同，对工作人员的预防感染也不同，包括手卫生，根据预期可能的暴露选用手套、隔离衣、口罩、护目镜或防护面屏，以及安全注射。也包括穿戴合适的防护用品处理患者环境中污染的物品与医疗器械。标准预防基于患者的血液、体液、分泌物（不包括汗液）、非完整皮肤和黏膜均可能含有感染性因子的原液。

11.21.2　个人防护用品

用于保护工作人员避免接触感染因子的各种屏障用品。包括口罩、手套、护目镜、防护面罩、隔离衣、防护服等。

11.21.2.1　纱布口罩

保护呼吸道免受有害粉尘、气溶胶、微生物及灰尘伤害的防护用品。

11.21.2.2　外科口罩

能阻止血液、体液和飞溅物传播的，工作人员在有创操作过程中佩戴的口罩。

11.21.2.3　医用防护口罩

能阻止经空气传播的直径 $\leqslant 5\ \mu m$ 感染因子或近距离（<1 m）接触经飞沫传播的疾病而发生感染的口罩。医用防护口罩的使用包括密合性测试、培训、型号的选择、医学处理和维护。

11.21.2.4　护目镜

防止患者的血液、体液等具有感染性物质溅入人体眼部的用品。

11.21.2.5　防护面罩（防护面屏）

防止患者的血液、体液等具有感染性物质溅到人体面部的用品。

11.21.2.6　手套

防止病原体通过工作人员的手传播疾病和污染环境的用品。

11.21.2.7　隔离衣

用于保护工作人员避免受到血液、体液和其他感染性物质污染，或用于保护患者避免

第 21 节　个人防护用品使用操作程序	文件编号：LHJY-SW-021
	版本号：E/0
	页码：第 2 页　共 7 页

感染的防护用品。根据与患者接触的方式包括接触感染性物质的情况和隔离衣阻隔血液和体液的可能性选择是否穿隔离衣和选择其型号。

11.21.2.8　防护服

工作人员在接触甲类或按甲类传染性疾病管理的患者时所穿的一次性防护用品。应具有良好的防水、抗静电、过滤效率和无皮肤刺激性，穿脱方便。结合部严密，袖口、脚踝口应为弹性收口。

11.21.3　防护用品的使用

防护用品应符合国家相关标准，在有效期内使用。

11.21.3.1　口罩的使用

一般实验活动，可佩戴外科口罩，接触经空气传播或近距离接触经飞沫传播的呼吸道传染性疾病患者时，应戴医用防护口罩。

（1）外科口罩的佩戴方法

1）将口罩罩住鼻、口及下巴，口罩下方带系于颈后，上方带系于头顶中部。

2）将双手指尖放在鼻夹上，从中间位置开始，用手指向内按压，并逐步向两侧移动，根据鼻梁形状塑造鼻夹。

3）调整系带的松紧度。

（2）医用防护口罩的正确佩戴

1）一手托住防护口罩，有鼻夹的一面背向外，将防护口罩罩住鼻、口及下巴，鼻夹部位向上紧贴面部，如图 11.21.1A。

2）用另一只手将下方系带拉过头顶，放在颈后双耳下，如图 11.21.1B。

3）再将上方系带拉至头顶中部，如图 11.21.1C。

4）将双手指尖放在金属鼻夹上，从中间位置开始，用手指向内按鼻夹，并分别向两侧移动和按压，根据鼻梁的形状塑造鼻夹，如图 11.21.1D。

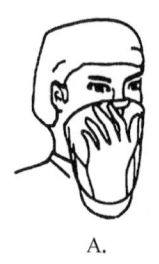

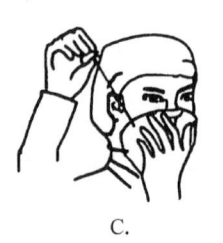

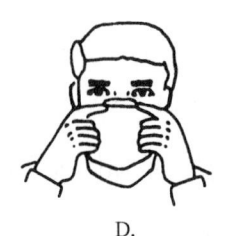

A.　　　　B.　　　　C.　　　　D.

图 11.21.1　医用防护口罩正确佩戴方法

	文件编号：LHJY-SW-021
第21节　个人防护用品使用操作程序	版本号：E/0
	页码：第3页　共7页

（3）注意事项

1）不应一只手捏鼻夹。

2）医用外科口罩只能一次性使用。

3）口罩潮湿后、受到患者血液、体液污染后，应及时更换。

4）每次佩戴医用防护口罩进入工作区域之前，应进行密合性检查。检查方法：将双手完全盖住防护口罩，快速的呼气，若鼻夹附近有漏气应调整鼻夹，若漏气位于四周，应调整到不漏气为止。

（4）摘除口罩方法

1）双手不要接触口罩前面（污染面）。

2）先解开下面的系带，再解开上面的系带。

3）用手仅捏住口罩的系带丢至医疗废物容器内。

11.21.3.2　护目镜、防护面罩的使用时机

1）在进行实验操作，可能发生患者血液、体液、分泌物等喷溅时。

2）近距离接触经飞沫传播的传染性疾病患者时。

3）采集呼吸道传染性疾病患者标本时，可能发生患者血液、体液、分泌物喷溅时，应使用全面型防护面罩。

11.21.3.3　手套的使用

（1）清洁手套

接触患者的血液、体液、分泌物、排泄物、呕吐物及污染物品时，应戴清洁手套。

（2）无菌手套

进行无菌操作、接触患者破损皮肤、黏膜时，应戴无菌手套。

（3）正确戴无菌手套方法

1）打开手套包，一手掀起口袋的开口处。

2）另一手捏住手套翻折部分（手套内面）取出手套，对准五指戴上。

3）掀起另一只袋口，以戴着无菌手套的手指插入另一只手套的翻边内面，将手套戴好。然后将手套的翻转处套在工作衣袖外面。

（4）正确脱手套的方法

1）用戴着手套的手捏住另一只手套污染面的边缘将手套脱下。

2）戴着手套的手握住脱下的手套，用脱下手套的手捏住另一只手套清洁面（内面），将手套脱下。

3）用手捏住手套的里面丢至医疗废物容器内。

第 21 节　个人防护用品使用操作程序	文件编号：LHJY-SW-021
	版本号：E/0
	页码：第 4 页　共 7 页

(5) 注意事项

1) 操作完成后脱去手套,应按规定程序与方法洗手,戴手套不能替代洗手,必要时进行手消毒。

2) 操作时发现手套破损时,应及时更换。

3) 戴无菌手套时,应防止手套污染。

11.21.3.4　隔离衣与防护服的使用

(1) 隔离衣与防护服标准

应根据实验工作的需要,选用隔离衣或防护服,防护服应符合 GB19082-2009 的规定,隔离衣应后开口,能遮盖住全部衣服和外露的皮肤。

(2) 下列情况应穿隔离衣

1) 接触感染性疾病患者如传染性疾病患者、多重耐药菌感染患者等时。

2) 可能受到患者血液、体液、分泌物、排泄物喷溅时。

(3) 穿隔离衣方法

1) 右手提衣领,左手伸入袖内,右手将衣领向上拉,露出左手,如图 11.21.2A。

2) 换左手持衣领,右手伸入袖内,露出右手,勿触及面部,如图 11.21.2B。

3) 两手持衣领,由领子中央顺着边缘向后系好颈带,如图 11.21.2C。

4) 再扎好袖口,如图 11.21.2D。

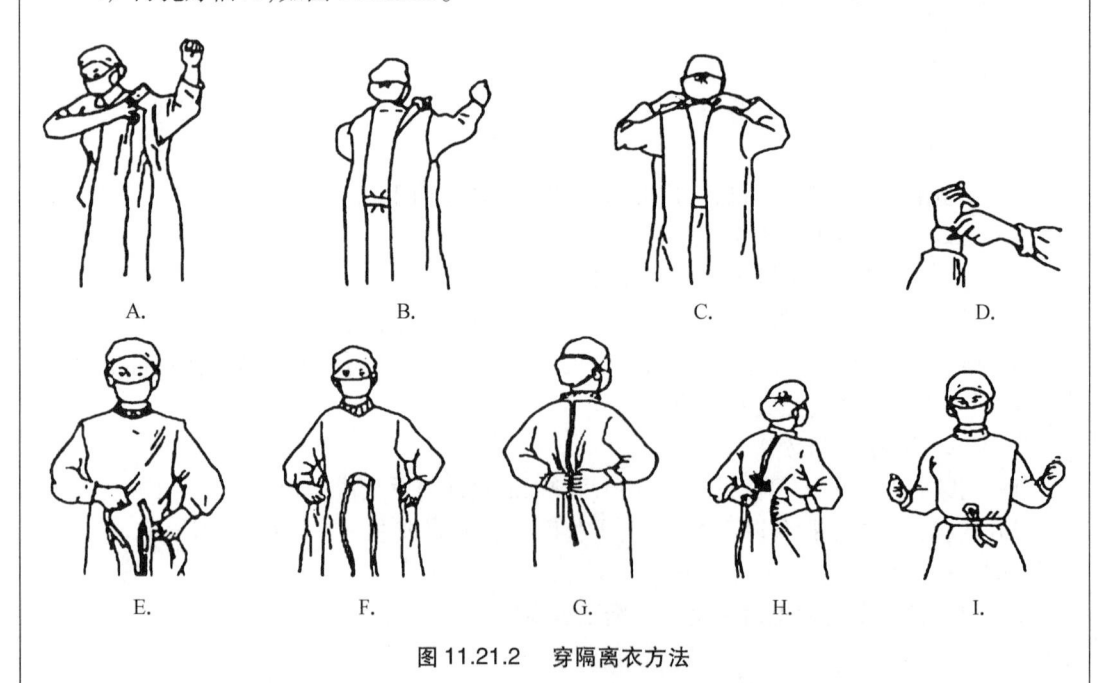

图 11.21.2　穿隔离衣方法

第21节　个人防护用品使用操作程序	文件编号：LHJY-SW-021
	版本号：E/0
	页码：第5页　共7页

5）将隔离衣一边（约在腰下5 cm）处渐向前拉，见到边缘捏住，如图11.21.2E。
6）同法捏住另一侧边缘，如图11.21.2F。
7）双手在背后将衣边对齐，如图11.21.2G。
8）向一侧折叠，一手按住折叠处，另一手将腰带拉至背后折叠处，如图11.21.2H。
9）将腰带在背后交叉，回到前面将带子系好如图11.21.2I。
（4）脱隔离衣方法
1）解开腰带，在前面打一活结，如图11.21.3A。
2）解开袖带，塞入袖袢内，充分暴露双手，进行手消毒，如图11.21.3B。
3）解开颈后带子，如图11.21.3C。
4）右手伸入左手腕部袖内，拉下袖子过手，如图11.21.3D。
5）用遮盖着的左手握住右手隔离衣袖子的外面，拉下右侧袖子，如图11.21.3E。
6）双手转换逐渐从袖管中退出，脱下隔离衣，如图11.21.3F。
7）左手握住领子，右手将隔离衣两边对齐污染面向外悬挂污染区；如果悬挂污染区外，则污染面向里。
8）不再使用时，将脱下的隔离衣，污染面向内，卷成包裹状，丢至医疗废物容器内或放入回收袋中，如图11.21.3G。

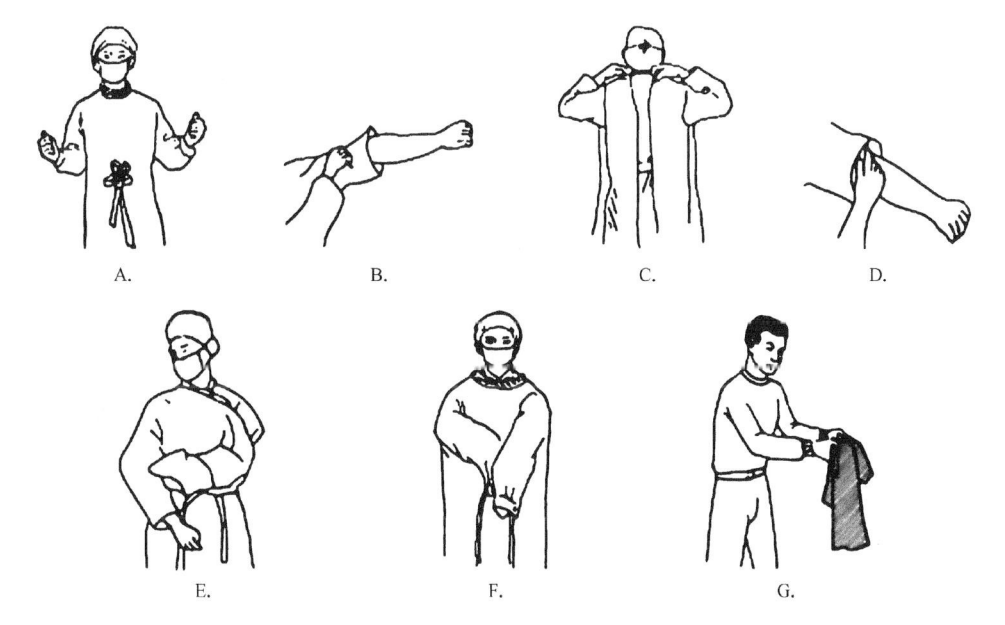

图11.21.3　脱隔离衣方法

（5）穿防护服方法
联体或分体防护服，先穿下衣，再穿上衣，然后戴好帽子，最后拉上拉锁的顺序。

	文件编号：LHJY-SW-021
第 21 节　个人防护用品使用操作程序	版本号：E/0
	页码：第 6 页　共 7 页

（6）脱分体防护服方法

1）先将拉链拉开,如图 11.21.4A。

2）向上提拉帽子,使帽子脱离头部,如图 11.21.4B。

3）脱袖子、上衣,将污染面向里放入医疗废物袋,如图 11.21.4C。

4）脱下衣,由上向下边脱边卷,污染面向里,脱下后置于医疗废物袋,如图 11.21.4D～图 11.21.4E。

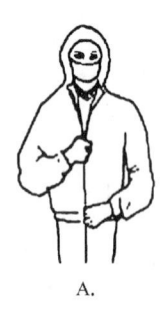

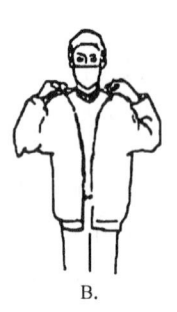

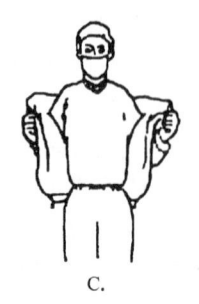

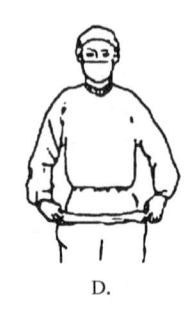

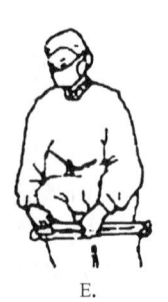

图 11.21.4　脱分体防护服方法

（7）脱联体防护服方法

1）先将拉链拉到底,如图 11.21.5A。

2）向上提拉帽子,使帽子脱离头部。

3）脱袖子,如图 11.21.5B、图 11.21.5C。

4）由上向下边脱边卷,如图 11.21.5D。

5）污染面向里直至全部脱下后放入医疗废物袋内,如图 11.21.5E。

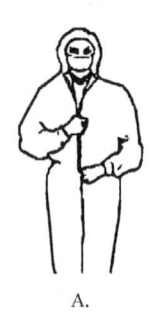

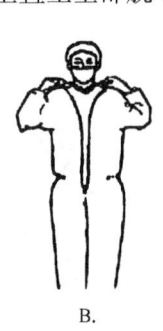

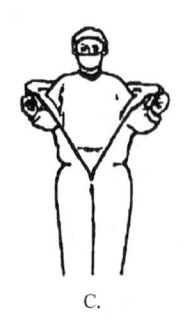

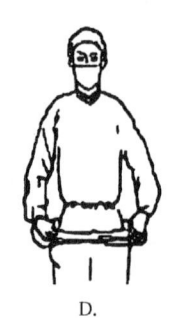

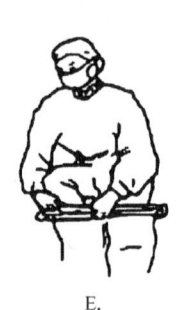

图 11.21.5　脱联体防护服方法

（8）注意事项

1）隔离衣和防护服只限在规定区域内穿脱。

2）穿前应检查隔离衣和防护服有无破损,穿时勿使衣袖触及面部及衣领。发现有渗漏或破损应及时更换;脱时应注意避免污染。

第21节 个人防护用品使用操作程序

文件编号：LHJY-SW-021
版本号：E/0
页码：第7页 共7页

11.21.4 防护用品的穿脱程序

11.21.4.1 穿戴防护用品应遵循的程序

1）清洁区进入潜在污染区：洗手→戴帽子→戴医用防护口罩→穿工作衣裤→换工作鞋后→进入潜在污染区。手部皮肤破损的戴乳胶手套。

2）潜在污染区进入污染区：穿隔离衣或防护服→戴护目镜→防护面罩→戴手套→穿鞋套→进入污染区。

11.21.4.2 脱防护用品应遵循的程序

1）离开污染区进入潜在污染区前：摘手套、消毒双手→摘护目镜/防护面屏→脱隔离衣或防护服→脱鞋套→洗手和/或手消毒→进入潜在污染区。用后物品分别放置于专用污物容器内。

2）潜在污染区进入清洁区前：洗手和/或手消毒→脱工作服→摘医用防护口罩→摘帽子→洗手和手消毒→进入清洁区。

3）离开清洁区：沐浴、更衣→离开清洁区。

11.21.5 中心工作人员防护级别要求

见表11.21.6。

表11.21.6 中心工作人员防护级别要求

工作场所	实验活动	手卫生	工作服	外科口罩	医用防护口罩	防护眼/面罩	乳胶手套	防水隔离衣	防护服	工作帽	鞋套
普通检验窗口	标准接收	√	√	√			√			√	
普通检验室	标本检测	√	√	√			√				
微生物室	标本检测	√	√(专用)	√		√(必要时)	√			√	
PCR实验室	标本检测	√	√		√	√	√(必要时双层)		√	√	√长筒

编写：韦洁宏　　　　审核：卢文深　　　　批准：张秀明

批准日期：2023年9月1日

	文件编号：LHJY-SW-022
第22节 安全事故处理程序	版本号：E/0
	页码：第1页 共3页

11.22.1 目的

规范中心的事故处理程序，以降低工作人员因安全事故受到的伤害。

11.22.2 成立安全事故处理小组

由中心主任任组长，组员包括各专业组组长和中心安全员，全面负责实验室安全事故处理的领导工作。

11.22.3 安全事故分类

突发事件是指突然发生，其可能造成事故或者影响临床工作正常开展，危及患者及时、正确诊治，以及院感流行、环境污染等紧急事件。本程序主要针对以下突发事件。

11.22.3.1 高致病原与危险品泄漏事件

主要包括高致病性病原体微生物的泄漏、意外接触或可能感染、暴发传染性疾病疫情和群体性不明原因疾病，以及毒物、高危害性化学物质、致癌物污染环境等。

11.22.3.2 院感暴发事件

指在医疗机构或其科室的患者中，短时间内发生3例以上同种同源感染病例的现象。

11.22.4 配备必备的急救装备

11.22.4.1 急救箱

常用的伤口处理药品，0.9%生理盐水、0.5%安多福、无菌棉签、灭菌凡士林纱布、一次性注射器、医用口罩、外科手套、创可贴等。

11.22.4.2 灭火器具

适合实验室使用的灭火器（如手提式 CO_2 灭火器、手提式干粉灭火器等）、水袋、水枪等。

11.22.4.3 常用工具

铁锤、扳手、螺丝刀。

11.22.5 清晰标识紧急联系对象

显著位置张贴以下信息：中心本身地址和电话、主任电话、安全员电话、后勤消防电

第22节　安全事故处理程序

| 文件编号：LHJY-SW-022 |
| 版本号：E/0 |
| 页码：第2页　共3页 |

话、与可能发生的事故密切相关的内部其他部门电话。

11.22.6　事故的报告

11.22.6.1　事故的处理

1）员工在工作中发生意外事故时，按本书中所相应的处理方法进行处理，处理后或当事人不能自行处理的要及时向相关专业组组长和中心主任报告，必要时由中心主任向院领导报告。

2）意外事件中若需要中心安全管理小组人员或科室其他人员参加，所有人员应无条件参加意外事件的处理。

3）所有事故报告应形成书面文件并存档（包括所有相关活动的记录和证据等文件）。适用时，报告应包括事实的详细描述、原因分析、影响范围、后果评估、采取的措施、所采取措施有效性的追踪、预防类似事件发生的建议及改进措施等。

11.22.6.2　事故报告

事故报告（包括采取的任何措施）应提交和中心管理层评审，适用时，还应提交更高管理层的评审。实验室任何工作人员不应隐瞒实验室活动相关的事件、伤害、事故、职业相关疾病以及潜在危险，应按国家规定上报。

11.22.7　具体应急处置方案

11.22.7.1　高致病原泄漏处置流程

见图11.22.1。

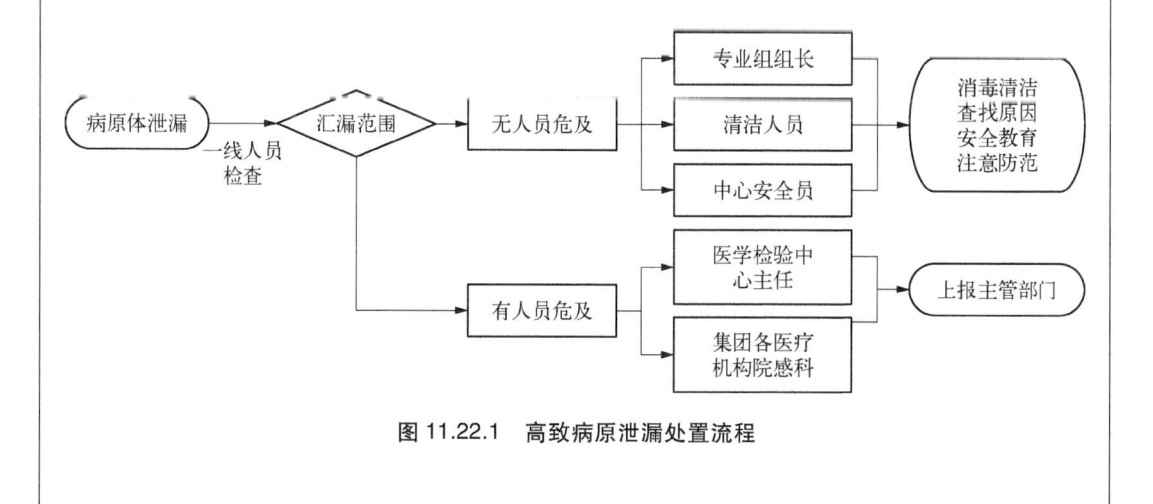

图11.22.1　高致病原泄漏处置流程

	文件编号：LHJY-SW-022
第 22 节　安全事故处理程序	版本号：E/0
	页码：第 3 页　共 3 页

11.22.7.2　院感事件处置流程

见图 11.22.2。

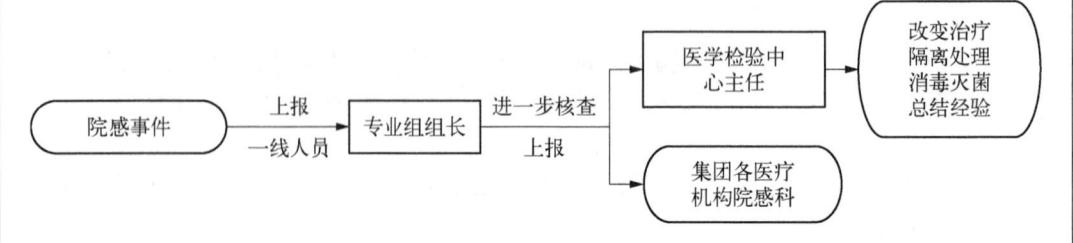

```
院感事件 ──上报──→ 专业组组长 ──进一步核查──→ 医学检验中心主任 ──→ 改变治疗
          一线人员              上报                                     隔离处理
                                    ↓                                   消毒灭菌
                              集团各医疗                                  总结经验
                              机构院感科
```

图 11.22.2　院感事件处置流程

编写：田　琦　　　　审核：卢文深　　　　批准：张秀明
　　　　　　　　　　　　　　　　　　　　批准日期：2023 年 9 月 1 日

第23节　生物危险物质溢洒事件的处理	文件编号：LHJY-SW-023
	版本号：E/0
	页码：第1页　共7页

11.23.1　目的

规范中心的生物危险物质溢洒事件的处理要求，减少生物危害。

11.23.2　溢洒的定义

溢洒指包含生物危险物质的液态或固态物质意外地与容器或包装材料分离的过程。

11.23.3　溢洒处理工具包

11.23.3.1　溢洒处理工具包包括

1）对感染性物质有效的消毒液，消毒液需要按使用要求定期配制。
2）消毒液盛放容器。
3）镊子或钳子、一次性刷子，或其他处理利器的装置。
4）足够的布巾、纸巾或其他适宜的（伽马吸附巾）吸收材料。
5）用于盛放感染性溢洒物及清理物品的专用收集袋或容器。
6）橡胶手套。
7）面部防护装备，如面罩、护目镜、一次性口罩等。
8）溢洒处理警示标识，如"禁止进入""生物危险"等。
9）其他专用的工具。

11.23.3.2　存放地点

明确标示出溢洒处理工具包的存放地点。

11.23.4　溢洒的处理

11.23.4.1　溢洒撤离

1）发生生物危险物质溢洒时，立即通知房间内的无关人员迅速离开，在撤离房间的过程中注意防护气溶胶。关门并张贴"禁止进入""溢洒处理"的警告标识，至少30分钟后方可进入现场处理溢洒物。
2）撤离人员按照离开中心的程序脱去个体防护装备，用适当消毒剂和水清洗所暴露皮肤。
3）立即通知专业组组长。必要时由其安排专人清除溢洒物。

11.23.4.2　职业暴露

如果同时发生了针刺或扎伤，可以用消毒剂和水清洗受伤区域，挤压伤处周围以促使

第23节　生物危险物质溢洒事件的处理	文件编号：LHJY-SW-023
	版本号：E/0
	页码：第2页　共7页

血往伤口外流；如果发生了黏膜暴露，至少用水冲洗暴露区域5分钟。立即向主管人员报告。

11.23.5　溢洒区域的处理

11.23.5.1　小面积（直径在10 cm之内）

血液、体液、呕吐物、排泄物、菌液等污染时溅洒（或混有玻璃或针头等利器污染）处理流程。

（1）工作人员防护措施

戴帽子、口罩、双层手套。先用镊子或夹子将混入的利器小心夹起丢入利器盒内以待处理。

（2）吸附

用足量的吸水纸覆盖并吸收污染物，并用小喷壶现场配置2 000 mg/L的含氯消毒液，将消毒液喷洒在吸水纸上。其用量以不流水为宜，覆盖消毒30分钟。覆盖物包裹血液、呕吐物、排泄物等，一起弃置于黄色医疗废物包装袋，同时脱去外层手套。（或按面积大小选择伽马吸附巾等覆盖材料、用干巾吸附液体等10秒，按压干巾移动直至液体完全被吸附）。

（3）污染区域消毒

向污染区域喷洒含有效氯2 000 mg/L消毒液，以污染物为中心，由外向内用小毛巾进行擦拭消毒（包括该范围内的各类物品表面，如病床、床头柜、墙面及地面等），如果地面有裂缝或地砖之间的接缝，应用刷子洗刷裂缝。最后再用清水擦洗一遍（或使用伽马吸附巾用水充分泡湿，挤掉多余水分，等待10秒，再擦拭需要清洁的物表，由干净到脏，遵循"S"形走势，让物表自然晾干）。

（4）终末处理

使用镊子、刷子等采用含有效氯2 000 mg/L消毒液浸泡消毒30分钟后清洗备用。污染的覆盖材料封扎注明标识后按感染性医疗废物处理。玻璃、针头等利器放入利器盒。按规范的顺序脱去防护用品并进行手卫生。

11.23.5.2　大面积（直径在10 cm以上）

血液、体液、呕吐物、排泄物等污染时溢洒处理流程。

1）方法基本同小面积血液、体液、呕吐物、排泄物、菌液等污染时的处理方法。

2）工作人员防护措施：戴帽子、口罩、双层手套。穿脱隔离衣、鞋套，必要时戴防护眼镜。

3）吸水纸覆盖改为吸附垫覆盖。

	文件编号：LHJY-SW-023
第 23 节　生物危险物质溢洒事件的处理	版本号：E/0
	页码：第 3 页　共 7 页

11.23.5.3　生物安全柜内溢洒的处理

1）处理溢洒物时不要将头伸入安全柜内，也不要将脸直接面对前操作口，而应处于前视面板的后方。选择消毒剂时需要考虑消毒剂对生物安全柜的腐蚀性。

2）如果溢洒的量不足 1 mL 时，可直接用消毒剂浸湿的纸巾（或其他材料）擦拭。

3）如溢洒量大或容器破碎，执行如下操作：

a）使生物安全柜保持开启状态。

b）在溢洒物上覆盖浸有消毒剂的吸收材料，作用一定时间以发挥消毒作用。必要时，用消毒剂浸泡工作表面以及排水沟和接液槽。

c）在安全柜内对所戴手套消毒后，脱下手套。如果防护服已被污染，脱掉所污染的防护服后，用适当的消毒剂清洗暴露部位。

d）穿好适当的个体防护装备，如双层手套、防护服、护目镜和呼吸保护装置等。

e）小心将吸收了溢洒物的纸巾（或其他吸收材料）连同溢洒物收集到专用的收集袋或容器中，并反复用新的纸巾（或其他吸收材料）将剩余物质吸净；破碎的玻璃或其他利器要用镊子或钳子处理。

f）用消毒剂擦拭或喷洒安全柜内壁、工作表面以及前视窗的内侧；作用一定时间后，用洁净水擦干净消毒剂。

g）如果需要浸泡接液槽，在清理接液槽前要先报告专业组组长；可能需要用其他方式消毒后再进行清理。

4）如果溢洒物流入生物安全柜内部，需要评估后采取适用的措施。

11.23.5.4　离心机内溢洒的处理

1）在离心感染性物质时，要使用密封管以及密封的转子或安全桶。每次使用前，检查并确认所有密封圈都在位并状态良好。

2）离心结束后，至少再等候 5 分钟打开离心机盖。如果打开盖子后发现离心机已经被污染，立即小心关上。如果离心期间发生离心管破碎，立即关机，不要打开盖子。切断离心机的电源，至少 30 分钟后再开始清理工作。

3）穿戴适当的个体防护装备，准备好清理工具。必要时，负责清理的工作人员需要佩戴呼吸保护装置。

4）用消毒剂擦拭或喷洒离心机内部，消毒后小心将转子转移到生物安全柜内，浸泡在适当的非腐蚀性消毒液内，建议浸泡 60 分钟以上。通过用适当的消毒剂擦拭和喷雾的方式消毒离心转子舱室和其他可能被污染的部位，空气晾干。

5）小心将离心管转移到专用的收集容器中。一定要用镊子夹取破碎物，可以用镊子夹着棉花收集细小的破碎物。

	文件编号：LHJY-SW-023
第23节 生物危险物质溢洒事件的处理	版本号：E/0
	页码：第4页 共7页

6）如果溢洒物流入离心机的内部,需要评估后采取适用的措施。

11.23.6　评估与报告

对溢洒处理过程和效果进行评估,必要时对实验室进行彻底的消毒处理和对暴露人员进行医学评估。按程序记录相关过程于《生物危险物质溢洒处理记录表》并网上上报集团安全(不良)事件管理系统：生物安全(不良)事件。

11.23.7　溢洒处理流程

见附图11.23.1。

11.23.8　记录表格

LHJY-SW-TAB-0901《生物危险物质溢洒处理记录表》,见附表11.23.1。

编写：田　琦　　　　审核：卢文深　　　　批准：张秀明

批准日期：2023年9月1日

第 23 节　生物危险物质溢洒事件的处理	文件编号：LHJY-SW-023
	版本号：E/0
	页码：第 5 页　共 7 页

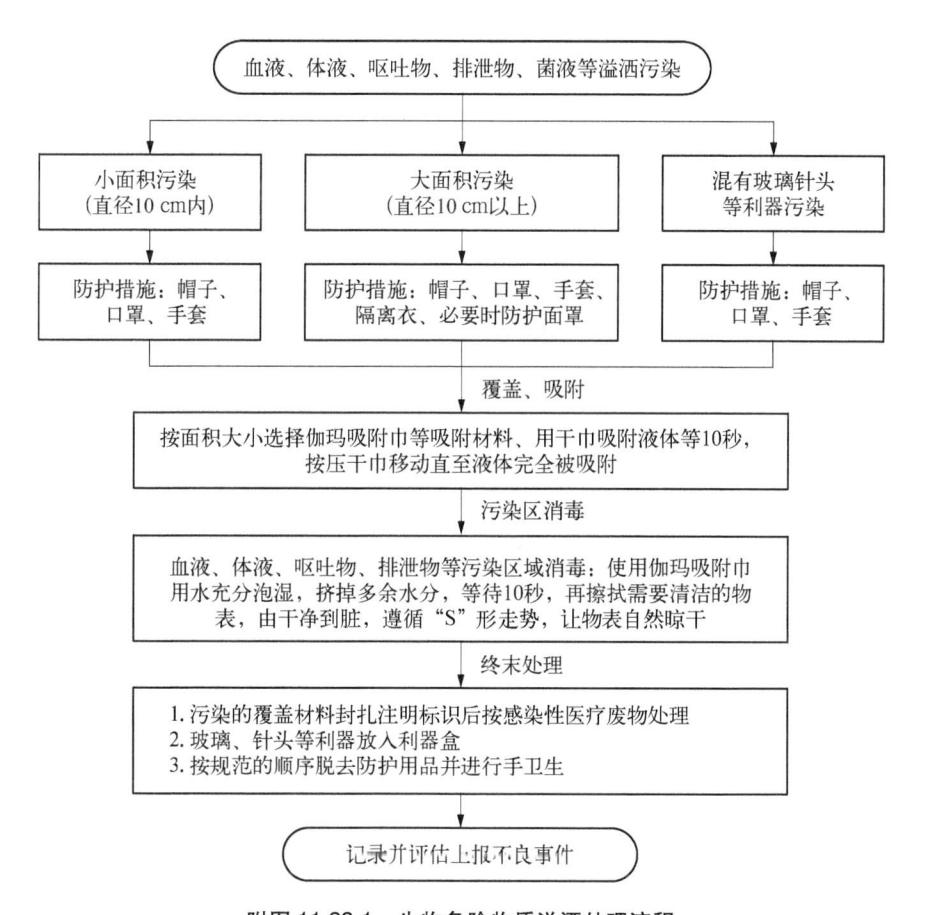

```
         ┌─────────────────────────────────────────┐
         │ 血液、体液、呕吐物、排泄物、菌液等溢洒污染 │
         └─────────────────────────────────────────┘
              │              │              │
   ┌──────────┘              │              └──────────┐
   ▼                         ▼                         ▼
┌──────────┐           ┌──────────┐              ┌──────────┐
│ 小面积污染 │           │ 大面积污染 │              │混有玻璃针头│
│(直径10 cm内)│          │(直径10 cm以上)│           │等利器污染 │
└──────────┘           └──────────┘              └──────────┘
     │                       │                         │
     ▼                       ▼                         ▼
┌──────────┐           ┌──────────────┐         ┌──────────┐
│防护措施：帽子、│         │防护措施：帽子、口罩、手套、│     │防护措施：帽子、│
│口罩、手套  │           │隔离衣、必要时防护面罩 │      │口罩、手套 │
└──────────┘           └──────────────┘         └──────────┘
```

覆盖、吸附

按面积大小选择伽玛吸附巾等吸附材料、用干巾吸附液体等 10 秒，按压干巾移动直至液体完全被吸附

污染区消毒

血液、体液、呕吐物、排泄物等污染区域消毒：使用伽玛吸附巾用水充分泡湿，挤掉多余水分，等待 10 秒，再擦拭需要清洁的物表，由干净到脏，遵循"S"形走势，让物表自然晾干

终末处理

1. 污染的覆盖材料封扎注明标识后按感染性医疗废物处理
2. 玻璃、针头等利器放入利器盒
3. 按规范的顺序脱去防护用品并进行手卫生

(记录并评估上报不良事件)

附图 11.23.1　生物危险物质溢洒处理流程

		第 23 节　生物危险物质溢洒事件的处理		文件编号：LHJY-SW-023
				版本号：E/0
				页码：第 6 页　共 7 页

附表 11.23.1　生物危险物质溢洒处理记录表

编号：LHJY-SW-TAB-0901

发生时间	发生地点	标本类型	处　理　措　施	处理者	备注
		○血液 ○菌液 ○____	○做好个人防护（防护服、手套、口罩等） ○伽马吸附巾覆盖并吸收溢洒标本 ○伽马吸附巾用水充分泡湿，挤掉多余水分，等待 10 秒，再擦拭需要清洁的物表，遵循"S"形走势（必要时重复以上步骤），让物表自然晾干 ○用镊子将所处理的一般物质按感染性医疗废物处理，如含有碎玻璃或其他利器，用镊子置于利器盒中，按损伤性医疗废物处理 ○处理完后再次对溢洒区域用清水清洁		
		○血液 ○菌液 ○____	○做好个人防护（防护服、手套、口罩等） ○伽马吸附巾覆盖并吸收溢洒标本 ○伽马吸附巾用水充分泡湿，挤掉多余水分，等待 10 秒，再擦拭需要清洁的物表，遵循"S"形走势（必要时重复以上步骤），让物表自然晾干 ○用镊子将所处理的一般物质按感染性医疗废物处理，如含有碎玻璃或其他利器，用镊子置于利器盒中，按损伤性医疗废物处理 ○处理完后再次对溢洒区域用清水清洁		
		○血液 ○菌液 ○____	○做好个人防护（防护服、手套、口罩等） ○伽马吸附巾覆盖并吸收溢洒标本 ○伽马吸附巾用水充分泡湿，挤掉多余水分，等待 10 秒，再擦拭需要清洁的物表，遵循"S"形走势（必要时重复以上步骤），让物表自然晾干 ○用镊子将所处理的一般物质按感染性医疗废物处理，如含有碎玻璃或其他利器，用镊子置于利器盒中，按损伤性医疗废物处理 ○处理完后再次对溢洒区域用清水清洁		

第 23 节 生物危险物质溢洒事件的处理			文件编号：LHJY-SW-023
			版本号：E/0
			页码：第 7 页 共 7 页

续 表

发生时间	发生地点	标本类型	处 理 措 施	处理者	备注
		○血液 ○菌液 ○____	○做好个人防护（防护服、手套、口罩等） ○伽马吸附巾覆盖并吸收溢洒标本 ○伽马吸附巾用水充分泡湿，挤掉多余水分，等待 10 秒，再擦拭需要清洁的物表，遵循"S"形走势（必要时重复以上步骤），让物表自然晾干 ○用镊子将所处理的一般物质按感染性医疗废物处理，如含有碎玻璃或其他利器，用镊子置于利器盒中，按损伤性医疗废物处理 ○处理完后再次对溢洒区域用清水清洁		

第24节　职业暴露的防护处理措施

文件编号：LHJY-SW-024
版本号：E/0
页码：第1页　共6页

11.24.1　目的

规范中心职业暴露的处理要求，保护工作人员的安全。

11.24.2　职业暴露的定义

职业暴露是指由于职业关系而暴露在危险因素中，从而有可能损害健康或危及生命的一种情况。工作人员职业暴露是指从事诊疗、护理活动过程中接触有毒、有害物质，或传染性疾病病原体，从而损害健康或危及生命的一类职业暴露。可分为感染性职业暴露、放射性职业暴露、化学性职业暴露和其他职业暴露。在医学实验室主要发生感染性职业暴露。

11.24.3　感染性职业暴露的防护

11.24.3.1　分级

（1）暴露级别分级

1）一级暴露：暴露源为体液、血液或者含有体液、血液的医疗器械、物品；暴露类型为暴露源沾染了有损伤的皮肤或者黏膜，暴露量小且暴露时间较短。

2）二级暴露：暴露源为体液、血液或者含有体液、血液的医疗器械、物品；暴露类型为暴露源沾染了有损伤的皮肤或者黏膜，暴露量大且暴露时间较长；或者暴露类型为暴露源刺伤或者割伤皮肤，但损伤程度较轻，为表皮擦伤或者针刺伤。

3）三级暴露：暴露源为体液、血液或者含有体液、血液的医疗器械、物品；暴露类型为暴露源刺伤或者割伤皮肤，但损伤程度较重，为深部伤口或者割伤物有明显可见的血液。

（2）暴露源的分级（可以套用乙型肝炎、丙型肝炎等血源性疾病）

1）HIV 阳性，暴露源的 HIV 滴度低[无症状，分化决定簇抗原4（cluster of differeniation 4，CD4）计数高]，HIV 暴露源级别为轻度（1度）。

2）HIV 阳性，暴露源的 HIV 滴度高[有症状，分化决定簇抗原4（cluster of differeniation 4，CD4）计数低]，HIV 暴露源级别重度（2度）。

3）暴露源不明，HIV 暴露源级别不明。

（3）暴露群的分级

健康暴露群；高危暴露群（怀孕人员、免疫力低下人群）。

11.24.3.2　预防

（1）标准预防的定义

认定患者的血液、体液、分泌物、排泄物均具有传染性，须进行隔离，不论是否有明显

	文件编号：LHJY－SW－024
第 24 节　职业暴露的防护处理措施	版本号：E/0
	页码：第 2 页　共 6 页

的血迹或是否接触非完整的皮肤与黏膜，接触上述物质者，必须采取防护措施。包括接触隔离、空气隔离和微粒隔离。

（2）标准预防的特点

既要防止血源性疾病的传播，也要防止非血源性疾病的传播；强调双向防护，既防止疾病从患者传至工作人员，又防止疾病从工作人员传至患者；根据疾病的主要的传播途径，采取相应的隔离措施。

（3）预防措施

1）工作人员在进行实验操作过程中，要保证充足的光线，并特别注意防止被针头、缝合针、刀片等利器刺伤或者划伤。

2）禁止将使用的一次性针头双手重新盖帽，如需盖帽只能用单手盖帽；禁止用手直接接触污染的针头、刀片等利器。

3）工作过程中传递利器建议使用传递容器，以免造成损伤。

4）使用后的利器应当直接放入耐刺、防渗透的利器盒中，以防利器刺伤。

5）工作人员进行有可能接触患者血液、体液的实验操作时必须戴手套，操作完毕，脱去手套后立即洗手或者手消毒。

6）在实验操作过程中，有可能发生血液、体液飞溅到面部时，工作人员应当戴手套，并戴有防渗透性能的口罩、防护眼镜；有可能发生血液、体液大面积飞溅时，还应当穿戴具有防渗透性能的隔离衣或者围裙。

7）处理污物时，严禁用手直接抓取污物，尤其是不能将手伸入到垃圾袋中向下挤压废物，以免被利器刺伤。

8）所有被血液、体液污染的废物均按集团医疗废物处理流程回收处理。

9）建立工作人员健康档案每年对工作人员进行各项体检，新引进工作人员入职时进行健康体检。对易感者进行免疫接种。

10）做好着装防护，工作前穿好工作服，洗手，戴帽子、戴口罩、戴手套。戴手套可减少 70%~80% 的污染，虽然戴手套不能防止针刺伤，但可减少血液进入人体量的 50% 以上，皮肤破损时戴手套更为重要。

11）洗手、擦手在接触血液前后都要洗手，包括脱手套后。采血时每采完 1 例都要用消毒小毛巾或消毒剂擦手 1 次，既可保护自己和患者，又可保证血液安全，洗手是预防感染最经济、最有效的方法。

11.24.3.3　发生暴露后的处理措施

1）用肥皂液和流动水清流污染的皮肤，用生理盐水冲洗黏膜。

2）如有伤口，应当在伤口旁端轻轻挤压，尽可能挤出损伤处的血液，再用肥皂液和流动水进行冲洗至少 5 分钟；禁止进行伤口的局部挤压。

第24节　职业暴露的防护处理措施

文件编号：LHJY-SW-024
版本号：E/0
页码：第3页　共6页

3) 受伤部位的伤口冲洗后，应用消毒液，如75%乙醇或者0.5%碘伏进行消毒，并包扎伤口；被暴露的黏膜，应当反复用生理盐水冲洗干净。

4) 到集团各医疗机构感染科医生处就诊，由其根据实际情况和暴露的级别作相应的处理。

11.24.4　化学性职业暴露的防护

11.24.4.1　防护措施

严格执行各种化学品的储存和使用程序中的相关要求。

11.24.4.2　发生暴露后的处理措施

1) 如果眼接触到，立即使用洗眼器进行冲洗，冲洗时，眼睛置于水龙头上方，水向上冲洗眼睛冲洗，时间应不少于15分钟，切不可因疼痛而紧闭眼睛。处理后，再送眼科治疗。

2) 如果皮肤接触到（即使是稀溶液），立即脱去污染的工作服，并进行冲洗。强酸、强碱及其他一些化学物质，具有强烈的刺激性和腐蚀作用，发生这些化学灼伤时，应用大量流动清水冲洗，再分别用低浓度的（2%~5%）弱碱（强酸引起的）、弱酸（强碱引起的）进行中和。处理后，再依据情况而定，作下一步处理。

3) 吸入雾滴或蒸汽引起呼吸系统的健康危害和不良反应或发生所有不安全事故时需进行医学咨询。

11.24.5　职业暴露的上报与记录

11.24.5.1　职业暴露上报

发生职业暴露时，当事人应向科室生物安全员和所在科室的负责人上报，必要时由其向上一级主管部门上报，对工作的安排作相应调整并适当治疗和休息。填写《职业暴露报告表》并网上上报集团安全（不良）事件管理系统；职业暴露安全（不良）事件。

11.24.5.2　职业暴露记录

应对暴露事故进行登记。包括事故发生的时间、地点及详细经过；暴露方式；受伤部位、伤口深浅、暴露程度；污染物种类；处理方法和经过；需进行药物预防时，应详细记录用药情况，包括首次用药时间、服药方案和毒副作用；随访检测的日期、项目和结果。

11.24.6　职业暴露后处理流程

见图11.24.1。

	文件编号：LHJY-SW-024
第24节　职业暴露的防护处理措施	版本号：E/0
	页码：第4页　共6页

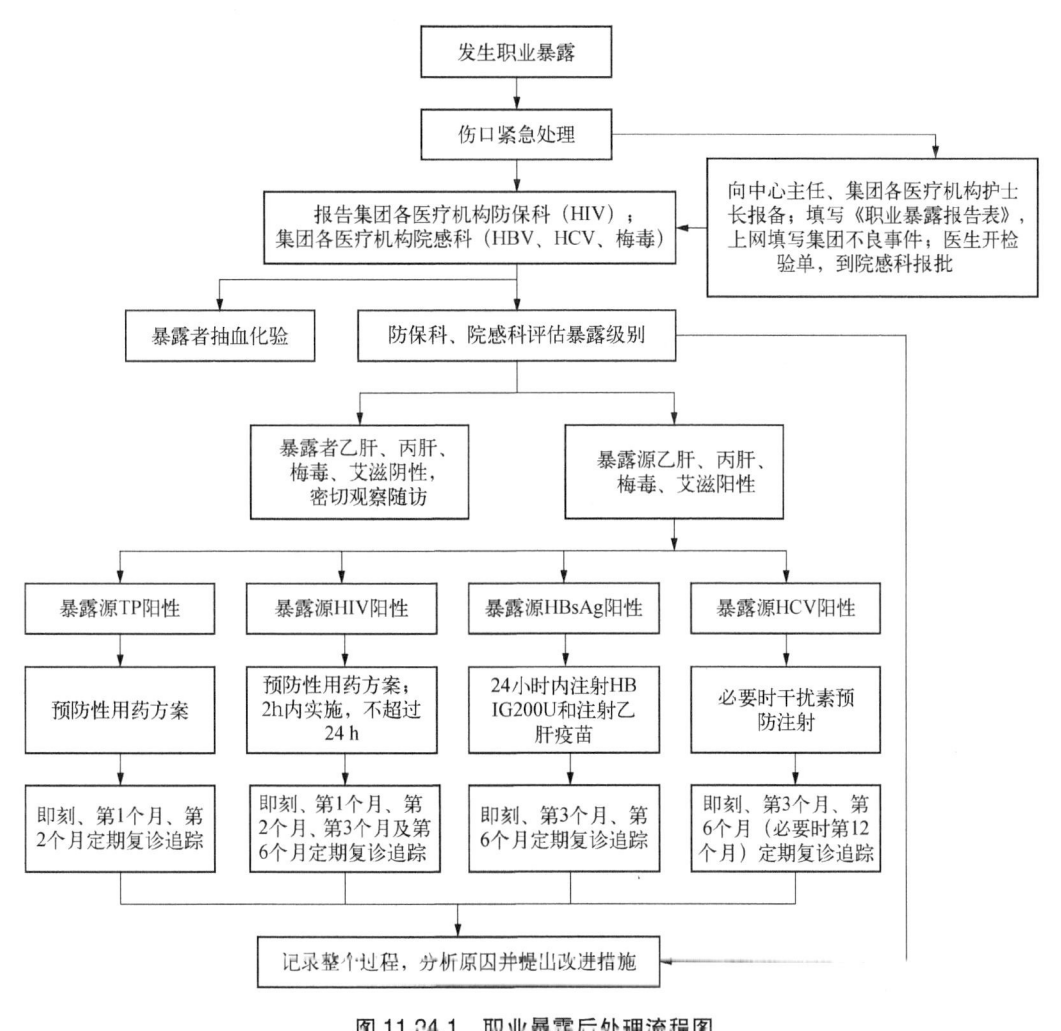

```
                    ┌──────────────┐
                    │ 发生职业暴露 │
                    └──────┬───────┘
                           ▼
                    ┌──────────────┐        ┌──────────────────────────────┐
                    │ 伤口紧急处理 │───────▶│ 向中心主任、集团各医疗机构护士│
                    └──────┬───────┘        │ 长报备；填写《职业暴露报告表》│
                           ▼                 │ 上网填写集团不良事件；医生开检│
       ┌──────────────────────────────┐      │ 验单，到院感科报批            │
       │ 报告集团各医疗机构防保科（HIV）；│     └──────────────────────────────┘
       │ 集团各医疗机构院感科（HBV、HCV、梅毒）│
       └──────┬───────────────────┬──────┘
              ▼                   ▼
   ┌──────────────────┐  ┌──────────────────────────┐
   │ 暴露者抽血化验   │  │ 防保科、院感科评估暴露级别│
   └──────────────────┘  └──────┬───────────────────┘
                                │
                ┌───────────────┴───────────────┐
                ▼                               ▼
      ┌──────────────────┐            ┌──────────────────┐
      │ 暴露者乙肝、丙肝、│            │ 暴露源乙肝、丙肝、│
      │ 梅毒、艾滋阴性，  │            │ 梅毒、艾滋阳性    │
      │ 密切观察随访     │            └──────────┬───────┘
      └──────────────────┘                       │
        ┌────────────┬────────────┬────────────┐
        ▼            ▼            ▼            ▼
  ┌──────────┐ ┌──────────┐ ┌────────────┐ ┌──────────┐
  │暴露源TP  │ │暴露源HIV │ │暴露源HBsAg │ │暴露HCV   │
  │阳性      │ │阳性      │ │阳性        │ │阳性      │
  └────┬─────┘ └────┬─────┘ └─────┬──────┘ └────┬─────┘
       ▼            ▼              ▼            ▼
  ┌──────────┐ ┌──────────┐ ┌────────────┐ ┌──────────┐
  │预防性用药│ │预防性用药│ │24小时内注射│ │必要时干扰│
  │方案      │ │方案；2h内│ │HBIG200U和注│ │素预防注射│
  │          │ │实施，不超│ │射乙肝疫苗  │ │          │
  │          │ │过24h     │ │            │ │          │
  └────┬─────┘ └────┬─────┘ └─────┬──────┘ └────┬─────┘
       ▼            ▼              ▼            ▼
  ┌──────────┐ ┌──────────┐ ┌────────────┐ ┌──────────────┐
  │即刻、第1 │ │即刻、第1 │ │即刻、第3个 │ │即刻、第3个月、│
  │个月、第2 │ │个月、第2 │ │月、第6个月 │ │第6个月（必要 │
  │个月定期复│ │个月、第3 │ │定期复诊追踪│ │时第12个月）  │
  │诊追踪    │ │个月及第6 │ │            │ │定期复诊追踪  │
  │          │ │个月定期复│ │            │ │              │
  │          │ │诊追踪    │ │            │ │              │
  └────┬─────┘ └────┬─────┘ └─────┬──────┘ └──────┬───────┘
       └────────────┴──────┬───────┴───────────────┘
                           ▼
              ┌──────────────────────────────┐
              │ 记录整个过程，分析原因并提出改进措施│
              └──────────────────────────────┘
```

图11.24.1　职业暴露后处理流程图

11.24.7　记录表格

LHJY-SW-TAB-0902《职业暴露报告表》，见附表11.24.1。

编写：田　琦　　　　审核：卢文深　　　　批准：张秀明
批准日期：2023年9月1日

第24节　职业暴露的防护处理措施	文件编号：LHJY-SW-024
	版本号：E/0
	页码：第5页　共6页

附表11.24.1　职业暴露报告表

编号：LHJY-SW-TAB-0902

姓名：　　性别：　　年龄：　　工龄：　　科室：　　职别：　　报告时间：

暴露者基本情况

发生时间：发生地点：
HBV疫苗接种史：有□　无□　HBsAb（ ）　HBsAg（ ）　HBeAb（ ）
一年内职业暴露史：有□　无□
防护情况：□戴帽子　□戴口罩　□戴手套　□戴护目镜其他
暴露后紧急处理：□肥皂液　□清水冲洗　□挤出伤处血液　□消毒药物　□局部包扎
　　　　　　　　□冲洗时间

暴露源基本情况

患者姓名：　　性别：　　年龄：　　住院号：　　门诊号：　　确诊时间：
临床诊断：□乙型肝炎　□丙型肝炎　□HIV感染　□梅毒感染　□其他

暴露方式

（一）针刺或利器割伤
何种器械：□空心针　□实心针　□刀片其他
损伤程度：□表皮擦伤、针刺　□伤口较深、有血迹
（二）接触暴露
（1）皮肤：□无破损　□有破损
（2）黏膜：□眼　□口腔　□鼻腔
（3）暴露时间：____分
（4）接触面积：____cm^2
（5）暴露源物质：□血液　□分泌物　□引流物　□排泄物　□其他

个人简述经过：

科主任/护士长意见：

院感科意见：

暴露后检查项目（即刻）

暴露者：肝功能检查　□HBV抗体　□HCV抗体　□HIV抗体　□梅毒抗体　□其他
暴露源（患者）：肝功能检查　□HBV抗体　□HCV抗体　□HIV抗体　□梅毒抗体　□其他

注：暴露者每次检测结果必须复印交集团各医疗机构院感科，否则后果自负。

第24节　职业暴露的防护处理措施	文件编号：LHJY-SW-024
	版本号：E/0
	页码：第6页　共6页

暴露后预防性治疗方案
需要预防性治疗：是□　否□ 用何种药物及用量： 开始用药时间： 停止用药时间：

评估与随访（由院感科填写）						
6周		12周		6个月	

暴露者签名：
见证者签名：
经手人签名：
收表时间：

第25节　化学品泄漏事故的处理	文件编号：LHJY-SW-025
	版本号：E/0
	页码：第1页　共2页

11.25.1　目的

规范中心化学品泄漏事故的处理要求，保护员工人身安全。

11.25.2　配备常用物品

在中心配备下列物品：防护衣、橡胶手套、鞋套、防毒面具、铲子、镊子、拖把、抹布、纸巾、桶、消防沙、不可燃的清洁剂。

11.25.3　有毒有害化学品溢出事件的处理

按化学品的特性、安全性和化学品产品使用说明来处理。应佩戴合适的安全防护服，必要时需佩戴呼吸器，用沙子或其他的吸附剂来防止溢出物的扩散。当有可能产生有毒有害的蒸汽、烟雾、气体时需打开窗户进行空气流通。

发生大量有毒有害化学品溢出时，应通知中心安全员，必要时报上级主管部门。

11.25.4　易燃易爆化学品溢出事件的处理

11.25.4.1　少量溢出

若为少量溢出可用水稀释，再作清理。

11.25.4.2　大量溢出

若大量溢出必须采取如下措施。
1）拨打报警电话，并通知相关的消防人员，严重时需打消防急救电话119。疏散无关的人员到安全的地方，将易燃易爆和危险品撤离该地方或尽量使其远离。
2）打开通风设备或尽量开窗。
3）相关人员处理溢出物时必须穿戴防护服、戴上橡胶手套、防渗透鞋、口帽、戴上护目镜，必要时戴上呼吸保护装置。使用消防沙覆盖溢出物。
4）将相关的消防用品准备就绪。

11.25.5　腐蚀性化学品溢出事件的处理

11.25.5.1　少量溢出

若为少量溢出可用水稀释，再作清理。

11.25.5.2　大量溢出

若为大量溢出必须采取如下措施。

第 25 节　化学品泄漏事故的处理	文件编号：LHJY-SW-025
	版本号：E/0
	页码：第2页　共2页

1）拨打报警电话。

2）疏散无关的人员到安全的地方。

3）将易燃易爆和危险品撤离该地方。打开通风设备或尽量开窗。使用消防沙覆盖溢出物。

4）相关人员处理溢出物时必须穿戴防护服、戴上橡胶手套、防渗透鞋、口帽、戴上护目镜，必要时戴上呼吸保护装置。用大量的清水冲洗和稀释溢出区域。

11.25.6　不良事件上报

所有化学品泄漏事故处理需网上上报集团安全(不良)事件管理系统;治安消防安全(不良)事件。

编写：田　琦　　　审核：卢文深　　　批准：张秀明

批准日期：2023 年 9 月 1 日

第 26 节　火灾的预防策略和人员疏散程序	文件编号：LHJY－SW－026
	版本号：E/0
	页码：第 1 页　共 2 页

11.26.1　目的

规范中心火灾的预防策略和发生火灾时的处理措施，减少中心仪器设备和人身安全的损失。

11.26.2　火灾的预防

11.26.2.1　实验室人员应熟悉以下内容

每个中心区域所挂的逃生线路图；火警后安全员的警告声音；消防设施所处位置和正确使用；本工作区的结构及逃生图；火灾发生时如何紧急撤离；火灾发生时的各种应急措施和自身防护；灭火用品（环氧乙烷手提式灭火器和防毒面具）的使用方法；紧急撤离后的安全集合点为集团各医疗机构地面空旷处；消防报警电话为 119。

11.26.2.2　减少火险的措施

在实验室的实验区内只存放最少量的可燃气体和液体；在通风良好的区域或生物安全柜或通风橱处理可燃气体和液体。在实验室排烟罩或柜中进行释放可燃蒸汽的工作。可燃液体和气体应远离热源和打火源，包括电机和阳光直射。对于压缩气体和液化气体的使用应规范化，不允许有泄漏现象，以免引起爆炸。

在存放易燃易爆的仓库和工作区内应严禁吸烟，跟明火的位置应有一定的距离。不要在楼梯间、公共走道内动火或存放物品，存放易燃易爆物品，不要在禁火地点吸烟、动火。

11.26.3　火灾的处理

11.26.3.1　判断火势大小

1）当发生火灾时，如果为较小程度的火灾，可以使用自备灭火器进行扑灭。

2）如果为较大范围和较严重的火灾，马上打碎最近的火警报警器的玻璃拉响警报，立即采取措施处理，防止火势蔓延。

11.26.3.2　拨打火警电话

迅速拨打火警电话 119，讲明详细地址、起火部位、着火物质、火势大小、留下姓名及电话号码，并派人到路口迎候消防车。

11.26.3.3　组织人员撤离

如有可能，在消防人员到来之前，尽量关闭电源和供气设备，以防止火灾的进一步恶化。消防安全负责人组织所有人员安全撤离到指定的集合地点，核对人员名单，对于有可能被困

第 26 节　火灾的预防策略和 人员疏散程序	文件编号：LHJY-SW-026
	版本号：E/0
	页码：第 2 页　共 2 页

人员,应告知消防人员。消防安全负责人的责任是首先应确保人员安全有序地撤离而不是试图去灭火。

11.26.3.4　配合消防人员工作

积极配合消防人员的灭火工作,提供如整个建筑物结构图、火灾具体位置、严重程度等的信息资料。

11.26.4　火场逃生方法

11.26.4.1　火场逃生

保持冷静,正确估计火势。如火势不大,应当机立断,披上浸湿的衣物、被褥等向安全出口方向逃离。消防安全负责人组织人员按标识指示方向顺序,从最近的逃生口,有序逃生,勿造成混乱。撤离到指定的集合地点,核对人员名单。

11.26.4.2　逃生时遇到烟雾

1）用干净毛巾湿水后,捂住鼻孔,且爬行,因为烟雾往上飘散,下面的空气相对较洁净。

2）打开门窗,让外面的新鲜空气进来,或打开抽风系统。

11.26.4.3　其他注意事项

1）逃生时不可乘坐电梯,逃生时应随手关闭身后房门,防止烟气尾随进入。

2）身上起火,不要乱跑,可就地打滚或用厚重衣物压灭火苗。

3）若逃生路线均被大火封锁,可向阳台或向架设云梯车的窗口移动,并用打手电筒、挥舞衣物、呼叫等方式发送求救信号,等待救援。

编写：田　琦　　　　审核：卢文深　　　　批准：张秀明

批准日期：2023 年 9 月 1 日

	文件编号：LHJY-SW-027
第27节　其他安全事故处理	版本号：E/0
	页码：第1页　共2页

11.27.1　目的

规范中心爆炸、中毒、触电等安全事故的处理措施，确保员工人身安全。

11.27.2　实验室爆炸应急处理

11.27.2.1　切断电源

实验室爆炸发生时，安全员在其认为安全的情况下必须及时切断电源。

11.27.2.2　迅速撤离

所有人员应听从召集人的安排，有组织地通过安全出口或用其他方法迅速撤离爆炸现场。

11.27.2.3　抢救和人员安置

安全事故处理小组负责安排抢救工作和人员安置工作。

11.27.3　实验室中毒应急处理

实验中若感觉咽喉灼痛、嘴唇脱色或发绀，胃部痉挛或恶心呕吐等症状时，则可能是中毒所致。首先将中毒者转移到安全地带，解开领扣，使其呼吸通畅，让中毒者呼吸到新鲜空气，立即联系送急诊科治疗，不得延误。

11.27.4　实验室触电应急处理

触电急救的原则是在现场采取积极措施保护伤员生命。

11.27.4.1　触电急救

首先要使触电者迅速脱离电源，越快越好，触电者未脱离电源前，救护人员不准用手直接触及伤员。使伤者脱离电源的方法：
1）切断电源开关。
2）若电源开关较远，可用干燥的木橇、竹竿等挑开触电者身上的电线或带电设备。
3）可用几层干燥的衣服将手包住，或者站在干燥的木板上，拉触电者的衣服，使其脱离电源。

触电者脱离电源后，应视其神志是否清醒，神志清醒者，应使其就地躺平，严密观察，暂时不要站立或走动；如神志不清，应就地仰面躺平，且确保气道通畅，并于5秒时间间隔呼叫伤员或轻拍其肩膀，以判定伤员是否意识丧失。禁止摇动伤员头部呼叫伤员。

第 27 节　其他安全事故处理	文件编号：LHJY-SW-027
	版本号：E/0
	页码：第 2 页　共 2 页

11.27.4.2　抢救伤员

抢救的伤员应立即就地坚持用人工心肺复苏法正确抢救,并迅速联系急诊科医生进行救治。

编写：田　琦　　　　审核：卢文深　　　　批准：张秀明
批准日期：2023 年 9 月 1 日

| 文件编号：LHJY-SW-028 |
| 版本号：E/0 |
| 页码：第1页 共4页 |

第28节 菌(毒)种管理应急预案

11.28.1 目的

规范中心菌(毒)种管理,保护工作人员及社会安全,制定菌(毒)种管理应急预案。

11.28.2 适用范围

该应急预案适用于临床微生物组对菌(毒)种的管理。

11.28.3 职责

在中心菌(毒)种应急预案中,明确各组织部门的职责和权限,以确保在突发事件发生时能够迅速、有效地响应。

1) 应急指挥部：由中心主任担任指挥长,负责全面指导、协调和监督应急响应工作。
2) 应急响应小组：负责应急响应的具体工作,包括菌(毒)种的隔离、消毒、处理和报告等。
3) 安全管理部门：负责安全管理和监督,包括菌(毒)种的保存、使用和运输等环节的安全控制。
4) 医疗救护队：负责受伤人员的现场救治和转运。

11.28.4 程序

11.28.4.1 应急措施

在菌(毒)种突发事件发生时,应根据以下应急措施进行处理。

1) 隔离被感染者：迅速将受感染的工作人员隔离,并转移到安全区域。
2) 启动疫苗预防：对接触过菌(毒)种的工作人员进行疫苗接种,防止感染扩散。
3) 全面消毒：对中心进行全面消毒,包括实验设备、地面和墙壁等。
4) 销毁菌(毒)种：对受感染的菌(毒)种进行销毁处理,确保菌(毒)种不扩散。
5) 调查原因：对事故原因进行调查,总结经验教训,完善安全管理措施。

11.28.4.2 物资储备与调配

为应对菌(毒)种突发事件,应提前储备必要的应急物资,包括防护设备、消毒药品、疫苗等。在特定情况下,应按照实际需求进行物资调配,确保应急工作的顺利进行。

11.28.4.3 预案演练

为提高中心菌(毒)种应急响应能力,定期进行预案演练是非常必要的。演练计划应包括以下方面。

文件编号：LHJY-SW-028
版本号：E/0
页码：第 2 页 共 4 页

第 28 节 菌(毒)种管理应急预案

1）时间：每年至少进行一次演练。
2）地点：在中心内部或附近进行演练。
3）演练人员：应急响应小组、安全管理部门、医疗救护队等相关人员应参与演练。
4）评估方式：对演练过程进行全面评估，找出存在的问题并提出改进措施。

通过预案演练，可以检验应急预案的可行性和有效性，提高中心工作人员的应急响应能力，确保在突发事件发生时能够迅速、有效地应对。总之，中心菌(毒)种应急预案的制定和实施对于保障中心工作人员安全和防止病毒扩散具有重要意义。各组织部门应明确职责和权限，加强协作，确保应急预案的有效执行。同时，应定期进行预案演练，提高应急响应能力，为中心安全管理和菌(毒)种的合理应用提供有力保障。

11.28.5 支持文件

［1］卫生部.可感染人类的高致病性病原微生物菌(毒)种或样本运输管理规定［Z］.2008.

［2］卫生部.人间传染的病原微生物菌(毒)种保藏机构管理办法［Z］.2009.

［3］国家质量监督检验检疫总局，中国国家标准化委员会.实验室生物安全通用要求：GB19489-2008［S］.北京：中国标准出版社，2008.

11.28.6 记录表格

［1］LHJY-SW-TAB-0805《高压蒸汽灭菌标本交接记录表》，见附表 11.19.2。
［2］LHJY-SW-TAB-0806《高压蒸汽灭菌生物监测记录本》，见附表 11.28.1。
［3］LHJY-XJ-TAB-5002《菌(毒)种保存销毁记录表》，见附表 11.28.2。
［4］LHJY-XJ-TAB-5003《菌(毒)种传代销毁记录表》，见附表 11.28.3。

编写：田 琦 审核：卢文深 批准：张秀明

批准日期：2023 年 9 月 1 日

文件编号：LHJY-SW-028
版本号：E/0
页码：第3页 共4页

第28节 菌(毒)种管理应急预案

附表11.28.1 高压蒸汽灭菌生物监测记录本

编号：LHJY-SW-TAB-0806

监测时间	仪器组	仪器编号	未灭菌的对照生物菌片监测结果	灭菌的对照生物菌片监测结果	是否在控	记录者
			（紫色/黄色）	（紫色/黄色）	（在控/失控）	
			（紫色/黄色）	（紫色/黄色）	（在控/失控）	
			（紫色/黄色）	（紫色/黄色）	（在控/失控）	
			（紫色/黄色）	（紫色/黄色）	（在控/失控）	
			（紫色/黄色）	（紫色/黄色）	（在控/失控）	
			（紫色/黄色）	（紫色/黄色）	（在控/失控）	

附表11.28.2 菌(毒)种保存销毁记录表

编号：LHJY-XJ-TAB-5002

日期	菌(毒)种名称	菌(毒)种编号	传代次数	存入数量	销毁时间	处理者	审核者	来源

	文件编号：LHJY-SW-028
第28节 菌(毒)种管理应急预案	版本号：E/0
	页码：第4页 共4页

附表 11.28.3 菌(毒)种传代销毁记录表

编号：LHJY-XJ-TAB-5003

菌(毒)种名称	菌(毒)种编号	传代日期	传代次数	用途	培养条件	培养时间	操作人	销毁时间	操作人

第 12 章　实验室信息管理作业指导书

	文件编号：LHJY-PF7.6-00
第 1 节　前　言	版本号：E/0
	页码：第 1 页　共 4 页

随着《"健康中国 2030"规划纲要》的部署实施及医改政策的不断落实，强化信息支撑、推进智慧医院和信息标准化建设成为推动医院高质量发展的重要举措。医学检验实验室作为医疗机构的辅助科室，也正加快实现从传统实验室到智慧实验室的转型。以计算机作为获取、处理、分析数据载体的数据密集型科学范式，成为实现实验室精细化管理的重要工具。智慧实验室是利用现代化信息技术和先进技术检测设备构建的一个具有智能检测、智能感知、信息深度融合与分析、科学自主决策、多业务综合集成的实验室。智慧检验、智慧管理和智慧服务是"三位一体"智慧实验室建设的重要组成部分。中心在"三位一体"智慧实验室建设方面开发了具体的智慧管理工具。在智慧检验方面，实现了检验项目的智慧申请、无人机运送检验标本、形态学检验的智能判读、检验结果的智能审核和检验报告的智慧解读，及时为居民、患者提供健康信息和疾病风险预测，制订健康管理计划，智能推送健康科普和疾病防治知识；在智慧管理方面，基于 ISO 15189 和互联网+创建了"iLab 管理平台"，实现了文件、记录、人员、设备、试剂和耗材、标本、质量指标、ISO 15189 认可迎检、内审核查、性能评价和三甲评审等管理内容的标准化和智慧化管理；在智慧服务方面，利用微信公众号和互联网+检验平台，搭建实验室与居民、医生、护士及患者沟通和服务的桥梁，推进实验室服务的有效利用，提升居民的健康素养。本章将对智慧管理工具的建设、运行和维护等环节的管理要求进行描述，以期为其他实验室的信息化建设及管理提供借鉴。

12.1.1　实验室信息管理系统的定义、分类

实验室信息管理系统(laboratory information management system，LIMS)由计算机及其相关配套设备、设施(含网络)和软件构成，以实现实验室获得的数据和信息(包括计算机及非计算机系统保存的)的管理，具有根据实验室管理规则对数据和信息进行采集、记录、报告、存储、传输、检索、统计、分析等处理功能。根据使用场景不同，LIMS 可分为两类：一类是适用于标本检验流程的管理系统，包括条码打印、标本登记、标本核收、检验数据传输、报告审核、报告分发、实验室检验数据统计等操作过程，其主要功能是将实验仪器传出的检验数据经分析，生成检验报告，通过网络存储在数据库中，医生能够方便、及时看到患者的检验结果；另一类是适用于实验室人、机、料、法、环等质量因素日常管理的系

第1节 前　言

文件编号：LHJY-PF7.6-00
版本号：E/0
页码：第2页　共4页

统,包括文档管理、电子记录、人事管理、ISO 15189 认可迎检、内审核查、试剂管理、设备管理、业务管理、质量指标和性能评价等功能,其主要作用是保障实验室检测流程的稳定性、完整性和有效性。随着实验室信息化程度的逐步提高,两类 LIMS 功能正相互融合,不仅能够实现样品检测流程的管理,而且能够保证实验室的管理活动符合相关质量标准与规范。

12.1.2　实验室信息管理系统的建立、运行和管理相关标准

近年来,已有多个与医学 LIS 建立和运行相关的国家或行业标准发布。行业标准 RB/T029-2020《检测实验室信息管理系统建设指南》对检测 LIMS 建设中的项目启动、需求分析和系统设计等方面做了规定,涉及实验室的资源管理、检测过程管理和体系管理等内容。而正在征求意见的 T/CAQIXXXX-2023《医学实验室管理和技术能力评价 信息管理系统建设指南》则从评价角度规定了医学实验室信息管理系统应满足的条件。行业标准 RB/T028-2020《实验室信息管理系统管理规范》规定了实验室信息管理系统的管理策划、建设、运行、维护、退役等管理要求。随着信息技术的发展,一些智能或智慧实验室相关的标准也在陆续出台,例如,SZDB/Z259-2017《智慧检验检测实验室建设指南》,介绍了智慧实验室的参考模型,涉及检测业务流程、人员、设备、环境、样品和数据的智慧管理,GB/T40343-2021《智能实验室　信息管理系统　功能要求》适用于不同领域智能 LIMS 的功能模型、核心功能要求、通信功能要求和系统管理功能要求。

信息系统管理是实验室质量和能力要求及评价的重要组成部分。GB/T22576.1-2018/ISO 15189:2012《医学实验室质量和能力的要求》在条款 5.10 部分规定了实验室信息管理人员的职责和权限,以及用于收集、处理、记录、报告、存储或检索检验数据和信息的系统应满足的条件。GB/T27025《检测和校准实验室能力的通用要求》在条款 7.11 数据控制和信息管理部分也有类似规定。RB/T214-2017《检验检测机构资质认定能力评价-检验检测机构通用要求》在条款 4.5.16 数据信息管理部分规定了软件改变或升级、数据保护、计算机和自动设备维护等场景下的要求。

12.1.3　实验室数据和信息系统管理涉及的内容

实验室数据是指通过实验室计算机或网络归集、存储、传输、处理,产生的各种电子数据及以其他方式对信息的记录。实验室应确保医疗数据的保密性、完整性和可用性,确保使用和披露过程的合法性和合规性,使个人信息安全、公众利益和国家安全不受侵害。实验室数据的管理包括数据的产生、使用、维护、存储、传输、备份、恢复、销毁等阶段。数据产生方式包括收集数据、生成数据、加工数据,其中收集数据是指实验室在正常活动中按指定需求和规则采集的数据,采集来源包括个人、单位及其他诊疗活动中的相关方等;生成数据是指从无到有,按指定需求和规则生成的数据;加工数据是指在现有数据的

第 1 节　前　言	文件编号：LHJY-PF7.6-00
	版本号：E/0
	页码：第3页　共4页

基础上进行清洗、处理、重组等操作，形成不同于原始数据的数据。在数据存储环节，应根据存载数据的类型和保密要求，对存储介质采取不同的保管方式，设置不同的访问权限，存放于安全存储区域。对于数据安全，GB/T39725-2020《信息安全技术　健康医疗数据安全指南》给出了健康医疗数据控制者在保护健康医疗数据时可采取的安全措施，其内容对实验室制定数据保护程序具有重要的借鉴意义。数据查询、提取和使用是实验室经常遇到的场景，实验室应对所有数据进行级别识别与判定，并制定每种级别数据的使用规范，包括申请表格、审批环节、交付方式等内容，尤其应严格规定敏感数据的范围、内容和审批环节。

实验室场景下，LIMS 的验收交付、培训、人员职责和权限设置、变更和发布、故障处理、安全保障与应急预案是常见的应用环节。实验室应准备各种基础字典表，如人员信息表、各专业组标准名称表、仪器试剂标准名称表等，以便在验收交付时能准确地在系统上配置基础信息，同时也能保证与其他系统之间数据的准确传输。对于人员培训应按照实验室人事管理程序开展，并增加系统实操考核环节。实验室应制定信息系统授权申请表，内容包括人员资质的要求、实验室内的职责、可配置的系统权限等内容，经相关人员审批后，由专人开通、记录和动态管理。

12.1.4　ISO 15189:2022 中数据控制和信息管理相关条款解读

ISO 15189:2022 中条款 7.6 数据控制和信息管理，规定了实验室数据的采集、处理、记录、报告、存储等环节的管理规范，明确了 LIS 在培训、职责和权限、运行维护、升级和故障处理等过程中的管理要求。与 ISO 15189:2012 相比，ISO 15189:2022 更强调风险管理，指出与计算机化 LIS 相关的风险在 ISO22367:2020 条款 A.13 中进行了规定，包含保证传输结果的正确性、中间件的完整性和可靠性、关注网络安全等内容。ISO/IEC27001:2022 在附录 A"信息安全控制参考"列出了确保信息保密性、完整性和可用性的信息安全控制策略和最佳实践，实验室在制定程序文件时应参考 ISO 22367 和 ISO/IEC27001。ISO 15189:2022 新增条款内容"实验室最终为实验室信息系统负责"。实际工作中，通常由集团各医疗机构信息科负责 LIS 的服务器管理和日常维护。实验室应建立和集团各医疗机构信息科协作的工作机制，并将日常的管理活动文件化。

12.1.5　实验室数据和信息管理的组织实施

智慧实验室是实验室未来发展的必然趋势，LIS 管理也将具有高度专业化、智能化、系统化、信息化及多学科交叉的特点。实验室应建立信息系统管理小组，其主要职责为硬件管理：即完成计算机日常维护；软件管理：即信息系统相关的人员培训、日常管理、个性化管理、常用软件的升级、故障报修、新需求开发等；数据管理：即制定和执行数据存储、使用、查询、销毁等环节的标准化管理制度；梳理日常工作流程，如故障处理流程、系统维护

	文件编号：LHJY－PF7.6－00
第1节 前 言	版本号：E/0
	页码：第4页 共4页

流程、系统更新流程、原因分析流程等。信息系统管理小组将提高系统及软件升级的工作效率、缩短故障持续时间、严格数据管理,对提升实验室标准化、信息化建设水平有很大的促进作用。

编写：陈大洋　　　　审核：欧　铜　　　　批准：张秀明
　　　　　　　　　　　　　　　　　　　　　批准日期：2023年9月1日

第 2 节　实验室信息系统(LIS)管理程序

文件编号：LHJY-PF7.6-03
版本号：E/0
页码：第1页　共8页

12.2.1　目的

依据 ISO 15189:2022 中 7.6 数据控制和信息管理条款要求,制定实验室信息系统(LIS)管理规范,明确其用途、核心功能要求及系统数据维护方式等内容,确保其满足临床医生检验医嘱和报告单查询,以及实验室检验前、检验、检验后的信息化需求。

注：本程序中的 LIS 是实验室检验信息系统,指的是将检验、计算机、电子通信技术相结合,实现对检验设备产生的检验信息进行获取、存储、查询、打印以及对检验仪器进行质控的计算机信息系统。

12.2.2　范围

适用于中心各部门 LIS 的日常管理与维护。

集团各医疗机构临床科室也可参照建立 LIS 使用的管理规范。

注：中心各部门包括医学检验实验室各专业组和检验一部、检验二部、检验三部、检验四部 4 个分部。

12.2.3　职责

12.2.3.1　员工

中心所有员工均为 LIS 建设、管理和信息安全的第一责任人,应严格按照正常程序操作,报告并转达信息系统的不足及新需求。

12.2.3.2　专业组信息管理员

负责本组 LIS 字典库的日常管理和维护。负责收集、整理本组 LIS 相关的不足及新需求。负责本组 LIS 的使用和安全管理培训,组织应急演练和数据传输准确性验证。负责通知本组员工 LIS 升级、停机或维护等消息。负责落实和监督本程序在本组正常运行。

12.2.3.3　中心信息管理员

负责建立 LIS 管理程序和作业指导书,并在实验室内落实应用。加强与各专业组信息管理员的沟通联系,收集、整理、解决信息管理员反馈的各种需求及问题。组织信息化建设与安全管理知识的学习、培训和考核工作。负责普通员工 LIS 的授权工作。

负责应急预案的制定、演练、落实,安全事件监控,向中心信息管理领导小组汇报信息化建设与安全管理进展情况,并就特殊问题提出讨论。

协助信息科和 LIS 供应商进行培训、维护、升级和故障处理。

	文件编号：LHJY-PF7.6-03
第2节　实验室信息系统(LIS)管理程序	版本号：E/0
	页码：第2页　共8页

12.2.3.4　中心信息管理领导小组

中心信息管理领导小组由中心主任担任组长，分管信息工作的副主任为副组长，中心信息管理员、信息管理员、专业组组长为成员。负责审议 LIS 相关的发展战略、总体规划和重大决策。审议批准 LIS 相关规章制度的制定及修订。协调解决 LIS 相关的重大故障。

12.2.3.5　信息科

负责监控、管理 LIS 服务器的运行情况。负责 LIS 中敏感数据查询和下载。指导和协调开展 LIS 培训、维护、升级和故障处理工作。

12.2.4　程序

12.2.4.1　人员培训和考核

按照《实验室数据控制和信息系统管理程序》的要求对新聘人员进行培训和考核，考核通过后授予相应权限，每年至少开展 1 次对专业组内授权相应岗位人员的 LIS 操作能力、信息安全防护和执行信息系统应急预案能力的评估，并在《LIS 使用人员能力评估表》(附表 12.2.1)中记录。

12.2.4.2　人员授权

LIS 提供身份认证机制，设置用户名和复杂密码规则、连续输入错误密码锁定规则、持续无操作退出登录时间、密码定期修改周期等相应安全策略。LIS 可按部门、岗位、角色、单个用户授权，并在《信息系统人员授权记录表》(附表 12.2.2)中记录，按岗位授权如下：

专业组组长具有：患者资料和结果的录入、结果修改、结果审核以及审核后结果撤销审核的功能；审核后报告的查询功能；检验数据的统计功能；相应专业检验参数的设置、修改功能；质控数据的浏览、质控参数的设置、修改功能；设置、修改项目字典功能；系统维护功能，包括删除已审核报告的审核标记、患者资料、结果数据的功能。

一般检验人员具有：患者资料和结果录入功能；经考核合格后由专业组组长授权具有相应专业组的结果修改、审核、发送功能；审核后报告的查询、统计功能；质控数据的浏览功能。

在中心从事标本接收、查询工作的非技术人员具有：已审核报告的查询功能；标本条码的查询功能；标本的登记核收功能。

集团各医疗机构内部其他科室员工申请开通信息系统权限时，须向中心信息管理员出具扫描版《LIS 授权申请单》(附表 12.2.3)，审核通过后开通，默认具有：打印检验项目

第 2 节　实验室信息系统(LIS)管理程序	文件编号：LHJY-PF7.6-03
	版本号：E/0
	页码：第 3 页　共 8 页

条码；查询和打印检验报告功能。

外来人员(包括实习生、学生等)未经中心检验人员同意不得操作 LIS,以免发生报告误发或其他损失,转岗、离职人员的信息系统权限应由专业组组长通知中心信息管理员进行注销。因个人授权信息保管不当造成的不良后果由被授权人承担责任。

12.2.4.3　建立 LIS 管理程序和作业指导书

根据软件公司的操作说明书,结合中心规范化、标准化管理的要求,建立 LIS 管理程序和作业指导书。管理程序用于说明 LIS 的人员培训、权限控制、软硬件环境、系统数据维护及检验前、检验、检验后环节功能要求等内容；作业指导书则用于说明系统登录方式、检验申请、标本采集、标本核收和拒收、标本检验、报告查询、统计分析等模块的具体操作。

12.2.4.4　字典配置

(1) 基础字典配置

LIS 中的基础字典包括患者类型、标本采集量、标本类型、中心名称、仪器组名称、标本拒收类型和拒收原因等内容,由中心信息管理员和专业组组长共同完成维护。

(2) 检验项目字典维护

检验项目维护包括申请项、测试项和单据类别维护三项内容。申请项为医生申请的项目,需要维护项目名称、标本类型、采集容器、报告时间等内容。测试项为申请项的子项,需要维护参考区间、数值单位、是否为危急值、检测方法、收费代码等内容。各专业组可以根据临床需求,配置申请项与测试项的关系。单据类别的作用是将标本类型相同的检验项目合并采样,只打印一个条码,各专业组组长可以通过配置单据类别与申请项的关系实现。

12.2.4.5　标本检验过程

1) 检验申请：核收标本时,LIS 根据条码从 HIS 中获取患者姓名、来源科室、年龄、性别、检验医嘱、是否加急检测等信息。

2) 标本核收和拒收：扫描标本的条码号,若 HIS 中有该标本的医嘱信息,则自动完成核收,若 HIS 中无该标本的医嘱信息,则显示条码号不存在,标本前处理组工作人员应及时和送样人员、临床医生沟通确定标本来源。对于不满足核收标准的标本,应依据文件《检验前处理、准备和储存管理程序》登记处理。

3) 标本检验：根据申请的检验项目将标本送到相应专业组,检验人员将标本条码号登记到对应仪器组,最后通过仪器自动传输或手工录入测试项检验结果,形成初步检测报告。LIS 中应能显示患者的历史数据,以便检验人员在报告审核时进行检测数据的比较。

第2节 实验室信息系统(LIS)管理程序

文件编号：LHJY-PF7.6-03
版本号：E/0
页码：第4页 共8页

4) 报告审核和签发：审核人通过查看项目操作手册、设备状态、检测方法、质控状态、患者信息等内容，判断检测结果的真实性和准确性，签发人再次审核以上信息，无误后签发报告。审核和签发过程中发现不符合时应退回报告，并记录退回原因。

5) 报告打印和发放：LIS通过数据接口将检测报告发送到自助打印机、HIS、公众号等平台，且应根据《实验室数据控制和信息系统管理程序》要求，定期核查LIS终审报告结果与原始输入数据是否一致。应能根据标本条码号查看标本的检测日志，记录关键检测环节的检测时间、操作类型、操作人员、电脑IP和操作描述等信息。

12.2.4.6　统计功能

LIS中应设置适用于不同应用场景下的统计菜单，实验室员工可以根据检测日期、来源科室、患者类型、检测项目、仪器组等条件统计相应数值和明细。例如，报告召回统计菜单用于计算已发送又召回的报告数量和明细，工作量统计菜单用于统计各专业组检测标本量和收入金额，危急值统计用于计算危急值的来源科室、检测项目和是否超时等内容。统计功能应能满足中心工作需求，输出相应报表、明细或可视化图形。

12.2.4.7　查询功能

LIS应能提供多种类型的检验信息查询条件，可以根据检测日期、条码号、标本号、仪器组等通用条件查询，在常规查询条件中，应包括标本类型、送检单位、检测状态、身份证号、检测人、审核人等，在患者信息查询条件中，应包括申请项目、患者类型、患者姓名、登记号、申请科室、送检医生、患者年龄等，在标本结果查询条件中，应包括测试项目名称及检测结果的阴阳性或波动区间等。

12.2.4.8　其他

LIS故障应急预案按照《信息系统故障应急预案与演练管理程序》执行，LIS软硬件维护、数据提取要求按照《实验室数据控制和信息系统管理程序》执行。

12.2.5　支持文件

[1] 国家市场监督管理总局，国家认证认可监督管理委员会.检测实验室信息管理系统建设指南：RB/T029-2020[S].北京：中国标准出版社，2020.

[2] LHJY-PF7.6-01《实验室数据控制和信息系统管理程序》.

[3] LHJY-PF7.6-02《信息系统故障应急预案与演练管理程序》.

12.2.6　记录表格

[1] PF7.6-TAB-13《LIS使用人员能力评估表》，见附表12.2.1。

第 2 节　实验室信息系统(LIS)管理程序	文件编号：LHJY-PF7.6-03
	版本号：E/0
	页码：第 5 页　共 8 页

［2］PF7.6-TAB-03《信息系统人员授权记录表》，见附表 12.2.2。

［3］PF7.6-TAB-14《LIS 授权申请单》，见附表 12.2.3。

编写：陈大洋　　　　审核：欧　铜　　　　批准：张秀明

批准日期：2023 年 9 月 1 日

第2节　实验室信息系统(LIS)管理程序	文件编号：LHJY-PF7.6-03
	版本号：E/0
	页码：第6页　共8页

附表12.2.1　LIS使用人员能力评估表

编号：PF7.6-TAB-13

姓　名		工　号		专业组	
职　称		评估年度		系统名称	

LIS使用能力评估明细（普通账号）			
考核内容（实践操作）	考　核　结　果		
标本条码的产生	□ 合格	□ 不合格	
标本条码的核收	□ 合格	□ 不合格	
标本条码的拒收	□ 合格	□ 不合格	□ 不适用
标本条码的登记	□ 合格	□ 不合格	□ 不适用
标本日志的查询	□ 合格	□ 不合格	□ 不适用
标本条码的查询	□ 合格	□ 不合格	□ 不适用
检验结果的查询	□ 合格	□ 不合格	□ 不适用
检验结果的审核	□ 合格	□ 不合格	□ 不适用
考核时间		考核成绩		考核者	

LIS使用能力评估明细（管理员账号）			
新增工号	□ 合格	□ 不合格	□ 不适用
新增检验项目	□ 合格	□ 不合格	□ 不适用
新增测试项目	□ 合格	□ 不合格	□ 不适用
新增单据类别	□ 合格	□ 不合格	□ 不适用
单据类别与测试关系的设置	□ 合格	□ 不合格	□ 不适用
新增科室	□ 合格	□ 不合格	□ 不适用
考核时间		考核成绩		考核者	

信息系统其他功能考核	考核结果

备注：合格的标准为所考核内容必须均为合格。

第 2 节 实验室信息系统(LIS)管理程序	文件编号：LHJY-PF7.6-03
	版本号：E/0
	页码：第 7 页 共 8 页

附表 12.2.2　信息系统人员授权记录表

编号：PF7.6-TAB-03

拟授权人员姓名		拟授权人员工号			
拟授权专业组					
实验室检验信息系统授予权限	□检验人员权限（从下列权限选择）	□专业组组长权限（从下列权限选择）	□非技术人员权限（从下列权限选择）	□主任权限	所有权限
	□核收标本	□核收标本	□核收标本		
	□登记/取消标本	□登记/取消标本	□登记/取消标本		
	□输入/修改数据	□输入/修改数据	□查阅检验数据		
	□审核检验结果	□审核检验结果	□打印检验报告		
	□查阅检验数据	□查阅检验数据			
	□查看质控数据	□查看质控数据			
		□取消已发送结果			
		□仪器、项目设置			
"iLab 管理平台"授予权限	□普通员工		□试剂管理员		
	□专业组试剂管理员		□管理层		
	□专业组组长				
考核成绩	□合格 □不合格	考核者			
停止授权权限		停止授权时间			
停止授权原因					
专业组组长意见					
授权人意见					
专业组组长签字		授权人签字			
执行人		执行时间			

文件编号：LHJY-PF7.6-03
版本号：E/0
页码：第8页 共8页

第2节 实验室信息系统(LIS)管理程序

附表 12.2.3　LIS 授权申请单

编号：PF7.6-TAB-14

罗湖医院集团医学检验中心：

　　_____(医院和科室/部门)因工作需要,需要为以下员工添加 LIS 账号及采样和标本查询统计功能,该员工已经在本科室/部门通过正式培训,具备相应资质,已被授权开展相关岗位工作,现申请为其开通 LIS 相应功能,开通后该员工将严格遵守医院信息安全相关规定,请中心予以解决,谢谢！

序　号	姓　名	工　号

科室/部门负责人意见：
科室/部门负责人手写签名：
签名日期：

第 3 节　标准化智慧实验室管理平台管理程序	文件编号：LHJY-PF7.6-04
	版本号：E/0
	页码：第 1 页　共 7 页

12.3.1　目的

依据 ISO 15189:2022 中 7.6 数据控制和信息管理条款要求,制定"iLab 管理平台"管理程序,规定"iLab 管理平台"的建设、运行和维护等环节的管理要求,确保"iLab 管理平台"功能模块与实验室管理工作高度契合。

注："iLab 管理平台"是实验室活动及其管理的信息化工具,与实验室活动密切相关,其以 ISO 15189:2022 为建设标准,结合计算机技术,用于收集、处理、记录、报告、存储或检索实验室活动数据和信息。

12.3.2　范围

适用于中心各部门"iLab 管理平台"的使用、建设与维护。

注：中心各部门包括医学检验实验室各专业组和检验一部、检验二部、检验三部、检验四部 4 个分部。

12.3.3　职责

12.3.3.1　员工

中心所有员工均为"iLab 管理平台"建设、管理和信息安全的第一责任人,应严格按照正常程序操作,报告并转达系统的不足及新需求。

12.3.3.2　专业组信息管理员

负责本组检验项目、试剂名称、人员信息、仪器设备等字典的日常管理和维护。负责收集、整理本组"iLab 管理平台"相关的不足及新需求。负责通知本专业组检验人员"iLab 管理平台"升级、停机或维护等消息。负责落实和监督本程序在本组正常运行。

12.3.3.3　中心信息管理员

负责建立"iLab 管理平台"管理程序和作业指导书,并在实验室内落实应用。加强与各专业组信息管理员的沟通联系,收集、整理、解决信息管理员反馈的各种需求及问题。组织信息化建设与安全管理知识的学习、培训和考核工作。负责"iLab 管理平台"的授权工作。负责应急预案的制定、演练、落实,安全事件监控,向中心信息管理领导小组汇报信息化建设与安全管理进展情况,并就特殊问题提出讨论。

协助信息科和"iLab 管理平台"供应商进行培训、维护、升级和故障处理。

第3节 标准化智慧实验室管理平台管理程序

文件编号：LHJY-PF7.6-04
版本号：E/0
页码：第2页 共7页

12.3.3.4 中心信息管理领导小组

中心信息管理领导小组由中心主任担任组长，分管信息工作的副主任为副组长，中心信息管理员、信息管理员、专业组组长为成员。负责审议"iLab 管理平台"相关的发展战略、总体规划和重大决策。审议批准"iLab 管理平台"相关规章制度的制定及修订。协调解决"iLab 管理平台"相关的重大故障。

12.3.3.5 信息科

负责维护"iLab 管理平台"服务器的正常运行。
指导和协调开展"iLab 管理平台"培训、维护、升级和故障处理工作。

12.3.4 程序

12.3.4.1 人员培训和考核

按照《实验室数据控制和信息系统管理程序》的要求应对"iLab 管理平台"新增功能、新聘人员进行培训和考核，考核通过后授予相应权限，并在《信息系统人员授权记录表》（附表12.2.2）中记录。

12.3.4.2 人员授权

"iLab 管理平台"提供身份认证机制，设置用户名和复杂密码规则、连续输入错误密码锁定规则、持续无操作退出登录时间、密码定期修改周期等相应安全策略。"iLab 管理平台"根据表单访问权限、流程审批权限、参数配置权限、功能使用权限等，将人员角色分类如下：普通员工、试剂管理员、专业组组长、文档管理员、质量主管、技术负责人等。

12.3.4.3 建立"iLab 管理平台"管理程序和作业指导书

根据软件公司的操作说明书，结合中心规范化、标准化管理的要求，建立"iLab 管理平台"管理程序和作业指导书。管理程序用于说明"iLab 管理平台"的人员培训、权限控制、软硬件环境、系统数据维护及各功能模块要求等内容；作业指导书则用于说明系统登录方式、电子记录、人事管理、认可迎检、内审核查、试剂管理、设备管理、业务管理等模块的具体操作。

12.3.4.4 硬件和软件配置

系统采用 B/S 架构，无须安装客户端程序，在浏览器中即可运行。基于 JAVA+R 语言开发，采用 Spring+Shiro+Snakerflow 技术框架，以 Redis 为缓存数据库，MySQL 5.7 为业务

第3节　标准化智慧实验室管理平台管理程序	文件编号：LHJY－PF7.6－04
	版本号：E/0
	页码：第3页　共7页

数据库。服务器搭建要求硬盘容量 1 TB 以上，运行内存 16 GB 以上，Windows 或 Linux 操作系统均可。网络传输数据 20 MB/S 以上，PC 终端要求 4 GB 运行内存。"iLab 管理平台"搭建前应建立如下基础数据库：人员字典库、组织结构字典库、设备字典库、试剂耗材字典库、检验项目字典库、培训考核资料库、文档资料库、表单设计字典、流程设计字典等。除配置基础字典库外，LIS、HIS、PDA、温控系统也可作为输入数据源。

12.3.4.5　模块功能要求

（1）文档管理

文档类型包括外部文件和内部文件，外部文件包含国内外检验相关专业的国家和行业标准、规范、共识、指南等资料；内部文件包括实验室运行相关的质量手册、程序文件、作业指导书等资料。系统支持按照文件标题模糊搜索功能，用户可以根据关键词快速定位目标文件。所有文件按照统一格式撰写，并按照文件类型编制唯一号码。系统内设置不同的审批控制流程，保证文件的编写、上传、审核、批准、修订、作废等操作符合 ISO 15189：2022 的要求。不同员工设置不同权限，自动记录操作日志，全部流程可追溯。

（2）电子记录

《医疗机构临床实验室管理办法》规定医疗机构临床实验室应当建立质量管理记录，且保存期限至少为 2 年。记录包括实验室日常运行的各个方面，传统纸质的记录方式不仅给员工带来繁重的工作任务，同时也限制了工作效率。电子记录系统具有诸多优势，能有效改善实验室的记录方法，使记录工作电子化、信息化、标准化，进而提升工作效率。"iLab 管理平台"的电子记录模块为全信息化的记录控制系统，按照 ISO 15189:2022 要求分为 9 个专用记录、319 个表单式记录和 20 个流程式记录。专用记录包括会议签到、温湿度记录、培训记录和访客记录等内容。表单式记录也称电子表格，配置较简单，提前设定好填报字段，员工定期填报内容，包括岗位工作日志、不合格标本登记、交接班记录等。流程式记录主要通过设置处理节点保证事件得到处理。每个节点设定处理人和需要处理的内容，并在流程内加入提醒功能，全部流程完成后生成 PDF 版的记录表单，此类记录包括投诉受理及处理记录、持续改进记录、不符合项报告和纠正措施记录、仪器维护保养与维修记录等。各专业组也可以根据工作需要制定适用于本专业组的记录表单，如分子遗传组制定的基因检测项目实验流程记录表、多重 STR 位点分析技术（quantitative fluorescence-polymerase chain reaction，QF－PCR）实验流程记录表、临床微生物组制定的菌种传代销毁记录、志贺氏菌属诊断血清质控记录等。

（3）人事管理

依据 ISO 15189:2022 中关于人事管理的内容，开发"iLab 管理平台"的人事管理模块。模块包括个人信息管理、能力评估与授权记录、继续教育、员工培训等内容。个人信息管理部分为员工基本信息，如姓名、工号、职务、教育和工作经历、职称、论文专利成果等。

第3节 标准化智慧实验室管理平台管理程序

文件编号：LHJY-PF7.6-04
版本号：E/0
页码：第4页 共7页

能力评估与授权记录采用流程式表单记录员工所在部门、授权专业组、授权岗位、考核结果、培训类型等内容，各审批节点在线上进行，流程结束后生成记录表单归档于个人档案中，支持多种类型支撑材料的存档。在模块中设置员工表现评价表单，从专业技术水平、学科带动能力、工作态度等多个维度每年度对全体员工开展一次线上能力评估。在模块首页采用饼图、柱状图、折线图等图形对整个中心的人员数量、年龄、学历和职称分布情况进行可视化展示。实时统计整个中心的论文专著数量、社会任职人次、课题数量等信息。人事管理中的记录表单与电子记录模块同步共享，保证信息互联互通。

（4）ISO 15189 认可迎检

该模块具有 ISO 15189 条款解读、评审要点解析、条款自查情况梳理和自查人任务列表、自查结果审核等功能。由多名具有 CNAS 资质主任评审员结合创建和评审经历对每项条款逐句解读，提供评审要点和支撑材料例子，内容具体可落实。解读内容通过高级加密标准（advancedencryptionstandard，AES）加解密进行知识产权保护，使用者不能选中和复制内容。在条款自查部分，由质量主管指定条款负责人，负责人对实验室情况是否满足条款进行描述并提供自查材料、自评结果，最后由质量主管审核评定。该模块支持多种类型文件的保存，与内审核查模块互通，支持实验室的监督评审、复评审和扩项评审，也可为医院的等级评审提供支持。

（5）内部审核

系统按照 CNAS-GL011:2018《实验室和检验机构内部审核指南》要求预置相关表单：内审年度计划表、内审实施计划表、首末次会议记录表、内审核查表、不符合整改实施计划表、内审报告等，内审员通过电脑即可完成内审工作。内审员在内审核查表页面查看条款的自查说明和支撑材料，判断该条款是否满足要求，符合时选择"Y"，当为"N"时填写不符合项事实，系统自动汇总内审中产生的不符合项，生成不符合项报告表和不符合项分布表，并与电子记录系统关联，启动不符合项整改流程，监控纠正措施实施进度，生成不符合项报告和纠正措施记录表，形成质量管理闭环。

（6）试剂管理

试剂管理模块包括供应商管理、物资管理、采购管理、库存管理、预警管理和汇总盘点等功能。基于 HTTPS 网络协议对试剂供应商客户端开放外网，利用 CLoop 控件生成二维码。试剂采购订单通过互联网传输给供应商，供应商通过系统打印二维码，对试剂贴码送货，中心员工扫描二维码入库和出库，实现全程闭环管理。供应商利用客户端维护企业三证，中心员工扫描负责监督管理，在证照即将过期时会提醒供应商及时更换。在系统中配置库存下限实现试剂库存预警，配置有效期下限实现有效期临期预警、超期预警，依据上月试剂用量和库存量进行试剂智能下单，依据不同比例参数实现试剂大包装拆分，方便出库使用。

（7）设备管理

采用与人事管理模块类似的开发模式，按照 ISO 15189:2022 要求建立设备履历表、

第3节　标准化智慧实验室管理平台管理程序	文件编号：LHJY-PF7.6-04
	版本号：E/0
	页码：第5页　共7页

设备一览表、维护保养记录表、维修记录表、校准计划和校准记录表等，覆盖采购、验收到报废的整个生命周期。通过移动端扫描设备二维码，快速查看设备基本信息、保养、维修、校准等情况。设备信息可按照部门、岗位、负责人、生产商、购置金额等内容建立分类规则。建立设备位置平面图，在图中用不同颜色图标代表设备运行状态，绿色表示运行正常，红色表示运行异常，员工可以依据平面图快速定位故障设备。采用流程式表单记录设备维修过程。该模块与电子记录关联，可以将设备维护保养、校准、维修、培训授权等记录汇总到设备履历表中，满足 ISO 15189 迎检要求。

(8) 业务管理

该模块从 LIS 和 HIS 中采集数据，系统自动生成业务管理所需的统计图、统计表、趋势图，为实验室的精细化管理提供数据支撑。主要指标依据标本量、工作量、业务收入分类，按照专业组、检验分部和具体岗位等维度进行同比、环比及趋势分析，如中心近12个月业务环比、外送标本统计、标本来源（门诊、住院、体检）统计、专业组间业务量对比、岗位间业务量对比、岗位间业务量变化趋势分析等。影响中心运行质量的关键指标也会在监控大屏上显示，如危急值个数、实验室内 TAT 合格率、环境监测指标等。

(9) 质量指标

该模块基于 ISO 15189:2022 要求开发，包括检验前、检验、检验后、服务与安全四类质量指标，覆盖国家卫生健康委员会的行业标准和等级医院评审要求的全部指标。该系统与 LIS 对接，自动调取检验数据，实现检验分析全过程的标本 TAT、标本不合格率、危急值及时率等关键指标的实时监控。按时段一键生成质量指标的统计数据，利用各种统计图、统计表、趋势图等增强可视性和可控性。具备不合格指标的持续改进功能，构建事前预判、事中监控、事后跟踪的质量管理闭环流程，并汇总质量指标相关文档及持续改进、预防措施、纠正措施记录，形成质量指标知识库。

(10) 性能评价

参考美国 CLSI 有关文件和国家标准，系统提供了一系列的性能评价模型（包括性能验证和性能确认）。性能评价系统与各基础数据库做关联，调取性能评价涉及的人员、设备、试剂、校准品、质控品等信息。实验数据可以通过 Excel 导入，系统自动对实验数据进行分析，形成评价结果和评价报告。原始数据记录可通过附件上传系统，保证了性能验证报告的完整性和可塑性。系统覆盖的性能指标有：精密度、正确度、准确度、测量不确定度、分析灵敏性、各种检出限、分析测量范围（AMR）、临床可报告范围（CRR）、分析干扰、参考区间等。每个指标均提供了多种实验方案，实验室可根据实际情况选择相应的实验方案。

(11) 室内质控

"iLab 管理平台"集成了某公司的室内质控软件，该软件整合了多种先进的质控数据分析手段和管理工具，可以查看和比较中心各部门之间的质控数据，具有质控数据分析处

第3节 标准化智慧实验室管理平台管理程序

文件编号：LHJY-PF7.6-04
版本号：E/0
页码：第6页 共7页

理、失控报告填报、室内质控室间化比对等功能。"iLab 管理平台"每月从质控软件中抓取质控项目的月度分析报告，员工通过流程式表单填报月度质控总结，经专业组组长审批后记录保存。"iLab 管理平台"也从质控软件中抓取质控项目的变异系数，并与目标变异系数比对，自动计算室内质控项目变异系数不合格率。

（12）室间质评

"iLab 管理平台"集成了某公司的室间质评软件，用于中心各部门之间检测项目结果的比对。该软件包括制定室间质评计划、计划开展的检测项目、确定参加的实验室、结果上报、靶值设定、结果分析和结果回报等环节。室间质评组织方和参与方均能通过该软件方便快捷地开展工作，且能记录历史数据，有利于检验质量的提升。

（13）三甲评审

该模块与文件管理、人事管理、电子记录和质量指标模块相关联，且提取了各个模块中与三甲评审相关的记录。在三甲迎检功能中，设置了评审条款解读菜单，可以从中看到与检验科相关的条款描述、检查要点、检测方法等内容，而迎检自查计划菜单则将条款分配给了中心员工，参与员工登录系统后可在"我的自查任务"中查看分配的自查任务，最后撰写自查说明、上传佐证材料、质量主管审批后完成自查。

（14）产诊管理

该模块与三甲评审模块类似，其与文件管理、人事管理、电子记录和设备管理模块相关联，主要为满足产前诊断中心评审相关条款要求。设置产前迎检菜单，包括条款解读、制定迎检自查计划、分配与审核自查任务等功能。

（15）生物样本库

该模块依据 ISO 20387 搭建，其与文件管理、人事管理、内部审核模块相关联。依据 ISO 20387 条款要求制定了特有的记录表格。设置了迎检评审模块，包括条款解读、制定迎检自查计划、分配与审核自查任务等功能。

12.3.4.6 其他

"iLab 管理平台"故障应急预案按照《信息系统故障应急预案与演练管理程序》执行，"iLab 管理平台"软硬件维护、数据提取要求按照《实验室数据控制和信息系统管理程序》执行。

12.3.5 支持文件

[1] 承宝贵,陈大洋,熊丹,等.临床实验室人事管理系统的设计与应用[J].检验医学与临床,2023,20(6)：849-852.

[2] 张丽军,陈大洋,豆小文,等.临床实验室信息化管理平台的设计与应用[J].临床检验杂志,2022,40(10)：746-749.

第 3 节　标准化智慧实验室管理平台管理程序	文件编号：LHJY-PF7.6-04
	版本号：E/0
	页码：第 7 页　共 7 页

[3] 李敏,陈大洋,熊丹,等.临床实验室业务管理与决策支持系统开发及应用[J].医学信息学杂志,2022,43(7):82-85.

[4] 韩心远,阚丽娟,陈大洋,等.临床实验室标准化电子文档管理系统的研发与应用[J].临床检验杂志,2022,40(2):150-154.

[5] 邱新颖,陈大洋,熊丹,等.基于 ISO 15189 开发临床实验室试剂管理系统[J].临床检验杂志,2022,40(1):64-66.

[6] 吕康琪,陈大洋,熊丹,等.ISO 15189 认可迎检和内审系统的设计与应用[J].临床检验杂志,2022,40(4):241-245.

[7] LHJY-PF7.6-01《实验室数据控制和信息系统管理程序》.

[8] LHJY-PF7.6-02《信息系统故障应急预案与演练管理程序》.

12.3.6　记录表格

PF7.6-TAB-03《信息系统人员授权记录表》,见附表 12.2.2。

编写：陈大洋　　　　　审核：欧　铜　　　　　批准：张秀明

批准日期：2023 年 9 月 1 日

第4节 智慧云检验系统管理程序

文件编号：LHJY-PF7.6-05
版本号：E/0
页码：第1页 共5页

12.4.1 目的

依据 ISO 15189:2022 中 7.6 数据控制和信息管理条款要求,制定智慧云检验系统管理规范,明确其用途、核心功能要求及系统数据维护方式等内容,以保证其满足居民的应用要求以及智慧云检验系统(简称"云检验系统")的正常运行。

注：智慧云检验系统包括检验项目自助下单、在线智能问诊、线上预约、自助缴费,区域内就近采样或上门采样、检验报告线上查询、报告智能解读等环节。

12.4.2 范围

适用于中心各部门云检验系统的日常管理与维护。

12.4.3 职责

12.4.3.1 员工

中心所有员工均为云检验系统建设、管理和信息安全的第一责任人,应报告并转达云检验系统的不足及新需求。

12.4.3.2 专业组信息管理员

负责本组云检验系统检验项目字典库的日常管理和维护。负责收集、整理居民反馈或日常发现的不足及新需求。负责本组云检验系统的使用和安全管理培训。负责通知本组员工云检验系统升级、停机或维护等消息。负责落实和监督本程序在本组正常运行。

12.4.3.3 中心信息管理员

负责建立云检验系统管理程序和作业指导书,并在中心内落实应用。加强与各专业组信息管理员的沟通联系,收集、整理、解决信息管理员反馈的各种需求及问题。组织信息化建设与安全管理知识的学习、培训和考核工作。负责云检验系统的授权工作。负责应急预案的制定、演练、落实,安全事件监控,向中心信息管理领导小组汇报信息化建设与安全管理进展情况,并就特殊问题提出讨论。协助信息科和云检验系统供应商进行培训、维护、升级和故障处理。

12.4.3.4 中心信息管理领导小组

中心信息管理领导小组由中心主任担任组长,分管信息工作的副主任为副组长,中心信息管理员、信息管理员、专业组组长为成员。负责审议云检验系统相关的发展战略、总

第4节 智慧云检验系统管理程序

文件编号：LHJY-PF7.6-05
版本号：E/0
页码：第2页 共5页

体规划和重大决策。审议批准云检验系统相关规章制度的制定及修订。协调解决云检验系统相关的重大故障。

12.4.3.5 信息科

负责监控、管理云检验系统服务器的运行情况。指导和协调开展云检验系统培训、维护、升级和故障处理工作。

12.4.4 程序

12.4.4.1 人员培训和考核

按照《实验室数据控制和信息系统管理程序》要求对专业组信息管理员进行培训和考核，使其掌握云检验系统的检验项目维护方式、系统用途、常见故障处理办法等内容。

12.4.4.2 人员授权

云检验后台系统配置页面提供身份认证机制，设置用户名和复杂密码规则、连续输入错误密码锁定规则、持续无操作退出登录时间、密码定期修改周期等相应安全策略。云检验系统共有系统管理员和专业组信息管理员2个角色。

12.4.4.3 建立云检验系统管理程序和作业指导书

根据软件公司的操作说明书，结合中心规范化、标准化管理的要求，建立云检验系统管理程序和作业指导书。管理程序用于说明云检验系统的人员培训、权限控制、软硬件环境、系统数据维护及用户功能要求等内容；作业指导书则用于说明云检验后台系统登录方式、检验项目配置、采样点配置等菜单的具体操作。

12.4.4.4 硬件和软件配置

使用 SQL 脚本生成数据表结构和基础数据。利用 Windows 定时任务备份数据。在 IDEA 开发环境中，根据功能需求编写代码。借助 Apache、Nginx、Caddy 等 Web 服务器提供访问服务。手机移动端预约模块与 HIS 接口对接。患者可在手机上预约检验项目，并以购物车模式下单，预约记录与 HIS 实时同步。

12.4.4.5 云检验系统架构组成

（1）数据层功能

云检验系统与 HIS 对接，双向传输下单、采样、缴费等业务数据，同时与中心检验信息管理系统对接，双向传输检验报告、标本周转状态等业务数据。

第4节 智慧云检验系统管理程序

文件编号：LHJY-PF7.6-05
版本号：E/0
页码：第3页 共5页

(2) 业务逻辑层功能

业务逻辑层主要衔接数据层和应用层，主要包括以下功能。

1) 检验项目管理：分类设置检验项目与采集点的对应关系，鉴于部分检验项目的特殊性，如采集脑脊液、胸腔积液等标本时对环境有特殊要求，因此在面向患者自助下单时，需要设置特殊的下单路径。

2) 检验下单：支持医生在线问诊过程中患者自助完成检验项目下单，并与线下的院内下单形成统一的后台流转数据，保证患者数据归档的一致性和完整性。

3) 中心标本、试管、条码管理：支持患者在附近采样点采样送检。标本、试管、试管条码与采样点关联，标本全程可追溯。

4) 医保支付或自费对接：与医保支付、自费对接，并能够与 HIS 中的账目一致。

5) 检验知识或指南指导：告知检验项目的注意事项、禁忌人群、临床意义等信息。

6) 智能开单辅助：对于初诊患者，依据患者输入的症状、病史，推荐常规检验项目；对于复诊患者，依据疾病随访记录推荐检验项目；下单后，医生在后台进行检验项目审核，完成开单流程。

7) 智能收样调度：综合众多采样点数据，智能规划最佳运输路径。

8) 智能报告解读：基于人工智能技术，解读异常检验结果，并从全系统角度分析患者的疾病风险。

(3) 应用层功能

应用层主要包括医生端、中心端、居民或患者端。

1) 医生端：支持医生在线问诊过程中开具检验申请单，患者在线完成支付后，选择就近采样点完成标本采集；支持医生后台审核患者检验申请单，如果检验项目不适用于该患者，则退回申请单；如果适用，则通知患者采样。

2) 中心端：用于标本检验前、检验、检验后的追溯管理。

3) 居民或患者端：通过智能开单辅助模块完成下单。中心发送报告后，及时通过微信公众号或手机短信推送至居民或患者。

12.4.4.6 云检验流程构建

(1) 检验项目申请

居民/患者在互联网医院平台上开通云检验服务，依据其需求或疾病状态通过不同路径自助申请检验。

1) 项目设置：检验项目分为健康体检、新生儿疾病、新生儿代谢遗传筛查、糖尿病、感染性疾病、骨代谢与骨疾病、水电解质和酸碱平衡紊乱、营养状态评价、免疫系统疾病、高脂血症、神经系统疾病、肝胆胰疾病、内分泌疾病、胃肠道疾病、血液系统疾病、心血管疾病、肾脏疾病、疾病相关基因检测、肿瘤标志物与肿瘤精准诊断、治疗药物和毒理学监测等

| 文件编号：LHJY-PF7.6-05 |
| 版本号：E/0 |
| 页码：第4页 共5页 |

第4节　智慧云检验系统管理程序

大类，共设置检验项目425项。

2）申请路径：居民/患者可通过健康体检、慢病管理、疾病诊疗、隐私检验等多种路径快捷申请检验项目；新型冠状病毒核酸检测、血常规、糖尿病相关检测等常规检验项目被置于申请界面的最前端；可在查询栏查找需要申请的检验项目，系统会自动提示和更新新开展的检验项目。

3）便民服务：平台提供留取标本须知，如空腹血糖准备、OBT准备，同时注明标本采集流程及注意事项。

（2）自助缴费

居民/患者在云检验平台自助下单前需先实名认证，身份信息核对成功后才能注册，复诊患者有醒目的标记。如患者为深圳一档综合医保，身份认证成功后，系统会自动绑定个人医保信息，保证身份信息和医保信息的严谨性和合法性。为方便患者就医，云检验采用线上预约、线下采样的服务模式，患者可在云检验端自助下单预约，并在线上支付。

（3）标本采集

居民/患者自助缴费后可持预约条码到集团内任何一家医疗机构完成采样。对于行动不便不能来院治疗或采样的患者，由专科护士提供上门采样和护理服务。

（4）物流配送

标本运输主要采用以下三种方式。

1）专车运输：在各社康中心采集的所有检验标本，均由中心派专人、专车每天准时分批运送至中心。

2）无人机运输：专属无人机每天准时、分批运送标本至中心。

3）委托第三方公司：针对上门采样的云检验标本，由专科护士或由具备冷链运输资质的速运公司加急运送至中心。

（5）结果报告与查询

支持多平台线上报告查阅功能，如手机短信，集团各医疗机构、中心微信公众号，健康罗湖APP。LIS与互联网医院系统全方位对接，患者检测后无须在现场等结果，检测报告会被自动推送到互联网医院，医生和患者可在互联网医院查看。

（6）线上报告解读

1）智能解读：基于互联网和人工智能自助解读报告，分析阳性结果产生的原因，精准推送相关临床症状的科普文章和下一步诊疗方案，包含相关科室以及医生个人名片，避免因挂错号而耽误就诊时间。

2）互联网服务：为保证患者能够及时得到诊治，集团安排1 747名工作人员提供24小时线上问诊服务，患者检查后无须在院等结果，报告会被推送到互联网医院医生诊室，医生线上为患者解读报告，减少患者在院等候的时间，提高患者满意度。

	文件编号：LHJY-PF7.6-05
第4节　智慧云检验系统管理程序	版本号：E/0
	页码：第5页　共5页

3）线上线下融合，全程统一管理：互联网医院的服务端连接医院的检验、检查和收费等信息系统，线上线下服务完全融合，医生无论在手机端还是在诊台均能为患者开具处方。线上诊疗过程、病历、处方、缴费和物流记录均全程可追溯，线上的药品、检查项目和收费均与线下一致，保障线上线下医疗安全和质量的同质化。

（7）送药上门

互联网医院线上问诊需用药的患者，医生线上为患者开具处方，药品通过有资质的速运公司配送到患者手中。为保证患者能够尽快拿到药品，上午开具的药品当天下午即可送达，下午及晚上开具的药品次日上午送达。

12.4.4.7　其他

云检验系统故障应急预案按照《信息系统故障应急预案与演练管理程序》执行，云检验系统软硬件维护、数据提取要求按照《实验室数据控制和信息系统管理程序》执行。

12.4.5　支持文件

[1] LHJY-PF7.6-01《实验室数据控制和信息系统管理程序》.
[2] LHJY-PF7.6-02《信息系统故障应急预案与演练管理程序》.
[3] 阚丽娟,李靖丽,陈大洋,等.区域医学检验中心智慧互联网检验的探索与实践[J].检验医学,2022,37(12):1113-1117.

编写：陈大洋　　　　　审核：欧　铜　　　　　批准：张秀明
批准日期：2023年9月1日

第5节　智慧云服务系统管理程序

文件编号：LHJY-PF7.6-06
版本号：E/0
页码：第1页　共3页

12.5.1　目的

依据 ISO 15189:2022 中 7.6 数据控制和信息管理条款要求,制定智慧云服务系统(简称"云服务系统")管理规范,规定信息采集、审核、发布和更新机制,建立宣传、投诉、咨询和查询功能模块,提升中心的服务能力。

注：智慧云服务系统是指以微信公众号为载体,将中心简介、医患服务、报告查询、检验申请等功能进行充分融合,搭建高效便利的中心服务体系。

12.5.2　范围

适用于中心各部门云服务系统的开发、日常管理和维护。

12.5.3　职责

12.5.3.1　员工

负责提交本专业组的新项目介绍、学术活动预告、检测项目科普等相关内容的原创推文。

12.5.3.2　综合办公室员工

负责云服务系统的使用和安全管理培训。负责收集、整理居民的咨询、投诉,并将其反馈到相关的业务部门。负责微信公众号日常运行管理,检查系统运行是否正常、内容有无被篡改等情况,发现异常应及时采取措施,重大问题应及时上报中心信息管理领导小组。负责制作原创推文或转载推文,综合办公室主任负责审核内容的真实性、可靠性和合规性。

12.5.3.3　中心信息管理员

负责建立云服务系统管理程序和作业指导书,并在中心内落实应用。加强与各专业组信息管理员的沟通联系,收集、整理、解决信息管理员反馈的各种需求及问题。组织信息化建设与安全管理知识的学习、培训和考核工作。负责应急预案的制定、演练、落实,安全事件监控,向中心信息管理领导小组汇报信息化建设与安全管理进展情况,并就特殊问题提出讨论。协助集团各医疗机构信息科和云服务系统供应商进行培训、维护、升级和故障处理。

12.5.3.4　中心信息管理领导小组

中心信息管理领导小组由中心主任担任组长,分管信息工作的副主任为副组长,中心信息管理员、信息管理员、专业组组长为成员。负责审议云服务系统相关的发展战略、总体规划和重大决策。审议批准云服务系统相关规章制度的制定及修订。协调解决云服务系统相关的重大故障。负责指导云服务系统的建设发展和运行维护管理工作。

	文件编号：LHJY-PF7.6-06
第5节 智慧云服务系统管理程序	版本号：E/0
	页码：第2页 共3页

12.5.3.5 集团各医疗机构信息科

负责监控、管理云服务系统服务器的运行情况。指导和协调开展云服务系统培训、维护、升级和故障处理工作。

12.5.4 程序

12.5.4.1 员工培训和考核

按照 LHJY-DF7.6-01《实验室数据控制和信息系统管理程序》要求对办公室信息管理员进行培训和考核，使其掌握云服务系统的推文发送、咨询回复和投诉汇总操作等内容。

12.5.4.2 员工授权

云服务后台系统配置页面提供身份认证机制，设置用户名和复杂密码规则、连续输入错误密码锁定规则、持续无操作退出登录时间、密码定期修改周期等相应安全策略。云服务系统共有系统管理员和办公室信息管理员2个角色。

12.5.4.3 建立云服务系统管理程序和作业指导书

根据软件公司的操作说明书，结合中心规范化、标准化管理的要求，建立云服务系统管理程序和作业指导书。管理程序用于说明云服务系统的人员培训、权限控制、软硬件环境、系统数据维护等内容；作业指导书则用于说明云服务后台系统登录方式、页面内容维护步骤、文章的撤销和修改等具体操作。

12.5.4.4 云服务系统的组成

云服务系统共有中心简介、医患服务、报告查询、检验申请四个查询入口。

（1）中心简介

中心简介菜单包括中心概况、分支机构、专业领域、团队成员、质量体系、技术平台、科研天地、中心文化、信息通知、党建工作、中心视频共11项子菜单，每个子菜单又包含多个功能模块，如中心概况又包括机构历史、组织结构、人员情况、设备情况、业务情况共5项菜单，点击图文链接可查看图文的内容描述。

（2）医患服务

医患服务菜单包括标本采集、患者准备、检验项目、新开项目、专科特色、咨询服务、投诉建议、大众健康、临床意义共9项子菜单，可在搜索框中输入关键字查找对应内容。用户点击"咨询服务"或"投诉建议"填写相关咨询或投诉内容、联系电话或上传图片，公众号管理员在后台进行回复，并控制是否公开显示咨询或投诉内容。

文件编号：LHJY-PF7.6-06
版本号：E/0
页码：第3页 共3页

第5节　智慧云服务系统管理程序

（3）报告查询

用户可通过报告查询界面查询集团各医疗机构的报告单，查询方式为输入姓名、手机号码和验证码。用户在挂号时应正确填报手机号码，否则无法查询报告。

（4）检验申请

用户点击"检验申请"可跳转到智慧云检验系统，进行自助下单、在线智能问诊、线上预约、自助缴费、区域内就近采样或上门采样、检验报告线上查询、报告智能解读等操作。

12.5.4.5　信息发布工作流程

（1）信息采集

1）综合办公室是微信公众号信息发布的执行部门，负责信息接收、审核、发布中心及各专业组的信息。

2）转载其他平台信息或使用他人素材时，须征得同意，并在推送中注明内容来源和日期。

3）各专业组对提交信息的合法性、真实性、准确性、保密性等负责。

4）对居民在微信公众号上提出的问题，根据其内容所涉及职能范围，办公室应及时转交相关部门解答。相关部门应在规定期限内（一般不超过5个工作日）予以答复。

（2）信息审核

1）公众号上发布的信息均为非密级信息，涉密信息不得上网发布。

2）严格审批程序，未经审核的信息不得上网发布。其中，各专业组提供的信息，由专业组长审核把关，审核内容包括：上网信息有无涉密问题，特别是有无泄露患者隐私；信息中的数据是否准确、文字表达是否清晰、情况是否属实；上网信息目前对外发布是否适宜等。

（3）信息发布

1）信息审核无误后，由办公室编辑发布。

2）办公室应保障公众号后台管理账号安全和账号使用安全。

12.5.4.6　其他

云服务系统故障应急预案按照《信息系统故障应急预案与演练管理程序》执行，云服务系统软硬件维护、数据提取要求按照《实验室数据控制和信息系统管理程序》执行。

12.5.5　支持文件

［1］LHJY-PF7.6-01《实验室数据控制和信息系统管理程序》.

［2］LHJY-PF7.6-02《信息系统故障应急预案与演练管理程序》.

编写：陈大洋　　　　审核：欧　铜　　　　批准：张秀明

批准日期：2023年9月1日